RUSS HARRIS

ACT bei Trauma

RUSS HARRIS

ACT bei Trauma

Ein Leitfaden für die Arbeit mit der Akzeptanz- und Commitment-Therapie

Aus dem Englischen übersetzt von Bernhard Kleinschmidt

Arbor Verlag
Freiburg im Breisgau

Für meine geliebte Natasha, meine Freundin, meine Gefährtin, meine Ratgeberin, meine Unterstützerin, meine Lehrerin, meine Mentorin ... und die absolute Liebe meines Lebens. Wenn ich aufgeben wollte, hast du mich ermutigt, und wenn ich stecken blieb, hast du mir herausgeholfen. Volim te zauvek.

Die Originalausgabe erschien 2021 unter dem Titel: *Trauma-Focused ACT. A Practitioner's Guide to Working with Mind, Body and Emotions Using Acceptance and Commitment Therapy* bei Contect Press, an imprint of New Harbinger Publications, Inc., Oakland, CA, USA.

Deutsche Erstausgabe
1. Auflage 2024

Lektorat: Usha Swamy
Umschlaggestaltung: mediengenossen.de
Druck und Bindung: Memminger MedienCentrum Druckerei und Verlags-AG

Dieses Buch wurde auf 100 % Altpapier gedruckt und ist alterungsbeständig.
Weitere Informationen über unser Umweltengagement finden Sie unter
www.arbor-verlag.de/umwelt

www.arbor-verlag.de

ISBN 978-3-86781-278-8

Inhalt

TEIL 1

Was ist »traumafokussierte ACT«?

1

Die vielen Masken von Trauma

»Trauma« ist das griechische Wort für »Wunde«, und »Psyche« ist das lateinische Wort für »Seele«. Mit diesen uralten Worten sind sowohl der klinische Begriff »psychisches Trauma« als auch der poetische Ausdruck »Seelenwunde« verbunden. Letzterer scheint mir wesentlich besser zu vermitteln, welch tiefe Qualen und welches Leiden im Allgemeinen mit einem Trauma verbunden sind. Der Schmerz durch solche Wunden – körperlich, emotional, psychisch und spirituell – kann jeden Bereich des menschlichen Lebens betreffen, und oft sind die Auswirkungen verheerend: ein zerstörtes Weltbild, ein gebrochenes Selbstgefühl, der Verlust von Vertrauen, Sicherheit oder Sinn, um nur einige Beispiele zu nennen.

Seelenwunden können in jedem Alter auftreten. Bei manchen Menschen beginnt das Trauma in der Kindheit mit dem Missbrauch durch Bezugspersonen, andere sind schon erwachsen, wenn etwas ihre Welt zerreißt. Wenn solche das ganze Leben erschütternde Ereignisse auftreten, können sie alles in Mitleidenschaft ziehen: Beziehungen, Beruf, Freizeit, Finanzen, physische und mentale Gesundheit, ja die Struktur des Gehirns selbst.

In der ACT, der Akzeptanz- und Commitment-Therapie, beschäftigen wir uns intensiv mit jedem Aspekt solcher seelischer Wunden – mit Kognitionen, Emotionen, Erinnerungen, Körperempfindungen, Impulsen, physiologischen Reaktionen und dem Körper selbst. Gelegentlich stellt das eine große Herausforderung für uns dar. Es löst unweigerlich eigene schmerzhafte Gedanken und Gefühle aus. Das können Angst, Traurigkeit oder Schuldgefühle sein, Frustration oder Enttäuschung, Sich-Sorgen, Selbstzweifel oder Selbstkritik. Wenn wir jedoch unangenehme Gefühle zulassen, tief in unser Mitgefühl hineinspüren und einen besonderen, geschützten Raum schaffen, einen Raum, in der wir Seite an Seite mit unseren Klientinnen und Klienten stehen und ihnen helfen, ihre Vergangenheit zu heilen, ihr Leben wieder in die Hand zu nehmen und eine neue Zukunft aufzubauen, dann ist unsere Arbeit zwar oft sehr anstrengend, aber auch zutiefst lohnend.

Was ist Trauma?

Erstaunlicherweise findet man problemlos eine Definition für die Posttraumatische Belastungsstörung (PTBS), aber es ist schwer, auf eine klare Definition von Trauma zu stoßen. Damit wir uns nicht missverstehen, folgt hier meine eigene. Es ist nicht die »richtige« oder die »beste« Definition, sondern nur eine, die für unsere Zwecke funktioniert.

Bei einem »traumatischen Ereignis« ist ein signifikanter Grad an tatsächlicher oder angedrohter körperlicher oder psychischer Verletzung vorhanden. Das Spektrum reicht von Fehlgeburt bis Mord, von Scheidung, Tod und Katastrophen bis zu Gewalt, Vergewaltigung und Folterung, von Unfällen, Verletzungen und Krankheiten bis zu der medizinischen und chirurgischen Behandlung dieser Dinge. Handeln kann es sich auch um Ereignisse, bei denen wir etwas, was unser moralisches Gefühl verletzt oder ihm zuwiderläuft, anstiften, begehen, nicht verhindern oder beobachten.

Zu einer »traumatischen Störung« gehören:

1. die direkte oder indirekte Erfahrung traumatischer Ereignisse,
2. quälende emotionale, kognitive und physiologische Reaktionen auf diese Erfahrung,

3. die Unfähigkeit, wirksam mit den eigenen quälenden Reaktionen umzugehen.

Wenn ich in diesem Buch das Wort »Trauma« verwende, steht das für »traumatische Störung«, einen Sammelbegriff für eine riesige Zahl an durch Trauma entstehenden Problemen. Dazu gehören PTBS, Drogen- und Alkoholprobleme, Beziehungsprobleme, Depression, Angststörungen, Persönlichkeitsstörungen, Schlafstörungen, moralische Verletzung, das chronische Schmerzsyndrom, sexuelle Probleme, Aggression und Gewalt, selbstverletzendes Verhalten, Suizidalität, die anhaltende Trauerstörung, Bindungsstörungen, Impulsivität und mehr. Übrigens wird PTBS im Vergleich mit den vielen anderen Formen von Trauma nur selten klar diagnostiziert.

Viele dieser Probleme maskieren die ihnen zugrunde liegende Traumageschichte, sodass diese tief vergraben und lange vergessen bleibt. Und obwohl wir von einer »einfachen« Traumatisierung (einer Reaktion auf ein schweres traumatisches Ereignis) und einer »komplexen« Traumatisierung sprechen (vielen traumatischen Ereignissen über einen langen Zeitraum hinweg, der oft in der Kindheit beginnt), gibt es zwischen diesen Extremen viele Facetten. Unabhängig davon, wie einfach oder komplex ein Trauma sein mag, sind immer drei Ströme von Symptomen beteiligt, die beständig ineinander- und auseinanderfließen.

- **Wiedererleben von traumatischen Ereignissen:** Solche Ereignisse werden auf unterschiedliche Weise wiedererlebt, darunter durch Albträume, Flashbacks und Grübeln sowie durch störende Kognitionen und Emotionen.
- **Extreme Über- und Untererregung:** Wir werden uns später ausführlich mit diesen Begriffen befassen; beschränken wir uns vorläufig auf die Grundlagen. In der therapeutischen Arbeit sprechen wir nicht von »Übererregung«, sondern von der »Kampf-oder-Flucht-Reaktion«, durch

die Wut, Reizbarkeit, Angst, Nervosität, Hypervigilanz, Schlafstörungen und Konzentrationsschwäche entstehen. Ebenso sprechen wir nicht von »Untererregung«, sondern von einer »Erstarrungsreaktion«, bei der der Körper erstarrt und abschaltet, was sich in Apathie, Lethargie, Abwesenheit, emotionaler Betäubung und dissoziativen Zuständen äußert.

- **Psychische Inflexibilität:** Das übergeordnete Ziel der ACT ist es, psychische Beweglichkeit oder Flexibilität zu entwickeln. Das ist die Fähigkeit, präsent, fokussiert und konzentriert auf das zu sein, was wir gerade tun, uns unserer Erfahrung vollständig zu öffnen, zuzulassen, dass unsere Kognitionen und Emotionen so sind, wie sie im jeweiligen Moment eben sind, und wirksam zu handeln, geleitet von unseren Werten. Einfacher ausgedrückt: »Präsent sein, sich öffnen und tun, worauf es ankommt.«

  Die Kehrseite dieses Ziels ist psychische Inflexibilität, die aus folgenden Faktoren besteht:

  - Kognitive Fusion: Unsere Kognitionen, darunter Gedanken, Bilder, Erinnerungen, Schemata und Grundüberzeugungen, dominieren unser Bewusstsein und unser Handeln.
  - Erlebensvermeidung: Der kontinuierliche Versuch, unerwünschte Kognitionen, Emotionen, Körperempfindungen und Erinnerungen zu vermeiden oder loszuwerden, selbst wenn das problematisch ist.
  - Wertferne: mangelnde Klarheit über unsere zentralen Werte oder Abkoppelung davon.
  - Unzweckmäßiges Handeln: ineffektive Verhaltensmuster, die das Leben meist langfristig verschlechtern, darunter sozialer Rückzug, selbstverletzendes Verhalten und exzessiver Drogengebrauch.

- **Kontaktverlust mit dem aktuellen Moment:** Ablenkbarkeit, Abwesenheit, Abgetrenntheit von Gedanken und Gefühlen.

Diese drei Ströme von Symptomen – das Wiedererleben von Trauma, extreme Über- oder Untererregung, psychische Inflexibilität – überlagern und verstärken sich auf ebenso vielfältige wie komplexe Weise, wodurch ein wahrhaft riesiges Spektrum an klinischen Erscheinungen zutage tritt.

Was ist traumafokussierte ACT?

Traumafokussierte ACT (TFACT) ist weder eine bestimmte Methode im Sinne einer Handlungsanweisung noch eine Behandlung für eine bestimmte Störung wie etwa PTBS. Es ist ein auf Mitgefühl gegründeter und expositionszentrierter Ansatz zur Arbeit mit der ACT, der vom Trauma ausgeht. Er stützt sich auf relevante Gebiete wie die Evolutionswissenschaft, die Polyvagal-Theorie, die Bindungstheorie und die Inhibitory Learning Theory; er ist traumabewusst, indem er die mögliche Rolle von Trauma bei einem breiten Spektrum an klinischen Erscheinungen im Blick hat; und er ist traumasensitiv, indem er die Risiken von Erfahrungsarbeit – vor allem der Achtsamkeitsmeditation – berücksichtigt.

Die TFACT besteht aus drei miteinander verflochtenen Strängen, die sich allen traumabezogenen Problemen widmen: dem Leben in der Gegenwart, der Heilung der Vergangenheit und dem Aufbau der Zukunft.

In der Gegenwart leben. Das ist der Hauptaspekt unserer Arbeit in der TFACT. Wir helfen unseren Klientinnen und Klienten dabei zu lernen, wie man sich erdet und zentriert; wie man wahrnimmt, wenn man abschaltet oder in einen dissoziativen Zustand verfällt und die Aufmerksamkeit dann wieder aufs Hier und Jetzt richtet; wie man eine Verbindung zum eigenen Körper aufbaut und sich darin »zu Hause« fühlt; wie man entkräftende Übererregung und lähmende Untererregung überwindet; wie man als Reaktion auf den eigenen Schmerz mit Selbstmitgefühl reagiert;

wie man sich darauf konzentriert, was man gerade tut; wie man sich dabei unterbricht, über die Vergangenheit nachzugrübeln und sich Sorgen über die Zukunft zu machen; wie man Zugang zu einem flexiblen, integrierten Selbstgefühl bekommt; wie man den Fokus der Aufmerksamkeit entsprechend den Anforderungen verengt, erweitert, aufrechterhält und verlagert; wie man Emotionsregulation im Sinne der ACT praktiziert; wie man angenehme Erfahrungen genießt und wertschätzt; und wie man sich mit den eigenen Werten verbindet, nach ihnen lebt und handelt. Dazu gehört auch das jeweils erforderliche Training von Kompetenzen (zum Beispiel von Durchsetzungsvermögen und Kommunikationsfähigkeit), mit denen ein wertebasiertes Leben möglich ist.

Die Vergangenheit heilen. Hier erforschen wir mit den Klientinnen und Klienten, wie ihre Vergangenheit ihre gegenwärtigen Gedanken, Gefühle und Verhaltensweisen geformt hat. Wir arbeiten aktiv mit vergangenheitsorientierten Kognitionen und den damit verbundenen Emotionen. Dazu gehören die Beschäftigung mit dem *inneren Kind* und die Exposition mit traumatischen Erinnerungen sowie Vergebung und Trauer.

Die Zukunft aufbauen. Hier nutzen wir eine wertebasierte Zielsetzung, darunter Strategien zur Verhinderung von Rückfall, um den Menschen in unserer Praxis zu helfen, ihre Zukunft zu planen und sich darauf vorzubereiten. Im Idealfall streben wir ein *posttraumatisches Wachstum* an. Das bedeutet, dass man sich durch die Prüfungen der Vergangenheit entwickelt und auf positive Weise ändert, und dass man die dabei erworbenen Stärken, Einsichten und Erkenntnisse nutzt, um eine bessere Zukunft aufzubauen.

Warum sollte man traumafokussierte ACT anwenden?

Die Akzeptanz- und Commitment-Therapie wurde Mitte der 1980er Jahre von Steven C. Hayes, Professor für Psychologie an der University of Reno in Nevada, begründet und von seinen beiden Mitarbeitern Kirk Strosahl und Kelly Wilson weiterentwickelt. Seither haben mehr als dreitausend publizierte Studien (über sechshundert davon randomisiert-kontrolliert) erwiesen, dass die ACT bei einem breiten Spektrum von klinischen Erscheinungen wirksam ist, von PTBS, Depression und Angststörungen bis hin zu Substanzmissbrauch, Schamgefühlen und chronischen Schmerzen (Boals u. Murrell 2016, Lang u. a. 2017, Gloster u. a. 2020, Luoma u. a. 2012).

Von besonderer Bedeutung sind neuere Forschungen der Weltgesundheitsorganisation (WHO). Seit 2016 führt sie weltweit ACT-Programme in Flüchtlingslagern durch, und 2020 wurde in *The Lancet* die erste randomisiert-kontrollierte Studie dazu veröffentlicht (Tot u. a. 2020). Die Ergebnisse sind eindrucksvoll. Beobachtet wurden aus dem Südsudan stammende Frauen, die in einem ugandischen Flüchtlingslager untergebracht waren. Die meisten von ihnen hatten wiederholt genderbasierte Gewalt und die Schrecken des Kriegs erlebt. Dazu kam der anhaltende Stress, in einem Lager mit 250.000 Geflüchteten zu leben. Dennoch führten bereits ganze zehn Stunden ACT, vermittelt in einem von Laienmoderatoren durchgeführten Gruppenprogramm, zu einer signifikanten Verminderung von PTBS und Depression.

Abgesehen von solchen evidenzbasierten Erkenntnissen gibt es mehrere weitere gute Gründe, bei traumabezogenen Problemen die ACT anzuwenden.

Ein transdiagnostischer Ansatz. Die TFACT ist ein transdiagnostisches Modell. Es basiert auf einer kleinen Anzahl von Kernprozessen, die flexibel bei allen Diagnosen im *Diagnostic and Statistical Manual of Mental Disorders* (DSM) angewendet werden können, darunter bei gleichzeitig auftretenden Störungen. Zum Beispiel kann man mit Personen arbeiten, die unter chronischen Schmerzen, PTBS und Alkoholproblemen leiden – und auf all diese Erscheinungen gleichzeitig mit den Kernprozessen der ACT eingehen. Da Trauma sich so vielfältig präsentiert und da Komorbidität so häufig vorkommt, ist diese Flexibilität sehr praktisch.

Ein expositionsbasierter Ansatz. Exposition ist ein zentrales Element von TFCT. Laienhaft ausgedrückt, bedeutet Exposition im Grunde, bewusst Kontakt zu »schwierigen Dingen« aufzunehmen, um neue, konstruktivere Möglichkeiten zu erlernen, darauf zu reagieren. Im Körper können zu solchen »schwierigen Dingen« Erinnerungen, Gedanken, Bilder, Gefühle, Impulse, Körperempfindungen, Verlangen, Emotionen, Betäubung und physiologische Reaktionen gehören. Außerhalb vom Körper können es andere Menschen, bestimmte Orte, Gegenstände, Ereignisse und Aktivitäten sein. Ursprünglich lösen solche »schwierigen Dinge« unproduktive Verhaltensmuster aus, aber während der Exposition erlernen die Betreffenden neue, flexiblere und ihr Leben verbessernde Reaktionsmöglichkeiten.

Ein interpersoneller Ansatz. Die TFACT biete viele Möglichkeiten, auf der interpersonellen Ebene zu arbeiten, darunter ein bewusster Fokus darauf, was sich in der therapeutischen Beziehung abspielt. Da interpersonelle Probleme bei Trauma so häufig vorkommen, ist das ein eindeutiger Vorteil.

Ein integrativer Ansatz. Auf unserer Reise durch die Welt der TFACT werden wir mehrere Theorien erkunden, die sich gut damit verbinden lassen, darunter die Polyvagal-Theorie, die Bindungstheorie und die Inhibitory Learning Theory. (Aber machen Sie sich keine Sorgen; statt uns in Details zu verlieren, werden wir die genannten Theorien aus einer praktischen Perspektive erforschen, ohne viel technischen Jargon und dafür mit einem Fokus auf der klinischen Anwendung.)

Ein auf Mitgefühl gegründeter Ansatz. Selbstmitgefühl ist ein integraler Teil der TFACT und ein zentraler Aspekt aller Arbeit mit Trauma. Die Fähigkeit, unseren eigenen Schmerz und unser Leiden anzuerkennen und darauf mit echter Freundlichkeit zu reagieren, bildet die Grundlage für Heilung und Genesung. Außerdem ist sie ein wirkungsvolles Mittel gegen Schamgefühle.

Eine Kombination aus Bottom-Up und Top-Down. Die ersten Sitzungen in der TFACT sind üblicherweise von einem »Bottom-Up-Ansatz« geprägt. Wir beschäftigen uns mit dem physischen Körper, mit Emotionen, Gefühlen, Körperempfindungen, somatischer Wahrnehmung, autonomer Erregung und dergleichen. Spätere Sitzungen sind eher »Top-Down«; sie konzentrieren sich auf kognitive Flexibilität, Werte, Zielsetzung, Handlungsplanung und Problemlösen. Trotzdem kommen in den meisten Sitzungen beide Ansätze zum Zug; der jeweilige Anteil variiert von Sitzung zu Sitzung, indem er flexibel an die Bedürfnisse und Reaktionen der einzelnen Personen angepasst wird.

Ein umfassender Ansatz. Die TFACT ist ein reicher, vielschichtiger und ganzheitlicher Ansatz für die umfassende Arbeit mit allen Aspekten von einfachem und komplexem Trauma. In diesem Buch werden Sie Prinzipien und Verfahren kennenlernen, die sich für viele Erscheinungen eignen, für Sucht, zwischenmenschliche Probleme, Schlaflosigkeit, selbstverletzendes Verhalten, Suizidalität, emotionale Dysregulation, Flashbacks, traumatische Erinnerungen, dissoziative Zustände, ein fragmentiertes Selbstgefühl und wesentlich mehr. Dabei müssen Sie nicht als ACT-Purist vorgehen – wenn Sie Ressourcen aus anderen Modellen integrieren wollen, zum Beispiel aus EMDR oder der verlängerten Exposition, können Sie das problemlos tun. Wie wir später sehen werden, lässt die TFACT sich gut mit anderen Modellen kombinieren.

Ein zeitsparender Ansatz. Das Bedürfnis nach kurzen Therapieverfahren wächst, weshalb wir in der therapeutischen Rolle vor der immer größeren Herausforderung stehen, mit möglichst wenig Sitzungen ein optimales Ergebnis zu erzielen. Glücklicherweise funktioniert die TFACT gut als kurze Therapie. In diesem Buch gehen wir hauptsächlich von fünfzig Minuten dauernden Sitzungen aus, von denen durchschnittlich zehn bis zwölf nötig sind. Natürlich brauchen manche Klientinnen und Klienten eine langfristige Therapie, die mehrere Jahre dauert, doch die Mehrheit reagiert auch in einem kürzeren Zeitrahmen gut. In Kapitel 33 (»TFACT als Kurzintervention«) geht es darum, wie die TFACT in Situationen eingesetzt werden kann, in denen nur wenige Sitzungen zur Verfügung stehen, die bis zu dreißig Minuten kurz sein können.

Wie man dieses Buch benutzt

Beim Verfassen dieses Buchs bin ich davon ausgegangen, dass Sie sich bereits ein bisschen mit der ACT auskennen, also mindestens an einer praktischen Einführung teilgenommen oder ein Buch über die Grundlagen gelesen haben. Daher berichte ich hier nicht, wie die ACT entwickelt wurde, und verzichte auch auf eine umfassende Beschreibung der grundlegenden Theorie. Sollte dies jedoch Ihre erste Begegnung mit der ACT sein, werden Sie zwar mitkommen, aber ich empfehle Ihnen, zuerst das ganze Buch zu lesen, bevor Sie es anwenden. Die zentralen ACT-Prozesse greifen nämlich ineinander; wenn Sie also noch nicht mit dem gesamten Modell und damit vertraut sind, wie diese Prozesse zusammenhängen, werden Sie wahrscheinlich steckenbleiben. Wenn Ihnen der Ansatz dann gefällt, sollten Sie sich gleich mit einer Einführung in die ACT befassen, um das notwendige Grundwissen zu erwerben, das hier nicht behandelt wird.

Übrigens nehme ich an, dass viele Leserinnen und Leser bereits meine eigene Einführung kennen (ACT leicht gemacht, Harris 2020), weshalb ich mich bemüht habe, Überschneidungen zu vermeiden. Natürlich gibt es trotzdem welche, aber außerdem enthält dieses Buch wesentlich mehr: viele neue Themen, Hilfsmittel, Techniken und Methoden zu einem flexiblen Umgang mit der Funktion und dem Prozess. Wo ich auf meine Lieblingsübungen zurückgreife, zum Beispiel das *Ankerwerfen*, habe ich ihnen eine neue Richtung mit einem klaren Fokus auf Trauma gegeben.

➔ BEGLEITMATERIAL: Ich habe ein kostenloses E-Book mit dem Titel *Trauma-Focused ACT – The Extra Bits* geschrieben, das Sie in Englisch unter »Free Resources« auf der Website www.ImLearningACT.com herunterladen können. Sie finden darin Links zu allen Arbeitsblättern und Handouts, die in diesem Buch erwähnt werden, außerdem Hinweise zu Übungen und Metaphern, YouTube-Videos und Audioaufnahmen im MP3-Format.

Struktur

Dieses Buch besteht aus fünf Teilen. Im ersten Teil – »Was ist traumafokussierte ACT?« – geht es darum, was Trauma ist und wie man es aus der ACT-Perspektive betrachtet und damit arbeitet. Im zweiten Teil werden die ersten beiden Sitzungen einer Therapie behandelt, mit einem speziellen Augenmerk darauf, wie maximale Wirksamkeit und Sicherheit erreicht werden können. In den letzten drei Teilen geht es um die drei miteinander verflochtenen Stränge der TFACT: »In der Gegenwart leben«, »Die Vergangenheit heilen« und »Die Zukunft aufbauen«.

Alles kann angepasst werden

Bitte passen Sie alles, was Sie lesen, Ihrer eigenen Arbeitsweise an. Das betrifft Metaphern, Protokolle, Arbeitsblätter, Übungen, Hilfsmittel und Techniken. Wenn Sie etwas anders ausdrücken oder anders tun wollen, damit es besser zu Ihnen und Ihren Klientinnen und Klienten passt, nur zu! Verlassen Sie sich auf Ihre Kreativität und Ihre Erfahrung, um Ihren eigenen Weg zu gehen.

Neugier und Offenheit

Der TFACT-Ansatz hat viel mit anderen Modellen der Traumatherapie gemein; es gibt jedoch auch signifikante Unterschiede. Gehen Sie daher mit Neugier und Offenheit an die Lektüre heran. Wenn Sie etwas lesen, was im Widerspruch zu Ihrer bisherigen Ausbildung steht, lehnen Sie es bitte nicht automatisch ab, übernehmen Sie es jedoch auch nicht automatisch. Öffnen Sie sich stattdessen; ziehen Sie es in Betracht und hinterfragen Sie es. Vielleicht passt es zu Ihrer Arbeitsweise, vielleicht nicht. Kein Modell ist vollkommen, jedes hat seine Stärken und Schwächen. Eignen Sie sich daher an, was für Sie nützlich ist, und lassen Sie alles andere weg. In diesem Sinne hat C. G. Jung gesagt, man solle Theorien so gut erlernen, wie man könne, sie jedoch beiseitelegen, wenn man es mit dem Wunder der lebendigen Seele zu tun habe.

2

Ein ACT-Modell für Trauma

Sind Sie bereit, in das tiefe und eisige Wasser der Fallkonzeptualisierung einzutauchen? In der TFACT begreifen wir Trauma etwas anders als in vielen anderen Modellen, weshalb es wichtig ist, diese Perspektive zu verstehen. Sie bildet die Grundlage für alles, was folgt. (Ein warnender Hinweis für Neulinge in der ACT: In diesem Kapitel werden eine Menge Fachbegriffe eingeführt, aber machen Sie sich keine Sorgen. Wenn wir zu der klinischen Anwendung kommen, wird sich alles klären. Was erfahrene ACT-Praktizierende angeht, kann eine kleine Auffrischung ja bestimmt nicht schaden.) Bevor wir uns also mit dem ACT-Modell von Trauma befassen, folgen hier eine kurze Zusammenfassung der ACT und einige nützliche Übungen, mit denen Sie in Ihrer therapeutischen Arbeit zentrale Konzepte illustrieren können.

ACT – eine kurze Zusammenfassung

Die Akzeptanz- und Commitment-Therapie ist eine existenzielle, humanistische, achtsamkeitsbasierte, kognitive Verhaltenstherapie. Einfach formuliert, zielt die ACT darauf ab, Menschen dabei zu helfen, psychisches Leiden zu reduzieren und ein reiches, sinnvolles Leben aufzubauen. Das geschieht, indem die ACT uns hilft,

- neue psychische Fertigkeiten zu erwerben, mit denen die Wirkung schwieriger Emotionen und Kognitionen verringert wird, damit diese uns nicht mehr herumschubsen, zurückhalten oder am Leben hindern können,
- unsere Werte zu klären (wie wir mit uns selbst, mit anderen und mit der Welt um uns herum umgehen wollen) und sie so einzusetzen, dass sie unser Handeln leiten und unser Leben verbessern,
- die Aufmerksamkeit auf das zu richten, was wichtig ist, und uns voll und ganz dem zu widmen, was wir gerade tun.

Die sechs Kernprozesse der ACT

Auf der Grundlage einer wissenschaftlichen Philosophie, die als *funktionaler Kontextualismus* bezeichnet wird, und der auf Sprache bezogenen *Bezugsrahmentheorie* ruht das ACT-Modell auf sechs Kernprozessen, die auf der folgenden Abbildung dargestellt sind. Spielerisch wird sie oft als »Hexaflex« bezeichnet.

KONTAKT MIT DEM GEGENWÄRTIGEN MOMENT (IM HIER UND JETZT SEIN)

Im Kontakt mit dem aktuellen Moment sein bedeutet, die Aufmerksamkeit flexibel auf das momentane Erleben zu richten, wobei der Fokus nach Belieben verengt, erweitert, aufrechterhalten oder verlagert wird. Dazu gehört es, bewusst die physische Welt um uns herum und die psychische Welt in uns wahrzunehmen und uns ganz auf unsere Erfahrung einzulassen.

AKZEPTANZ (SICH ÖFFNEN)

Akzeptanz bedeutet, bereitwillig Raum für unerwünschte private Erfahrungen wie Kognitionen, Emotionen, Erinnerungen, Impulse und Körperempfindungen zu schaffen. (Der Begriff »private Erfahrung« bezieht

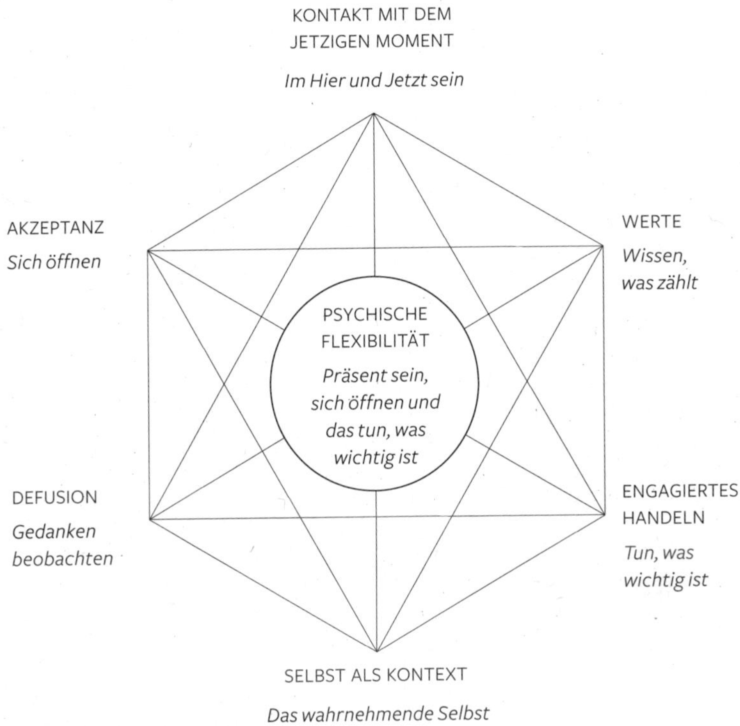

→ Das ACT-Hexaflex

sich auf sämtliche Aspekte unserer inneren psychischen Welt.) Statt dagegen anzukämpfen, Widerstand zu leisten oder davor wegzulaufen, öffnen wir uns und lassen den Erfahrungen Raum, sodass sie frei durch uns hindurchströmen können.

Wichtig ist, dass Akzeptanz nicht bedeutet, sich passiv mit schwierigen Situationen abzufinden. In solchen Fällen befürworten wir in der ACT, engagiert zu handeln, um die Situation zu verbessern oder sie zu verlassen, je nachdem, was die bessere Option ist. Akzeptanz hingegen ist erfahrungsbezogen und bedeutet, private Erfahrungen anzunehmen.

DEFUSION (DAS EIGENE DENKEN BEOBACHTEN)

Defusion (kurz für *kognitive Defusion*) bedeutet zu lernen, unsere Kognitionen wahrzunehmen, anzuerkennen und uns davon zu trennen, also gewissermaßen einen Schritt zurückzutreten, sie zu beobachten, statt davon beherrscht zu werden. Wir betrachten unsere Gedanken als das, was sie sind – Konstrukte aus Wörtern oder Bildern oder beidem –, und erlauben ihnen, da zu sein. Wir stellen sie nicht infrage, lenken uns von ihnen ab oder schieben sie von uns weg; vielmehr nehmen wir sie leicht. Wenn sie nützlich sind, lassen wir uns von ihnen leiten, uns von ihnen jedoch nicht beherrschen. (Defusion und Akzeptanz sind miteinander verflochten: Wir schaffen Raum für unsere Kognitionen und erlauben ihnen, so zu kommen, zu bleiben und zu gehen, wie sie wollen. Außerdem lösen wir uns von Kognitionen, die uns in einen Kampf mit unserem inneren Erleben hineinziehen – *Was für ein furchtbares Gefühl! Das muss ich loswerden!)*

DAS SELBST ALS KONTEXT (DAS WAHRNEHMENDE SELBST)

In der Alltagssprache werden unserem Kopf (im Sinne unserer Psyche) zwei »Tätigkeiten« zugeschrieben. Der eine Teil denkt, das heißt, er erzeugt Gedanken, Überzeugungen, Erinnerungen, Fantasien, Pläne und vieles mehr. Der andere Teil nimmt schweigend wahr, konzentriert sich und passt auf; er ist sich bewusst, was wir momentan denken, fühlen, spüren und tun. Fachsprachlich bezeichnen wir diesen Teil in der ACT als *Selbst-als-Kontext,* aber in der therapeutischen Praxis verwenden wir Ausdrücke wie »wahrnehmendes Selbst«, »beobachtendes Selbst« oder »der Teil von uns, der wahrnimmt«.

Ein bisschen verwirrend wird es, weil Selbst-als-Kontext eine zweite Bedeutung hat, nämlich das »flexible Einnehmen von Perspektiven«. Das ist der kognitive Prozess, der die Grundlage für verschiedene Elemente bildet: Defusion, Akzeptanz, Kontakt zum gegenwärtigen Augenblick, Selbstgewahrsein, Selbstreflexion, Mitgefühl, Theory of Mind, Empathie, das wahrnehmende Selbst, die Vorstellung, wie man in der Zukunft sein wird oder in der Vergangenheit war, die Dinge aus der Perspektive anderer Menschen betrachten und noch wesentlich mehr. In diesem Buch werden je nach den Erfordernissen beide Bedeutungen verwendet.

Tipp für die Praxis

Im ACT-Modell gibt es vier zentrale Achtsamkeitsprozesse: Kontakt zum gegenwärtigen Moment, Defusion, Akzeptanz und Selbst-als-Kontext. Der Begriff *Achtsamkeit* kann sich daher auf jeden dieser Prozesse beziehen oder auf eine Kombination von mehreren.

WERTE (WISSEN, WORAUF ES ANKOMMT)

Werte sind erwünschte Verhaltenseigenschaften; sie beschreiben, wie wir mit uns selbst, mit anderen Menschen und mit der Welt um uns herum umgehen wollen. Dazu gehört, wie wir uns in unseren Beziehungen mit allen und allem verhalten wollen, jetzt und zukünftig. Wir können uns von unseren Werten anregen, motivieren und leiten lassen. Wie ein Kompass zeigen sie uns die Richtung an und helfen uns, den Weg zu finden, wenn wir uns verirrt haben.

ENGAGIERTES HANDELN (TUN, WAS NÖTIG IST)

Engagiert zu handeln bedeutet, wirksam und von unseren Werten geleitet das zu tun, was nötig ist, um ein reiches, erfülltes und sinnvolles Leben aufzubauen. Dazu gehören Zielsetzung, Handlungsplanung, Problemlösung und Exposition. Außerdem geht es darum, Fertigkeiten zu erlernen und anzuwenden, die das Leben verbessern – von Selbstberuhigung und Entspannung bis hin zu zwischenmenschlichen Skills wie jenen, sich durchsetzen, kommunizieren und Konflikte lösen zu können.

Psychische Flexibilität

Wie in der Abbildung oben zu sehen, sind die Kernprozesse miteinander verbundene Elemente von *psychischer Flexibilität*, der Fähigkeit, effektiv, achtsam und von Werten geleitet zu handeln. Je größer diese Flexibilität ist – das heißt unsere Fähigkeit, unser Erleben ganz bewusst und offen wahrzunehmen und im Einklang mit unseren Werten zu handeln –, desto größer ist unsere Lebensqualität. Psychische Flexibilität ermöglicht es uns, wirksam mit unseren Problemen umzugehen, ein tiefes Gefühl von Sinn und Zweck zu entwickeln und uns ganz auf das Leben im Hier und Jetzt einzulassen.

Selbstmitgefühl ist ein fundamentaler, wesenhafter Aspekt der ACT, taucht im Hexaflex jedoch nicht auf, weil es *sämtliche sechs Prozesse* umfasst. Darum wird es in Kapitel 14 gehen.

Das ACT-Triflex

Die sechs Kernprozesse kann man zu drei größeren Einheiten zusammenfassen, wie die folgende Abbildung zeigt. Wir sprechen spielerisch von dem *Triflex* (Harris 2020).

Zu Selbst-als-Kontext und zu dem Kontakt mit dem jetzigen Moment gehört es, sich dem Erleben im Hier und Jetzt mit flexibler Aufmerksamkeit zuzuwenden und daran teilzunehmen (anders gesagt: »präsent zu sein«).

Bei Defusion und Akzeptanz geht es darum, Gedanken und Gefühle wahrzunehmen, sie als das zu betrachten, was sie wirklich sind, ihnen Raum zu geben und sie so kommen und gehen zu lassen, wie sie es wollen (anders gesagt: »sich zu öffnen«).

Werte und engagiertes Handeln bedeuten, mit Verhaltensweisen, die das Leben bereichern, zu beginnen und sie beizubehalten (anders gesagt: »zu tun, worauf es ankommt«).

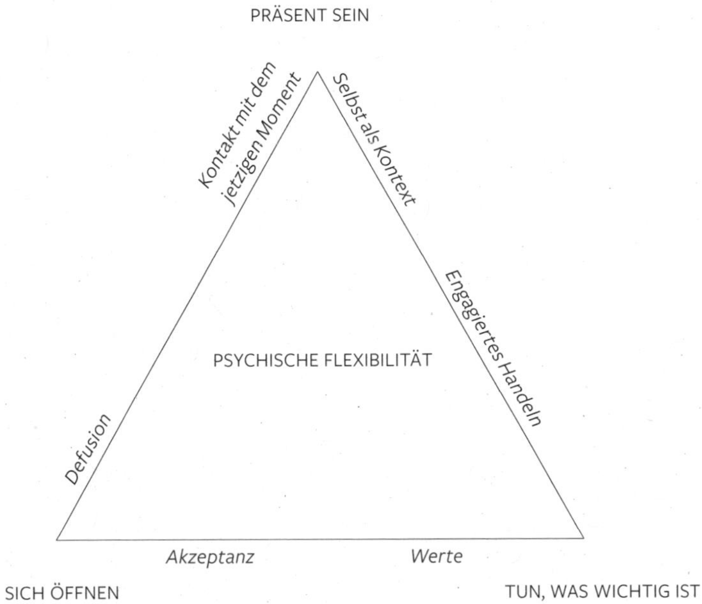

→ Das ACT-Triflex

Das heißt, wir können psychische Flexibilität als die Fähigkeit beschreiben, »präsent zu sein, sich zu öffnen und zu tun, worauf es ankommt«.

Zwei nützliche Übungen

Die folgenden beiden Übungen sind ausgesprochen nützlich, um die zentralen Konzepte der ACT einzuführen, weshalb ich in späteren Kapiteln darauf zurückkommen werde. Ich möchten Ihnen vorschlagen, den Dialog laut mitzusprechen; das ist eine wesentlich tiefere Lernerfahrung, als ihn nur zu lesen. Die beiden Dialoge stellen lediglich ein Gerüst dar; in der Sitzung gestalten wir sie mit spezifischen Beispielen aus dem Leben der Person aus, mit der wir gerade arbeiten. Zum Beispiel würden wir nach den Worten »... die schwierigen Probleme und Herausforderungen, mit denen Sie sich beschäftigen müssen ...« ein oder zwei Probleme der Person nennen, wie etwa »der Konflikt mit Ihren Kindern« oder »die medizinische Behandlung Ihrer Verletzungen«.

Hände als Gedanken

Diese Übung verdeutlich die Kosten von Fusion (sich in Gedanken »verstricken«) und den Nutzen von Defusion (sich aus der Verstrickung lösen). In der Sitzung führen wir alle erwähnten Körperbewegungen aktiv aus und bitten unser Gegenüber, das nachzuahmen.

Therapeutin: Wären Sie bereit, mit mir eine kurze Übung zu machen, damit Sie einen Eindruck davon bekommen, was wir als Nächstes vorhaben?

Klient: Klar.

Therapeutin: Gut (de*utet* auf eine Stelle im Raum, die sich vor der Person befindet), dann stellen Sie sich bitte vor, dass sich vor Ihnen alles befindet, was wirklich wichtig für Sie ist. Alle angenehmen Dinge, die Ihnen etwas bedeuten, zum Beispiel die Menschen, Orte und Aktivitäten, die Sie lieben, Ihr Lieblingsessen, die Musikstücke, Sportarten und Filme, die Sie besonders schätzen, wie etwa (*nennt einige Beispiele, die auf die Person zutreffen*). Und auch alle schmerzhaften Dinge – die schwierigen Probleme und Herausforderungen, mit denen Sie sich beschäftigen müssen, und all die schwierigen Aufgaben, mit denen Sie konfrontiert sind, wie etwa (*nennt wieder einige spezifische Beispiele*). Legen Sie jetzt so die Hände aneinander (*legt die Hände auf Bauchhöhe mit nach oben gewandten Handflächen aneinander wie ein offenes Buch, Klient tut dasselbe*) und stellen Sie sich vor, dass die Hände da Ihre Gedanken und Gefühle sind.

Klient: Okay.

Therapeutin: Machen Sie bitte weiter nach, was ich tue. Jetzt wollen wir sehen, was passiert, wenn wir uns in unseren Gedanken und Gefühlen verstricken (*hebt langsam die Hände vors Gesicht, Klient tut dasselbe*). Ja, genau so, und heben Sie die Hände jetzt so nach oben, dass sie die Augen verdecken. (*Beide setzen die Bewegung fort, bis die Hände so das Gesicht berühren, dass Wangen, Augen und Stirn verdeckt sind.*)

So ist es also, wenn wir in unsere Gedanken und Gefühle verstrickt sind. Beobachten Sie jetzt drei Dinge. (*Beide lassen die Hände über den Augen.*) Erstens: Drehen Sie den Kopf so hin und her, als würden Sie sich im Zimmer umsehen, und fragen Sie sich: Wie viel entgeht mir gerade? Wie abgeschnitten und getrennt bin ich von allen wichtigen Dingen ringsum?

Klient: Total!

Therapeutin: Und ob! Dann beobachten Sie jetzt zweitens bitte, wie schwierig es ist, sich auf etwas zu konzentrieren. Stellen Sie sich vor, dass sich eine wichtige Aufgabe oder eine Person, die Ihnen etwas bedeutet, direkt vor Ihnen befindet. Wie schwer wäre es, dem Ihre ganze Aufmerksamkeit zu schenken?

Klient: *Brutal schwer!*

Therapeutin: Auf jeden Fall. Dann beobachten Sie nun drittens bitte: Wie schwer wäre es, in Aktion zu treten und das zu tun, was Ihr Leben am Laufen hält? Wie schwer wäre es wohl, Auto zu fahren, Essen zu kochen oder etwas auf dem Computer zu tippen (*nennt außerdem einige speziell auf den Klienten zutreffende Beispiele*)?

Klient: Na ja, das wäre überhaupt nicht möglich.

Therapeutin: Genau. So ist es also, wenn wir uns in etwas verstricken. Machen Sie jetzt wieder dasselbe wie ich, und dann sehen wir mal, was passiert, wenn wir uns von unseren Gedanken und Gefühlen lösen. (*Nimmt ganz langsam die Hände vom Gesicht und lässt sie in den Schoß sinken, Klient tut das Gleiche.*)

Therapeutin: Beobachten Sie jetzt: Wie viel mehr können Sie nun in sich aufnehmen? Um wie viel leichter ist es, sich auf die Umgebung einzustellen und auf die anliegende Aufgabe zu konzentrieren? (*Klient nickt zustimmend.*)

Bewegen Sie jetzt die Arme (*schwenkt die Arme, Klient ahmt es nach*). Um wie viel leichter ist es jetzt, das zu tun, was Ihr Leben am Laufen hält, wie Auto fahren, etwas auf dem Computer tippen und Essen kochen (*stellt beim Sprechen alles pantomimisch dar*)?

Klient: Viel, viel leichter!

Therapeutin: Aber sehen Sie, dass die beiden Hände da (*bewegt ihre Hände*) nicht verschwunden sind. Sie sind noch da, und wenn Sie sie benutzen können, sollten Sie das tun. Weil selbst wirklich schwierige Gedanken und Gefühle uns wertvolle Informationen über Dinge liefern können, mit denen wir uns beschäftigen müssen oder die wir anders machen sollten. Wenn Sie die Hände jedoch nicht gut nutzen können, lassen Sie sie einfach im Schoß liegen.

Ein Blatt Papier wegschieben

Diese Übung (ursprünglich in Harris 2014b) verdeutlicht die Kosten von Erlebensvermeidung und den Nutzen von Akzeptanz. (Da dabei anstrengende Armbewegungen gemacht werden, ist sie ungeeignet, wenn eine der beteiligten Personen Probleme mit dem Hals, den Schultern oder den Armen hat. Eine gute Alternative ohne Bewegungen ist die Metapher *Der Kampf-Schalter* in Kapitel 12.)

Beide Beteiligten haben ein Blatt Papier vor sich liegen.

Therapeut: Stellen Sie sich vor, dass sich vor Ihnen alles befindet, was Ihnen wirklich etwas bedeutet. Alles Angenehme, was Ihnen wichtig ist, zum Beispiel die Menschen, Orte und Aktivitäten, die Sie lieben, Ihr

Lieblingsessen, die Musikstücke, Sportarten und Filme, die Sie besonders schätzen, wie etwa (*nennt einige Beispiele, die auf die Person zutreffen*). Und auch alles Schmerzhafte – die schwierigen Probleme und Herausforderungen, mit denen Sie sich beschäftigen müssen, und all die schwierigen Aufgaben, mit denen Sie konfrontiert sind, wie etwa (*nennt wieder einige spezifische Beispiele*). Stellen Sie sich außerdem vor, dass dieses Blatt Papier aus all Ihren schwierigen, unerwünschten Gedanken, Gefühlen, Impulsen und Erinnerungen besteht.

Klientin: Mach ich.

Therapeut: Dann sehen wir mal, was passiert, wenn wir mit diesen Dingen kämpfen. Können Sie bitte alles mitmachen, was ich tue? (*Therapeut hält das Blatt mit den Händen an beiden Seiten, Klientin ahmt ihn nach.*) Prima. Halten Sie das Blatt weiter ganz fest, während Sie es so weit wie möglich von sich wegstrecken. (*Beide strecken die Arme aus.*) Das raten Ihnen doch alle, nicht wahr? Im Freundeskreis, in der ärztlichen Sprechstunde, in der Therapie? Nichts wie weg mit solchen Gedanken und Gefühlen!

Aber, wissen Sie (*spricht in humorvollem Ton*), ich habe den Eindruck, als ob wir uns noch nicht besonders anstrengen. Wie wär's, wenn wir das Blatt noch ein bisschen fester von uns wegschieben? (*Beide tun es.*) Ja, genau so, strecken Sie die Ellbogen durch, damit die Gedanken und Gefühle so weit von Ihnen weg sind, wie es irgend geht. *(Beide bleiben während des nächsten Teils der Übung in dieser Position; mit gestreckten Armen halten sie das Blatt so weit wie möglich von sich weg.)*

Beobachten Sie jetzt drei Dinge. Erstens: Wie ermüdend ist das? Obwohl kaum eine Minute vorbei ist, erschöpft es uns schon. Wenn Sie sich vorstellen, das den ganzen Tag lang zu tun – wie viel Energie würde das wohl verbrauchen?

Zweitens: Nehmen Sie wahr, wie sehr es Sie ablenkt. Wenn ein Mensch, den Sie lieben, direkt hier vor Ihnen sitzen würde, wie schwer wäre es wohl, ihm Ihre ganze Aufmerksamkeit zu schenken? Und wenn Ihr Lieblingsfilm da drüben auf einem Bildschirm laufen würde, wie viel davon würden Sie wohl verpassen? Und wenn Sie jetzt eine wichtige Aufgabe vor sich hätten oder sich um ein Problem kümmern müssten, wie schwer wäre es wohl, sich darauf zu konzentrieren?

Drittens: Während Sie Ihre ganze Anstrengung und Energie nur dafür aufwenden, das Blatt da wegzustrecken, wie schwer wäre es dann, in Aktion zu treten und etwas zu tun, was wichtig für Ihr Leben ist, wie etwa (*nennt einige Beispiele aus der Geschichte der Klientin*)? Registrieren Sie also, wie schwierig das Leben ist, wenn wir derart mit unseren Gedanken und Gefühlen kämpfen. Wir sind abgelenkt, wir versäumen das Leben, wir können uns schlecht konzentrieren, wir sind erschöpft, und es ist sehr schwer, das zu tun, was unser Leben in Gang hält.

Sehen wir jetzt mal, was passiert, wenn wir den Kampf mit unseren Gedanken und Gefühlen aufgeben. (*Therapeut entspannt die Arme und lässt das Blatt Papier in den Schoß fallen. Mit einem lauten, erleichterten Seufzen tut die Klientin das ebenfalls.*) Ein großer Unterschied, nicht wahr? Ist das nicht viel weniger ermüdend? Haben Sie nicht wesentlich mehr Energie? Fällt es Ihnen nicht wesentlich leichter, sich auf das einzulassen und zu konzentrieren, was vor Ihnen liegt? Wenn ein Mensch, den Sie lieben, jetzt vor Ihnen sitzen würde, würden Sie dann nicht eine viel stärkere Verbindung zu ihm spüren? Und wenn da drüben Ihr Lieblingsfilm laufen würde, könnten Sie den nicht viel mehr genießen? Wenn Sie eine Aufgabe vor sich hätten oder sich um ein Problem kümmern müssten, wäre es nicht viel leichter, sich darauf zu konzentrieren?

Bewegen Sie jetzt bitte die Arme und Hände (*schüttelt behutsam Arme und Hände aus, Klientin tut das ebenfalls*). Wäre es jetzt nicht viel leichter, in Aktion zu treten und zum Beispiel mit einem Baby zu schmusen, Tennis zu spielen oder einen Menschen, den Sie lieben, zu umarmen?

Aber registrieren Sie auch, dass die Dinge da (*Therapeut deutet auf das Blatt Papier auf seinem Schoß*) nicht verschwunden sind. Wir

> sind sie nicht losgeworden; sie sind noch immer da. Aber wir reagieren auf ganz andere Weise darauf, wir gehen anders damit um. Sie halten uns nicht mehr zurück, belasten uns oder lassen uns hektisch herumstrampeln. Wenn wir etwas Nützliches mit ihnen anfangen können, dann können wir sie verwenden. Selbst richtig schmerzhafte Gedanken und Gefühle enthalten nämlich oft Informationen, die hilfreich für uns sind – auch wenn sie uns nur auf Probleme verweisen, um die wir uns kümmern müssen, oder auf Dinge, die wir anders machen müssen. Wenn wir jedoch nichts Nützliches mit ihnen anfangen können, lassen wir sie einfach da liegen.

Wichtig ist, dass in diesen zwei Übungen *keine Absicht besteht, irgendwelche Gedanken und Gefühle loszuwerden*; am Ende sind die Hände beziehungsweise das Blatt Papier weiterhin vorhanden. Ebenso wird in beiden Übungen darauf hingewiesen, dass selbst die schmerzhaftesten Gedanken und Gefühle oft nützlich sind; solange wir achtsam darauf reagieren, können wir sie konstruktiv dazu verwenden, unser Leben zu verbessern. Wenn wir mit ihnen verschmolzen sind oder versuchen, sie zu vermeiden, ist das hingegen nicht möglich. Und schließlich wird in beiden Übungen deutlich, dass das Erlernen der neuen Fertigkeiten zwei Hauptzwecke verfolgt: a) wirksames, auf Werte gegründetes Handeln zu ermöglichen, und b) der Person zu helfen, die Aufmerksamkeit auf das zu richten, worauf es ankommt.

Tipp für die Praxis

Nur durch solche Übungen wird nicht erlernt, wie Defusion und Akzeptanz funktionieren. Sie haben einen psychoedukativen Zweck. Wir müssen ihnen immer ein aktives Training von Fertigkeiten zu Defusion und Akzeptanz folgen lassen.

Nachdem wir die Grundlagen der ACT kennengelernt haben, wollen wir nun erkunden, wie ein Fallkonzept erstellt wird.

Fallkonzeptualisierung in der TFACT

Die folgende achtteilige Fallkonzeptualisierung eignet sich für Personen mit jeder Art traumatischer Störung. Zuerst ein wichtiger Hinweis: Während wir Informationen sammeln, gehen wir kein Formblatt durch, auf dem wir jeden Abschnitt nacheinander ausfüllen. Vielmehr füllen wir solche Blätter *nach der Sitzung* aus, um unsere Gedanken zu ordnen und einen Behandlungsplan zu erstellen. Die Anamnese zu erheben, ist ein nichtlinearer Prozess, bei dem hier und da Fragmente gesammelt und im Lauf der Zeit zusammengesetzt werden. Daher erhalten wir nur selten *alle* unten aufgeführten Informationen schon beim Erstgespräch; im Allgemeinen setzt sich das in der zweiten Sitzung fort. Erfreulicherweise müssen wir jedoch nicht über alle Informationen verfügen, bevor wir mit der TFACT beginnen. Wir können beim Erstgespräch ein Gerüst zimmern und weitere Einzelheiten später sammeln, wenn es gerade relevant ist.

Behalten Sie bei der Lektüre bitte eine Person im Sinn, die momentan bei Ihnen in Therapie ist, und halten Sie am Ende jedes Abschnitts einige Momente inne, um das Gelesene auf diesen Fall anzuwenden. (Noch praktischer wäre es, wenn Sie das Arbeitsblatt zur Fallkonzeptualisierung aus dem Begleitmaterial herunterladen und beim Lesen ausfüllen.)

1. Teil: Therapieziele der Person

Im siebten Kapitel werden wir uns damit beschäftigen, wie man Ziele für die Therapie erstellt und weshalb sie so wichtig sind. Sie können in drei breite Kategorien gefasst werden:

- Emotionale Ziele (auf welche Weise die Person sich anders *fühlen* will, zum Beispiel glücklich, weniger ängstlich oder frei von unerwünschten Gedanken und Gefühlen).
- Verhaltensziele (was die Person anders *tun* will, zum Beispiel mehr Sport treiben oder ihre Familie mehr unterstützen).
- Ergebnisziele (was die Person *haben, bekommen oder erreichen* will, zum Beispiel eine Partnerin oder einen Partner finden, einen Arbeitsplatz finden, eine Beziehung beenden, von einer Erkrankung oder Verletzung genesen).

Was sind die Ziele der Person, mit der Sie gerade arbeiten, in diesen drei Kategorien?

2. Teil: Vorgeschichte

Zwar wird der Fokus in der TFACT stark auf das Hier und Jetzt gelegt, doch die Beschäftigung mit der Vergangenheit ist ebenfalls von Bedeutung. Welche traumatischen Ereignisse haben eine signifikante Rolle für die aktuellen Probleme gespielt? Ist ein Kindheitstrauma vorhanden? Haben andere wichtige Lebensereignisse, die nicht notwendig traumatisch, aber doch störend und strapaziös waren, auf den momentanen Zustand eingewirkt?

3. Teil: Physische Hindernisse

Sind physische (im Gegensatz zu psychischen) Hindernisse vorhanden, durch die die Person von einem reichen und sinnvollen Leben abgehalten wird? Lebt die Person zum Beispiel in einer gefährlichen Umgebung wie in einem Gefängnis oder einem sozialen Brennpunkt? Ist sie Rassismus, Diskriminierung, religiöser Verfolgung, Mobbing, Zurückweisung oder Gewalt ausgesetzt? Befindet sie sich in einer dysfunktionalen Beziehung?

Hat sie einen Beruf (zum Beispiel im Rettungswesen), in dem sie regelmäßig traumatischen Ereignissen ausgesetzt ist? Hat sie soziale, medizinische, finanzielle, juristische, berufliche oder häusliche Probleme?

4. Teil: Wiedererleben von Trauma und abnormer Erregung

Traumatische Ereignisse werden auf verschiedene Weise wiedererlebt, unter anderem durch Flashbacks, Albträume, intrusive Emotionen und Gedanken, Nachgrübeln über schmerzhafte Erinnerungen und vergangene Ereignisse. Dieses Erleben ist unangenehm und leidvoll, weshalb es die für die Bedrohungsreaktionen zuständigen Systeme des autonomen Nervensystems auslöst.

Das bekannteste dieser Systeme ist die Kampf-oder-Flucht-Reaktion, bei der das sympathische Nervensystem eine Bedrohung wahrnimmt, uns in einen Alarmzustand versetzt und dadurch vorbereitet, zu fliehen oder uns zu wehren. Dieser Zustand von Überregung (oder Hyperarousal) führt zu Symptomen wie starkem Schwitzen, Muskelanspannung, erhöhter Herzfrequenz, Herzklopfen, Hypervigilanz, übertriebener Schreckreaktion, Reizbarkeit, Konzentrations- und Einschlafschwierigkeiten sowie Emotionen, die mit Flucht (Angst, Nervosität, Panik) und Kampf (Frustration, Ärger, Wut) verbunden sind.

Wird ein Reiz als lebensbedrohlich wahrgenommen, und scheinen unsere Versuche, anzugreifen oder zu fliehen vergeblich, aktiviert das parasympathische Nervensystem die Erstarrungsreaktion, die man auch als »Notabschaltung« bezeichnen könnte. Sie bereitet uns darauf vor, uns hinzulegen, ruhig und reglos zu bleiben und jeden Fluchtversuch aufzugeben. Dies ist ein Zustand von Untererregung (oder Hypoarousal), der Symptome wie Betäubung, Lethargie, Apathie, Langeweile, mentale Abwesenheit und Dissoziation bewirkt.

All diese privaten Erfahrungen sind an sich schon unangenehm und stressvoll. Wesentlich verstärkt wird ihre negative Wirkung jedoch durch die zahllosen unflexiblen Arten und Weisen, wie wir darauf reagieren – anders gesagt, durch unsere *psychische Inflexibilität*. Dies stellt eine dritte Kategorie von Symptomen bei traumatischen Störungen dar, und die nächsten Teile der Fallkonzeptualisierung erforschen die Schlüsselelemente: kognitive Fusion, Erfahrungsvermeidung, Verlust des Kontakts zum gegenwärtigen Moment, Werteferne und unzweckmäßiges Handeln.

5. Teil: Kognitive Fusion

Kognitive Fusion (im Sinne von Verschmelzung) bedeutet, dass Kognitionen unser Bewusstsein oder unser Handeln (oder beides) beherrschen. Wenn wir mit Kognitionen verschmolzen sind, kommen sie uns vor wie:

- Befehle, die wir befolgen müssen
- etwas Wichtiges, was unsere ganze Aufmerksamkeit beansprucht
- Bedrohungen für unsere Gesundheit und unser Wohlbefinden
- Ratschläge, die wir befolgen sollten
- absolut wahre Aussagen

Im Allgemeinen ist Fusion problematisch, weil sie uns meist daran hindert, im Einklang mit unseren Werten zu leben, wirksam zu handeln und uns auf das Leben einzulassen. Zu erkennen sind sechs häufig auftauchende Kategorien: Verschmelzung mit der Vergangenheit, der Zukunft, dem Selbstkonzept, Urteilen, Regeln und Gründen.

FUSION MIT VERGANGENHEIT UND ZUKUNFT

Verschmolzen mit vergangenheitsorientierten Kognitionen ist man unter anderem, wenn man schmerzhaften Erinnerungen nachhängt oder alte

Verletzungen und Fehler wiederkäut, wenn man betrauert, was man verloren hat, Verbitterung oder Bedauern empfindet, grübelt, sich selbst oder anderen die Schuld für irgendetwas zuschiebt oder ständig darüber nachdenkt, wie gut das Leben vor dem Trauma war.

Verschmolzen mit zukunftsorientierten Kognitionen ist man unter anderem, wenn man sich Sorgen macht, zu Schwarzmalerei neigt und immer das Schlimmste erwartet. Die Zukunft erscheint Furcht einflößend oder trostlos: Es wird Schlimmes geschehen, man wird von anderen verletzt, verlassen oder enttäuscht werden, das Leben wird leer und unglücklich sein.

Oft überschneiden sich Vergangenheit und Zukunft: Was in der Vergangenheit passiert ist, wird sich in der Zukunft wiederholen.

FUSION MIT DEM SELBSTKONZEPT

Selbstkonzept oder konzeptualisiertes Selbst sind Begriffe, die sich auf alle Gedanken, Überzeugungen und Vorstellungen darüber beziehen, wer wir sind und wie wir so geworden sind. Im Falle von Trauma verschmilzt man üblicherweise mit einem negativen Selbstkonzept: *Ich bin nicht gut genug. Ich bin kaputt. Ich bin beschädigt. Ich bin abstoßend. Ich bin nichts wert. Ich bin hoffnungslos verloren. Ich habe es verdient. Ich bin an allem schuld* und so weiter.

Wenn frühere traumatische Ereignisse zu einem zentralen Element der eigenen Identität und Lebensgeschichte werden, spricht man von *Ereigniszentralität (event centrality)*. Man glaubt dann, man sei von seinem Trauma irreparabel beschädigt oder verdorben worden, weshalb es bestimme, was man sei: wertlos, nicht liebenswert, beschädigt und so weiter.

Manchmal findet auch eine Fusion mit einem abwertenden Selbstkonzept statt: Ich habe keine Ahnung, wer ich bin. Ich bin ein reines Nichts. Ich bin niemand. In anderen Fällen wird ein bedrohlich negatives Selbstkonzept durch die Fusion mit einem übertrieben positiven Selbstkonzept vermieden; das Ergebnis ist Narzissmus. Und gelegentlich ereignet sich eine Fusion mit multiplen Selbstkonzepten, den verschiedenen »Persönlichkeiten«, »Identitäten« oder »Alter Egos« der dissoziativen Identitätsstörung.

FUSION MIT URTEILEN

Oft verschmilzt die Person mit Urteilen über das Leben *(Es ist beschissen. Es ist sinnlos.)*, die Welt *(Sie ist unsicher, gefährlich, böse)*, andere Menschen *(Denen ist alles egal. Man kann ihnen nicht trauen.)*, sich selbst *(Ich bin schuld. Es ist mein Fehler.)*. Eine Fusion kann auch mit Urteilen über die eigenen Kognitionen, Emotionen und Erinnerungen stattfinden *(Die sind scheußlich, furchtbar, unerträglich; Ich halte sie nicht aus)*, was wiederum ein negatives Selbstkonzept verstärkt *(Diese furchtbaren Gedanken und Gefühle beweisen, wie kaputt ich bin.)*.

FUSION MIT REGELN UND GRÜNDEN

Regeln sind oft nützlich; es ist gut zu wissen, auf welcher Straßenseite wir fahren müssen. Wenn wir jedoch mit Regeln verschmelzen, wird unser Verhalten starr und unflexibel. Oft enthalten unsere kognitiven Regeln Worte wie »sollte«, »muss« und »müsste« oder Ausdrücke und Bedingungen wie »nur wenn«, »es sei denn, dass«, »sollte nicht, weil« und »wird nicht, bevor«. Einige geläufige Beispiele: »Ich muss es perfekt hinbekommen; wenn mir das nicht gelingt, hat es keinen Sinn, es überhaupt zu machen«. »Ich muss Alkohol trinken, um damit fertigzuwerden«. »Männern kann man einfach nicht trauen«. »Ich darf niemand zu nah an mich herankommen lassen, weil ich sonst verletzt werde«. Je größer die Fusion mit Regeln ist, desto stärker ist der Drang, diese zu befolgen – und desto größer die Beklemmung oder Angst, wenn man eine Regel übertritt.

Regeln überschneiden sich mit Gründen, das heißt allen Kognitionen darüber, weshalb wir uns nicht verändern können, sollten oder nicht einmal müssten: *Das schaffe ich nicht. Es ist zu schwer. Ich habe keine Zeit dazu. Ich habe nicht die nötige Energie. Es wird sowieso schiefgehen. Ich habe es schon mal versucht und werde immer scheitern. Es macht mir zu viel Angst. Ich bin zu deprimiert* und so weiter. Und wenn wir mit solchen Gründen verschmolzen sind, verändern wir uns natürlich nicht.

FUSION MIT NARRATIVEN, SCHEMATA UND KERNÜBERZEUGUNGEN

Alle oben aufgeführten Arten von Fusion – mit Vergangenheit und Zukunft, mit dem Selbstkonzept, mit Urteilen, mit Regeln und Gründen – vereinigen sich zu komplexen Narrativen, Schemata und Kernüberzeugungen. Ein traumabezogenes Beispiel: *Weil mir diese schrecklichen Dinge zugestoßen sind* (Vergangenheit), *bin ich beschädigt* (Urteil, Selbstkonzept), *weshalb ich weiter Drogen konsumiere* (Grund), *und damit kann ich nicht aufhören, weil ich die Drogen brauche, um mit dem allem klarzukommen* (Regel); *daher ist mein Leben ziemlich beschissen* (Urteil), *und ich kann mir nicht vorstellen, dass es irgendwie besser wird* (Zukunft).

Besonders müssen wir auf die Fusion mit dem folgenden Überzeugungssystem achten, weil es Erlebensvermeidung fördert: *Diese Gedanken und Gefühle sind schlecht, unnatürlich und unerträglich* (Urteil); *sie bedeuten, dass etwas mit mir verkehrt ist* (Selbstkonzept), *und ich kann mein Leben erst verbessern, wenn sie verschwunden sind* (Grund), *deshalb muss ich sie loswerden* (Regel).

6. Teil: Erlebensvermeidung

Erlebensvermeidung ist der kontinuierliche Versuch, unerwünschte private Erfahrungen (Kognitionen, Emotionen, Körperempfindungen) zu vermeiden oder sie loszuwerden, selbst wenn das schädlich ist. So etwas ist völlig normal, wir tun es alle. In der Therapie beschäftigen wir uns deshalb nur dann mit Erlebensvermeidung, wenn diese so exzessiv, starr oder unangemessen wird, dass sie die Gesundheit und das Wohlergehen der Person beeinträchtigt oder Dinge behindert, die das Leben sinnvoll machen. (Bitte denken Sie dabei daran, dass wir keine Achtsamkeitsfetischisten sind, die darauf bestehen, dass man alle privaten Erfahrungen immer annehmen müsse.)

Die Menschen in unserer Praxis haben alle möglichen schmerzhaften Kognitionen und Emotionen, die sie natürlich vermeiden oder loswerden wollen. Und wenn sie endlich eine Therapie machen, haben sie im Allgemeinen bereits viele verschiedene Strategien zu diesem Zweck entdeckt, darunter Drogen, Alkohol, Glücksspiel, sozialer Rückzug, Gefallsucht, selbstverletzendes Verhalten, Suizidalität … und vieles mehr.

Wichtig ist, dass wir ein Verhalten nur dann als Erlebensvermeidung bezeichnen, wenn sein primäres Ziel darin besteht, unerwünschtes inneres Erleben zu vermeiden. Wenn man ins Fitnessstudio geht, weil man primär durch Werte wie Selbstfürsorge und Ziele wie die Verbesserung der körperlichen Gesundheit motiviert ist, handelt es sich natürlich nicht um Erlebensvermeidung. Die ist nur dann vorhanden, wenn die primäre Motivation für den Besuch im Studio darin besteht, emotionales Unbehagen zu vermeiden (zum Beispiel Angstgefühle oder Gedanken darüber, zu dick zu werden). Offensichtlich liegen allen Verhaltensweisen mehrere Motivationen zugrunde, deshalb geht es hier darum, welche dominiert.

Gelegentlich ist Erlebensvermeidung wirkungs- und harmlos, und in anderen Fällen – flexibel, moderat und angemessen angewendet – kann sie das Leben verbessern. Aber wenn sie exzessiv, starr oder unangemessen ist, lässt sie das Leben normalerweise schlechter statt besser werden. So beeinflusst eine starke Tendenz zu Erlebensvermeidung die Beziehung zwischen traumatischen Ereignissen und allgemeinem psychischem Stress, sie verstärkt bei mehreren psychischen Störungen die Symptome, sie erhöht die Wahrscheinlichkeit eines Rückfalls nach einer Entziehungskur und sie wirkt sich auf die Beziehung zwischen maladaptiven Bewältigungsstrategien und psychischem Stress aus (Chawla u. Ostafin 2007). Neigen Personen mit posttraumatischem Stress stark zu Erlebensvermeidung, sind bei ihnen ein geringeres posttraumatisches Wachstum, weniger

Lebenssinn und ein geringeres Wohlbefinden zu beobachten (Kashdan u. Kane 2011). Und je stärker Kriegsteilnehmer mit oder ohne PTSD auf Erlebensvermeidung und Emotionsregulation bedacht waren, desto schlechter war ihre mentale Gesundheit (Kashdan u. a. 2010).

7. Kontaktverlust mit dem Hier und Jetzt

Bei Trauma ist ein signifikanter Verlust des Kontakts mit dem gegenwärtigen Moment zu beobachten. Fassen lässt sich das im Hinblick auf drei Elemente: Ablenkbarkeit, Abwesenheit, Abgetrenntheit von der inneren Welt.

Ablenkbarkeit: Vielen Menschen in unserer Praxis fällt es schwer, sich zu konzentrieren. Sie werden leicht abgelenkt von ihren Gedanken, Gefühlen und Erinnerungen, wodurch ihre Aufmerksamkeit von der aktuellen Aufgabe abschweift.

Abwesenheit: Das bezieht sich darauf, etwas mechanisch zu tun, also emotional distanziert oder desinteressiert an der aktuellen Aktivität zu sein. Zum Beispiel isst man etwas, ohne den Geschmack wahrzunehmen oder zu genießen, man unterhält sich mit einem Familienmitglied, ohne jedes Interesse an dem Gespräch, man führt eine Aufgabe automatisch aus und nimmt sie kaum bewusst wahr. Besonders häufig beobachtbar ist soziale Abwesenheit in dem Sinne, dass man einen großen emotionalen Abstand zu nahestehenden Personen empfindet.

Abgetrenntheit von der inneren Welt: Manche Personen haben kaum Kontakt zu ihren Kognitionen und sind daher nicht in der Lage, uns zu sagen, was sie denken. Andere sind von ihren Emotionen abgetrennt; sie sind unfähig, sich auf diese einzustellen, sie zu identifizieren oder korrekt zu benennen. Je stärker man von der inneren Welt abgetrennt ist, desto schwerer ist es, sich »selbst zu erkennen«, das heißt desto geringer sind Selbstgewahrsein und -erkenntnis.

8. Teil: Mangelnder Kontakt zu den eigenen Werten

Wenn Fusion und Vermeidung das Leben prägen, entfernt man sich immer mehr von den eigenen Werten. Zu den Werten, die häufig verloren gehen, gehören Selbstfürsorge, Fürsorge für andere, menschliche Nähe, Mut, Vertrauen, Durchsetzungsvermögen, Unabhängigkeit, Humor, Dankbarkeit, Mitgefühl und Verantwortungsbewusstsein. Natürlich variiert das von Person zu Person. Bei manchen ist dieses Phänomen zu beobachten, weil ihr Dasein so stark darauf ausgerichtet war, zu überleben und Schmerz zu vermeiden, dass sie nie die Gelegenheit hatten, über ihre Werte nachzudenken. Bei anderen liegt es an der Fusion mit starren Regeln, die sie von der üppigen inneren Landschaft der Werte in das Ödland von sollte, muss und müsste zieht.

9. Teil: Unwirksames Handeln

Wenn etwas, was wir tun, das Leben reicher und sinnvoller macht, bezeichnen wir es als wirksam. Das Gegenteil ist unwirksames Handeln, das heißt Verhaltensweisen, die oft kurzfristige Bedürfnisse erfüllen, das Leben aber auf lange Sicht verschlechtern. So etwas resultiert häufig aus Fusion, Erlebensvermeidung oder beidem. Zum Beispiel wird ein problematischer Drogen- oder Alkoholgebrauch im Allgemeinen aufrechterhalten durch a) Versuche, schmerzhafte Kognitionen und Emotionen zu vermeiden, und b) die Fusion mit mehreren kognitiven Kategorien wie mit Gründen (»Ich brauche das, um zurechtzukommen.«), dem Selbstkonzept (»Ich habe eben eine Suchtpersönlichkeit.«) oder Urteilen (»Das ist doch nicht schädlich.«).

Unwirksame Handlungen bezeichnen wir auch als Wegbewegungen, weil sie uns wegführen von der Person, die wir sein, und von dem Leben, das wir aufbauen wollen. Wegbewegungen sind alles, was das Leben schlechter macht, uns steckenbleiben lässt, Probleme verschlimmert, Wachstum hemmt, wirksame Lösungen verhindert sowie Gesundheit und Wohlergehen beeinträchtigt.

Die negativen langfristigen Folgen von unwirksamem Handeln lassen noch schmerzhaftere Gedanken und Gefühle entstehen, was wiederum noch mehr Fusion und Vermeidung fördert – ein unendlicher Teufelskreis.

Üben, üben, üben

Eigentlich muss ich es Ihnen gar nicht sagen, aber ich tue es trotzdem, weil ich ein aufdringlicher Zeitgenosse bin. (Ist Ihnen aufgefallen, dass ich gerade mit meinem Selbstkonzept verschmolzen bin?) Wenn Sie die TFACT gut praktizieren wollen, wird es nicht ausreichen, dieses Buch zu lesen; Sie müssen üben, üben, üben – und dann noch mehr üben. Bitte laden Sie also das Arbeitsblatt zur Fallkonzeptualisierung herunter und füllen Sie es für eine Person aus, die momentan bei Ihnen in Therapie ist. Sobald Sie damit fertig sind, legen Sie es neben die Abbildung mit dem Hexaflex oder dem Triflex in diesem Kapitel, betrachten abwechselnd das Arbeitsblatt und das Bild und überlegen sorgfältig: Welche ACT-Prozesse passen zu welchen Aspekten der Schwierigkeiten, die die Person hat?

Ich empfehle Ihnen, täglich mindestens ein solches Arbeitsblatt auszufüllen, denn je besser Sie die Konzeptualisierung von Trauma aus der Perspektive der TFACT beherrschen, desto erfolgreicher werden Sie in der Sitzung sein.

➔ BEGLEITMATERIAL: Zu Kapitel 2 finden Sie im E-Book *Trauma-Focused ACT: The Extra Bits* auf www.ImLearningACT.com eine Version von Hexaflex und Triflex zum Ausdrucken, ein Arbeitsblatt zur Fallkonzeptualisierung und Skripte für die Übungen *Hände als Gedanken* und *Ein Blatt Papier wegschieben*.

Kernpunkte

ACT ist eine Form der kognitiven Verhaltenstherapie, die kreativ Werte und Achtsamkeitsfertigkeiten dazu verwendet, psychisches Leiden zu vermindern und ein sinnvolles Leben aufzubauen. Das wird erreicht, indem wir psychische Flexibilität entwickeln – die Fähigkeit, uns auf das einzulassen und zu konzentrieren, was wir gerade tun, unsere Kognitionen und Emotionen so anzuerkennen und zuzulassen, wie sie sind, sowie wirksam und von unseren Werten geleitet zu handeln. Anders gesagt: präsent zu sein, uns zu öffnen und zu tun, worauf es ankommt.

Abgesehen davon ist die ACT ein transdiagnostischer Ansatz, der es uns ermöglicht, jedes klinische Problem in Hinblick auf psychische Inflexibilität zu erfassen. Dabei geht es um kognitive Fusion, Erlebensvermeidung, den Kontaktverlust zum gegenwärtigen Moment, Werteferne und unwirksames Handeln. Dadurch ist die ACT gut geeignet für ein großes Spektrum an Problemen mit Traumabezug. Am besten verschafft man sich einen Eindruck von dieser Vielseitigkeit, indem man ausgiebig Fallkonzepte erarbeitet.

3

Kampf, Flucht, Erstarrung, Unterwerfung

Nur allzu oft interpretieren die Menschen, mit denen wir therapeutisch arbeiten, ihre schwierigen Kognitionen, Emotionen und physiologischen Reaktionen als Anzeichen dafür, schwach, beschädigt oder gar verrückt zu sein. Wenn wir ihnen jedoch helfen, solche Erfahrungen zu begreifen und sie als Versuche von Geist, Gehirn und Körper umzudeuten, uns abzusichern und vor Schaden zu bewahren, können wir einen Weg zu Akzeptanz und Selbstmitgefühl bahnen. Im Idealfall beginnen wir damit schon in der allerersten Sitzung.

Die wissenschaftliche Grundlage unserer Reaktionen

Das autonome Nervensystem reguliert die inneren Organe unseres Körpers. Es besteht aus zwei Teilen, dem sympathischen Nervensystem (Sympathikus), das »anregt und beschleunigt«, und dem parasympathischen Nervensystem (Parasympathikus), das uns »beruhigt und verlangsamt«. Diese Systeme sind die Basis dafür, weshalb wir so auf Bedrohungen reagieren, wie wir es tun.

Kampf oder Flucht

Wenn wir eine Gefahr wahrnehmen, aktiviert der Sympathikus die Kampf-oder-Flucht-Reaktion, indem er uns darauf vorbereitet, uns der Bedrohung entweder zu stellen oder vor ihr zu fliehen. Unter anderem erhöht sich der Tonus vieler großer Muskeln, um sie handlungsbereit zu machen; Herzschlag und Atemfrequenz beschleunigen sich, damit sauerstoffreiches Blut in die Muskeln gepumpt wird; das Hormon Cortisol wird ausgestoßen und hebt den Blutzuckerspiegel an, damit viel Energie zur Verfügung steht. Bei der Kampf-oder-Flucht-Reaktion lässt der Sympathikus Emotionen wie Angst, Beklemmung, Panik, Gereiztheit, Wut und Zorn entstehen. Wegen dieser Gefühle hat er seinen Namen erhalten, »sympathisch« ist abgeleitet von den altgriechischen Wörtern syn und pathos, was »mit Gefühlen« bedeutet.

Die Polyvagal-Theorie

Para ist das griechische Wort für »gegen«; der Parasympathikus hat seinen Namen, weil er der Gegenspieler des Sympathikus ist. Der größte Nerv im parasympathischen System ist der Nervus vagus, der seinen Namen von dem lateinischen Wort vagari für »umherschweifen« hat. Er schweift gewissermaßen im Körper umher, indem er viele verschiedene Organe und Bereiche innerviert, besonders im Gesicht, in der Brust und im Bauchraum. Um uns seine Rolle bei Trauma verständlich zu machen, können wir auf die einflussreiche Polyvagal-Theorie zurückgreifen (Porges 1995). Poly geht auf das griechische Wort für »viel« zurück; die Theorie hat ihren Namen daher, dass der Vagus viele verschiedene Aspekte und Funktionen hat.

Nach der Polyvagal-Theorie hat der Vagusnerv zwei Hauptäste, den dorsalen (hinteren) und den ventralen (vorderen). Wenn wir nicht bedroht werden, fördert der ventrale Ast einen Zustand des »Ruhens und Verdauens«, in dem wir uns entspannen, Kontakt mit anderen Menschen pflegen und unsere Nahrung verdauen können. Ich bezeichne ihn gern als Zustand der Gemeinsamkeit und Fürsorglichkeit, weil er uns dazu bringt, liebevoll, fürsorglich und rücksichtsvoll zu sein, Verbindung zu anderen herzustellen und uns um sie zu kümmern. Wenn wir uns darin befinden, empfinden wir Gefühle von Wärme, Ruhe und Zufriedenheit.

Sobald wir jedoch eine Bedrohung wahrnehmen, übernimmt der Sympathikus die Führung, und wir schalten von Gemeinschaft und Fürsorge auf Kampf oder Flucht um. Das heißt, wir bereiten uns darauf vor, unsere Stellung zu behaupten oder wegzulaufen. Was aber geschieht, wenn die Bedrohung so extrem ist, dass Kampf oder Flucht vergeblich sind, wenn wir also hilflos unter einer Steinlawine liegen oder als Kind brutal von einem Erwachsenen verprügelt werden?

Wenn die Bedrohung extrem ist und jeder Versuch, zu kämpfen oder zu fliehen, wahrscheinlich nutzlos ist, übernimmt der dorsale Ast des Vagus die Führung und führt eine Art Notabschaltung durch. Um Energie zu sparen, werden viele Körperfunktionen heruntergefahren. Der Körper wird gelähmt, Herzfrequenz und Lungenfunktion werden verlangsamt, der Blutdruck sinkt, unwesentliche Aktivitäten wie die Verdauung werden pausiert. In der ersten Phase dieses Zustands kann man »völlig erstarrt«, »wie festgewurzelt« oder »vor Angst gelähmt« sein. In extremen Fällen geben die Beine nach, und man sinkt zu Boden oder verliert gar das Bewusstsein. Bezeichnet werden kann das als »Erstarrung/Unterwerfung« oder als »Notabschaltung«; es ist ein Zustand, der Dissoziation, Betäubung, Apathie, Verzweiflung und Desinteresse hervorruft.

Einschmeicheln als Reaktion

In der Traumaforschung hat sich ein Trend entwickelt, vier verschiedene Traumareaktionen zu identifizieren: Kampf, Flucht, Erstarrung und Einschmeicheln. Letzteres bedeutet, sich anzustrengen, es anderen Menschen recht zu machen und sie zu besänftigen. Zum Beispiel wäre das die Schutzstrategie eines Kindes, das sich alle Mühe gibt, »brav« zu sein, wenn seine Bezugspersonen es misshandeln oder vernachlässigen. Erwachsene wiederum übertreiben es damit, anderen zu gefallen. Sie vernachlässigen wiederholt ihre eigenen Bedürfnisse, Werte und Grenzen in Beziehungen, um Anerkennung zu erhalten und die Bedürfnisse anderer zu erfüllen. Ich persönlich ziehe es vor, Einschmeicheln nicht zusammen mit Kampf, Flucht und Erstarrung zu gruppieren, weil diese drei Zustande allesamt automatische, instinktive Reaktionen des autonomen Nervensystems darstellen, Einschmeicheln jedoch nicht.

Psychoedukation

Es ist wichtig, in der Therapie über die genannten Reaktionen aufzuklären. Wenn man versteht, was im eigenen Körper vor sich geht, und warum das so ist, werden die betreffenden Erlebnisse weniger bedrohlich, was es leichter macht, sie zu akzeptieren. Zu viel Psychoedukation kann jedoch zu einer intellektuell geprägten Sitzung führen und wertvolle Zeit vergeuden, die besser für Erfahrungsarbeit genutzt werden könnte. Daher müssen wir ein Gleichgewicht herstellen. Als nützlicher Anfang kann eine Metapher dienen.

Die Bären-Metapher

Die Bären-Metapher ist eine einfache und einprägsame Möglichkeit, die zentralen Punkte, von denen oben die Rede war, einzuführen. Zur Verfügung stehen zwei Fassungen, eine für Über- und eine für Untererregung.

Die Bären-Metapher: Kampf/Flucht

Therapeutin: Wissen Sie über die Kampf-oder-Flucht-Reaktion Bescheid?

Klient: Ein bisschen.

Therapeutin: Ist es in Ordnung, wenn wir ein paar Minuten darüber sprechen, damit Sie einen Eindruck davon bekommen, was in Ihrem Körper vor sich geht?

Klient: Klar.

Therapeutin: Prima. Stellen Sie sich bitte vor, dass einer Ihrer Vorfahren in der Steinzeit alleine auf Kaninchenjagd geht und dabei plötzlich vor einer riesigen Bärenmutter steht. Die hat zwei Junge bei sich, weshalb sie den Menschen als Bedrohung empfindet. Was tut sie, um ihre Jungen zu beschützen?

Klient: Sie greift an.

Therapeutin: Genau, sie greift an. Schnell und kraftvoll. Sie will den Kerl da töten, schließlich stellt er eine Bedrohung für ihre Jungen dar. Wenn Ihr Vorfahr also überleben will, hat er nur zwei Alternativen ...

Klient: Kampf oder Flucht!

Therapeutin: Genau. Daher übernimmt augenblicklich sein Nervensystem die Führung. Es ist nicht so, als ob er denken würde: *O je, jetzt sollte ich auf die Kampf-oder-Flucht-Reaktion umschalten.* Bevor er einen Gedanken auch nur wahrnehmen kann, schaltet sein Nervensystem auf diese Reaktion um. Alle großen Muskeln in seinen Armen und Beinen, in der Brust und im Hals – die spannen sich an und sind bereit, zu kämpfen oder wegzurennen. Der Körper wird mit Adrenalin geflutet, der Herzschlag beschleunigt sich, um Blut in die Muskeln zu pumpen. Ihr Vorfahr steht total unter Strom. Fühlen Sie sich manchmal auch so?

Klient: Eigentlich die ganze Zeit.

Therapeutin: Tja, und das verlangt Ihnen ganz schön was ab, stimmt's? Das liegt daran, dass die Kampf-oder-Flucht-Reaktion normalerweise nur kurz andauern soll, gerade lange genug, um Sie aus der Gefahr zu retten, und dann sollte sie wieder abklingen. Aber das tut Ihr Nervensystem nicht, die Kampf-oder-Flucht-Reaktion wird nicht abgeschaltet. Wenn Sie also ständig die Beherrschung verlieren und wütend über irgendwas werden, wenn Sie spüren, wie die Muskeln an Hals und Rücken sich verkrampfen – dann macht die Kampfreaktion Überstunden. Und wenn Sie nervös werden, Angst haben, schwitzen, immer wieder erschrecken – das ist Ihre Fluchtreaktion. Das Gleiche gilt für Ihre Schlafstörungen, denn wenn ein Bär hinter Ihnen her ist, wollen Sie bestimmt nicht schlafen.

Mit dieser Metapher können wir sämtliche Symptome von Übererregung verknüpfen. Wenn es zum Beispiel um traumabezogene sexuelle Probleme wie Erektionsstörung, Libidoverlust und Anorgasmie geht, können wir sagen: »Wenn Sie bedroht werden, schaltet Ihr Nervensystem alle Körperteile ab, die nicht überlebensnotwendig sind. Und wenn man von einem Bären verfolgt wird, ist Sex eben keine Notwendigkeit.«

Tipp für die Praxis

Falls jemand nicht an Evolution glauben sollte, können wir die Formulierung ändern, also nicht von »Steinzeit« sprechen, sondern von »früheren Zeiten«. Oder wir verzichten ganz auf einen Ausdruck wie »Vorfahr« und sagen einfach: »So verhält sich Ihr Körper, wenn Sie bedroht werden.«

Die Bären-Metapher: Erstarrung/Unterwerfung

Wenn zusätzlich Untererregung im Spiel ist, kann man die Bären-Metapher entsprechend erweitern:

Therapeutin: Soweit also zu Kampf oder Flucht, aber es gibt noch eine weitere Reaktion, die Ihr Nervensystem auslöst. Man spricht von

Erstarrung oder Unterwerfung oder auch von Notabschaltung. Nehmen wir also an, Ihr Vorfahr wirft seinen Speer auf die Bärin, verfehlt sie aber. Was tut er da?

Klient: Er rennt weg.

Therapeutin: Genau, er nimmt schleunigst Reißaus. Aber nicht mal jemand wie Usain Bolt rennt schneller als ein Bär.

Klient: (*lacht*) Stimmt.

Therapeutin: Der Bär verfolgt ihn also, und er ist wütend. Er erwischt den Mann, schlägt ihn zu Boden, packt ihn mit Zähnen und Klauen. In diesem Moment hat Ihr Vorfahr nur dann eine Chance zu überleben, wenn er sich so still und ruhig verhält wie möglich. Wenn er sich wehrt oder dem Bären entkommen will, verletzt der ihn nur noch mehr. Aber wenn er reglos daliegt und Glück hat, verliert der Bär das Interesse und lässt ihn in Frieden – weil er keine Bedrohung mehr darstellt. Was allerdings nicht gerade leicht ist, wenn dich ein Bär in den Klauen hat.

Klient: Praktisch unmöglich ist das.

Therapeutin: Stimmt, das wäre wirklich unmöglich, wenn es unsere Notabschaltung nicht gäbe. Nun ist es so, dass sich im Körper ein großer Nerv befindet, der Vagus, und in solchen extremen Situationen, wenn Kampf oder Flucht scheinbar vergeblich sind, macht er uns bewegungsunfähig. Von daher kommen Ausdrücke wie »starr vor Furcht« und »wie gelähmt vor Angst«. Also lähmt der Vagusnerv die Muskeln Ihres Vorfahren, sodass er sich tatsächlich nicht mehr bewegen, etwas sagen oder überhaupt etwas tun kann. Zugleich werden seine Gefühle abgeschaltet; er ist wie betäubt und empfindet keine Schmerzen, damit er nicht zappelt und schreit. Da liegt er nun, vor Angst gelähmt, starr vor Furcht, sprachlos vor Schrecken. Und wenn er Glück hat, empfindet der Bär ihn nicht mehr als Bedrohung und lässt ihn in Ruhe. Und wenn seine Wunden nicht zu schlimm sind, überlebt er.

Klient: Das leuchtet mir ein.

Therapeutin: Tja, und einige von Ihren Symptomen – Betäubung, Apathie, Energielosigkeit, Abwesenheit, ein Gefühl von Hoffnungslosigkeit, der Wunsch, sich einfach hinzulegen und aufzugeben – die werden durch die Notabschaltung Ihres Nervensystems verursacht.

Wieder können wir sämtliche Symptome von Untererregung mit dieser Metapher verknüpfen. Geht es also um dissoziative Zustände, kann der letzte Teil des Dialogs so lauten:

Therapeutin: Da liegt er nun, was wirklich furchtbar ist, weshalb das Nervensystem versucht, ihn zu retten – es sorgt dafür, dass er abschaltet, mit den Gedanken ganz woanders ist oder eine außerkörperliche Erfahrung hat. Dadurch hat er einen gewissen Abstand zu dem, was mit ihm geschieht, und das hilft ihm dabei zu überleben.

Über diesen Mechanismus Bescheid zu wissen, ist eine gewaltige Hilfe für Menschen, die während traumatischer Ereignisse – besonders bei sexueller Gewalt oder sexuellem Missbrauch – erstarrt sind und sich später Vorwürfe machen (oder von anderen kritisiert werden), weil sie sich nicht gewehrt haben. Zur Erklärung dienen können auch die bekannten Beispiele des im Scheinwerferlicht erstarrten Rehs (Erstarrung) und der Maus, die in den Krallen der Katze erschlafft (Unterwerfung). Falls die Evolutionstheorie nicht angezweifelt wird, können wir hinzufügen: »Diese einfachen Überlebensreaktionen sind uralt; sie haben sich vor vielen Millionen Jahren entwickelt, lange bevor es Menschen gab. Zuerst sind sie bei Fischen entstanden, und heute findet man sie bei allen Säugetieren, Vögeln und Reptilien.« (Falls jemand jedoch nicht an die Evolution glaubt, können wir uns so ausdrücken: »Unsere Nervensysteme sind im Grunde dafür geschaffen, so zu reagieren – mit Kampf, Flucht, Erstarrung oder Unterwerfung –, weil diese Reaktionen uns beim Überleben helfen, wenn wir in großer Gefahr sind. So ist es bei allen Säugetieren, Vögeln und Reptilien.«)

Im Anschluss daran können wir eine wichtige Frage stellen: »Jetzt fragen Sie sich vielleicht, warum das immer wieder passiert?« Zur Antwort kommen wir auf die Rolle der Amygdala zu sprechen.

Die Amygdala, der Bedrohungsdetektor des Gehirns

Im Allgemeinen sprechen wir zwar von der Amygdala (im Singular), aber eigentlich gibt es zwei davon, je eine auf beiden Seiten des Gehirns in den Temporal- oder Schläfenlappen. Es handelt sich um Ansammlungen von Kernen, das heißt Clustern von Neuronen, die zur Ausführung von spezifischen Aufgaben zusammenwirken. Sie haben mehrere Funktionen, sind jedoch vor allem bekannt für ihre Rolle bei der Verarbeitung von Angst.

Therapeutin: Einen bestimmten Teil vom Gehirn nennt man Amygdala. Die fungiert sozusagen als Bedrohungsdetektor. Sobald sie eine Bedrohung entdeckt, löst sie Alarm aus, was entweder die Kampf-oder-Flucht-Reaktion aktiviert oder in manchen Fällen auch Erstarrung oder Unterwerfung. Und wegen dem, was Sie bei XYZ durchgemacht haben (*XYZ = spezifische Einzelheiten aus der individuellen Traumageschichte wie ein Autounfall, Kriegserlebnisse, gewalttätige Eltern*), ist Ihre Amygdala jetzt ständig im Alarmzustand. Das heißt, sie nimmt ständig überall Bedrohungen wahr. Alles, was Ihre Amygdala auch nur entfernt an XYZ erinnert, löst Alarm aus, zum Beispiel Gedanken, Gefühle, Erinnerungen, bestimmte Leute, Orte, Gegenstände, Situationen und Aktivitäten. Ziemlich oft wissen wir in solchen Fällen nicht mal, was der Auslöser ist, weil das außerhalb der bewussten Wahrnehmung stattfindet.

Neuroplastizität

In vielen Fällen stoßen wir auf Zweifel, ob die Therapie etwas bewirken wird. Dann kann es helfen, kurz über Neuroplastizität zu sprechen.

Therapeutin: Wissen Sie, was Neuroplastizität ist?

Klient: Nicht so richtig.

Therapeutin: Tja, das ist auch ein komplizierter Begriff, aber im Grunde geht es darum, dass unser Gehirn sich ständig verändert. Es enthält mehr als achtzig Milliarden Nervenzellen, die alle miteinander verknüpft sind und die wir sozusagen neu vernetzen können, indem wir neue Schaltkreise schaffen. Die alten Nervenverbindungen können wir zwar nicht beseitigen, weil es im Gehirn natürlich keine Löschtaste gibt, aber wir können neue über die alten legen. Genau das haben wir hier in der Therapie im Sinn.

Tipp für die Praxis

Vorsicht vor allzu vereinfachenden Vorstellungen von »Ursache und Wirkung« in der Neurowissenschaft von Trauma! Wir müssen im Kopf behalten, dass eine traumatische Reaktion die ganze Person und ihre fortlaufende Interaktion mit der Umgebung mittels aller biologischen Systeme beinhaltet. Zum Beispiel sind bei der Erstarrungsreaktion neben dem Nervus vagus viele weitere Aspekte des Nervensystems beteiligt. Dasselbe gilt für die Rolle der Amygdala bei der Empfindung von Angst. Daher sollten wir alle neurobiologischen Erklärungen für eine Traumareaktion nicht überbewerten und daran denken, dass es sich immer nur um einen winzigen Aspekt in einem weiten Wissensgebiet mit vielen konkurrierenden Theorien handelt, die sich ständig weiterentwickeln.

Akzeptanz und Selbstmitgefühl

Um Defusion, Akzeptanz und Selbstmitgefühl zu erleichtern, beschäftigen wir uns in der ACT mit den evolutionären Ursprüngen des menschlichen Geistes. Wir fragen uns, wie dieser sich so entwickelt hat, dass er von Natur aus psychisches Leiden erschafft (Hayes u. a. 2014). Zum selben Zweck erforschen wir die evolutionären Ursprünge und die Anpassungsfunktionen von Emotionen, wobei wir auf die Affektforschung zurückgreifen (Tirch u. a. 2014; Harris 2015a; Luoma u. LeJeune 2020). In der TFACT stellen wir im therapeutischen Gespräch wiederholt zwei zentrale Punkte heraus:

- »Für diese Reaktionen tragen Sie keinerlei Verantwortung oder Schuld; sie sind das Ergebnis von Millionen Jahren evolutionärer Entwicklung.« (Wenn jemand Zweifel an der Evolution hat: »So ist Ihr Körper erschaffen.«)
- »Es handelt sich um Überlebensreaktionen. Ihr Körper, Ihr Gehirn und Ihre Psyche versuchen, Sie zu beschützen und vor Schaden zu bewahren.«

In späteren Kapiteln werden wir uns wiederholt mit diesen Themen beschäftigen, wobei Sie sehen werden, wie wir selbst sehr schmerzhafte Emotionen wie Scham und kognitive Prozesse wie Suizidalität im Sinne dieser Schutzfunktion umdeuten können. Ausdrücken können wir das beispielsweise so: »Das Problem ist nicht, dass etwas nicht mit Ihnen in Ordnung ist – es ist einfach so, dass Ihr Kopf und Ihr Körper sich zu sehr oder gar exzessiv anstrengen, Sie zu beschützen.« Wenn die Symptome auf diese Weise umgedeutet werden, kann man sie leichter annehmen, statt sich selbst zu verurteilen.

→ BEGLEITMATERIAL: Falls noch nicht geschehen, gehen Sie bitte auf *www.ImLearningACT.com,* um unter »Free Resources« das E-Book *Trauma-Focused ACT: The Extra Bits* herunterzuladen. Zu Kapitel 3 können Sie sich folgende Animationen auf YouTube ansehen: a) die drei »Teile« des Gehirns, das Reptiliengehirn, das Säugergehirn und den Neocortex; b) Amygdala, Hippocampus, Thalamus und präfrontaler Cortex; c) die verschiedenen Bedeutungen von »Erstarrung« (Links im Anhang).

Kernpunkte

Das sympathische Nervensystem regt uns an und putscht uns auf (Übererregung), das parasympathische Nervensystem beruhigt und entschleunigt uns (Untererregung). Wenn wir eine Bedrohung wahrnehmen, löst der Sympathikus die Kampf-oder-Flucht-Reaktion aus, wodurch Angst und Wut entstehen. Scheint diese Reaktion vergeblich zu sein, löst der Parasympathikus die Erstarrungs- oder Unterwerfungsreaktion aus, wodurch Dissoziation, Apathie und Betäubung entstehen.

Ein gewisses Maß an Psychoedukation über Kampf/Flucht und Erstarrung/Unterwerfung hilft unseren Klientinnen und Klienten, ihre Symptome zu verstehen, und bahnt den Weg zu Akzeptanz, Defusion und Selbstmitgefühl.

4

Für Sicherheit sorgen

Zumindest in den ersten Sitzungen sind die meisten Klientinnen und Klienten sehr beklommen und unsicher, was kaum überraschen kann. Es macht Angst, sich verwundbar zu zeigen, sich zu erlauben, »gesehen zu werden« und Dinge zu offenbaren, die man vor vielen anderen Menschen verborgen hat. Vor allem, wenn man in anderen Beziehungen verletzt, manipuliert oder betrogen wurde, ist das ein gewaltiger Vertrauensbeweis. Selbst wenn wir unser Bestes tun, einen geschützten Raum für die Therapie herzustellen, ist es ganz normal und zu erwarten, wenn die Menschen, die zu uns kommen, gelegentlich nervös, unsicher, skeptisch, misstrauisch oder ängstlich sind. Daher müssen wir diese Reaktionen von Anfang an bestätigen und normalisieren. Im weiteren Verlauf der Therapie unterstützen wir unsere Klientinnen und Klienten dabei, darauf mit Akzeptanz, Defusion und Selbstmitgefühl zu reagieren.

In diesem Kapitel beschäftigen wir uns damit, was wir tun können, um in der Therapie eine sichere Atmosphäre zu schaffen. Wir fangen mit der Planung unserer Sitzungen an; anschließend werfen wir einen Blick darauf, was traumasensitive Achtsamkeit bedeutet.

Eine Sitzung planen

Um das Sicherheitsgefühl unserer Klientinnen und Klienten in der Sitzung zu fördern, sollten wir sorgfältig mehrere Aspekte in Betracht ziehen: die Anordnung der Möbel im Therapiezimmer, die therapeutische Beziehung, die Selbstenthüllung von therapeutischer Seite, die informierte Einwilligung und die Technik, »auf Pause zu drücken«. Außerdem sollten wir es der Person erleichtern, Nein zu sagen.

Die Sitzordnung

In den meisten Fällen sitzen die beiden Beteiligten sich gegenüber oder schräg gegenüber, ohne dass ein Tisch dazwischen steht. Oft ist das kein Problem, aber manche Menschen finden es zu direkt und unangenehm. Es ist daher eine gute Idee, wenigstens ein großes Kissen zur Hand zu haben, das solche Leute sich auf den Schoß legen können, wenn sie eine schützende Barriere brauchen.

Abgesehen davon können wir fragen: »Wie finden Sie diese Sitzordnung? Wenn Sie ein bisschen anders sitzen wollen, können wir die Stühle gern verschieben.« (Ich hatte einmal eine Klientin, die sich in den ersten Sitzungen möglichst weit entfernt von mir hinsetzte. Sie schob den Stuhlrücken bis an die Wand. Mit der Zeit kam sie allmählich näher.)

Die therapeutische Beziehung

In der ACT halten wir uns an Carl Rogers, indem wir authentisch und kongruent auftreten und den Menschen, die zu uns kommen, mit einem bedingungslos positiven Respekt entgegentreten. Wir betrachten ihr Leiden mit Achtsamkeit und Mitgefühl, und wenn unsere eigenen Reaktionen die Therapie beeinträchtigen, nutzen wir die ACT für uns selbst. Außerdem beschreiben wir die therapeutische Beziehung oft als eine Art Teamwork:

Therapeutin: Es geht darum, dass wir beide – Sie und ich – als Team zusammenwirken, damit Sie das Leben aufbauen können, das Sie führen wollen. Das heißt, ich werde Sie nicht analysieren oder Ihnen sagen, wie Sie leben sollen; es ist eine Zusammenarbeit. Sagen Sie mir daher bitte immer gleich, wenn irgendetwas, was ich sage oder tue, uns daran hindert, ein starkes Team zu sein. Ich bin immer bereit, etwas zu ändern, wenn es dazu beiträgt, dass wir besser zusammenarbeiten.

Die Selbstenthüllung von therapeutischer Seite

In der ACT wird die Selbstenthüllung in der therapeutischen Rolle zu folgenden Zwecken empfohlen (aber nicht verlangt):

a. Um die Erfahrung von Klientin oder Klient zu normalisieren und zu bestätigen. Zum Beispiel: »Tja, so etwas kenne ich auch von mir. Mein Kopf macht mir deshalb große Vorwürfe« oder »Ja, in solchen Situationen werde ich auch richtig nervös«.

b. Um die Beziehung durch Empathie, Mitgefühl und Authentizität zu stärken. Zum Beispiel: »Wenn Sie mir das so erzählen, spüre ich, wie in mir eine große Traurigkeit aufsteigt. Wahrscheinlich sehen Sie, dass meine Augen feucht werden. Was Sie erlebt haben, berührt mich tief.«

c. Um ACT-Prozesse zu verdeutlichen, zum Beispiel Defusion: »Ich merke gerade, wie mein Kopf mir sagt, dass Sie sich über mich ärgern. Liegt mein Kopf da daneben, oder hat er etwas Wichtiges aufgefangen?«

d. Um auf die therapeutische Beziehung einzugehen. Zum Beispiel: »Kann sein, dass ich mich irre, also sagen Sie mir bitte, ob das wirklich der Fall ist. Ich hab einfach das Gefühl, dass wir gerade kein gutes Team sind. Hab den Eindruck, dass ich Druck ausübe und Sie Widerstand dagegen leisten. Wie ist das denn aus Ihrer Perspektive?«

e. Um auf gefahrlose, mitfühlende und authentische Weise Feedback zu geben, damit die Person wahrnimmt, welche Wirkung ihr Verhalten in der Sitzung hat.

Nehmen wir an, jemand beklagt sich über mangelnde Verbindung und Nähe. Dann können wir in einem geeigneten Moment zum Beispiel sagen: »Jetzt hab ich gerade das Gefühl, dass gar keine Verbindung zwischen uns besteht. Sie sind so in Ihren Gedanken verstrickt, als wären Sie nicht mehr hier. Ich frage mich, ob so etwas auch passiert, wenn Sie mit anderen Leuten zusammen sind. Spüren Sie dann manchmal das Gleiche?«

Wenn die Person später in derselben Sitzung wieder mehr bei der Sache ist, können wir dann sagen: »Jetzt spüre ich viel mehr Verbindung zu Ihnen als vorher. Es ist, als wären Sie wieder bei mir hier im Zimmer und würden wirklich Anteil nehmen an dem, was wir tun. Ich hab das Gefühl, dass wir jetzt ein Team sind. Merken Sie den Unterschied ebenfalls?«

Selbstverständlich muss eine solche Selbstenthüllung klug, mitfühlend, authentisch und *immer zum Nutzen unseres Gegenübers* sein. Sie muss der Person helfen, Fortschritte auf ihre Therapieziele hin zu machen. Außerdem können wir uns irren, was die nötige Vorsicht angeht. Zum Beispiel sind Aussagen wie in a) und b) wahrscheinlich schon in frühen Sitzungen möglich, während Aussagen wie in d) und e) konfrontativer sind und besser erst später zum Zug kommen.

Selbst Andeutungen können nützlich sein. Zum Beispiel: »Ihr Kopf macht oft genau das Gleiche wie meiner. Was er zu Ihnen sagt, ist ganz ähnlich wie das, was meiner mir mitteilt!« So etwas vertieft nicht nur die Verbindung, es weist auch auf das Motiv der *gemeinsamen Menschlichkeit* hin, das in der ACT eine zentrale Rolle spielt. Es bedeutet: Wir sitzen alle im selben Boot, wir haben alle zu kämpfen und leiden; wir haben alle eine Psyche, die naturgemäß Leiden verursacht; das Leben ist für uns alle schwierig.

Die informierte Einwilligung

Eine informierte Einwilligung ist eine gute ethische Praxis und schafft Vertrauen. Das kann in etwa so ablaufen:

Therapeut: Sie erleben gerade viel Schwieriges, und wir haben bisher offensichtlich nur an der Oberfläche gekratzt, deshalb würde ich gern mehr darüber erfahren. Aber bevor wir uns damit beschäftigen, möchte ich ein paar Minuten darüber sprechen, wie wir zusammenarbeiten können und was dazugehört. Ist das in Ordnung?

Klientin: Klar.

Therapeut: Prima. Also, ich arbeite hauptsächlich mit einem Modell, das sich ACT nennt. Das ist eine Abkürzung für Akzeptanz- und Commitment-Therapie. (*Scherzhaft*) Ja, ich weiß, das hört sich ein bisschen kompliziert an, aber lassen Sie sich davon nicht abschrecken. Es ist eine wissenschaftlich fundierte Methode, deren Wirksamkeit in mehr als dreitausend Studien nachgewiesen wurde.

Klientin: Nicht schlecht.

Therapeut: Auf jeden Fall. Darf ich also mal kurz erklären, wie das Ganze funktioniert – um dafür zu sorgen, dass Sie offen dafür sind?

Klientin: Gern.

Therapeut: Wunderbar. Also, Sie kämpfen gerade mit einer Riesenmenge an schwierigen Gedanken, Gefühlen, Bedürfnissen und Erinnerungen. Dadurch leiden Sie gewaltig, und außerdem müssen Sie sich mit allerhand wirklich schwierigen Situationen auseinandersetzen. Wenn wir mit so etwas zu tun haben, reagieren wir – grob gesagt – auf zwei

Weisen. Entweder tun wir Dinge, die uns zu einem besseren Leben hinführen, das eher so ist, wie wir es haben wollen; ich nenne das »Hinbewegungen«. Oder wir verhalten uns so, dass es uns von dem Leben, das wir uns wünschen, wegführt, indem wir steckenbleiben oder festgehalten werden oder alles nur noch schlimmer machen. Ich nenne das »Wegbewegungen«. Tut mir leid, dass ich mit so vielen neuen Begriffen ankomme.

Klientin: (*lächelnd*) Ach, das macht nichts.

Therapeut: Das tun wir also alle den ganzen Tag, Sie und ich und alle anderen Menschen auf der Erde. Im einen Moment machen wir eine Hinbewegung, indem wir etwas tun, was uns dabei unterstützt, ein Leben zu führen, wie wir es uns wünschen, und uns so zu verhalten, wie wir es wollen. Und im nächsten Moment machen wir eine Wegbewegung, verhalten uns also nicht so, wie wir sein wollen, und tun Dinge, durch die wir steckenbleiben oder neue Probleme schaffen.

Klientin: Tja, das leuchtet mir ein.

Therapeut: Eine Hinbewegung ist also im Grunde etwas, womit Sie anfangen oder was Sie öfter tun, wenn die Therapie erfolgreich ist. Während Sie andere Dinge nicht mehr oder weniger oft tun. Zum Beispiel haben Sie gesagt, Sie würden gerne aufhören, die ganze Zeit mit Ihrem Partner zu streiten.

Klientin: Ja, das stimmt.

Therapeutin: Das ist also die Grundidee. Jetzt gibt es folgendes Problem: Wenn in uns schwierige Gedanken und Gefühle auftauchen, verstricken wir uns oft in ihnen. Tut mir leid, das ist wieder so ein Fachbegriff, aber mit »verstrickt« meine ich einfach, dass diese Gedanken und Gefühle uns beherrschen. Das heißt, sie übernehmen die Führung. Es ist, als würden sie uns anpacken, und dann lassen sie uns herumstrampeln wie eine Marionette und ziehen uns zu Dingen hin, die problematisch sind, also zu solchen Wegbewegungen.

Klientin: Okay.

Therapeut: Im Wesentlichen besteht die ACT aus zwei Teilen. Zum einen lernen wir neue Fertigkeiten, damit wir besser mit unseren schwierigen Gedanken und Gefühlen umgehen können. Wir nehmen ihnen ihre Kraft, sodass sie uns nicht mehr herumstrampeln lassen und ständig in Wegbewegungen zerren können. Man kann auch sagen, dass wir uns aus der Verstrickung lösen.

Klientin: Kommt mir logisch vor.

Therapeut: Beim anderen Teil geht es darum, unsere Fähigkeit zu Hinbewegungen zu verbessern. Dazu finden wir heraus, was uns wirklich wichtig ist, welche Menschen uns etwas bedeuten, wie wir mit uns selbst und mit anderen umgehen wollen. Im Grunde geht es darum, Dinge zu tun, die unser Leben verbessern. Es ist also eine sehr aktive Methode. Wir haben das Ziel, dass Sie jede Sitzung mit einem Handlungsplan verlassen, also mit etwas, was Sie üben oder womit Sie experimentieren können und was Ihnen hilft, mit Ihren Problemen umzugehen.

Klientin (*beklommen*): Hm. Das macht mir ein bisschen Angst.

Therapeut: Das ist eine völlig natürliche Reaktion. Für die meisten Leute ist Therapie mit etwas Angst verbunden, schließlich tut man etwas Neues, man verlässt seine Komfortzone. Und das macht Angst. Aber ich garantiere Ihnen, dass wir behutsam vorgehen. Wir nehmen uns Zeit, und ich bin bei jedem Schritt für Sie da. Und wenn Sie den Eindruck haben, dass diese Methode nicht für Sie geeignet ist, können wir etwas anderes versuchen.

Natürlich gehören zu einer informierten Einwilligung auch die üblichen Punkte: Vertraulichkeit, zu erwartende Zahl und Häufigkeit der Sitzungen, Zahlungsbedingungen und so weiter. Und wenn jemand nicht mit der ACT arbeiten will, können wir es entweder mit einem anderen Modell versuchen oder auf Kolleginnen und Kollegen verweisen.

Auf Pause drücken

Diese Technik ist eine einfache Achtsamkeitsintervention, um Gewahrsein für starre, unflexible Verhaltensweisen zu schaffen oder flexibles Verhalten zu verstärken. Eingeführt wird sie oft schon in der ersten Sitzung.

Therapeutin: Kann ich die Erlaubnis bekommen, ab und zu auf Pause zu drücken? Das heißt, wenn mir auffällt, dass Sie etwas sagen oder tun, was Ihnen eventuell beim Umgang mit Ihren Problemen helfen könnte, sorge ich dafür, dass wir eine Pause machen, damit Sie wahrnehmen, was Sie gerade tun.

Zum Beispiel bitte ich Sie vielleicht, einen Moment innezuhalten, durchzuatmen, in sich hineinzuspüren und wahrzunehmen, was Sie denken oder fühlen. Anschließend würden wir uns ansehen, was Sie gesagt oder getan haben, bevor ich Sie unterbrochen habe. Dadurch können Sie klarer sehen, was hilfreich für Sie ist, und wir können uns überlegen, wie Sie es im Alltag nützen können. Sind Sie damit einverstanden?

Und darf ich auch dann auf Pause drücken, wenn mir etwas auffällt, womit Sie Ihren Problemen Nahrung geben oder sie verschlimmern, damit wir uns dann damit beschäftigen können? Natürlich gilt das für uns beide; Sie können also auch jederzeit, wenn Sie wollen, auf Pause drücken.

Die Freiheit, Nein zu sagen

Es versteht sich von selbst, dass wir die Person nie zu ACT-Prozessen zwingen oder drängen. Wir wollen sie wissen lassen, dass sie die volle Kontrolle über ihre Entscheidungen hat.

Therapeutin: Gelegentlich werde ich Ihnen vorschlagen, neue Techniken auszuprobieren, die Ihnen helfen, mit Ihren schwierigen Gedanken und Gefühlen umzugehen. Das holt Sie dann eventuell aus Ihrer

> Komfortzone heraus, deshalb will ich ganz klar sagen, dass Sie in solchen Fällen nicht mitmachen müssen. Bitte sagen Sie mir, wenn ich mal irgendetwas vorschlagen sollte, was Ihnen nicht ganz geheuer ist, was Ihnen nicht einleuchtet oder was Sie eigentlich nicht machen wollen. Dann werde ich mich immer sofort danach richten.

Es ist in der Therapie zu erwarten, dass die Person gelegentlich zögernd oder widerwillig auf Dinge reagiert, die sie herausfordernd oder unangenehm findet, zum Beispiel bestimmte Erfahrungsübungen und Hausaufgaben. Es ist extrem wichtig, dass wir in solchen Fällen nicht die Grenze zwischen Ermunterung und Zwang überschreiten, vor allem wenn wir es mit komplexen Traumata zu tun haben, denn in vielen Fällen war die Person in früheren Beziehungen Zwang ausgesetzt. Daher fragen wir häufig nach: »Ist es in Ordnung, wenn wir uns damit beschäftigen?« »Würden Sie gerne langsamer vorgehen oder eine Pause machen?« »Ich habe das Gefühl, dass ich gerade ein bisschen aufdringlich bin; muss ich mich vielleicht zurückhalten?«

Falls Zweifel oder Ängste hinsichtlich eines Aspekts der Therapie auftauchen, tun wir sie nie einfach ab. Zuerst normalisieren und bestätigen wir solche Reaktionen und werfen einen Blick auf den nützlichen Zweck, dem sie dienen: »Da tut Ihr Kopf gerade, wozu er da ist – er versucht, Sie zu beschützen und dafür zu sorgen, dass Sie nicht verletzt werden.« Anschließend können wir zu den Therapiezielen der Person zurückkehren, um die vorhandenen Zweifel und Ängste mit Mitgefühl und Respekt daraufhin zu erkunden, ob sie praktikabel sind: Was passiert, wenn die Betreffenden ihnen nachgeben? Fördert das dann die Hinbewegung zu dem erstrebten Leben oder behindert es sie? (Das ist ein erster behutsamer Schritt hin zur Defusion, einer Technik, mit der wir uns später beschäftigen werden.)

Nützlich ist es auch, ein nonverbales Signal zu vereinbaren, das die Person verwenden kann, wenn wir aufhören sollen. Zum Beispiel können die Arme überkreuzt, eine Hand gehoben oder eine farbige Karte hochgehalten werden. Gut geeignet dafür ist auch, bildlich auf Pause zu drücken, indem man so tut, als würde man eine Taste auf einer Fernbedienung drücken.

Traumasensitive Achtsamkeit

Vielfach herrscht die Ansicht, bei Achtsamkeit handle es sich um Buddhismus, Meditation, positives Denken, Entspannung, etwas Religiöses, eine Ablenkung oder eine Methode zur Gefühlskontrolle. Zumindest aus der Perspektive der ACT ist sie jedoch nichts dergleichen. Was aber ist sie dann eigentlich?

Eine Definition von Achtsamkeit

Es schweben zahlreiche Definitionen von Achtsamkeit im Raum, die folgende kombiniert zentrale Elemente von vielen anderen (Harris 2018):

> *Achtsamkeit bezieht sich auf eine Reihe von psychischen Fertigkeiten zum Zweck einer erfolgreichen Lebensführung. Sie bedeutet, den Dingen flexibel, offen, neugierig und freundlich Aufmerksamkeit zu schenken.*

Diese kurze Definition hebt drei wichtige Punkte hervor:

1. »Achtsamkeit« umfasst eine Reihe verschiedener Fertigkeiten.
2. Es geht darum, flexible Achtsamkeit zu kultivieren, das heißt die Fähigkeit, die Aufmerksamkeit bewusst auf verschiedene Aspekte unseres aktuellen Erlebens zu erweitern, zu verengen, aufrechtzuhalten und zu verlagern.
3. Achtsame Aufmerksamkeit ist weder kalt noch klinisch, sie besitzt Eigenschaften wie Offenheit, Neugier und Freundlichkeit.

Alternative Begriffe für Achtsamkeit

Manche Personen berichten von schlechten Erfahrungen mit Achtsamkeit: Sie hat ihnen nicht gefallen, sie waren nicht dazu in der Lage, sie hat nicht funktioniert. Wenn wir nachfragen, stellen wir meist fest, dass von strukturierter Achtsamkeitsmeditation die Rede ist, nicht von den flexiblen, traumasensitiven Achtsamkeitsübungen, auf die wir uns in diesem Buch konzentrieren. Auf die Frage »Was hatten Sie sich von diesen Übungen erhofft?«, bekommen wir normalerweise zur Antwort, dass die Betreffenden versucht haben, sich von unerwünschten Gedanken und Gefühlen zu befreien. Obwohl es also nicht »falsch« oder »schlecht« ist, den Begriff »Achtsamkeit« zu verwenden, ist es besser, darauf zu verzichten und stattdessen spezifische Bezeichnungen für die Fertigkeiten zu nehmen, die wir vermitteln: »sich aus der Verstrickung lösen«, »sich öffnen«, »den Anker werfen«, »auskosten«, »fokussieren«, »teilnehmen«, »wahrnehmen« und so weiter.

Abgesehen davon sollten wir uns die Unterschiede zwischen Achtsamkeit, Ablenkung und Entspannung klarmachen. Ablenkungstechniken lenken die Aufmerksamkeit von unerwünschten Kognitionen, Emotionen und Erinnerungen weg, um emotionale Schmerzen zu verringern. Damit sind sie das genaue Gegenteil von Achtsamkeitspraktiken, mit denen wir uns unerwünschten privaten Erfahrungen bewusst mit Offenheit und Neugier zuwenden.

Ähnlich verhält es sich mit dem Hauptziel von Entspannungstechniken. Sie dienen dazu, Gefühle zu kontrollieren sowie Spannungen und Ängste loszuwerden und sie durch Ruhe und Entspannung zu ersetzen. Mit Achtsamkeit versuchen wir jedoch nicht zu kontrollieren, was wir empfinden; wir öffnen uns, schaffen Raum für schwierige Gefühle und lassen sie das sein, was sie sind.

In der TFACT können wir Entspannungs- und Ablenkungstechniken durchaus anwenden, müssen sie jedoch klar von Achtsamkeit unterscheiden und deutlich machen, wann sie angebracht sind (siehe Kapitel 23), um widersprüchliche Botschaften und Verwirrung zu vermeiden.

Achtsamkeitsmeditation

Bei Menschen, die ein Trauma erlebt haben, kann eine strukturierte Achtsamkeitsmeditation unerwünschte Wirkungen hervorrufen, darunter Beklommenheit, Angst, Panik und das Wiedererleben von traumatischen Erinnerungen (Lindahl u. a. 2017). Das kann nicht überraschen, wenn wir häufige Elemente von traumabezogenen Folgeerscheinungen in Betracht ziehen: sozialer Rückzug, körperliche Unbeweglichkeit und eine problematische Versunkenheit in der eigenen Innenwelt (Grübeln, Sich-Sorgen, Flashbacks und so weiter). Wenn Menschen mit solchen Problemen sich an einer strukturierten Achtsamkeitspraxis versuchen, bei der man stillsitzt (körperliche Unbeweglichkeit), mit geschlossenen Augen schweigt (sozialer Rückzug) und die Aufmerksamkeit nach innen richtet (Versunkenheit in der eigenen Innenwelt), besteht ein Risiko, mit den eigenen Gedanken zu verschmelzen, dissoziative Erfahrungen zu machen oder das Trauma wiederzuerleben.

Bei traumasensitiver Achtsamkeit werden Achtsamkeitsinterventionen entsprechend angepasst, um solche Risiken zu vermeiden. So ist es zumindest bei den ersten Sitzungen sicherer, Übungen einzuführen, die Körperbewegungen fördern, statt solche, die Unbeweglichkeit erfordern. Zudem sollte in dieser Phase der soziale Kontakt beibehalten oder gefördert werden, statt dass er reduziert wird, und die Betreffenden sollten befähigt werden, ihre Gedanken und Gefühle wahrzunehmen, ohne sich darin zu verlieren. Übungen zum »Ankerwerfen«, wie sie in Kapitel 8 vorgestellt werden, sind zu diesen Zwecken besonders nützlich. Auf den folgenden Seiten stelle ich jedoch erst einmal einige wichtige Überlegungen zu traumasensitiver Achtsamkeit vor.

ATMUNG UND KÖRPER

Bei vielen Achtsamkeitsübungen, besonders bei strukturierten Achtsamkeitsmeditationen, wird der Fokus besonders auf den Atem gelegt. Für die meisten Menschen ist das nützlich, aber bei manchen treten Nervosität,

Schwindel oder Benommenheit auf, wenn sie sich auf den Atem konzentrieren. Aus diesem Grund steht der Atem in diesem Buch nicht im Zentrum der meisten Übungen. Es ist nicht »falsch«, »schlecht« oder »unsicher«, einen solchen Fokus zu haben, aber es ist klug, vorsichtig zu sein. Wenn man also eine Atemübung einführt, sollte sie kurz sein. Außerdem sollte man regelmäßig nachfragen, wie es der Person geht, und wenn sie ungünstig reagiert, sollte man eine Pause einlegen und diese Reaktion erforschen.

Reagiert jemand hingegen gut auf kurze Atemübungen, können wir mit längeren experimentieren. Falls nicht, gibt es mehr als genug andere Dinge, auf die man sich konzentrieren kann: die Geräusche im Raum, das, was man sehen kann, oder das, was man empfindet, wenn man sich dehnt, und vieles mehr.

Bei vielen Achtsamkeitsübungen steht der Körper im Mittelpunkt, was auch als »somatisches Gewahrsein«, »somatische Achtsamkeit« oder »Körperarbeit« bezeichnet wird (mehr dazu in Kapitel 22). Für Sicherheit in der Körperarbeit zu sorgen, kann schwierig sein, weil unsere Klientinnen oder Klienten sich oft gewaltig anstrengen, den Kontakt zu bestimmten Körperteilen zu vermeiden, vor allem zum Brust- und Bauchbereich (weil Gefühle der Beklemmung hier oft am stärksten sind), zu ihrer Traumageschichte assoziierten Bereiche (zum Beispiel mit sexuellem Missbrauch verbundene Körperteile oder solche, die durch Verletzungen entstellt wurden) und zu Bereichen, denen starke Abneigung oder gar Ekel entgegengebracht wird (was bei Geschlechtsdysphorie und Dysmorphophobie vorkommen kann). In solchen Fällen können wir der betreffenden Person am Anfang helfen, achtsam Verbindung mit »unverfänglichen« Bereichen des Körpers aufzunehmen, also mit solchen, die wahrscheinlich keine problematischen Reaktionen auslösen. Zum Beispiel sind Hände und Füße für die meisten Menschen unverfänglich. Mit der Zeit können wir die Person dann durch einen Prozess der abgestuften Exposition (Graded Exposure) dabei unterstützen, sich auf die bislang vermiedenen Bereiche einzulassen.

ALLES IST EIN EXPERIMENT

Jede Intervention ist ein Experiment, und wir können nie mit Sicherheit vorhersagen, was passieren wird. Es ist oft nützlich, den Menschen, mit den wir arbeiten, das mitzuteilen:

Therapeutin: Was meinen Sie – wären Sie wohl bereit, es mit einem Experiment zu versuchen, mit einer Übung, die wirklich hilfreich sein könnte?

Klientin: Klar.

Therapeutin: Wunderbar. Von einem Experiment spreche ich übrigens, weil ich nie sicher weiß, was passieren wird. Die meisten Leute finden diese Übung nützlich, und das hoffe ich natürlich auch jetzt, aber wirklich wissen kann man so etwas nie. Gehen wir also ganz offen an die Sache heran und schauen, was passiert, okay?

Eine solche Herangehensweise bietet ein Vorbild an Aufrichtigkeit und Offenheit, was zur therapeutischen Allianz beiträgt. Außerdem bauen wir Druck ab, weil kein bestimmtes Ergebnis erzielt werden soll. Ein Experiment ist eine Gelegenheit herauszufinden, was funktioniert und was nicht. Wenn das Ergebnis sich wie erhofft darstellt, prima. Wenn nicht, erforschen wir mitfühlend, was geschehen ist, und beschäftigen uns damit, wie die Person reagiert hat (siehe dazu Kapitel 19).

WAS IST DAS ZIEL?

Je ungewöhnlicher oder ungemütlicher die Übung ist, desto klarer müssen wir den Zweck darstellen. Was ist der Sinn dieser Übung? Wie soll sie dazu beitragen, die angestrebten Therapieziele zu erreichen? Je nachdem, um welche Probleme es geht, können wir das Ziel so formulieren, dass die Übung

- Ihnen helfen soll, präsent für Ihre Kinder zu sein oder sich auf Ihre Arbeit zu konzentrieren

- Ihnen helfen soll, sich zu öffnen, Raum für schwierige Gefühle zu schaffen und diese durch sich hindurchströmen zu lassen, ohne dass Sie davon mitgerissen werden
- Sie aus der Verstrickung mit schwierigen Gedanken lösen soll, damit diese Sie nicht ständig zu unproduktiven Verhaltensweisen bringen
- Sie aus der Verstrickung mit Erinnerungen lösen soll, die Sie ständig in die Vergangenheit ziehen
- Sie befähigt, die Kontrolle über Ihren Körper zu übernehmen, wenn er erstarrt oder abschaltet
- Sorgen und Grübeleien unterbrechen soll

Ohne eine solche Klarheit nehmen viele Leute irrtümlich an, Achtsamkeitsübungen seien dazu gedacht, unerwünschte Gedanken und Gefühle loszuwerden, damit sie sich glücklich und entspannt fühlen. Tatsächlich versuchen wir bei solchen Übungen nicht, unsere Gedanken und Gefühle zu kontrollieren; wir lassen sie so sein, wie sie im Moment gerade sind, egal, ob angenehm oder schmerzhaft. Ebenso wenig haben wir das Ziel, »einen klaren Kopf zu bekommen«; wir bestätigen mit Offenheit und Neugier jene Gedanken, die vorhanden sind, und erlauben ihnen, ungehindert zu kommen, zu bleiben und zu gehen.

Wenn die Person also versuchen sollte, die neu erlernten Fertigkeiten zu nutzen, um unerwünschte Gedanken und Gefühle loszuwerden, praktiziert sie nicht Achtsamkeit, sondern Erlebensvermeidung. Dass das passiert ist, wissen wir, wenn jemand sagt: »Es funktioniert nicht.« Wenn wir fragen, was damit gemeint ist, bekommen wir zur Antwort: »Ich fühle mich überhaupt nicht besser«, »Ich bin immer noch beklommen« oder »Die Gedanken sind weiterhin da«. In solchen Fällen müssen wir das eigentliche Ziel der Übung klarmachen. Um das in Kürze zu tun, eignen sich vier Metaphern: Ein Blatt Papier wegschieben (Kapitel 2), Hände als Gedanken (Kapitel 2), Den Anker werfen (Kapitel 8) und Der Kampf-Schalter (Kapitel 12).

EINLADEN STATT FORDERN

Jede Übung ist eine Einladung, nie jedoch eine Forderung. Erkennbar ist das am Unterschied zwischen den folgenden zwei Formulierungen:

- »Drücken Sie die Füße jetzt sanft auf den Boden und nehmen Sie wahr, wie sich das anfühlt.«
- »Ich möchte Sie bitten, die Füße sanft auf den Boden zu drücken und wahrzunehmen, wie sich das anfühlt.«

Andere mögliche Formulierungen wären etwa: »Darf ich vorschlagen, dass ...?«, »Wären Sie offen für ...?«, »Wären Sie bereit, ... auszuprobieren?«

Natürlich gehört zu einer echten Einladung mehr als die Wortwahl; viel hängt von unserer Authentizität, unserer Schlüssigkeit und unserem Mitgefühl ab. Außerdem wirkt eine Übung umso einladender, je näher sie mit dem Therapieziel verbunden ist. Zum Beispiel: »Mir fällt eine Übung ein, die wir gleich jetzt machen könnten. Ich glaube, sie könnte Ihnen wirklich bei X (einem der individuellen Therapieziele) helfen. Es geht darum, Y (klar das Ziel nennen) zu erreichen. Wären Sie bereit, das auszuprobieren?«

KLEINE SCHRITTE

Die Menschen, die zu uns kommen, kämpfen oft mit mehreren Problemen. Wenn sie versuchen, gleichzeitig zu viele Veränderungen zu erreichen, sind sie oft überfordert. Das führt zu verstärkten Ängsten, größerer Hoffnungslosigkeit oder dazu aufzugeben. Wenn sie jedoch keinerlei Veränderungen vornehmen, bleiben sie stecken. Deshalb müssen wir ihnen helfen, ein Gleichgewicht zu finden, während wir zugleich unser eigenes Verhalten beobachten. Wenn wir dazu tendieren, ganz langsam vorzugehen, müssen wir eventuell das Tempo erhöhen, und wenn wir daran gewöhnt sind, mit voller Kraft voraus zu steuern, müssen wir vielleicht langsamer machen. Grundsätzlich passen wir unser Vorgehen individuell der einzelnen Person an, verfolgen sorgfältig deren Reaktionen und nehmen entsprechend Veränderungen vor.

Dass kleine Schritte und der Dominoeffekt nützlich sind, können wir damit begründen, dass ein solches Vorgehen mit der Zeit signifikante Wirkungen hat und dass eine positive Veränderung in einem Lebensbereich oft einen sekundären Effekt auf andere Bereiche hat. Dieselbe Sensibilität sollten wir auf alle Übungen und Fertigkeiten anwenden, die wir vermitteln. Wenn wir vermuten, dass eine Intervention die betreffende Person wahrscheinlich zu stark überfordert oder gar überwältigt, treten wir einen Schritt zurück, indem wir die Übung kleiner, einfacher und leichter machen oder etwas ganz anderes machen. Für uns alle besteht die Herausforderung darin, flexibel zu sein; wenn das, was wir tun, nicht funktioniert, müssen wir es modifizieren.

Sechs Empfehlungen

Auf der Grundlage der obigen Überlegungen möchte ich sechs Empfehlungen vorstellen, mit denen Achtsamkeitsübungen sicherer gemacht werden können.

1. Passen Sie die Übungen individuell für jede einzelne Person an; statt dass diese sich auf den Atem oder den Körper konzentriert, kann sie anfangs die Geräusche im Raum oder den Blick aus dem Fenster wahrnehmen.

2. Ermuntern Sie die Person, die Augen offen zu halten und den Blick dabei auf eine Stelle zu richten, statt die Augen zu schließen.

3. Erklären Sie deutlich den Zweck der Übung und verknüpfen Sie ihn mit den Therapiezielen der betreffenden Person.

4. Fördern Sie die soziale Kompetenz, indem Sie während der Übungen mit der Person sprechen; fragen Sie sie, was gerade passiert, was auftaucht und so weiter.

5. Ermutigen Sie die Person, sich während der Übungen körperlich zu bewegen, vor allem, sich anders hinzusetzen, die Körperhaltung zu ändern und sich zu dehnen und zu strecken.
6. Vergewissern Sie sich, dass die Übungen als Einladung und nicht als Forderung verstanden werden, und überprüfen Sie wiederholt, ob Bereitschaft dafür besteht: Findet die Person es in Ordnung weiterzumachen? Braucht sie vielleicht eine Pause?

Kernpunkte

Passen Sie alles, was Sie tun, so an, dass es für die betreffende Person sicher und geeignet ist. Was strukturierte Meditationsübungen angeht, zu denen Bewegungslosigkeit, Schweigen und geschlossene Augen gehören, ist Vorsicht geboten. Wenn die psychologische Flexibilität der Betreffenden später zunimmt, können Sie solche Übungen einführen, aber immer behutsam.

Vermitteln Sie deutlich, was die Ziele Ihrer Interventionen sind. Betrachten Sie diese als Experimente und seien Sie bereit, je nach Notwendigkeit zu modifizieren, was Sie tun, oder auf etwas ganz zu verzichten. Die explizite Betonung von Sicherheit und Teamwork trägt neben einer angemessenen Selbstenthüllung dazu bei, eine starke therapeutische Allianz aufzubauen.

5
Der Punkt der Entscheidung

Haben Sie sich beim Erstgespräch schon einmal überfordert gefühlt? So viele miteinander verwobene Probleme, dass Sie keine Ahnung hatten, wo Sie anfangen sollten? Falls dem so ist, erweist sich vielleicht mein persönliches Lieblingswerkzeug in der ACT als nützlich, der »Punkt der Entscheidung« (Ciarrocchi u. a. 2014; Harris 2018). Wir können diese einfache, aber wirksame Methode in jeder Stufe der Therapie anwenden, um

- das ACT-Modell zu erklären
- Ziele zu setzen
- eine funktionelle Analyse von problematischen Verhaltensweisen durchzuführen
- die Begründung für eine Exposition zu liefern
- einen Sicherheitsplan zu entwerfen
- einen Therapieplan aufzustellen
- und für vieles weitere!

In diesem Kapitel geht es darum, den Punkt der Entscheidung für die Aufstellung von Therapiezielen, zur Einführung des ACT-Modells und zur Konzeptualisierung von Trauma zu nutzen.

Den Punkt der Entscheidung vorstellen

Bevor wir dieses Werkzeug in der Sitzung vorstellen, hören wir unserem Gegenüber mitfühlend zu, bestätigen seine Gefühle und zeigen Empathie für seine Schwierigkeiten. In dem folgenden Protokoll ist das alles bereits geschehen.

Helen, die Klientin, ist eine fünfunddreißig Jahre alte Flugbegleiterin. Vor sechs Monaten war sie das Opfer eines brutalen sexuellen Übergriffs. Zu ihren Problemen gehören Symptome von Übererregung (Schlaflosigkeit, Konzentrationsschwäche, Herzklopfen, Schweißausbrüche), ein Wiedererleben des Traumas (Albträume und Flashbacks), Untererregung (»Erstarren«), Sich-Sorgen, Grübeln und Selbstverurteilung, Konflikte, Anspannung und Vermeidung von Intimität mit ihrem Mann Mike, schlechte Arbeitsleistungen, sozialer Rückzug und starker Alkoholkonsum. Außerdem sitzt sie bis in die frühen Morgenstunden vor dem Fernseher.

Therapeut: Ist es in Ordnung, wenn ich kurz etwas aufzeichne? Es fasst zusammen, worüber wir gesprochen haben, und ist ein Plan dafür, was wir als Nächstes tun.

Klientin: (*nickt*) Klar.

Therapeut: Der Pfeil da sind Ihre Wegbewegungen, das heißt das, was Sie von dem Leben wegführt, das Sie führen wollen, und damit Dinge, die Sie zukünftig gerne nicht mehr oder wenigstens nicht so oft tun würden. Und der rechte Pfeil sind Ihre Hinbewegungen, also das, was Sie dem Leben, das Sie führen wollen, näherbringt. Das sind Dinge, mit denen Sie anfangen oder die Sie öfter tun werden, wenn die Therapie erfolgreich ist.

Klientin: (*nickt*) Okay.

Therapeut: Und was ich unten hinschreiben werde (deutet auf den leeren Platz unter den Pfeilen), sind einige von den wichtigen Gedanken und Gefühlen, mit denen Sie kämpfen, und die schwierigen Situationen, vor denen Sie stehen.

Klientin: In Ordnung.

Therapeut: (*schreibt beim Sprechen*) Sie haben also Flashbacks, schmerzhafte Erinnerungen und Albträume, Gefühle von Wut, Angst, Traurigkeit und Schuld, körperliche Reaktionen wie Erstarren, Herzklopfen, Schwitzen, Muskelverspannung, extrem selbstkritische Gedanken wie Ich bin nichts wert, Ich bin schwach, Ich bin beschädigt. (Schreibt beim Sprechen weiter.) Dazu kommen schwierige Situationen wie Spannungen mit Mike, Probleme bei der Arbeit, Schlaflosigkeit.

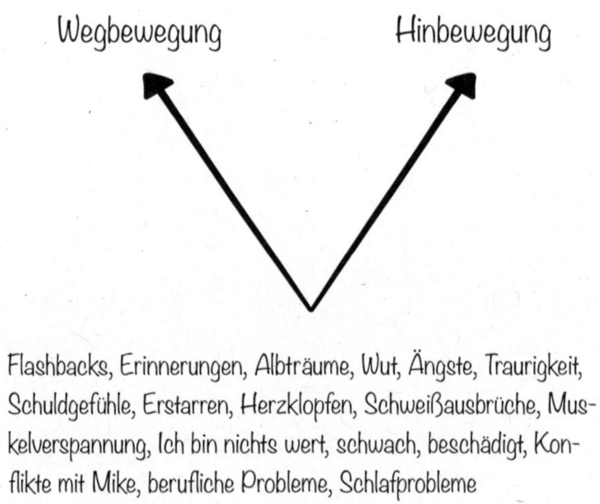

An diesem Punkt muss ich ein paar Dinge klarstellen. Zuerst eine kurze Erinnerung: »Wegbewegungen« sind unproduktive Verhaltensweisen, die nicht mit den eigenen Werten übereinstimmen; »Hinbewegungen« sind werteorientierte, wirksame Verhaltensweisen. Beides kann sich in offenem Verhalten (körperlichem Handeln) und verdecktem Verhalten (kognitiven Prozessen) ausdrücken. Unter dem Punkt der Entscheidung notieren wir die wichtigsten Kognitionen und Emotionen, mit denen die Person kämpft. Unter anderem können das physische Schmerzen,

Entzugserscheinungen von Drogen, zwanghaftes Verhalten, Erinnerungen und die Kampf/Flucht- oder Erstarrungs-/Unterwerfungs-Reaktion sein. Außerdem notieren wir Situationen, die Wegbewegungen auslösen.

Tipp für die Praxis

Wenn die Zeit knapp ist, brauchen Sie diese Informationen nicht hinzuschreiben; sprechen Sie einfach darüber, während Sie auf die Zeichnung mit den Pfeilen zeigen.

Besprechen der Wegbewegungen

Als Nächstes werden Helens Wegbewegungen erforscht:

Klientin: (*betrachtet neugierig die Zeichnung*) Ja, das stimmt in ungefähr.

Therapeut: Und es ist ganz normal, dass Sie sich gelegentlich in diesen ganzen Gedanken und Gefühlen verstricken (*schreibt »verstrickt« neben den linken Pfeil*). Die lassen Sie strampeln wie eine Marionette und ziehen Sie in Wegbewegungen hinein, also weg von dem Leben, das Sie führen wollen.

Klientin: Das kann man wohl sagen!

Therapeut: Gut, dann wollen wir mal einige von Ihren Wegbewegungen notieren (*notiert beim Sprechen einige »Wegbewegungen« neben dem betreffenden Pfeil*). Sie schreien Mike an, Sie trinken zu viel Alkohol, Sie machen sich Sorgen ... was noch?

Klientin: Na ja, dass ich mich bei der Arbeit vor Besprechungen drücke und mit allem ins Hintertreffen komme ... und dass ich Treffen mit meinem Freundeskreis vermeide.

Therapeut: Was ist damit, dass Sie so lange aufbleiben?

Klientin: Ja, das auch.

Therapeut: Und die Erstarrungsreaktionen – wenn Sie sich verkrampfen und nicht mehr bewegen können?

Klientin: Ja, auf jeden Fall. Das hasse ich.

Therapeut: Kein Wunder. Aber denken Sie dran, dass so ein Erstarren automatisch und unwillkürlich stattfindet. Sie tun das nicht absichtlich, dafür ist ihr Vagusnerv verantwortlich. Daher ist es eines von unseren Zielen, dass Sie neue, hilfreiche Fertigkeiten lernen. Wenn Sie zum Beispiel erstarren, können Sie das dann wahrnehmen und überwinden – und sich entscheiden, etwas anderes zu tun.

Bevor wir zu unserem Beispiel zurückkehren, wie der Punkt der Entscheidung in einer Sitzung mit Helen verwendet wird, will ich hier vier wichtige Punkte über Wegbewegungen vorstellen.

Punkt 1: »Weg« bedeutet nicht weg vom Schmerz. Es bedeutet weg von unseren Werten, weg von dem Leben, das wir aufbauen oder weg von der Person, die wir sein wollen. »Verstrickt« ist ein Synonym für unflexible Reaktionen: Fusion, Erlebensvermeidung oder eine Kombination davon. Das heißt, Wegbewegungen können entweder durch Fusion mit oder durch Vermeidung von Kognitionen und Emotionen entstehen (und oft durch beides).

Punkt 2: Was eine Wegbewegung ist, wird immer von der behandelten Person definiert, nie von uns in der therapeutischen Rolle. Am Anfang der Therapie sieht die Person ein selbstdestruktives Verhalten (wie exzessiven Drogen- oder Alkoholgebrauch) womöglich als Hinbewegung. Sollte das der Fall sein, ist es nützlich, sich an das transtheoretische Modell der Stadien der Verhaltensänderung (Prochaska u. DiClemente 1983) zu erinnern. Hier ein kurzer Überblick:

Absichtslosigkeit	Ich sehe ein bestimmtes Verhalten nicht als Problem.
Absichtsbildung	Ich überlege, das Verhalten zu ändern.
Vorbereitung	Ich bereite mich aktiv darauf vor, das Verhalten zu ändern.
Handlung	Ich habe mit einem neuen Verhalten angefangen.
Aufrechterhaltung	Ich führe das neue Verhalten weiter.
Rückfall	Ich bin in das alte Verhalten zurückgefallen.

Wenn die Person erklärt, ein eindeutig unproduktives oder selbstdestruktives Verhalten sei eine Hinbewegung, weist das normalerweise auf ein Stadium der »Absichtslosigkeit« hin. Das heißt, das Verhalten wird noch nicht als Problem gesehen. Damit gehen wir wie folgt um:

Zuerst überprüfen wir, ob wirklich verstanden wurde, was eine Hinbewegung ist. Zum Beispiel fragen wir: »Können wir mal sehen, ob wir diese Begriffe tatsächlich auf dieselbe Weise verwenden? Eine Hinbewegung ist etwas, womit Sie anfangen oder was Sie weiterführen werden, wenn die Therapie erfolgreich ist. Ist das Verhalten, über das wir gerade sprechen, etwas, was Sie im gleichen Maße weiterführen wollen?« Wenn die Person das bejaht, diskutieren wir nicht darüber, denn sie ist eindeutig noch im Stadium der Absichtslosigkeit. Würden wir versuchen, sie davon zu überzeugen, dass ihr Verhalten unproduktiv ist, könnte das leicht zu Spannungen führen und die therapeutische Allianz belasten. Stattdessen suchen wir nach Zielen, durch die die Allianz gestärkt wird, also nach Verhaltensweisen, die die Person bereits ändern will. Wir kennzeichnen das Thema in unseren Notizen als etwas, worauf wir später zu sprechen kommen wollen; vorläufig notieren wir es jedoch aus der Perspektive der Person, das heißt als Hinbewegung. (Dafür gibt es natürlich Ausnahmen; mit einem Risikoverhalten wie Suizidalität beschäftigen wir uns sofort.)

Anschließend unterstützen wir die Klientin dabei, Verhaltensweisen zu ändern, die sie bereits als problematisch sieht, wobei wir die Kernprozesse der ACT anwenden. Das stärkt die Allianz und hilft der Person dabei, psychische Flexibilität aufzubauen.

Später in der Therapie kommen wir auf das besagte Problem zurück. Inzwischen ist es meist offensichtlich, dass das Verhalten ein Hindernis für die wertebasierten Ziele der Person darstellt. Daher fragen wir: »Als wir angefangen haben, haben Sie das als Hinbewegung bezeichnet. Sehen Sie es noch immer so?« Falls die Person aus irgendeinem Grund immer noch nicht erkannt hat, dass ihr Verhalten unproduktiv ist, machen wir ihr das durch behutsames Nachfragen bewusst: »Einerseits wollen Sie also manches in Ihrem Leben anders machen, zum Beispiel A, B und C (wertebasierte Ziele und Handlungen), aber andererseits halten Sie an X (dem problematischen Verhalten) fest. Ich frage mich, ob Sie da wohl irgendeinen Konflikt sehen?«

Punkt 3: Emotionen, Impulse, Körperempfindungen, Erinnerungen und autonome Reaktionen werden immer unter dem Punkt der Entscheidung notiert. Die Pfeile für die Hin- und Wegbewegungen kennzeichnen ausschließlich *Verhaltensweisen*, das heißt flexible und unflexible Reaktionen auf die ganz unten stehenden Gedanken und Gefühle.

Ebenso kommt ein einzelner Gedanke (wie Ich bin dämlich oder Niemand mag mich immer unter den Punkt der Entscheidung. Kognitive Prozesse wie Grübeln, sich Sorgen machen und sich in etwas hineinsteigern stellen jedoch verdecktes Verhalten dar, weshalb sie neben dem Pfeil für Wegbewegungen notiert werden.

Punkt 4: Abhängig von Kontext kann jede Handlung eine Hin- oder eine Wegbewegung sein. Wenn ich hauptsächlich deshalb im Bett liegen bleibe und ständig die Snooze-Taste drücke, um mich nicht mit wichtigen Aufgaben auseinandersetzen zu müssen, betrachte ich das als Wegbewegung. Bin ich jedoch im Urlaub und drücke auf Snooze, um mir das wohlverdiente Vergnügen eines langen Schlafs zu gönnen, sehe ich das als Hinbewegung.

Wenn ein bestimmtes Handeln uns dem Leben näher bringt, das wir führen wollen, ist es in dem betreffenden Kontext eine Hinbewegung. Führt uns dasselbe Handeln jedoch weg von dem Leben, das wir wollen, ist es eine Wegbewegung. Daher würde ich bei meinem eigenen Punkt der Entscheidung neben den Pfeil für Wegbewegungen »lange schlafen, um wichtige Aufgaben zu meiden« schreiben und neben Pfeil für Hinbewegungen »lange schlafen, um meinen Urlaub zu genießen«.

Mithilfe des Punkts der Entscheidung können wir jede psychische Störung, jedes Beziehungsproblem und jedes andere klinische Problem schnell in dieselben vier Elemente »dekonstruieren«:

- Schwierige Situationen (darunter berufliche, beziehungsbezogene, finanzielle, juristische und medizinische Probleme)
- Schwierige private Erlebnisse (darunter alle Arten Kognition und Emotion)
- Unflexible Reaktionen auf private Erlebnisse (»Verstrickung«, also Fusion oder Vermeidung)
- Problematische offene oder verdeckte Verhaltensweisen, die aus Fusion oder Vermeidung resultieren (Wegbewegungen)

Wie man sich aus der Verstrickung lösen kann

Kehren wir zu unserer Sitzung mit Helen zurück.

Therapeut: Das ist also das, was im Allgemeinen abläuft (*deutet beim Sprechen auf die Zeichnung*). Sie müssen sich mit allerhand schwierigen Situationen auseinandersetzen, und außerdem tauchen viele schwierige Gedanken, Gefühle und Erinnerungen auf. Wenn Sie sich in diese schwierigen Dinge in Ihrem Innern verstricken, werden Sie in die Wegbewegungen da hineingezogen. Das heißt, Sie trinken zu viel Alkohol, schreien Mike an, bleiben selbst dann lange auf, wenn Sie erschöpft sind, und so weiter.

Klientin: (*nachdenklich*) Das stimmt.

Therapeut: Unser Ziel ist es daher, als Team zusammenzuarbeiten und Sie dabei zu unterstützen, eine Wende zu schaffen und ein besseres Leben aufzubauen.

Klientin: (*lacht sarkastisch*) Na, dann viel Glück!

Therapeut: Wenn Sie jetzt hören könnten, was Ihr Kopf sagt, was wäre das wohl?

Klientin: Das klappt nie im Leben.

Therapeut: (*scherzhaft*) Ist das die höfliche Fassung?

Klientin: (*lacht*) Genau.

Therapeut: (*lacht*) Hab ich mir schon gedacht. Darf ich die unzensierte Fassung hören?

Klientin: Tja, wenn Sie unbedingt wollen, bitte sehr: Was für ein absoluter Schwachsinn! Dass so was klappt, ist völlig ausgeschlossen.

Therapeut: (*lächelt*) Wunderbar. Genau das sagt mein Kopf auch oft! Und es ist völlig normal, solche Gedanken zu haben, das trifft auf fast alle Leute zu, die zu mir kommen.

Klientin: Ehrlich?

Therapeut: Und ob! Also, Ihr Kopf sagt, dass es nicht klappen wird – aber obwohl er das sagt, können wir doch vereinbaren, als Team zusammenzuarbeiten, oder?

Klientin: Klar.

Therapeut: Und wir können uns weiterhin über unsere Ziele einig sein, obwohl Ihr Kopf sagt, dass es nicht klappen wird?

Klientin: Tja, glaub schon.

Therapeut: Also, wir haben zwei Ziele. Zum einen werden Sie lernen, wie man sich aus Verstrickungen löst, das heißt von diesen ganzen schwierigen Gedanken und Gefühlen, wenn sie auftauchen (*zieht einen Kreis* *um die Gedanken und Gefühle unten auf der Zeichnung*). Das nimmt ihnen ihre ganze Kraft und Wirkung, sodass sie Sie nicht mehr herumstrampeln lassen oder zurückhalten können (*schreibt »frei von Verstrickung« neben den rechten Pfeil*).

Klientin: Meinen Sie denn, das schaffen Sie?

Therapeut: Ich meine, dass Sie das schaffen können. Aber ich erwarte nicht, dass Ihr Kopf mir zustimmt. Sagt er vielleicht gerade etwas?

Klientin: Ja, mehr oder weniger dasselbe wie vorher.

Therapeut: Dass es Schwachsinn ist? Und nicht klappen wird? (*Klientin nickt.*) Tja, es ist zu erwarten, dass er das immer wieder sagen wird.

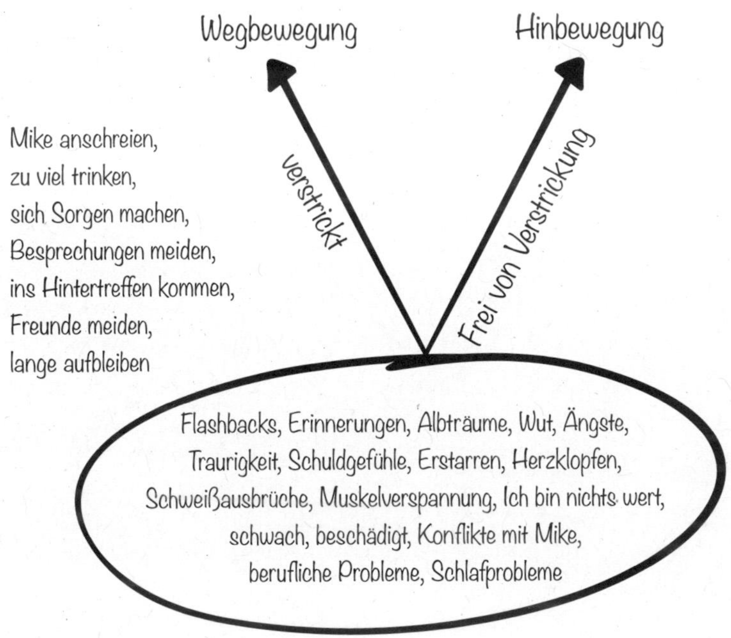

Zur Defusion gehört es, flexibel auf unsere Gedanken zu reagieren. Wir nehmen sie mit Neugier und Interesse wahr, wir sehen ihre wahre Natur als Konstrukte aus Wörtern oder Bildern, wir lassen sie frei kommen, bleiben und gehen, und wenn sie nützlich sind, lassen wir uns von ihnen leiten. In der obigen Passage ist der Therapeut bereits dabei, die Defusion in Gang zu setzen, zu modellieren und zu verstärken, indem er eine offene, interessierte Haltung für die schwierigen Gedanken der Klientin zeigt. Er nimmt diese Gedanken wahr und benennt sie, normalisiert und bestätigt sie, und er lässt zu, dass sie präsent sind, ohne sie infrage zu stellen.

Hinbewegungen

Jetzt sehen wir, wie der Therapeut Helen dazu bringt, Hinbewegungen zu identifizieren. Diese werden der Zeichnung dann hinzugefügt.

Therapeut: Das andere Ziel unserer Arbeit ist es, Sie zu mehr Hinbewegungen zu bringen, also zu Dingen, die Ihnen helfen, das Leben aufzubauen, das Sie führen wollen.

Klientin: Das kapiere ich nicht ganz ...

Therapeut: Tja, im Grunde sind Hinbewegungen alles, womit Sie anfangen oder was Sie öfter tun werden, wenn die Therapie erfolgreich ist. Zum Beispiel haben Sie gesagt, Sie wollen wieder mit Joggen anfangen. Würde das Sie wohl auf das Leben hinführen, das Sie aufbauen wollen?

Klientin: Ja, auf jeden Fall!

Therapeut: Prima, dann schreibe ich das gleich hin (*schreibt es neben den rechten Pfeil*). Noch etwas?

Klientin: Ich weiß nicht recht.

Therapeut: Tja, Sie haben gesagt, dass Sie Mike anschreien, wäre eine Wegbewegung. Was würden Sie stattdessen gerne tun?

Klientin: Ich glaube, ich hätte gerne mehr Geduld. Dann könnte ich ruhig bleiben, statt ständig aus der Haut zu fahren.

Therapeut: Okay, (*schreibend*) also: ruhig sprechen, geduldig sein. Was ist mit dem Alkohol?

Klientin: Ich trinke gern mal einen Schluck!

Therapeut: Das tun wir bekanntlich alle. Allerdings haben Sie gesagt, »zu viel zu trinken« sei eine Wegbewegung. Wie wären dementsprechend Ihre Trinkgewohnheiten, wenn die Therapie Erfolg hat?

Klientin: (*tiefer Seufzer*) Da bin ich mir, ehrlich gesagt, nicht sicher. Aber auf jeden Fall würde ich weniger trinken als jetzt.

Therapeut: Wie wär's dann, wenn ich vorläufig »mäßig trinken« hinschreibe?

Klientin: In Ordnung.

Therapeut: Und beruflich?

Klientin: Tja, ich würde zu Besprechungen gehen und auf dem Laufenden bleiben.

Therapeut: Sie haben gesagt, es ist schwer für Sie, sich bei der Arbeit zu konzentrieren. Können wir dann vielleicht »Konzentration auf meine Arbeit« hinschreiben?

Klientin: Ja. Wobei das ein echtes Wunder wäre.

Therapeut: Was ist mit Ihrem Freundeskreis?

Klientin: Klar, ich würde mich gern wieder mit Leuten treffen.

Therapeut: Wie steht es damit, sich ein gutes Schlafverhalten anzugewöhnen?

Klientin: Das hört sich auch gut an.

Therapeut: Okay, und außerdem möchte ich noch einen Punkt hinzufügen – »lernen, sich aus Verstrickungen zu lösen«. Das wäre doch wohl auch eine Hinbewegung, wenn Sie lernen, sich von diesen ganzen schwierigen Dingen zu lösen und sozusagen wieder aufzutauen?

Klientin: Ja, auf jeden Fall.

Therapeut: Gut, das ist schon mal ein toller Anfang. Später können wir noch mehr hinzufügen.

Viele Leute brauchen Unterstützung, um sich Hinbewegungen einfallen zu lassen, und in Kapitel 15 wird es um mehrere Strategien zu diesem Zweck gehen. Manchmal bekommen wir jedoch trotz aller Bemühungen »Mir fällt nichts ein« zu hören, wenn die betreffende Person nicht sogar regelrecht verzweifelt ist, weil ihr nichts einfällt. Ist das der Fall, so bestätigen wir mitfühlend ihre Gefühle und normalisieren das mangelnde Wissen: »In dieser Phase kommt so etwas ziemlich häufig vor. Wie wär's, wenn wir uns vornehmen, das später zu erforschen?« Anschließend konzentrieren wir uns vorläufig darauf, wie man sich aus Verstrickungen löst, und kommen erst später auf Hinbewegungen zu sprechen, wenn wir uns explizit mit dem Thema Werte beschäftigen.

Eine Anmerkung zum Thema Handeln versus Ergebnis

Viele der Menschen, die zu uns kommen, fühlen sich machtlos, und um sie wieder handlungsfähig zu machen, unterstützen wir sie unter anderem dabei, sich darauf zu konzentrieren, worüber sie Kontrolle haben. Zum Beispiel wünschen sie sich einen erholsamen Schlaf, aber es gibt keine Garantie, dass sie dieses Ergebnis erreichen werden; sie haben es nicht direkt unter Kontrolle. Hingegen haben sie unter Kontrolle, sich an die Prinzipien einer guten Schlafhygiene zu halten (mehr dazu in Kapitel 23). In der Sitzung mit Helen behandelt der Therapeut ihre Schlaflosigkeit als eine Situation (in der es schwierig ist einzuschlafen) und schreibt diese unter den Punkt der Entscheidung. Neben den Pfeil für Wegbewegungen schreibt er »lange aufbleiben« (eine unzweckmäßige Verhaltensreaktion auf Schlaflosigkeit), neben den für Hinbewegungen kommt »gesundes Schlafverhalten« (eine effektive Verhaltensreaktion auf Schlaflosigkeit). Bewusst wird als Hinbewegung nicht »gut schlafen« gewählt, denn das ist zwar das erwünschte Ergebnis, aber die Klientin hat es nicht unter Kontrolle.

Das Gleiche gilt für eine medizinische Kondition oder eine Verletzung, denn eine Heilung oder Genesung unterliegt nicht der direkten Kontrolle der betroffenen Person. Daher bezeichnen wir so etwas als problematische Situation (zum Beispiel »Chronisches Schmerzsyndrom«, »Armverletzung«, »Krebs«) und notieren es unter dem Punkt der Entscheidung. Wegbewegungen wären dann unproduktive Reaktionen auf die Situation (wie übermäßiger Alkoholkonsum oder Vermeidung von ärztlichem Rat), Hinbewegungen wären effektive Reaktionen (wie ärztliche Ratschläge befolgen, Selbstmitgefühl praktizieren, sich Unterstützung suchen).

Zusammenfassen

Nützlich ist der Punkt der Entscheidung unter anderem, weil er die Situation der Person gut zusammenfassen und uns eine visuelle Hilfe bieten kann, um zu überprüfen, inwieweit die notierten Informationen tatsächlich zutreffen.

Therapeut: Was ich da hingeschrieben habe, ist natürlich nur ein Gerüst. Wie gut fasst es Ihre größten Probleme denn zusammen?

Klientin: Auf jeden Fall ist es interessant (*blickt nachdenklich drein*).

Therapeut: Das freut mich. Und als ungefährer Plan für unsere Zusammenarbeit ... kommt Ihnen das passend vor?

Klientin: (*nickt*) Ja, schon – es leuchtet mir ein.

Diese Reaktion der Klientin kommt häufig vor. Die schlichte bildliche Darstellung macht komplexe Probleme wesentlich einfacher. Teilweise liegt das daran, dass wir uns in der therapeutischen Rolle selektiv auf die entscheidenden Aspekte der wichtigsten Fragen konzentrieren. Würden wir uns alle einzelnen Symptome und Probleme ausführlich anhören, würde der Prozess wesentlich länger dauern und außerdem unproduktiv sein.

Zum obigen Dialog gehört Reframing (oder Umdeutung). Das bedeutet, Probleme aus einer neuen Perspektive zu betrachten, um flexiblere Reaktionen zu fördern. Die meisten Menschen glauben, ihre schwierigen privaten Erlebnisse würden das eigentliche Problem darstellen, und das Ziel der Therapie sei, diese loszuwerden. Die ACT bietet hingegen eine radikal andere Perspektive: Es sind nicht unsere Emotionen und Kognitionen, die unsere Probleme erschaffen. Diese entstehen dadurch, dass wir mit Emotionen oder Kognitionen verschmelzen oder versuchen, sie zu vermeiden, und dass daraus ein ineffektives Verhalten resultiert.

Kurz gesagt: Verstrickung und Wegbewegungen stellen die eigentlichen Probleme dar; als Gegenmittel dienen Hinbewegungen sowie die Fähigkeit, sich aus Verstrickungen zu lösen. Gelingt es uns, das erfolgreich zu vermitteln, werden sowohl die vorhandenen Probleme als auch die Therapieziele umgedeutet. (Natürlich läuft es nicht immer so glatt wie in dem obigen Gespräch. Manchmal zeigt die Person negative Reaktionen; in Kapitel 19 werden wir sehen, wie man damit umgeht.)

Eine einfache Hausaufgabe

Nachdem wir die obige Phase durchlaufen haben, können wir den Punkt der Entscheidung als Hausaufgabe nutzen.

Therapeut: Ich überlege gerade, ob Sie bis zur nächsten Sitzung wohl bereit wären, ein bisschen was zu tun, was auf der heutigen Arbeit aufbaut?

Klientin: Und was wäre das?

Therapeut: Tja, Sie könnten tagsüber immer mal wieder schauen, ob Sie gerade bei einer Hinbewegung oder bei einer Wegbewegung sind. Wenn es eine Hinbewegung ist, nehmen Sie sich einen Moment Zeit, innezuhalten und das zu würdigen, zum Beispiel so: »Aha, jetzt tue ich etwas, was wichtig ist.« Nehmen Sie einfach wahr, wie es ist, sich so zu verhalten wie die Person, die Sie sein wollen, und etwas zu tun, was zu dem Leben, das Sie führen wollen, beiträgt.

Klientin: Ja, gut.

Therapeut: Wenn Sie dagegen eine Wegbewegung machen, werden Sie das oft nicht sofort merken. Sobald es Ihnen aber auffällt, können Sie ebenfalls einen Moment innehalten und es registrieren. Bitte kritisieren Sie sich dann nicht dafür. Schauen Sie einfach, ob Sie die Gedanken und Gefühle, mit denen Sie sich verstrickt haben, identifizieren können. Fragen Sie sich: »Worin habe ich mich gerade verstrickt?«

Klientin: Okay, das schaffe ich schon.

Diese Hausaufgabe können wir auf verschiedene Weise modifizieren. Wir können der Person ein Blatt Papier mitgeben, auf dem nur der Punkt der Entscheidung und die Pfeile sind, und sie bitten, es als Erinnerungshilfe irgendwo zu Hause anzubringen. Oder sie macht ein Foto von der gemeinsam ausgefüllten Zeichnung und nutzt das zur Erinnerung. Eine andere Möglichkeit ist, mit den Arbeitsblättern aus dem Begleitmaterial Buch über die Hin- und Wegbewegungen zu führen. Das ist eine schnelle Methode, um die Eigenwahrnehmung zu entwickeln. Man registriert, wann ein bestimmtes Verhalten praktikabel ist und wann nicht; und man wird sich besser bewusst, welche Gedanken, Gefühle und Situationen problematische Verhaltensweisen auslösen.

Ein Blatt mit dem Punkt der Entscheidung ausfüllen

Jetzt sind Sie an der Reihe! Füllen Sie bitte ein Blatt für eine Person aus, die zurzeit bei Ihnen in Therapie ist. Sie können eine Zeichnung aus dem Begleitmaterial herunterladen oder den Punkt selbst aufmalen. Tun Sie das bitte selbst dann, wenn Sie nicht vorhaben, es in der eigentlichen Therapie zu verwenden, weil es Ihnen helfen wird, das ACT-Modell zu verstehen. Nehmen Sie sich dafür etwa zehn Minuten Zeit.

WORIN VERSTRICKT SICH DIE PERSON?

Fangen Sie direkt unter dem Punkt der Entscheidung an, und nutzen Sie die gesamte verbleibende Viertelseite, um Folgendes zu notieren:

Situationen: Mit welchen schwierigen Situationen kämpft die Person? Dazu gehören zwischenmenschliche, medizinische, berufliche, finanzielle, juristische, häusliche und beziehungsbezogene Probleme.

Gedanken und Gefühle: Mit welchen schwierigen Erlebnissen kämpft die Person? Dazu gehören Gedanken, Gefühle, Erinnerungen, Bilder, Impulse, Körperempfindungen und Körperreaktionen.

WEGBEWEGUNGEN

Notieren Sie nun die Wegbewegungen der Person. Welche offenen und verdeckten Verhaltensweisen betrachtet die Person als problematisch?

HINBEWEGUNGEN

Notieren Sie schließlich die Hinbewegungen. Dieser Teil ist normalerweise am schwersten auszufüllen. Den Menschen, die zu uns kommen, gelingt es oft gut, die schwierigen Situationen zu beschreiben, vor denen sie stehen, die Gedanken und Gefühle, mit denen sie kämpfen, und die problematischen Verhaltensweisen, zu denen sie neigen. Hingegen fällt es ihnen oft schwer, Werte und mit diesen Werten übereinstimmende Ziele und Handlungen zu identifizieren. Falls Sie hier also wenig oder nichts notieren können, ist auch das eine bedeutsame Information, denn es verdeutlicht wichtige Bereiche, die Sie erkunden sollten.

Nun, wie ist es Ihnen mit der Übung ergangen? Ich hoffe, Sie haben einen Eindruck davon bekommen, wie man sich in der TFACT an komplexe Fragen annähert. Übrigens: Wenn Sie mit dem Punkt der Entscheidung nichts anfangen können, müssen Sie ihn nicht einsetzen; es gibt genügend Alternativen für jedes Werkzeug und jede Technik in diesem Buch. Aber wenn er Ihnen zusagt, haben Sie viel Möglichkeiten, ihn zu verwenden.

Kommt es vor, dass der Punkt der Entscheidung von den Menschen, mit denen wir arbeiten, als allzu simpel wahrgenommen wird – vor allem, wenn sie komplexe oder multiple Probleme oder Begleiterkrankungen haben? Das ist natürlich möglich, aber unwahrscheinlich, solange wir a) die vorhandenen Schwierigkeiten mitfühlend bestätigen und b) deutlich erklären: »Offensichtlich sind Ihre Probleme wesentlich komplexer als die Zeichnung da. Die soll nur unseren Fokus konzentrieren, damit wir sofort anfangen können, etwas Praktisches zu tun.«

Was kommt nach dem Punkt der Entscheidung?

Nachdem wir den Punkt der Entscheidung ausgearbeitet haben, können wir der Person die Wahl lassen: Will sie sich zuerst auf Wegbewegungen konzentrieren oder darauf, wie man sich aus einer Verstrickung löst? Im letzteren Fall gehen wir zu einer der vier zentralen Achtsamkeitstechniken über (Defusion, Akzeptanz, Kontakt zum gegenwärtigen Moment, Selbst-als-Kontext). Egal, welche Option gewählt wird, besteht unsere erste Aufgabe darin, eine praktische, traumasensitive Achtsamkeitsfertigkeit zu vermitteln, die sofort angewendet werden kann. Diese hilft der Person, sich aus der Verstrickung in Gedanken und Gefühle zu lösen und im Einklang mit den eigenen Werten zu handeln (worum es in Kapitel 8 gehen wird).

→ BEGLEITMATERIAL: In Kapitel 5 von *Trauma-Focused ACT: The Extra Bits* finden Sie verschiedene Fassungen vom Punkt der Entscheidung zum Ausdrucken, einen Vergleich dieses Werkzeugs mit der Matrix (einem weiteren beliebten ACT-Tool) und ein Arbeitsblatt zu Hin- und Wegbewegungen.

Kernpunkte

Wir können den Punkt der Entscheidung zu vielen Zwecken nutzen. Unter anderem ermöglicht er eine schnelle, grobe Fallkonzeptualisierung, und man kann damit das ACT-Modell erläutern, Therapieziele festsetzen, einen Plan für eine einzelne Sitzung entwickeln und die Eigenwahrnehmung verbessern. Es lohnt sich, wenn Sie sich Zeit nehmen, sich mit diesem Hilfsmittel vertraut zu machen, denn – wie Sie sehen werden – hat es noch viele weitere praktische Anwendungsmöglichkeiten.

6 Die weitere Reise

Jetzt sind wir bereits beim letzten Kapitel des ersten Teils angelangt, und die Hauptfrage lautet: Wie können Sie das restliche Buch am sinnvollsten nutzen? Grundsätzlich haben Sie zwei Möglichkeiten. Die eine besteht darin, alle Kapitel nacheinander durchzuarbeiten, als würden Sie einer Vorschrift folgen. Zwar kennt die TFACT keine festen Vorschriften, aber wenn die ACT neu für Sie ist, wäre das eine kluge Entscheidung. Haben Sie jedoch bereits Erfahrung mit dieser Methode, empfehle ich die zweite Möglichkeit, nämlich nach Lust und Laune auszuwählen. Nehmen Sie aus jedem Kapitel mit, was nützlich für Sie ist, und wenden Sie es an einem geeigneten Punkt in der Therapie an. Bevor wir weitermachen, wollen wir jedoch einen Blick auf die vier flexiblen Phasen der TFACT werfen, um die es im zweiten bis fünften Teil dieses Buchs geht. Zur Sprache kommen wird außerdem, wie man einige häufig vorkommende Fallstricke vermeiden kann.

Vier flexible Phasen

Auf den folgenden Seiten stelle ich vier provisorische Phasen der Therapie vor. Bitte gehen Sie locker damit um und verwenden Sie sie flexibel.

Für die erste Stufe, den Anfang der Therapie, braucht man normalerweise zwei Sitzungen: das Erstgespräch, bei dem wir die Anamnese erheben, informierte Einwilligung erhalten und die Therapieziele bestimmen, und die erste Sitzung mit aktiver Therapie.

Die Phasen zwei, drei und vier beanspruchen im Allgemeinen mehrere Sitzungen. Wie viele, hängt von Ausmaß und der Schwere der Traumageschichte ab und der Zahl der vorhandenen Probleme, außerdem davon, wie gut die Person auf die TFACT reagiert und wie oft sie die neu erworbenen Fertigkeiten übt. Natürlich kommt es auch darauf an, wie effektiv wir arbeiten.

Bei den meisten Personen, die zu uns kommen, braucht es etwa acht bis zwölf Sitzungen, um alles in diesem Buch durchzuarbeiten. Manchmal sind auch viele weitere nötig. Glücklicherweise brauchen wir uns jedoch nicht mit allem zu beschäftigen, weil die einzelnen Elemente der TFACT an sich schon hilfreich sind. Zum Beispiel können wir der Person eine flexible, traumasensitive Achtsamkeitsfertigkeit vermitteln, die ihr von gewaltigem Nutzen sein kann, selbst wenn wir die Person nie wiedersehen. Auch eine Sitzung, bei der wir uns ausschließlich auf Defusion, Werte oder Selbstmitgefühl konzentrieren, kann schon ungemein hilfreich wirken, ohne dass das übrige Modell behandelt wird. Natürlich würden wir gerne alles durcharbeiten, aber im wirklichen Leben ist das nicht immer möglich. Daher habe ich Kapitel 33 mit dem Titel »TFACT als Kurzintervention« aufgenommen.

Die folgende Tabelle gibt einen Überblick über die vier flexiblen Phasen.

Phasen der TFACT

Phase 1: Therapiebeginn (Ein bis zwei Sitzungen)	• *Die Anamnese erheben* • *Informierte Einwilligung erhalten* • *Therapieziele bestimmen* • *Psychoedukation zu Trauma* • *Den Anker werfen*
Phase 2: In der Gegenwart leben (Vier bis sechs Sitzungen)	• *Defusion* • *Akzeptanz und Selbstmitgefühl* • *Werte klären* • *Engagiertes Handeln* • *Destruktive Muster durchbrechen* • *Mit dem Körper arbeiten* • *Entspannung, Schlaf und Selbstberuhigung* • *Ein flexibles Selbstgefühl entwickeln* • *Beziehungsfertigkeiten* • *Achtsame Wertschätzung*
Phase 3: Die Vergangenheit heilen (Zwei bis vier Sitzungen)	• *Arbeit mit dem »inneren Kind«* • *Trauern* • *Vergeben* • *Exposition mit traumatischen Erinnerungen*
Phase 4: Die Zukunft aufbauen (Zwei bis vier Sitzungen)	• *Langfristige Ziele* • *Erhaltungs- und Präventionsplan* • *Erkunden des posttraumatischen Wachstums* • *Abschluss der Therapie*

Diese Phasen überschneiden sich alle, und abgesehen von Phase 1, die immer als Erstes stattfindet, können wir frei zwischen ihnen hin- und herspringen, wie es uns beliebt. Wenn wir zum Beispiel in Phase 2 eher einen »Bottom-Up«-Ansatz verfolgen und uns mit dem Körper, mit Emotionen und Körperempfindungen beschäftigen wollen, statt »Top-Down« (also mit Kognitionen) zu arbeiten, können wir mit den Strategien in der unteren Hälfte der Tabelle anfangen und die aus der oberen Hälfte später einbringen. Bei anderen Klienten wollen wir vielleicht zuerst daran arbeiten, die Vergangenheit zu heilen, weshalb wir uns in diesem Fall anfangs mit den Strategien von Phase 3 beschäftigen und die zweite Phase später einführen würden.

In welcher Phase fangen wir mit der Exposition mit traumatischen Erinnerungen an?

Anders als in vielen anderen Modellen neigen wir in der TFACT dazu, eine bewusste Exposition mit traumatischen Erinnerungen relativ spät in der Therapie durchzuführen. Dafür gibt es mehrere Gründe. Erstens ist es oft unnötig. Viele Menschen erzielen signifikante Verbesserungen in ihrem Leben, ihrer Gesundheit und ihrem Wohlbefinden, ohne so etwas je zu brauchen. So war bei den Teilnehmenden des von der WHO in Flüchtlingslagern durchgeführten ACT-Programms auch ohne jede systematische Exposition mit traumatischen Erinnerungen eine deutliche Verbesserung zu beobachten.

Zweitens: Falls eine Exposition nötig ist, ist sie wesentlich leichter, wenn bereits bestimmte Fertigkeiten erworben wurden, was Defusion, Akzeptanz, den Anker werfen, das Selbst-als-Kontext und Selbstmitgefühl angeht.

Und drittens ist man normalerweise eher bereit zu dieser herausfordernden Aufgabe, wenn sie klar mit wertebasierten Zielen verknüpft ist.

Nehmen wir an, die Person würde mit Partnerin oder Partner gern wieder sexuell intim sein, vermeidet das jedoch, weil es Erinnerungen an sexuelle Übergriffe auslöst. Dann ist sie später in der Therapie eventuell eher bereit zu einer systematischen Exposition, um dieses spezifische wertebasierte Ziel zu erreichen, statt dass sie das zu einem früheren Zeitpunkt aus dem rationalen Grund heraus tut, weil es angeblich notwendig ist, um von ihrem Trauma zu genesen.

Drei häufige Fallstricke für Therapierende

»Gefahr erkannt, Gefahr gebannt«, lautet der alte Spruch, weshalb ich kurz drei Fallstricke aufzeigen will, denen wir häufig begegnen. Achten Sie bitte darauf; es ist nur allzu leicht, darüber zu stürzen.

1. Fusion mit der Diagnose

Ein diagnostisches Etikett ist dann hilfreich, wenn es Zugang zu nützlichem Wissen und wirksamer Behandlung verschafft. Nicht hilfreich ist es hingegen, wenn es ein Stigma verstärkt, die Fusion mit dem Gefühl, beschädigt oder unzulänglich zu sein, fördert, und wenn es zu einer wirkungslosen Behandlung führt. In der therapeutischen Rolle wiederum ist es problematisch, wenn wir mit einer Diagnose verschmelzen und die betreffende Störung laut ICD-10 behandeln, statt uns mit dem Individuum zu beschäftigen, das vor uns sitzt.

Um diesem Fallstrick auszuweichen, sollten Sie diagnostische Etiketten nicht verabsolutieren. Betrachten Sie das Problem aus der Perspektive der ACT: Identifizieren Sie Fusion, Vermeidungsverhalten, Werteferne, unzweckmäßiges Handeln und den verlorenen Kontakt mit dem gegenwärtigen Moment. Dadurch eröffnen sich viele Möglichkeiten zur Intervention.

2. Über die ACT sprechen, statt sie zu praktizieren

Wer die ACT in der therapeutischen Praxis anwendet, stößt ausgesprochen häufig auf diesen Fallstrick. Wir sprechen gern über diese Methode, weil es darin so viele interessante Metaphern und faszinierende, zur Psychoedukation geeignete Aspekte gibt. Aber so wie wir nicht schon dadurch Klavier spielen lernen, indem wir darüber reden, werden die Menschen, die zu uns kommen, nicht allein dadurch neue ACT-Fertigkeiten erwerben, indem sie Metaphern hören oder sich darüber unterhalten, wie ACT-Prozesse ihnen helfen können. Wir müssen ihnen aktiv helfen, während der Sitzung neue ACT-Fertigkeiten zu erwerben und zu üben (zum Beispiel ihre Gefühle wahrnehmen und benennen, achtsam in den Körper hineinspüren, Selbstmitgefühl praktizieren) und sie dann anspornen, das Erworbene regelmäßig zu Hause zu üben. (Wenn Kolleginnen und Kollegen von ihrer Arbeit berichten, merke ich an bestimmten Formulierungen, dass sie in diese Falle getappt sind. Sie sagen dann etwa »Wir haben über Akzeptanz gesprochen«, »Wir haben die Metapher mit dem Blatt Papier behandelt« oder »Ich habe den Klienten gebeten, darüber nachzudenken«. Nun ist es völlig in Ordnung, kurz darüber zu sprechen, was Akzeptanz ist und wie sie helfen kann, und das mit einer Metapher zu verdeutlichen, aber anschließend muss man Akzeptanz aktiv in der Sitzung üben.)

3. Vermeidungsverhalten in der therapeutischen Rolle

Mit traumatisierten Menschen zu arbeiten, stellt eine Herausforderung dar. Manche von uns vermindern die Wirksamkeit der Therapie, indem sie versuchen, ihre eigenen unangenehmen Gedanken und Gefühle zu vermeiden. Ohne es zu erkennen, halten sie ihre Klientinnen und Klienten unterschwellig davon ab, über traumatische Erinnerungen oder Suizidgedanken zu sprechen, sie vermeiden anstrengende Erfahrungsübungen oder schrecken selbst dann vor einer Exposition zurück, wenn sie wissen, dass diese angebracht wäre. Übrigens ist diese Haltung meist ein Hauptfaktor bei dem vorhergehenden Fallstrick, also über die ACT zu sprechen, statt sie zu praktizieren. Für die meisten von uns ist es nämlich wesentlich angenehmer zu erklären, zu plaudern und zu diskutieren, als uns mit anstrengender Erfahrungsarbeit zu befassen, vor allem mit Exposition. Um erfolgreich zu arbeiten, müssen wir die ACT deshalb auf uns selbst anwenden. Wie müssen im Einklang mit unseren therapeutischen Werten sein und bereit dazu, in der Sitzung effektiv zu handeln. Dabei müssen wir Raum für alle unangenehmen Gefühle schaffen, die auftauchen.

Welche Beurteilungsinstrumente können wir verwenden?

Die meisten von uns nutzen bestimmte Methoden, um den Fortschritt der Therapie zu beurteilen. Das können traumaspezifische Instrumente sein wie die PTSD-Checklist (PCL-6), allgemeine wie die Kessler Psychological Distress Scale (K6), Fragebögen zur Lebensqualität wie der General Health Questionnaire (GHQ) oder ACT-spezifische Instrumente wie der Multidimensional Experiential Avoidance Questionnaire (MEAQ-30) und die Comprehensive Assessment of Acceptance and Commitment Processes (CompACT). Für die TFACT gibt es keine spezifischen Beurteilungsinstrumente; wählen Sie also etwas, womit Sie gut zurechtkommen.

Tipp für die Praxis

In der Sitzung Fragebögen zur Bewertung auszufüllen, verbraucht wertvolle Zeit, die man wahrscheinlich besser mit ACT-Prozessen verbracht hätte. Überlegen Sie daher, solche Bögen vor oder nach der Sitzung ausfüllen zu lassen.

Kernpunkte

Für die TFACT existiert keine bestimmte »richtige« Abfolge. Die aufgeführten Therapiephasen bieten lediglich eine ungefähre Richtlinie; gehen Sie locker damit um und wenden Sie sie flexibel an. Sie begeben sich gerade auf eine Reise, und dieses Buch ist wie ein Führer zu interessanten Orten, die es zu erforschen lohnt. Es ist keine strikt geplante Reiseroute. Übernehmen Sie daher, was nützlich ist, vergessen Sie den Rest, und passen Sie alles so an, dass es Ihren Bedürfnissen entspricht.

TEIL 2

Anfangen

7

Solide Grundlagen

Bei der ersten Therapiesitzung (dem Erstgespräch) gibt es viel zu tun: die Anamnese erheben, informierte Einwilligung für die TFACT erhalten, die Therapieziele bestimmen, Psychoedukation über Trauma vermitteln. Wenn wir keine Zeit für alles haben, können wir damit in der zweiten Sitzung weitermachen. Mit der informierten Einwilligung haben wir uns in Kapitel 4 beschäftigt, mit Psychoedukation zu Trauma in Kapitel 5, deshalb konzentrieren wir uns jetzt auf andere Aspekte.

Die nicht erzählte Geschichte

»Es gibt keine größere Qual, als eine nicht erzählte Geschichte in sich zu tragen«, schreibt Maya Angelou. Daher hören wir der Person, die vor uns sitzt, achtsam zu, während sie über ihre Verletzungen und Hoffnungen spricht, über die Menschen, die sie liebt, und über das, was sie verloren hat. Wir schaffen einen geschützten Ort, an dem sie gesehen, gehört und verstanden wird. Wir validieren und normalisieren ihre Gefühle, nehmen Anteil an ihren Geschichten und reagieren mit Verständnis und Mitgefühl. Damit beginnt der Heilungsprozess.

Das ist jedoch erst der Anfang. Unterstützend, reflektierend und mitfühlend zuzuhören, reicht absolut nicht aus, um eine Genesung von Trauma zu ermöglichen. Wir müssen die Geschichten dieser Menschen als Zugang nutzen, ihnen psychologische Flexibilität zu vermitteln. Während wir sie also kennenlernen und ihre Geschichten hören, achten wir auf alles, was diesen Prozess unterstützen kann.

Einen großen Teil der ersten Sitzung nimmt die Anamnese in Anspruch. Wie Sie damit umgehen, hängt natürlich von Ihrer Ausbildung ab. Wer mit Kurztherapie arbeitet, wird sich nur kurz mit damit beschäftigen und schon in dieser Sitzung zur aktiven Intervention übergehen. Wenn man eher traditionell ausgebildet ist, verbringt man womöglich eine oder zwei Sitzungen damit, die Anamnese zu erheben, bevor man aktiv interveniert. Dabei sollte man im Kopf behalten, dass wir in der ersten Sitzung nicht die gesamte Traumageschichte erfahren müssen. Es reicht, mit einer Momentaufnahme der wichtigsten Probleme und einem Überblick über die relevanten Ereignisse in der Vergangenheit zu beginnen. Später können wir weitere Informationen sammeln, wenn sie mit dem spezifischen Thema zu tun haben, mit dem wir uns gerade beschäftigen.

Müssen die Menschen, mit denen wir arbeiten, über ihr Trauma sprechen?

Nein. Sie müssen nicht über ihr Trauma sprechen. Überhaupt müssen sie gar nichts tun. Wenn sie gegen ihren Willen unter Druck gesetzt oder gezwungen werden, über ihr Trauma zu sprechen, besteht die Gefahr, sie zu retraumatisieren. Das heißt, wir wollen gern Bescheid über ihre Vergangenheit und deren Wirkung wissen, aber wir brauchen nicht jede Einzelheit kennen, um ihnen zu helfen, psychische Flexibilität zu entwickeln. Deshalb sollten wir sie nicht drängen, über dieses Thema zu sprechen, wenn sie nicht dazu bereit sind. Manchen von ihnen sind womöglich nicht in der Lage, ihr Trauma zu verbalisieren, bevor sie genügend Fähigkeit zu Defusion, Akzeptanz und achtsamer Zentrierung erworben haben, um mit dem damit verbundenen emotionalen Schmerz umzugehen. Wenn sie also nicht bereit oder fähig sind, über ihr Trauma zu sprechen, vermitteln wir ihnen die ersten TFACT-Techniken vorläufig anhand von Themen, für die sie offen sind.

Ist die Person jedoch fähig und bereit, über ihr Trauma zu sprechen, gehen wir langsam und vorsichtig vor, wobei wir immer wieder die vorhandene Bereitschaft überprüfen: »Ist es in Ordnung, weiter darüber zu sprechen?« Außerdem beobachten wir sorgfältig die auftretenden Reaktionen und ermuntern die Person häufig dazu wahrzunehmen, wie sie sich fühlt und was sie gerade denkt. Wenn sie irgendwann emotional überfordert oder extrem mit etwas verschmolzen ist, wenn es zu einem Flashback kommt oder wenn wir ein Verhalten beobachten, das auf einen dissoziativen Zustand hindeutet – dann hören wir mit der Anamnese auf und gehen zu einer aktiven Intervention über, um der Person zu helfen, mit ihrer Reaktion zurechtzukommen (mehr dazu in Kapitel 8). Sobald sie nicht mehr überfordert, sondern zentriert und mitteilungsfähig ist, können wir die Anamnese fortsetzen.

Validieren, validieren, validieren

Es ist wahrscheinlich nicht nötig zu erwähnen, dass wir die neurobiologischen, emotionalen, kognitiven und behavioralen Reaktionen auf die traumatischen Ereignisse wiederholt bestätigen und normalisieren. Wir wollen deutlich vermitteln, dass es sich um normale Reaktionen auf solche Ereignisse handelt: Kopf und Körper bemühen sich nach Kräften, uns zu beschützen. (Manchmal invalidieren allzu enthusiastische Therapeuten und Therapeutinnen unabsichtlich solche Reaktionen, weil sie vorschnell zur Vermittlung von zentralen ACT-Techniken übergehen, ohne vorher diese wichtige Grundlage zu schaffen. Dabei vergessen sie, dass Validierung normalerweise der erste Schritt zu Defusion und Akzeptanz ist.) Abgesehen davon haben viele Menschen zur Bewältigung ihres Traumas Dinge getan, wegen derer sie sich jetzt schämen oder schuldig fühlen. Auch in solchen Fällen muss wieder ausgiebig validiert werden, um zu vermitteln: »Das mussten Sie tun, um mit dem umzugehen, was Sie durchgemacht haben; und damals hat es einem nützlichen Zweck gedient.«

Den aktuellen Zustand überprüfen

Während wir die Anamnese erheben, bitten wir die Person von Zeit zu Zeit innezuhalten und ihre Gefühle wahrzunehmen. Zum Beispiel so: »Kann ich einen Moment auf Pause drücken? Natürlich würde ich gern die restliche Geschichte hören, aber mir fällt auf, dass Sie gerade ganz aufgebracht wirken. Darf ich fragen, was Sie jetzt fühlen?« Folgen lassen können wir Fragen wie »Wo spüren Sie das im Körper?« und »Wie würden Sie dieses Gefühl benennen?«

Dieses Vorgehen vermittelt uns wertvolle Informationen. Wenn die Person sagt, sie würde überhaupt nichts fühlen oder wisse nicht, was sie fühle, weist das wahrscheinlich auf Erlebensvermeidung und eine Abkoppelung von der Innenwelt hin. Berichtet sie hingegen von Enge in der Brust und Knoten im Magen und bezeichnet das als »Beklommenheit«, weist das auf die nützliche Fähigkeit hin, Kontakt zum gegenwärtigen Moment herzustellen sowie Emotionen wahrzunehmen und zu benennen. Anschließend können wir die Akzeptanzfähigkeit einschätzen, indem wir die Person bitten, »das Gefühl zuzulassen« und festzustellen, ob sie »sich öffnen und Raum dafür schaffen« kann. Ist sie dazu nicht in der Lage, dann ist das eben so; und falls doch, ist es ein guter Ausgangspunkt dafür, Akzeptanztechniken zu vermitteln.

Ähnlich können wir verfahren, um die Fähigkeit der Person einzuschätzen, ihre Gedanken wahrzunehmen: »Jetzt bin ich aber neugierig, weil Sie mir gerade etwas sehr Persönliches mitgeteilt haben. Wenn ich in Ihren Kopf hineinhören könnte, was würde der Ihnen jetzt wohl darüber erzählen?«

Stärken und Ressourcen

Während die Person über ihre Probleme spricht, hören wir mitfühlend zu, validieren ihre Schwierigkeiten und halten Ausschau nach psychischer Rigidität. Das ist jedoch nur die eine Seite der Medaille. Entdecken wollen wir auch Fertigkeiten, Stärken und Ressourcen, die verwendet werden können. Zu diesem Zweck können wir fragen:

- Gibt es irgendwelche Bereiche in Ihrem Leben, wo alles relativ in Ordnung ist oder gut läuft?
- Was tun Sie eigentlich gern? Haben Sie Hobbys oder andere Interessen?
- Vermittelt etwas Ihnen ein Gefühl von Sinn oder Zweck oder eine Verbindung mit etwas Größerem? Oder ein Gefühl von Stolz oder Leistung? Oder ein Gefühl, dass Sie sich selbst treu sind?
- Gibt es Zeiten, in denen schwierige Gedanken und Gefühle auftauchen, von denen Sie sich aber trotzdem nicht davon abhalten lassen zu tun, was Ihnen wirklich wichtig ist?

Solche Fragen sprechen Stärken und Ressourcen an, die wir uns später als Basis für den Umgang mit Werten und für engagiertes Handeln zunutze machen können.

Therapieziele bestimmen

Es ist wichtig, schon früh mit der ACT übereinstimmende Therapieziele zu bestimmen, sonst stellen wir womöglich irgendwann fest, dass die Menschen, mit denen wir arbeiten, etwas anderes erwarten als das, was wir anbieten. Allerdings kann das eine ziemliche Herausforderung darstellen. Meist treffen wir auf eine Haltung, die von Erlebensvermeidung geprägt ist; das Hauptziel läuft darauf hinaus, sich »besser zu fühlen« und unerwünschte Kognitionen, Emotionen und Erinnerungen loszuwerden. Solche »emotionalen Ziele« schaffen gewaltige Probleme, wenn wir ihnen zustimmen, weshalb eine geschickte Umdeutung erforderlich ist.

Wie emotionale Ziel umgedeutet werden können

Die folgende Aufforderung (aus Strosahl u. a. 2012) ist eine gute Methode, emotionale Ziele zu erfahren:

> **Therapeut:** Ich würde gerne einen Eindruck davon bekommen, was Sie von unseren Gesprächen erwarten. Können Sie daher bitte den folgenden Satz vervollständigen? »Ich weiß, dass die Therapie funktioniert, wenn ich ...«

Beinahe immer kommen dabei emotionale Ziele zum Vorschein, zum Beispiel: »Wenn ich ... nicht mehr beklommen bin, mich nicht mehr ständig infrage stelle, nicht mehr deprimiert bin, nicht mehr dauernd die Geduld verliere, nicht mehr so wütend bin, nicht mehr nervös bin, endlich diese Erinnerungen und Albträume loswerde, mich nicht mehr so betäubt und leer fühle, nicht mehr alles persönlich nehme, nicht mehr so gereizt bin, keinen Schmerz mehr empfinde.« Solche Ziele verfolgen alle dieselbe Absicht, nämlich Erlebensvermeidung: Ich will meine unerwünschten Kognitionen, Emotionen und Körperempfindungen loswerden.

Manchmal wird das auch so ausgedrückt: »Wenn ich ... das überwunden habe, wieder der Alte bin, wieder normal bin, mehr Selbstwertgefühl habe, wie alle anderen bin, das hinter mir gelassen habe, mich gut in meiner Haut fühle, mit meinen Leben zurechtkomme.« In solchen Fällen fragen wir: »Und wie werden Sie wissen, dass Sie das erreicht haben?« Bei der folgenden Antwort wird die Absicht erkennbar: »Ich würde XYZ fühlen; ich würde ABC nicht mehr fühlen.«

Andere emotionale Ziele lauten: »Wenn ich … glücklich bin, mich gut fühle, mich normal fühle, mehr Selbstvertrauen habe, mich ruhig fühle, wieder lachen kann, Freude empfinde, entspannt bin, eine positive Lebenshaltung habe.« Dann können wir erwidern: »Sie fühlen sich also nicht so, wie Sie sich eigentlich fühlen wollen. Aber was für Gedanken und Gefühle haben Sie eigentlich momentan?« Dadurch kommen augenblicklich die unerwünschten Gedanken und Gefühle zum Vorschein.

EMOTIONALE ZIELE SIND NORMAL!

Alle oben aufgeführten Ziele sind völlig normal. Wir neigen alle zu Erlebensvermeidung, wir wollen uns alle gut fühlen und vermeiden, uns schlecht zu fühlen. Problematisch ist jedoch, dass exzessive Erlebensvermeidung – samt allen Problemen, die sie verursacht – eine zentrale Rolle bei traumabezogenen Störungen spielt. Wenn wir solchen Zielen also zustimmen, verstärken wir das nur. Die Menschen, die zu uns kommen, werden meist stark von schmerzhaften Gedanken, Gefühlen und Erinnerungen gequält; sie sind damit überfordert oder davon gelähmt. Daher wollen wir ihr psychisches Leiden so schnell wie möglich vermindern. Das tun wir jedoch nicht, indem wir versuchen, sie von diesem Leiden zu befreien. Stattdessen müssen wir ihre Ziele so umdeuten, dass sie zur ACT passen, und das muss ohne Konfrontation geschehen. Daher sagen wir beispielsweise nie: »In der ACT versuchen wir nicht, Ihre schwierigen Gedanken und Gefühle zu beseitigen. Das heißt, es geht uns hier nicht darum, dass Sie sich ›gut fühlen‹.« (Vor allem, da mehr als dreitausend publizierte Studien zeigen, dass die emotionalen Schmerzen sich tatsächlich vermindern und dass die Betreffenden sich besser fühlen werden.)

DAS UMFASSENDE ZIEL IN DER ACT

Glücklicherweise gibt es ein umfassendes, mit der ACT übereinstimmendes Therapieziel, das sich auf jede Person anwenden lässt. Es ist ein einfacher Satz, der schnell jedes Ziel, bei dem es um emotionale Kontrolle geht, umdeutet: »Neue Fertigkeiten lernen, um wirksamer mit schwierigen Gedanken und Gefühlen umgehen zu können«. Sobald wir wissen, welche schwierigen privaten Erlebnisse vermieden werden sollen, können wir sagen:

Therapeutin: In Ihnen tauchen allerhand sehr schwierige Gedanken, Gefühle und Erinnerungen auf, zum Beispiel (*erwähnt einige davon*). Aber ich kann Ihnen helfen, ein paar neue Techniken zu lernen, damit Sie wirksamer damit umgehen können.

Dazu zwei Beispiele:

Klient: Dann würde ich alles nicht mehr so persönlich nehmen. Das heißt, es würde mich nicht mehr derart runterziehen, wenn Dave mich veräppelt.

Therapeutin: Okay, und in dem Moment, wenn Sie etwas persönlich nehmen oder sich davon runterziehen lassen, was für Gedanken und Gefühle tauchen da in Ihnen auf? (*Wartet auf eine Antwort.*) Und was tun Sie, wenn Sie sich in diesen Gedanken und Gefühlen verstricken? (*Wartet auf eine Antwort.*) Hm, da habe ich einen Vorschlag. Sie könnten lernen, sich von diesen schwierigen Gedanken und Gefühlen zu lösen – das heißt, denen ihre Kraft und Wirkung zu nehmen, damit sie Sie nicht mehr so fertigmachen. Meinen Sie, das wäre nützlich für Sie?

Klient: Ich will einfach mehr Selbstwertgefühl haben.

Therapeutin: Was meinen Sie mit Selbstwertgefühl?

Klient: Ach, Sie wissen schon ... dass ich mich wohl in meiner Haut fühle.

Therapeutin: Gut, Sie wollen also anders über sich denken und sich anders fühlen, positiver und zuversichtlicher?

Klient: Genau.

Therapeutin: Tja, dann nehme ich an, dass in Ihnen Gedanken und Gefühle auftauchen, die Sie nicht haben wollen. Wie sehen die denn aus? (*War-*

tet auf eine Antwort.) Und was tun Sie, wenn Sie sich in diesen Gedanken und Gefühlen verstricken? (*Wartet auf eine Antwort.*) Hm, da kann ich Ihnen helfen, ein paar neue Techniken zu lernen, mit diesen schwierigen Gedanken und Gefühlen umzugehen – denen ihre Kraft zu nehmen, damit sie Sie nicht mehr herunterziehen oder behindern können. Meinen Sie, das könnte Ihnen etwas bringen?

Gelegentlich bekommen wir zu hören, vor allem wolle man furchtbare Erinnerungen loswerden. In diesem Fall kann die Horrorfilm-Metapher (Harris 2015a) zum Zug kommen.

Die Horrorfilm-Metapher

Therapeut: Wir können Erinnerungen nicht einfach entfernen – im Gehirn gibt es keine Löschtaste –, aber wir können sie umwandeln. Angenommen, wir vergleichen die Erinnerungen, die Sie haben, mit einem furchterregenden Horrorfilm, obwohl die offensichtlich viel, viel schlimmer sind, weil Horrorfilme fiktiv sind, während Sie das ja wirklich erlebt haben. Wenn Ihre Erinnerungen auftauchen, ist es also so, als würden sie sich auf einem riesigen Bildschirm einen Horrorfilm ansehen, ganz allein, spät in der Nacht, in einem großen, leeren Haus mitten auf dem Land, während draußen ein Gewitter tobt. Das ist furchterregend und bedrückend. Aber Sie können anders auf diese Erinnerungen reagieren als sonst, und zwar so: Es ist derselbe Horrorfilm, nur läuft der jetzt auf dem Display eines Handys, das Handy liegt in einer Zimmerecke, es ist heller Tag, Sonnenlicht strömt durch die Fenster, Sie sind zusammen mit den Menschen, die Sie lieben, essen etwas Leckeres, hören tolle Musik, tun also etwas, was Sie gerne tun. Hätten Sie Interesse, zu lernen, wie das geht?

Solche Umdeutungen machen es leicht, neue TFACT-Fertigkeiten wie Defusion, Akzeptanz und Selbstmitgefühl einzuführen. Wenn wir für diesen Prozess den Punkt der Entscheidung nutzen, schreiben wir die unerwünschten Gedanken und Gefühle ganz unten hin, während wir neben den Pfeil für die Hinbewegungen »Techniken, um sich aus der Verstrickung zu lösen« schreiben.

DIE EINZIGE AUSNAHME: EMOTIONALE TAUBHEIT

Es gibt eine Ausnahme für das umfassende Ziel, von dem oben die Rede war – wenn jemand versucht, emotionale Taubheit loszuwerden. Die Klientin in dem folgenden Gesprächsausschnitt wurde während ihrer gesamten Kindheit emotional, körperlich und sexuell missbraucht; jetzt neigt sie zu dissoziativen Zuständen, selbstverletzendem Verhalten, Dermatillomanie und Binge Eating. In ihrem Beruf als Künstlerin ist sie erfolgreich, hat jedoch keine enge Beziehung zu ihren beiden Kindern. Sie hat das Gefühl, dass sie nie eine Verbindung zu ihnen aufbauen wird und ist sich nicht einmal sicher, ob sie das überhaupt will. Sie sagt, sie habe noch nie Glück empfunden und nie ein Gefühl von Erfolg, Erfüllung, Liebe und Zuneigung gehabt.

Klientin: Ich hab es derartig satt, so zu sein. Ich will einfach wissen, wie es ist zu lachen oder wenigstens ein bisschen Freude, Glück und Liebe zu spüren. Irgendetwas jedenfalls!

Therapeutin: Das heißt, Sie spüren nichts dergleichen?

Klientin: Ich spüre überhaupt nichts mehr.

Therapeutin: Sie sind da also völlig taub?

Klientin: So ziemlich. Gut, manchmal bin ich deprimiert oder gereizt. Aber meistens fühle ich mich bloß tot.

Therapeutin: Bei Leuten, die so etwas durchgemacht haben wie Sie, kommt das sehr häufig vor. (*Die Therapeutin erklärt kurz, wie emotionale Taubheit durch die »Notabschaltung« zustande kommt, bevor sie* *fortfährt.*) Da können wir jedoch etwas Nützliches tun. Ich kann Sie unterstützen, ein paar neue Techniken zu lernen, mit denen Sie in Ihren Körper hineinspüren können, damit Sie Zugang zum ganzen Spektrum Ihrer Gefühle bekommen. Vom »ganzen Spektrum« spreche ich, weil wir nicht einfach auswählen können, welche Gefühle wir empfinden. Es geht also darum zu lernen, wie Sie sich auf den Körper einstellen und alle Ihre Emotionen spüren können. In dem Zusammenhang können Sie aber noch etwas lernen, nämlich wie Sie mit schwierigen Gedanken umgehen können, wenn die auftauchen, wie man diesen Gedanken die Wirkung nimmt, damit man von ihnen nicht mehr herumgeschubst wird. Und wenn Sie lernen, eine Verbindung zu Ihren eigenen Gefühlen aufzunehmen, wird Ihnen das auch helfen, eine Verbindung zu Ihren Kindern aufzubauen.

Konkrete Verhaltensziele bestimmen

Zusätzlich zu den genannten Zielen wollen wir konkrete Verhaltensziele bestimmen: »Wenn unsere Arbeit hier erfolgreich ist, was werden Sie dann anders machen als bisher?« Hinzufügen können wir:

- Womit werden Sie anfangen und was werden Sie öfter tun?
- Womit werden Sie aufhören und was werden Sie weniger oft tun?
- Inwiefern werden Sie anders mit sich umgehen?
- Inwiefern werden Sie anders mit anderen Menschen umgehen?
- Welche Orte werden Sie neu oder wieder aufsuchen?
- An welchen Ereignissen werden Sie neu oder wieder teilnehmen?
- Mit welchen Aktivitäten werden Sie neu oder wieder beginnen?
- Wer sind die wichtigsten Menschen in Ihrem Leben? Was werden Sie in den Beziehungen zu ihnen anders machen?

Darüber hinaus können wir viele weitere Fragen stellen, darunter die klassische Frage mit dem »Zauberstab«:

> **Therapeutin:** Angenommen, ich habe hier einen Zauberstab – einen echten, der tatsächlich wirkt –, und wenn ich den jetzt schwinge, verlieren all die schwierigen Gedanken und Gefühle, mit denen Sie kämpfen, plötzlich ihre ganze Wirkung. Sie können sie einfach abschütteln, ohne davon herumgeschubst zu werden. Was würden Sie dann anders machen?

In dem folgenden Dialog verwendet die Therapeutin eine andere beliebte Strategie, den »Dokumentarfilm«.

EINE SITZUNG MIT SUE: KONKRETE VERHALTENSZIELE

Sue ist vierzig Jahre alt, sie ist verheiratet und hat zwei kleine Töchter. Vor einigen Jahren war sie das Opfer einer grausamen sexuellen Gewalttat, bei der sie mehrere Stunden lang wiederholt vergewaltigt wurde. Sie lässt viele Traumasymptome erkennen, darunter Selbsthass, Abneigung und Ekel hinsichtlich ihres Körpers, ein erhöhtes Angstniveau, ständige Sorgen, Vermeidung von sexueller und emotionaler Intimität mit ihrem Mann und wiederholtes Ritzen von Oberschenkeln und Unterbauch mit einer Rasierklinge. Sie nimmt keinerlei Blickkontakt mit der Therapeutin auf und hat immer den Kopf gesenkt. Auf den Schoß hat sie ein großes Kissen gelegt, das ihren Körper von der Taille bis zu den Knien verdeckt.

> **Therapeut:** Ich möchte nur ein bisschen klarer sehen, wie sich Ihr Leben ändern wird, wenn unsere Arbeit hier erfolgreich ist. Stellen Sie sich daher bitte vor, dass ich Sie mit einem Kamerateam begleite, das Sie eine Woche lang filmt. Den ganzen Tag lang zeichnet es alles auf, was Sie sagen und tun, und anschließend machen wir einen Dokumentar-

film daraus. Dasselbe tun wir irgendwann in der Zukunft nach Ende der Therapie und machen wieder einen Film. Was würden Sie in dem neuen Film wohl gerne sehen und hören?

Klientin: Da könnte ich Sie wahrscheinlich ansehen.

Therapeut: Okay, also wäre da mehr Blickkontakt?

Klientin: Hm, ja. Manchmal schaffe ich das ja, aber ... na ja.

Therapeut: Gibt es bestimmte Leute, mit denen Sie dann mehr Blickkontakt hätten?

Klientin: Tja, Leute wie Sie, die wissen, was mir zugestoßen ist.

Therapeut: Ist das am schwierigsten bei Leuten, die Sie kennen?

Klientin: Ja. Manchmal schaffe ich es bei ... na ja, bei Leuten, die ich gerade erst kennengelernt habe. Aber nicht bei welchen, die Bescheid wissen.

Therapeut: Okay. Würden wir in dem Film denn noch andere Veränderungen sehen?

Klientin: Tja, wahrscheinlich wäre ich nicht mehr so, äh, so verschüchtert.

Therapeut: Aha. Aber ... wie würden wir das in dem Film sehen?

Klientin: Na ja, ich würde wohl einfach ... ich würde nicht die ganze Zeit versuchen, mich zu verstecken, zum Beispiel mit so Sachen da (*zeigt auf das Kissen, das ihre Oberschenkel verdeckt*).

Therapeut: Wie mit dem Kissen?

Klientin: Genau.

Therapeut: Wenn Sie also hier bei mir wären, würden Sie ohne das Kissen dasitzen?

Klientin: Ja. Und vielleicht würde ich andere Klamotten tragen.

Therapeut: Was für welche denn?

Klientin: Äh, zum Beispiel ärmellose Tops und Stiefel, wissen Sie, eben ein bisschen was Moderneres.

Therapeut: Okay. Sie würden sich also ein wenig moderner anziehen?

Klientin: Genau.

Therapeut: Und was würden wir in dem Film anders sehen und hören, wenn Sie mit Ihrem Mann zusammen sind?

Klientin: Ach, mit dem würde ich mich wahrscheinlich ein bisschen öfter unterhalten und ihn nicht mehr so oft anlügen.

Therapeut: Hm. Sie wären also aufrichtiger ihm gegenüber?

Klientin: Ja, ich würde mich nicht mehr so sehr verstecken.

Therapeut: Alles klar. Gibt es irgendwelche bestimmten Dinge, die Sie nicht vor ihm verstecken würden?

Klientin: Na ja, Sie wissen schon, das mit dem Ritzen und so.

Therapeut: Aha. Würden Sie sich vielleicht auch nicht mehr so oft ritzen oder sogar ganz damit aufhören?

Klientin: Ich würde es ganz bleiben lassen.

Therapeut: Und wenn der Impuls dazu auftaucht, was werden Sie dann tun – statt sich zu ritzen?

Klientin: Hmmmm (*schüttelt den Kopf*). Keine Ahnung.

Therapeut: Macht nichts – damit können wir uns später beschäftigen. Gibt es noch irgendwas anderes, was wir in dem neuen Film sehen und daraufhin sagen würden: »Toll! Sue hat da wirklich Fortschritte gemacht … die Therapie hat ihr wirklich geholfen«?

Klientin: (*leise glucksend*) Ach, wahrscheinlich wäre es nicht mehr derart sauber bei mir zu Hause.

Therapeut: Und wenn Sie nicht mehr ständig putzen, was werden Sie dann mit der gewonnenen Zeit machen?

Klientin: Mit den Kindern spielen.

Therapeut: Toll. Wir würden in dem Film also sehen, wie Sie öfter mit Ihren Kindern spielen. Sonst noch etwas?

Klientin: Tja, ich müsste mir nicht mehr ständig Sorgen machen. Ich könnte die zwei Mädchen einfach zu ihren Freundinnen nach Hause gehen lassen, ohne mir den Kopf darüber zu zerbrechen.

Therapeut: Woran würden wir denn in dem Film sehen und hören, dass Sie es richtig gut schaffen, sich von ihren Sorgen zu lösen?

Klientin: Die beiden könnten einfach gehen.

Therapeut: Die Mädchen könnten einfach zu ihren Freundinnen gehen?

Klientin: Ja, ich müsste nicht mehr so viel planen, und ich würde nicht zu Hause sitzen und mir die ganze Zeit Sorgen machen.

Therapeut: Alles klar. Und was würden wir in dem ersten Film, in dem von heute, sehen, wenn die zwei Mädchen bei ihren Freundinnen sind, und Sie sind zu Hause? Woran würden wir sehen oder hören, dass Sie total in Ihre Sorgen verstrickt sind?

Klientin: Hm ... ach, ich würde wohl putzen oder mich duschen oder so was in der Richtung.

Therapeut: Okay. Und was würden wir in dem neuen Film sehen, wenn die zwei Mädchen weg sind und Sie sich von Ihren Sorgen gelöst haben? Was würden Sie dann tun, statt zu duschen oder zu putzen?

Klientin: Hm. Vielleicht ein Buch lesen oder mich bewegen.

Therapeut: Ah ja. Und was würden Sie da machen?

Klientin: Na ja, spazieren gehen. Oder vielleicht Fahrrad fahren.

Einige Anmerkungen

Zu dem obigen Gesprächsausschnitt gibt es ein paar Dinge anzumerken.

1. In schriftlicher Form sieht der Dialog ziemlich lang aus, aber in der Sitzung hat er nur einige Minuten gedauert.

2. Als die Klientin auf das emotionale Ziel zu sprechen kommt, sich »keine Sorgen zu machen«, deutet die Therapeutin es zu dem konkreten Verhaltensziel um, sich »von den Sorgen zu lösen«. Es gibt viele Möglichkeiten, diese Technik anzuwenden. Wenn jemand zum Beispiel sagt »Ich würde mich nicht mehr deprimiert fühlen«, können wir fragen: »Woran würden wir denn in dem neuen Film sehen, dass Sie sich von den ganzen deprimierenden Gedanken und Gefühlen gelöst haben?«

3. Fragen wie »Was würden Sie dann nicht mehr tun?« identifizieren Verhaltensweisen, die von der Person als problematisch betrachtet werden, bestimmen jedoch keine Verhaltensziele. Warum? Weil Verhaltensziele beschreiben, was man tun will (im Gegensatz zu dem, was man nicht tun will). Wir müssen daher die Frage »Was werden Sie stattdessen tun?« folgen lassen. Als Sue sagt, sie würde sich nicht mehr ritzen, fragt die Therapeutin daher: »Und wenn der Impuls dazu auftaucht, was werden Sie dann tun – statt sich zu ritzen?« Falls die Person das nicht weiß, normalisieren und validieren wir diese Reaktion und nehmen uns vor, das Thema später zu erforschen.

4. Manche Menschen reagieren negativ auf das Wort »Ziele«, weil es in ihnen Scham oder Versagensängste auslöst. Wir sollten es daher in den ersten Sitzungen vermeiden. Im obigen Gesprächsausschnitt taucht es übrigens nie auf.

WIE MAN AUS ZIELEN WERTE »EXTRAHIEREN« KANN

Der nächste Schritt besteht darin, aus den konkreten Verhaltenszielen der Person einige Werte zu »extrahieren«. (Manche Therapierende klären zuerst die Werte, bevor sie Ziele bestimmen; das ist ebenfalls in Ordnung.) Normalerweise befinden sich die Werte direkt unter der Oberfläche. Werfen Sie dazu bitte einen Blick auf das obige Protokoll und überlegen Sie, welche Werte wahrscheinlich den folgenden Zielen zugrunde liegen: mit den Kindern spielen, weniger planen, sich nicht mehr ritzen, Fahrrad fahren, ein Buch lesen, Blickkontakt aufnehmen, moderne Kleidung tragen? Bitte notieren Sie ein paar Dinge, bevor Sie weiterlesen.

An diesem Punkt wissen wir zwar noch nicht, was die Werte der Person sind, aber wir können trotzdem eine wohl begründete Vermutung anstellen:

Therapeut: Bitte sagen Sie mir doch mal, ob ich das richtig oder falsch verstanden habe. Ich habe den Eindruck, dass Sie sich als Mutter lockerer und gelassener verhalten wollen. Stimmt das?

Klientin: Ja. Und nicht so ernst. Ich will fröhlicher sein.

Therapeut: Gut, also wollen Sie als Mutter locker, gelassen und fröhlich sein. Und was den Umgang mit Ihrem Mann angeht, habe ich den Eindruck, dass Sie offener und aufrichtiger sein wollen.

Klientin: Das stimmt.

Therapeut: Was ist mit dem Umgang mit anderen Leuten? Es sieht so aus, als wollten Sie da auch offener und authentischer sein – das heißt mehr wie Ihr wahres Ich, statt sich zu verstecken.

Klientin: Ja, genau. Und, wissen Sie, mehr so, wie ich mit meinem Mann umgehen will, alsodass ich mehr mit den Leuten spreche und ihnen sage, was ich wirklich denke.

In der obigen Passage werden explizit folgende Werte benannt: locker, gelassen, fröhlich, offen, aufrichtig, authentisch. Aber wie Sie sehen, spricht die Therapeutin nie konkret von »Werten«, weil das häufig missverstanden wird. Im Allgemeinen ist es besser, diesen Begriff zu vermeiden, bis das Thema Werte in späteren Sitzungen in den Mittelpunkt rückt. Manchmal erlebe ich, dass Kolleginnen und Kollegen dagegen einwenden: »Aber heißt das nicht, dass wir den Leuten irgendwelche Worte in den Mund legen?« Worauf ich erwidere: »Tja, hm, irgendwie schon … aber eigentlich doch nicht.« Wir helfen den Menschen, mit denen wir arbeiten, lediglich dabei, ihre Werte in Worte zu fassen – oft zum ersten Mal in ihrem Leben. Wenn wir dabei etwas falsch verstehen, korrigieren sie uns normalerweise: »Nein, das ist es nicht!« Aber wenn wir richtig liegen, übernehmen sie es meist begeistert.

Wenn Sie sich nicht wohl bei diesem Verfahren fühlen, verzichten Sie bitte darauf und warten Sie, bis Sie mit einer expliziten Klärung der Werte anfangen, wie sie in Kapitel 15 beschrieben wird. Denken Sie außerdem daran, dass manche Menschen – vor allem solche mit komplexem Trauma – ein derart verarmtes Selbstgefühl haben, dass ihnen schon die Vorstellung von Werten völlig fremd ist. In solchen Fällen benötigt es eventuell einen sehr langsamen Prozess, die vorhandenen Werte zu klären (zum »verarmten Selbst« siehe Kapitel 21). Wenn die Person also immer wieder erklärt »Ich weiß nicht, was ich will« oder »Ich will mich nur besser fühlen«, lassen wir uns davon nicht aus dem Konzept bringen, sondern gehen wie folgend vor.

Hindernisse für das Bestimmen von Therapiezielen

Manchmal ist es ziemlich leicht, Therapieziele zu bestimmen, und manchmal ist es teuflisch schwierig. Werfen wir einen kurzen Blick auf die häufigsten Hindernisse und darauf, wie sie überwunden werden können.

MIR IST ALLES EGAL

Manchmal behaupten die Menschen, die uns konsultieren, es sei ihnen alles egal. Wir wissen jedoch, dass sie nicht in die Therapie kommen würden, wenn nicht doch irgendetwas von Bedeutung für sie wäre. Zumindest haben sie Interesse daran, ihr eigenes Leiden zu vermindern – und meist sind ihnen auch ihre Angehörigen wichtig. Daher können wir sofort auf den Wert verweisen, sich um sich selbst oder um andere zu kümmern.

Klient: Mir ist alles egal.

Therapeutin: Ich höre Sie das sagen ... aber trotzdem sind Sie hier ... das heißt, Sie sind zu diesem Gespräch gekommen. Das war nicht leicht, nicht wahr? Sie haben ja selbst gesagt, dass es mit viel Angst verbunden war und dass Sie überlegt haben, den Termin abzusagen. Dennoch haben Sie es trotz dieser ganzen schwierigen Gedanken und Gefühle hierher geschafft. Deshalb frage ich mich: Was ist Ihnen so wichtig, dass Sie doch gekommen sind?

Die Antworten auf diese Frage fallen meist unter zwei Kategorien: Die Person ist sich selbst wichtig (z. B. Ich will mich glücklich fühlen, Ich will mein Leben wiederhaben, Ich hab es einfach satt, mich so zu fühlen) oder sie sorgt sich um andere Menschen (z. B. Ich will meinen Kindern nicht zur Last fallen, Ich will nicht, dass meine Frau mich verlässt). Das können wir so erforschen:

Therapeutin: Also, ich sehe das so. Ein Teil von Ihnen sagt: »Mir ist alles egal.« Aber da ist noch ein anderer Teil von Ihnen – nennen wir ihn den »fürsorglichen Teil« –, der Sie heute hierhergeführt hat, obwohl Sie Angst hatten und absagen wollten. Wenn wir es also schaffen, dass Sie ein bisschen mehr Zugang zu diesem »fürsorglichen Teil« bekommen, kann der eine nützliche Quelle für Motivation sein.

HOFFNUNGSLOSIGKEIT, NIHILISMUS UND SUIZIDALITÄT

Manchmal ist die Person mit Nihilismus oder Hoffnungslosigkeit verschmolzen: Das Leben hat keinen Sinn. Alles ist zwecklos. Das Leben ist Leiden, und dann stirbt man. Es hat keinen Zweck, etwas zu tun, weil das Leben sinnlos ist. Es gibt keine Hoffnung. Nichts funktioniert. Ich bin ein hoffnungsloser Fall. Der Umgang damit wird in Kapitel 10 unter der Überschrift »Therapiesitzung: Defusion von Zweifel und Hoffnungslosigkeit« behandelt. Was Suizidgedanken angeht, finden Sie Hinweise in Kapitel 26.

EINSICHT UND VERSTEHEN

Manchmal bekommen wir zu hören, die Person sei in die Therapie gekommen, weil sie »sich verstehen will« oder »wissen will«, warum sie so ist. Darauf können wir erwidern: »Das leuchtet mir völlig ein, und bei unseren Gesprächen werden Sie viel über Ihre Gedanken und Gefühle erfahren. Sie werden verstehen, woher die kommen, weshalb Sie sie haben, warum Sie sich so verhalten, wie Sie es tun, was wirklich wichtig für Sie ist und so weiter. Aber wenn das alles wäre, was hier passiert – dass Sie sich selbst verstehen, ohne dass etwas in Ihrem Leben sich ändert und daher alles genauso weitergeht wie heute – wäre das ein gutes Resultat? Oder gibt es Dinge, die Sie in Ihrem Leben ändern wollen?«

ÜBERHAUPT KEINE ZIELE

Egal, wie geschickt wir darin werden, Ziele zu bestimmen, beißen wir manchmal auf Granit. Das heißt, die Person reagiert auf jede Frage mit »Das weiß ich nicht« oder »Da hab ich keine Ahnung«, sie zuckt die Schultern und verstummt oder drückt aus, dass sie überhaupt nichts will. Wenn das passiert, hören wir auf zu fragen und erkunden stattdessen mitfühlend, warum die Person so reagiert. Ist sie mit Hoffnungslosigkeit verschmolzen? Von den Fragen überfordert? Unfähig, sich die Zukunft vorzustellen? Mit diesen Hindernissen können wir umgehen wie erforderlich und dann zu unserer ursprünglichen Frage zurückkehren.

Allerdings wollen wir Spannungen und Konflikte vermeiden. Wenn jemand also wiederholt sagt: »Das weiß ich nicht«, können wir erwidern: »Mir ist klar, dass Sie jetzt im Moment wirklich nicht wissen, was Sie wollen. So was kommt ziemlich häufig vor. Wie wär's, wenn wir uns das für später aufheben und es zu einem Teil unserer Arbeit werden lassen? Hauptsächlich geht es ja darum, dass Sie im Moment leiden. Deshalb schlage ich als unser wichtigstes Ziel vor, dass Sie neue Techniken lernen, wirksamer mit den ganzen schmerzhaften Gefühlen umzugehen.«

Kernpunkte

Nachdenklich und mitfühlend zuzuhören, während wir die Geschichte, um die es geht, erfahren, ist von grundlegender Bedeutung. Wenn die Person vor uns fähig und bereit ist, uns etwas zu erzählen, erfahren wir nicht nur, wie sie in der Vergangenheit gelitten hat und welche Probleme sie gegenwärtig hat; wir lernen auch ihre Stärken und Ressourcen kennen. Anschließend bestimmen wir die Ziele für die Therapie und locken dabei, falls möglich, auch die vorhandenen Werte hervor. Diese Informationen erleichtern unsere Sitzungen und sorgen dafür, dass wir uns immer auf die Person vor uns einstellen, denn sonst bleiben wir leicht stecken. Ziele zu bestimmen, fördert zudem Hoffnung und Optimismus; es vermittelt der Person das Gefühl, dass die Situation sich verbessern kann, dass Veränderungen eintreten können und dass ein besseres Leben möglich ist.

8

Den Anker werfen

Willkommen zum längsten Kapitel im Buch. Es ist eventuell das wichtigste, weil die Fertigkeit, um die es hier geht, auf so viele Facetten von Trauma anwendbar ist. Ich nenne sie »den Anker werfen« (Harris 2013); das ist ein Sammelbegriff für viele Achtsamkeitstechniken, die alle auf denselben drei Schritten beruhen. Übungen zum Ankerwerfen sind wirkungsvolle Erstinterventionen bei emotionaler Dysregulation, Flashbacks, Dissoziation, Über- und Untererregung, sozialem Rückzug, Sich-Sorgen, Grübeln, Zwangsgedanken, Panikattacken, extremer Fusion, Suchtverhalten, selbstverletzendem Verhalten, Suizidalität, Aggression … und vielem mehr.

Im sechsten Kapitel habe ich ein ACT-Programm erwähnt, das ich (mit Unterstützung vieler anderer) für die Weltgesundheitsorganisation zum Einsatz in Flüchtlingslagern entwickelt haben. Das Ankerwerfen ist die zentrale Achtsamkeitsfertigkeit in diesem Programm; die Teilnehmenden lernen es bereits früh in der ersten Sitzung. Es ist schnell und leicht vermittelbar, und Menschen aus vielen verschiedenen Ländern, darunter Uganda, Sudan, Syrien und die Türkei, haben gut darauf reagiert. Bemerkenswert ist, dass bei der ersten randomisierten kontrollierten Studie zu dem Programm (Tot u. a. 2020) keinerlei negative Auswirkungen festgestellt wurden. Es ist daher ein gutes Beispiel für traumasensitive Achtsamkeit.

Ich habe dieses Riesenkapitel in fünf Teile untergliedert. Der erste heißt: »Den Anker werfen – die Grundlagen«. Hier geht es um die zentralen Komponenten der Übung. Als Nächstes kommt »Mit einem extremen Erregungsniveau umgehen«, begleitet von Protokollen aus zwei verschiedenen Therapiesitzungen. Im dritten und vierten Teil, »Nachbesprechung« und »Modifikationen«, beschäftigen wir uns damit, wie man die Übungen auswertet und sie für unterschiedliche Probleme modifiziert. Der Titel des fünften Teils, »Hausaufgaben«, spricht für sich selbst.

Den Anker werfen – die Grundlagen

In dem folgenden Gesprächsausschnitt sehen wir, woher die Übung ihren Namen hat und wie sie vermittelt wird. In diesem Beispiel geht es hauptsächlich um Ängste; die Methode ist jedoch auf sämtliche Emotionen anwendbar.

Therapeut: Das, was Sie jetzt erleben, nenne ich einen »emotionalen Sturm«, weil so viele Gedanken in Ihrem Kopf herumwirbeln und so viele Gefühle durch Ihren Körper peitschen. Wenn uns solch ein emotionaler Sturm erfasst und vor sich hertreibt, können wir nichts Wirkungsvolles tun; wir können mit der Herausforderung oder dem Problem nicht effektiv umgehen.

Klient: Ich weiß! Deshalb verbocke ich ja ständig alles.

Therapeut: Tja, der Sturm rüttelt Sie einfach ständig durch.

Klient: Genau!

Therapeut: Hätten Sie dann vielleicht Interesse, sich eine Technik anzueignen, mit der man besser mit solchen emotionalen Stürmen umgehen kann?

Klient: Klar, natürlich! Das wäre gut. Richtig toll sogar.

Therapeut: Wunderbar. Dann wollen wir erst mal über echte Stürme sprechen. Nehmen wir an, Sie sitzen in einem Segelboot und fahren gerade dann in den Hafen, als ein gewaltiger Sturm heranzieht. Dann wollen Sie so schnell wie möglich den Anker werfen, nicht wahr? Sonst wird Ihr Boot aufs Meer hinausgetrieben.

Klient: Stimmt.

Therapeut: Aber indem man den Anker wirft, hat man keine Kontrolle über den Sturm. Der Anker hält nur das Boot fest, bis der Sturm von selbst vorübergeht. Wir werden jetzt etwas Ähnliches tun. Sie werden lernen, wie man den »Anker wirft«, wenn im Innern emotionale Stürme toben.

Klient: Okay.

Therapeut: Es ist allerdings keine Methode, Ihre Gefühle unter Kontrolle zu bringen, so wie ein echter Anker auch keine Kontrolle über einen Sturm hat. Es geht darum, dass Sie sich auch dann behaupten, wenn in Ihnen Stürme toben.

Klient: (*zögerlich*) Hmmmm ... tja ... was ist dann das Ziel?

Therapeut: Nun, eigentlich geht es um drei Ziele. Erstens soll Ihren ganzen schwierigen Gedanken und Gefühlen die Wirkung genommen werden, damit Sie dadurch nicht mehr so gebeutelt werden. Zweitens hilft es Ihnen, Kontrolle über Ihr Handeln zu behalten, damit Sie selbst in der Hand haben, was Sie sagen und tun, und dadurch wirksamer handeln. Und drittens können Sie dadurch besser die Aufmerksamkeit auf das richten, was wirklich wichtig ist.

Klient: Okay, das leuchtet mir ein.

Therapeut: Dann wollen wir es also versuchen?

Klient: Einverstanden.

(Aber was ist, wenn die Person sagt, sie wolle den Sturm verschwinden lassen? Damit beschäftigen wir uns gleich nachher.)

Tipp für die Praxis

Erstens: Machen Sie immer deutlich, dass das Boot in einen Hafen (oder eine seichte Bucht) segelt, wenn der Sturm aufkommt. Warum? Weil ein Boot draußen auf dem Meer bei Stürmen nicht den Anker wirft, worauf mit der Seefahrt vertraute Personen hinweisen werden.

Zweitens: Wenn die Person dissoziative Symptome zeigt oder überfordert ist, sollten Sie auf diese Metapher verzichten und direkt zur aktiven Intervention übergehen. Zum Beispiel so: »Ich merke, dass Sie überfordert sind, und ich möchte Ihnen gern helfen, damit umzugehen. Darf ich Ihnen dazu eine Übung zeigen?« Bringt die Person kein Wort heraus, sagen Sie: »Nicken Sie mit dem Kopf oder klopfen Sie mit dem Fuß, wenn Sie einverstanden sind.« Sobald die Person wieder zentriert ist, können Sie die Metapher später bei der Nachbesprechung anbringen.

Die AKE-Formel: Anerkennen, den Körper spüren, sich einlassen

Mit den drei Kernprozessen des Ankerwerfens können wir buchstäblich zahllose verschiedene Übungen gestalten, indem wir spontan improvisieren, die Übung je nach den auftretenden Reaktionen modifizieren und die Dauer von zehn Sekunden bis zu zwanzig oder dreißig Minuten variieren. Das Akronym »AKE« fasst diese Prozesse zusammen:

A für Anerkennen: Die innere Welt anerkennen
K für Körper: Eine Verbindung zum Körper herstellen
E für Einlassen: Sich bewusst einlassen auf das, was man tut

Hinweis: Als Alternative kann **A** auch »Die eigenen Gedanken und Gefühle anerkennen« bedeuten, K »In den Körper zurückkehren« und E »Sich auf die Welt einlassen«.

Bei Verankerungsübungen durchlaufen wir normalerweise drei bis fünf »AKE-Zyklen«, indem wir wiederholt Gedanken und Gefühle anerkennen, in den Körper hineinspüren und uns bewusst dem widmen, was wir gerade tun. Nachfolgend beschreibe ich zuerst jede Komponente für sich, und anschließend werden Sie sehen, wie diese Komponenten ineinanderfließen und sich überschneiden, wenn wir sie in der Therapie anwenden.

A – DIE INNERE WELT ANERKENNEN

Hier geht es darum, das innere Erleben achtsam wahrzunehmen und zu benennen. Tauchen zum Beispiel Ängste auf, registriert die Person eventuell bedrohliche Bilder, erschreckende Gedanken und unangenehme Empfindungen wie Herzrasen. Wenn sie versucht, ihr Suchtverhalten zu überwinden, nimmt sie ein zwanghaftes Verlangen und Entzugserscheinungen wahr. Das Ziel besteht darin, diese privaten Erlebnisse mit Offenheit und Interesse zu registrieren – und sie nicht-wertend zu benennen, mit Formulierungen wie Ich habe …, Da ist … und Ich nehme … wahr (z. B. Ich habe Gedanken darüber, wertlos zu sein, Da ist eine schmerzhafte Erinnerung, Ich nehme Taubheit wahr).

Wenn die Person in der Lage ist, uns mitzuteilen, was sie denkt und fühlt, ist das relativ leicht. Wenn wir beispielsweise fragen: »Was fühlen Sie momentan?«, und zur Antwort »Traurigkeit« bekommen, können wir sagen:

Therapeut: Dann akzeptieren Sie bitte, dass dieses Gefühl vorhanden ist … sagen Sie sich: Ich nehme Traurigkeit wahr.

Solche Sätze können wahlweise laut oder stillschweigend ausgesprochen werden. In den ersten Sitzungen wird meist Letzteres vorgezogen. Wenn die vorhandenen Kognitionen und Emotionen nicht spezifisch genannt werden können, verwenden wir unspezifische Begriffe wie »Schmerz«, »Unbehagen« oder »schwierige Gedanken und Gefühle«.

Therapeut: Akzeptieren Sie bitte, dass gerade etwas Schwieriges und Schmerzhaftes in Ihnen auftaucht. Wenn Sie das nicht in Worte fassen können, macht das nichts. Sagen Sie sich dann einfach: Da ist etwas Schmerzhaftes.

Während wir wiederholt die AKE-Formel durchlaufen, fördert das nicht-wertende Wahrnehmen und Benennen von inneren Erlebnissen – ohne zu versuchen, diese zu vermeiden oder loszuwerden – normalerweise sowohl Defusion wie Akzeptanz. Selbst wenn das beim ersten Durchlauf noch nicht der Fall sein sollte, nimmt es oft beim zweiten oder dritten seinen Anfang.

Im weiteren Verlauf der Therapie erweitern, verlängern und vertiefen wir die Komponente Anerkennen bei Verankerungsübungen. Wir verwenden mehr Zeit darauf, der Person zu helfen, Kontakt zu den vorhandenen Gedanken und Gefühlen aufzunehmen und sie zu erforschen – sich zu öffnen, Raum dafür zu schaffen und mit Selbstmitgefühl zu reagieren. Alternativ arbeiten wir mehr an den Defusionselementen und weisen die Person an, eine Weile ihrem Gedankenstrom zu folgen, bevor wir zur nächsten Phase übergehen.

Hinweis zur Problemlösung, wenn jemand nichts wahrnehmen oder benennen kann oder will

Manchmal ist die Person nicht fähig zu benennen, was sie wahrnimmt. Das liegt entweder daran, dass sie so verstört oder gelähmt ist, dass sie nicht denken kann, oder daran, dass sie noch nicht über die Fertigkeit verfügt, ihre privaten Erlebnisse zu benennen. Wenn wir wissen oder vermuten, dass jemand solche Schwierigkeiten hat, verzichten wir beim ersten Durchgang der Komponente »Anerkennen« auf die Anweisung zum Benennen und sagen stattdessen etwas wie:

Therapeutin: Bitte akzeptieren Sie, dass jetzt etwas Schwieriges und Schmerzhaftes aufgetaucht ist, und stellen Sie einfach fest, worum es sich handelt. Sind es Gedanken oder Gefühle, eine Erinnerung oder etwas, das in Ihrem Körper passiert?

Wenn wir dann zum zweiten Durchlauf von AKE kommen, regen wir die Person allmählich an, ihre Erfahrung zu benennen. Wir fragen: »Was taucht jetzt gerade auf? Was für Gedanken gehen Ihnen durch den Kopf? Was für Gefühle können Sie im Körper wahrnehmen?« Wenn wir jetzt eine Antwort bekommen, schließen wir die erhaltenen Informationen beim nächsten »Anerkennen« ein:

Therapeut: Gut, jetzt erkennen Sie noch einmal an, was in Ihnen vor sich geht ... sagen Sie sich: Ich nehme Angstgefühle wahr ... und Gedanken darüber, »es falsch zu machen«.

Kann die Person uns jedoch weiterhin nicht mitteilen, was sie denkt und fühlt, sagen wir wieder etwas wie:

Therapeutin: Okay, also ist es jetzt schwer, das in Worte zu fassen, und das ist in Ordnung so. Erkennen Sie wieder einfach an, dass in Ihnen etwas Schwieriges und Schmerzhaftes auftaucht. Und versuchen Sie wieder herauszubekommen, was es ist: Gedanken oder Gefühle, eine Erinnerung oder etwas, was in Ihrem Körper passiert.

Ein weiteres mögliches Problem besteht darin, dass die Person ihre schwierigen Gedanken und Gefühle manchmal gar nicht anerkennen will. In diesem Fall kann sie jedoch ihren Wunsch anerkennen, diese Gedanken und Gefühle zu vermeiden.

Therapeut: Dann können Sie anerkennen, dass in Ihrer inneren Welt etwas vor sich geht, was sehr schwierig ist … und was Sie sich im Moment nicht anschauen wollen. Sagen Sie daher schweigend zu sich selbst: Da ist etwas Schmerzhaftes, und ich bin nicht bereit, es anzusehen.

Was ist mit Leuten, die berichten, sie wüssten nicht, was sie fühlen? Oder mit jenen, die sagen, sie würden »überhaupt nichts denken«? Das kann an Erlebensvermeidung liegen oder an der mangelnden Fertigkeit, Kognitionen und Emotionen zu benennen. Oft liegt es an beidem. In Kapitel 10 (für Kognitionen) und Kapitel 13 (für Emotionen) behandeln wir die Fertigkeiten, die man braucht, um solche Hindernisse zu überwinden. Bevor wir sie vermittelt haben, können wir in den ersten Sitzungen sagen: »Dann erkennen Sie einfach nur an, dass etwas Unangenehmes da ist« oder »Dann registrieren Sie eben die Abwesenheit von Gedanken und Gefühlen«.

K – EINE VERBINDUNG ZUM KÖRPER HERSTELLEN

Hier geht es darum, eine Verbindung zum Körper herzustellen oder in ihn zurückzukehren. Zu diesem Zweck schlagen wir beispielsweise vor, dass die Person sich aufrecht hinsetzt, die Füße auf den Boden drückt, die Arme dehnt – und dabei neugierig ihre Bewegungen und die sich verändernden Körperempfindungen wahrnimmt. Was wir vorschlagen, muss individuell angepasst werden. Hat jemand beispielsweise chronische Schmerzen, die sich durch Dehnen der Arme verschlimmern würden, geben wir eine Anweisung wie: »Verlagern Sie die Sitzhaltung ganz langsam so, dass sie bequemer wird … ja, genau so … ganz, ganz langsam … und nehmen Sie wahr, wie Sie das tun … spüren Sie, welche Muskeln Sie einsetzen … «

Eine Verbindung zum Körper herstellen kann man unter anderem, indem man sich dehnt und streckt, spazieren geht, Yoga oder Tai-Chi macht, langsam die Sitzposition auf dem Stuhl verändert, achtsam in den Körper hineinspürt und so weiter. Falls jemand bestimmte Aspekte des Körpers meidet, wie etwa vernarbte, verletzte oder von sexuellem Missbrauch betroffene Bereiche oder solche, die im Rahmen einer Dysmorphophobie als hässlich oder unerwünscht wahrgenommen werden, konzentrieren wir uns anfangs auf »sicherere« Bereiche, die wahrscheinlich keine negativen Reaktionen auslösen. So können wir die Person auffordern, langsam mit den Fingern zu wackeln, mit den Füßen auf den Boden zu klopfen oder mit dem Kopf zu nicken. (Übrigens sind das auch gute Möglichkeiten, einer »erstarrten« Person zu helfen, wieder beweglich zu werden; Hände, Füße und der Kopf sind die Körperteile, die man meist am leichtesten in Bewegung versetzen kann.)

Wieder ist es wichtig, diesen Prozess individuell anzupassen. Zum Beispiel wollte eine meiner Klientinnen, eine Transfrau, zu Beginn der Therapie keine Verbindung zu ihren Händen und Füßen aufnehmen, weil das in ihr unangenehme Gedanken und Gefühle auslöste; sie fand diese Körperteile »zu groß und zu maskulin«. Deshalb habe ich ihr anfangs geraten, die Schultern zu heben und zu senken und den Nacken zu dehnen.

Während die Person Verbindung zu ihrem Körper aufnimmt, ermuntern wir sie, weiterhin ihre schwierigen Kognitionen und Emotionen anzuerkennen. Wenn wir das nicht tun, wirkt die Verankerungsübung als Ablenkung.

Wie steht es mit achtsamem Atmen?

Wie im vierten Kapitel erwähnt, sollten wir in den ersten Therapiestunden vorsichtig sein, was die Konzentration auf den Atem angeht. Hat die Person jedoch keine Probleme damit, was meist der Fall ist, kann es die Verbindung mit dem Körper erleichtern. Vermitteln können wir das etwa so:

Therapeutin: Nehmen Sie wahr, wie der Atem in die Nasenlöcher hineinströmt und wieder heraus ... Spüren Sie, wie der Brustkorb sich ausdehnt und senkt, während die Lungenflügel sich füllen und leeren ...

Nehmen Sie auch wahr, wie der Bauch sich leicht hebt und senkt … und wie die Schultern sich fast unmerklich heben und senken …

Bei solchen Übungen können wir die Verbindung zum Körper fördern, indem wir die Anweisung geben, eine Hand auf die Brust und die andere auf den Bauch zu legen. Dann:

Therapeut: Spüren Sie, wie die eine Hand sich hebt, während der Brustkorb sich ausdehnt … und sich senkt, wenn die Luft wieder aus der Lunge strömt … und spüren Sie, wie die andere Hand sich sanft hebt und senkt, während die Bauchdecke sich leicht nach oben und unten bewegt …

Eine weitere Möglichkeit ist es, beide Hände im Takt des Atmens zu schließen und zu öffnen:

Therapeutin: Schließen Sie die Hände beim Einatmen zu lockeren Fäusten … und öffnen Sie sie wieder, wenn Sie ausatmen …

Die nächste Phase beim Ankerwerfen ist das Sich-Einlassen.

E – SICH EINLASSEN AUF DAS, WAS MAN TUT

Nachdem Gedanken und Gefühle anerkannt wurden und eine Verbindung zum Körper hergestellt wurde, geht es jetzt darum, die Konzentration auf die momentane Aktivität zu richten und sich darauf einzulassen. Dazu können wir die Person bitten wahrzunehmen, wo sie sich befindet, was sie gerade tut und was sie sehen, hören, berühren, schmecken und riechen kann. (Falls jemand protestiert: »Das kann ich doch nicht alles wahrnehmen!«, modifizieren wir die Übung so, dass nur ein oder zwei Aspekte zugleich wahrgenommen werden.) Hier können wir richtig kreativ sein und die Aufmerksamkeit auf alles Äußere lenken, von fernen Verkehrsgeräuschen bis zu den Rissen an der Zimmerdecke.

Therapeut: Nehmen Sie sich jetzt einen Moment Zeit, intensiv wahrzunehmen, wo Sie sind und was Sie tun ... Sehen Sie sich im Zimmer um und registrieren Sie, was Sie sehen können ... blicken Sie auf den Boden ... und an die Decke ... nach links und nach rechts ... betrachten Sie die Blumen in der Vase auf dem Tisch ... die Farbe der Blütenblätter ... und wie das Licht sich im Glas der Vase spiegelt ... nehmen Sie auch die ganzen Geräusche wahr, die Sie hören ... die Geräusche, die von Ihnen kommen ... und von mir ... und von der Klimaanalage ... und von dem Verkehr draußen ... spüren Sie beim Einatmen, wie sich das anfühlt ... und nehmen Sie wahr, dass Sie und ich hier sind und diese Übung machen ...

Wenn wir wollen, können wir die Person bitten, laut zu beschreiben, was sie wahrnimmt; besonders nützlich ist das dann, wenn es ihr schwerfällt, präsent zu sein. (Manche Leute mögen das allerdings nicht, weshalb es immer freigestellt sein sollte.) In dieser Phase werden weiterhin Gedanken und Gefühle anerkannt (wieder um zu verhindern, dass die Übung zur Ablenkung wird). Nachdem die Person sich auf die Umgebung eingelassen hat, können wir etwa sagen: »Nehmen Sie wahr, dass immer noch schwierige Gedanken und Gefühle auftauchen … diese Gefühle sind von Ihrem Körper umgeben – können Sie sich wohl ein bisschen bewegen oder dehnen und spüren, wie sich das anfühlt? … und wahrnehmen, dass Sie von viel Raum umgeben sind … und dass Sie und ich hier in diesem Zimmer sind und als Team zusammenarbeiten … während wir diese merkwürdige Übung machen.«

Wenn wir die Person bitten wahrzunehmen, dass sie und ich da sind, wird dadurch die therapeutische Beziehung als Anker im Hier und Jetzt eingesetzt. Manchmal können wir dabei noch ein Stück weitergehen und Fragen wie diese stellen: »Nehmen Sie die Farbe meiner Schuhe wahr? Und die von meinem Hemd? Wie ich auf dem Stuhl sitze? Können Sie wahrnehmen, dass ich die Arme dehne, genau wie Sie?«

Tipp für die Praxis

Es ist keine gute Idee, der Person zu erklären, sie sei bei uns in Sicherheit, weil das interpretiert werden kann als: »Sie sind hier in Sicherheit, weshalb Sie sich nicht beklommen, ängstlich und unsicher fühlen sollten.« Wenn man den Anker wirft, schafft das zwar oft einen Zugang zu einem Gefühl von Sicherheit und Geborgenheit, aber wir wollen trotzdem klar kommunizieren, dass Beklommenheit und Unsicherheit völlig normal sind. Nach allem, was die Person durchgemacht hat, leuchtet es schließlich absolut ein, dass sie solche Gefühle empfindet.

Anschließend wiederholen wir den AKE-Zyklus mindestens noch zwei oder drei Mal, gehen dabei jedoch jedes Mal langsamer vor. Wir machen längere Pausen und geben weniger Anweisungen, damit die Person lernt, es selbst zu tun. Am Ende des ersten Zyklus sagen wir:

Therapeutin: Gut, das sind also die Grundzüge. Können wir das noch einmal machen? Prima. Diesmal werde ich weniger reden. Fangen wir mit dem Anerkennen an. Nehmen Sie sich einen Moment Zeit, Ihre Innenwelt wahrzunehmen ... Ihre Gedanken anzuerkennen ... und Ihre Gefühle. Sind das dieselben wie vorher, oder sind sie anders?

Klientin: Ziemlich gleich.

Therapeutin: Ein Gefühl von Beklommenheit?

Klientin: Ja.

Therapeutin: Und dieselben beängstigenden Gedanken?

Klientin: Ja.

Therapeutin: Okay. Dann erkennen Sie bitte an, dass diese Gedanken und Gefühle vorhanden sind ... erlauben Sie ihnen, da zu sein ... und sagen Sie sich schweigend: Ich nehme Beklommenheit wahr. Stellen Sie zugleich eine Verbindung zu Ihrem Körper her ... richten Sie sich auf ... drücken Sie die Füße auf den Boden ...

Es ist nicht nötig, bei solchen Übungen einem vorformulierten Text zu folgen. Wenn Sie wollen, können Sie das zwar tun – Sie finden einen im Begleitmaterial –, aber es ist besser und macht mehr Spaß, zu improvisieren. Sprechen Sie mit freundlicher, ruhiger Stimme und gehen Sie langsam vor. Machen Sie also zwischen den einzelnen Anweisungen eine Pause von fünf bis zehn Sekunden (oder länger). Achten Sie außerdem darauf, alles zu demonstrieren; drücken Sie zum Beispiel die Füße auf den Boden und dehnen Sie die Arme, wie die Person vor Ihnen das tun soll. Dadurch ist sie weniger befangen und bekommt ein Gefühl dafür, dass es sich um Teamwork handelt. Zögern Sie übrigens nicht, die Reihenfolge der Komponenten zu ändern; bei manchen Personen funktioniert es besser, wenn zuerst die Verbindung zum Körper hergestellt wird.

Im Regelfall wiederholen wir diesen Prozess – das innere Erleben anerkennen, eine Verbindung zum Körper herstellen und sich auf die Welt einlassen – mindestens drei bis vier Minuten lang, bis die Ziele der Übung erreicht sind. Hier stellt sich eine wichtige Frage …

Was sind die Ziele des Ankerwerfens?

Verankerungsübungen haben viele verschiedene Ziele. Die häufigsten sind:

- Mehr Kontrolle über das körperliche Handeln erhalten, damit effektiv gehandelt werden kann, wenn schwierige Gedanken und Gefühle vorhanden sind. Das ist ein kraftvolles Mittel gegen das »Erstarren«, bei Untererregung, bei Flashbacks, starker Scham, Hoffnungslosigkeit und dissoziativen Symptomen.
- Wirkung und Einfluss unserer Kognitionen und Emotionen vermindern. Wenn wir diese bewusst wahrnehmen und benennen, reduziert das ihren Einfluss auf unser Verhalten. (Sind wir hingegen gewissermaßen auf Autopilot, verstricken wir uns leicht in ihnen und neigen

zu Wegbewegungen). Man kann sich Verankerungsübungen sogar als eine Art mit der ACT vereinbarer »Emotionsregulation« vorstellen. Wir versuchen zwar nicht, Emotionen zu vermeiden, loszuwerden oder zu kontrollieren, vermindern jedoch ihre Wirkung, indem wir achtsam auf sie reagieren. Indem diese Wirkung abnimmt, fällt es uns leichter, im gegenwärtigen Moment zu bleiben und effektiv statt kontraproduktiv zu handeln.

- Problematische verdeckte Verhaltensweisen wie Sich-Sorgen, Grübeln und Zwangsgedanken unterbrechen.
- Problematische offene Verhaltensweisen wie Aggression, sozialen Rückzug, selbstverletzendes Verhalten und Substanzmissbrauch unterbrechen.
- Uns dabei helfen, »aufzuwachen« und uns auf das, was wir gerade tun, zu konzentrieren und einzulassen; damit sind solche Übungen ein Mittel gegen mentale Abwesenheit, Ablenkbarkeit und dissoziative Zustände.

Wir müssen uns selbst im Klaren darüber sein, was die Ziele für jede einzelne Person in jeder spezifischen Situation sind, und wir müssen das klar kommunizieren. Geschieht das nicht, führt es wahrscheinlich zu Verwirrung. Es lohnt sich also, wenn wir uns die Zeit nehmen, unsere Formulierungen zu üben. Nehmen wir an, jemand sagt: »Das kapiere ich einfach nicht. Warum soll ich dauernd Verbindung zum Körper aufnehmen?« Dann können wir mit einer benutzerfreundlichen Kombination der Punkte a) und c) antworten: »Tja, das soll Sie dabei unterstützen, Kontrolle über Ihre Körperbewegungen zu gewinnen, damit Ihre Gedanken und Gefühlen Sie nicht mehr so herumstrampeln lassen. Außerdem soll es Sie aus Ihrem Kopf herausholen.« Und auf die Frage »Was ist der Zweck von diesem Anerkennen?« antworten wir mit einer einfachen, prägnanten Fassung von Punkt b): »Nun, das ist der erste Schritt, sich von schwierigen Gedanken und Gefühlen zu lösen. Wenn wir die wahrnehmen und benennen, nimmt es ihnen etwas von ihrer Kraft.« Wenn weitere Nachfragen kommen, können wir mit den Argumenten in Kapitel 10 und 13 erklären, wie das zu Defusion und Akzeptanz beiträgt.

Tipp für die Praxis

Wenn die Person bereit ist, sich für ihre Emotionen zu öffnen, und wenn sie während der Sitzung involviert bleiben kann, müssen wir lediglich einen geschützten Raum für sie schaffen, in dem sie »mit ihren Gefühlen sein« kann. Gerät sie jedoch in einen dissoziativen Zustand, vermeidet sie ihre Emotionen oder kämpft dagegen an, verschmilzt sie mit Hilflosigkeit oder Hoffnungslosigkeit oder ist sie von ihren Gefühlen so überwältigt, dass sie sich nicht auf die Sitzung konzentrieren kann – dann ist es angebracht, den Anker zu werfen.

Ankerwerfen im Vergleich zu Ablenkung

Ich wiederhole mich nur äußerst ungern, aber in diesem Punkt gibt es so viele Missverständnisse, weshalb ich es noch einmal sagen will: Wenn wir den Anker werfen, geschieht das nicht in der Absicht, uns abzulenken. Ablenkung ist eine Form von Erlebensvermeidung. Und da die Menschen, die zu uns kommen, sich darin bereits bestens auskennen, wollen wir es nicht noch verstärken. (Abgesehen davon kennen die meisten bereits genügend Methoden, sich abzulenken, weshalb wir ihnen etwas Neues vermitteln wollen.)

Das Ziel der Verankerungsübung besteht darin, eine neue Möglichkeit zu lernen, auf Gedanken und Gefühle zu reagieren, und die unterscheidet sich radikal von Vermeidung. Es geht darum, Gedanken und

Gefühle wahrzunehmen, zu benennen und zuzulassen, Raum für sie zu schaffen und sie ungehindert kommen, bleiben und gehen zu lassen, wie sie es wollen.

Einen großen Unterschied gibt es auch zwischen der Verankerungsübung und den meisten Zentrierungstechniken. Im Allgemeinen soll die Zentrierung als Ablenkung fungieren. Zum Beispiel hält man einen Eiswürfel in der Hand und nimmt wahr, wie er schmilzt, man zählt in Siebenerschritten von hundert rückwärts, man legt ein Gummiband ums Handgelenk und lässt es bei Stress auf die Haut schnipsen, man rezitiert schweigend ein Gedicht, ein Mantra oder das Einmaleins und so weiter. Üblicherweise zielen diese Techniken darauf ab, uns von schwierigen Gedanken abzulenken und dadurch den emotionalen Schmerz zu verringern.

Bei manchen beliebten Zentrierungsübungen scheint es auf den ersten Blick um Achtsamkeit zu gehen: Man nutzt die fünf Sinne, um die Umgebung wahrzunehmen, man dehnt und streckt sich langsam, man kostet aufmerksam ein Getränk, man macht einen Spaziergang, auf dem man bewusst registriert, was man sieht und hört. Wieder besteht das Hauptziel jedoch normalerweise darin, den emotionalen Schmerz zu lindern. Das heißt: Im Allgemeinen wird zwar das K oder das E von AKE verwendet, aber nicht das A, und wenn das innere Erleben nicht kontinuierlich anerkannt wird, wirkt die Übung als Ablenkung.

Reduziert das Ankerwerfen den Schmerz?

Wenn man den Anker wirft, während man intensiven emotionalen Schmerz empfindet, ist es unwahrscheinlich, dass dieser verschwindet. Allerdings verliert er im Allgemeinen seine Wirkung; seine Kraft »versiegt«. Innerhalb einiger Minuten (manchmal auch wesentlich schneller) berichten viele Klientinnen und Klienten über ein Gefühl von Ruhe, obwohl der innere Sturm weitertobt. Manchmal nimmt der emotionale Schmerz aber auch tatsächlich rasch ab, und – wie erwähnt – kann die

Person das als Hauptzweck missverstehen und die Technik dafür missbrauchen, ihre Gefühle zu kontrollieren. Ist das der Fall, wird sie sich bald beklagen: »Es funktioniert nicht« oder »Es hat seine Wirkung verloren«. Damit gehen wir um wie im vierten Kapitel beschrieben, in dem Abschnitt mit dem Titel »Was ist das Ziel?«

Tipp für die Praxis

Durch jede Achtsamkeitsübung kann gelegentlich der innere Schmerz zunehmen, weil Körperempfindungen, Gedanken und Emotionen wahrgenommen werden, die man normalerweise unterdrückt oder von denen man sich ablenkt. Die Verankerungsübung ist da keine Ausnahme. Falls es dazu kommt, arbeiten wir daran, die aufgetretene Erlebensvermeidung zu schwächen (siehe Kapitel 12).

Mit einem extremen Erregungsniveau umgehen

Ein beliebtes Konzept in der Traumatherapie ist das »Toleranzfenster«; es bezieht sich auf den Erregungsbereich, in dem man am besten funktioniert. In der TFACT sprechen wir jedoch lieber von einem »Flexibilitätsfenster«. Wir helfen den Menschen, die zu uns kommen, es zu verbreitern, während ihr Erregungsniveau variiert. Anders gesagt, entwickeln wir ihre Fähigkeit, in unterschiedlichen Stadien der autonomen Erregung flexibel zu reagieren – also präsent zu sein, das innere Erleben anzuerkennen und wirksam die Kontrolle über das körperliche Handeln zu ergreifen. Wenn sie sich zu irgendeinem Zeitpunkt »außerhalb ihres Flexibilitätsfensters« befinden, das heißt unfähig sind, flexibel mit ihren Emotionen, Kognitionen und physiologischen Reaktionen umzugehen, helfen wir ihnen rasch, »ins Fenster zurückzukehren«, indem sie den Anker werfen. Das folgende Protokoll verdeutlicht diesen Prozess.

Sitzung mit Lottie: Untererregung

Lottie ist zweiundvierzig Jahre alt, Krankenschwester und alleinerziehende Mutter von zwei Kindern. Sie lebt mit einem komplexen Trauma. Zu ihrer Geschichte gehören wiederholter sexueller Missbrauch in der Kindheit sowie häusliche und sexuelle Gewalt im Erwachsenenalter. Der folgende Ausschnitt stammt ungefähr aus der Mitte des Erstgesprächs. Während Lottie vom Missbrauch durch ihren Vater berichtet, wird sie von Gefühlen überwältigt und ist unfähig zu sprechen. Sie zittert heftig, ihr Gesicht ist bleich, in ihren Augen stehen Tränen. Der Therapeut hat sie gefragt, was gerade geschieht, doch sie ist entweder nicht bereit oder unfähig, etwas zu erwidern. Wie der Therapeut vermutet, ist sie entweder so vollständig von ihren Emotionen überwältigt, dass es zu einem Shutdown kommt, oder sie befindet sich in einem dissoziativen Zustand (oder beides).

Stellen Sie sich, während Sie das Protokoll (und das nächste) lesen, bitte vor, dass Sie bei Ihrer eigenen Arbeit etwas Ähnliches sagen und tun. (Und wenn Sie dazu bereit sind, versuchen Sie, die Sätze laut zu lesen, um eine tiefere Erfahrung zu erhalten.)

Therapeut: Lottie, ich sehe, dass Sie gerade mit etwas sehr Schwierigem kämpfen und nicht weitersprechen können. Wenn Sie mich hören können, nicken Sie bitte mit dem Kopf. (*Lottie reagiert nicht.*) Lottie, nicken Sie bitte wenigstens ein bisschen mit dem Kopf, wenn Sie mich hören können. (*Lottie nickt leicht mit dem Kopf.*) Prima. Ich will Ihnen helfen, mit dem umzugehen, womit Sie kämpfen, deshalb würde ich gern eine kleine Übung mit Ihnen machen, die Sie dabei unterstützen wird. Nicken Sie einfach, wenn das in Ordnung ist. (*Lottie nickt.*) Gut, prima.

Wenn die Person nicht sprechen kann, bitten wir sie, mit dem Kopf zu nicken, mit dem Fuß auf den Boden zu klopfen oder einen Finger zu bewegen, um uns mitzuteilen, dass sie uns hören kann. Sobald wir dadurch eine Kommunikation hergestellt haben, können wir der AKE-Formel folgen. Wenn gewünscht, können wir zudem versuchen festzustellen, was gerade auftaucht: »Nicken Sie bitte mit dem Kopf, wenn Sie starke Emotionen empfinden«, »Nicken Sie mit dem Kopf, wenn gerade eine schmerzhafte Erinnerung hochkommt« und so weiter.

Therapeut: (*Anerkennen der inneren Erfahrung*) Sie müssen jetzt nichts sagen; erkennen Sie einfach für sich an, dass Sie jetzt gerade mit etwas sehr Schwierigem kämpfen … Nehmen Sie sich einen Moment Zeit, das anzuerkennen, was in Ihnen auftaucht … ob das nun Gedanken, Gefühle oder Erinnerungen sind …

Therapeut: (*Verbindung zum Körper*) Und diese Gedanken, Gefühle oder Erinnerungen ereignen sich in Ihrem Körper, der sich scheinbar total verschlossen hat. Nicken Sie einfach, wenn Ihr Körper Ihnen irgendwie erstarrt oder verschlossen vorkommt. (*Klientin nickt*). Gut, dann schauen wir mal, ob Sie ihn ein bisschen aufschließen können, damit er sich bewegt. Können Sie mit einem Fuß auf den Boden klopfen? (*Klientin tut das mit dem rechten Fuß*). Prima. Können Sie auch mit dem anderen klopfen? (*Klientin klopft mit dem linken Fuß auf den Boden*). Wunderbar, dann schauen Sie doch mal, ob Sie mit beiden zusammen auf den Boden klopfen können, und zwar so. (*Therapeut klopft mit beiden Füßen auf den Boden, Klientin macht es ihm nach.*) Sehr gut.

Therapeut: Können Sie jetzt mit einer Hand mit den Fingern wackeln? (*Klientin tut das mit der rechten Hand.*) Und können Sie auch mit den Fingern der anderen Hand wackeln? (*Klientin tut es.*) Und können Sie auch mit allen zusammen wackeln, und zwar so? (*Therapeut wackelt mit allen Fingern, Klientin macht es ihm nach.*) Das ist toll. Ist es in Ordnung, wenn wir damit weitermachen? (*Klientin nickt.*) Gut, dann schauen Sie doch mal, ob Sie den Kopf ein bisschen lockern können … versuchen Sie, ihn von einer Seite zur anderen zu drehen … (*Klientin tut es.*) … wunderbar … und vielleicht können Sie auch leicht die Schultern heben und senken … (*Klientin tut es.*) … fein, prima …

Therapeut: (*Anerkennen, Verbindung zum Körper*) Nehmen Sie jetzt bitte wahr, dass in Ihnen schwierige Gedanken, Gefühle oder Erinnerungen vorhanden sind, und dass darum herum Ihr Körper ist, den Sie bewegen können. Ist es in Ordnung, wenn wir so weitermachen? (*Klientin nickt.*) Gut, dann probieren Sie, die Beine ein bisschen zu bewegen, also damit auf und ab zu wippen, so wie ich das tue. (*Therapeut demonstriert es, Klientin macht es nach.*) Prima. Und probieren Sie jetzt, mit beiden Füßen ganz fest auf den Boden zu drücken ... spüren Sie, wie Sie sich dadurch ein bisschen vom Stuhl heben ... und hören Sie jetzt langsam wieder damit auf. (*Therapeut demonstriert es, Klientin macht es nach.*) Wunderbar. Versuchen Sie jetzt mal, leicht mit den Schultern zu zucken ... und können Sie auch die Arme ausstrecken (*Therapeut demonstriert es, Klientin macht es nach.*) Gut so, ja! In Ihnen tauchen also schwierige Gefühle und Erinnerungen auf, und darum herum ist Ihr Körper, den Sie bewegen können, über den Sie etwas Kontrolle haben ...

Therapeut: (*Anerkennen, Verbindung zum Körper*) Probieren Sie bitte, ob Sie sich weiter bewegen können. Ich weiß, das ist jetzt alles ein bisschen merkwürdig, aber es ist nötig, um Ihren Körper aus der Starre zu lösen ... Wenn Sie wollen, können Sie dasselbe machen wie ich, oder Sie bewegen sich einfach so, wie Sie wollen ... (*Therapeut und Klientin bewegen sich weiter, klopfen mit den Füßen auf den Boden, dehnen die Arme, heben die Schultern usw.*) und stellen Sie zugleich fest, ob Sie einen Eindruck von Ihrer Umgebung bekommen können ... Nehmen Sie drei oder vier Dinge wahr, die Sie direkt vor sich sehen ... Sie können den Kopf auch zur Seite drehen und registrieren, was Sie dann sehen ... ja, gut so ... und Sie können nach oben blicken und sehen, was an der Decke ist ... und unten auf dem Boden ... Nehmen Sie auch wahr, was Sie hören können ... meine Stimme ... den Verkehr draußen ... die Klimaanlage ... Nehmen Sie also wahr, wo Sie sind ... und dass Sie und ich hier sitzen und diese merkwürdige Übung machen ...

Therapeut: (*Anerkennen, Verbindung zum Körper, Einlassen auf die Welt*) In Ihrem Innern tauchen also viele schmerzhafte Dinge auf, und um diese Dinge herum ist Ihr Körper, den Sie bewegen können – ist es in Ordnung, wenn wir damit weitermachen? (*Klientin und Therapeut bewegen sich weiter, sie dehnen sich, heben die Schultern, klopfen mit den Füßen auf den Boden usw.*) ... und um Ihren Körper herum ist dieses Zimmer hier ... und da sind Sie und ich, die zusammenarbeiten ...

Therapeut: Ich frage mich gerade, ob Sie schon über das sprechen können, was da in Ihnen abläuft? (*Klientin schüttelt den Kopf.*) Gut, dann müssen Sie das auch nicht tun. Aber wird es allmählich ein bisschen leichter, sich auf das einzustellen, was ich sage? (*Klientin nickt.*) Und Sie spüren, dass sich ein bisschen was in Ihrem Körper löst? (*Klientin nickt.*) Ist es in Ordnung, wenn wir mit dem Ganzen noch einmal von vorne anfangen? (*Klientin nickt.*)

Während der Therapeut noch drei Mal den AKE-Zyklus durchgeht, variiert er seine Anweisungen. Das dauert etwa fünf Minuten. Am Ende des vierten Zyklus ist die Klientin präsent und fähig zu sprechen, worauf die Übung nachbesprochen wird. Damit werden wir uns gleich beschäftigen, aber werfen wir zuerst einen Blick auf ein weiteres Protokoll.

Sitzung mit Jeff: Übererregung

Jeff ist dreißig Jahre alt und leidet nach einem Autounfall, bei dem er Beifahrer war, an PTBS. Sein bester Freund, der am Steuer saß, ist dabei sofort ums Leben gekommen. Die folgende Passage stammt vom Anfang der zweiten Sitzung. Jeff kämpft mit starker innerer Unruhe: Herzklopfen, schwitzende Hände, Übelkeit, Enge in der Brust, viele Gedanken über den Unfall und darüber, ob er womöglich verrückt wird. Der Therapeut hat die Verankerungsübung bereits eingeführt und erklärt nun deren Ziele:

Therapeut: Also, nur damit das klar ist, das ist keine Methode, unsere Gefühle zu kontrollieren – so wie auch ein echter Anker keine Kontrolle über Stürme hat. Es geht darum, uns auch dann zu behaupten, wenn ein Sturm in uns tobt.

Klient: Gut, dann versuchen wir es mal.

Therapeut: Okay, es gibt eine simple Formel dafür, die man sich mit der Abkürzung A-K-E merken kann. Das A steht für »die eigenen Gedanken und Gefühle anerkennen«. Dabei geht es darum zu registrieren, welche Art Gedanken und Gefühle gerade auftauchen. Sie blicken sozusagen in sich selbst hinein wie ein neugieriger Wissenschaftler, der beobachten will, was da drin vor sich geht. Fangen wir mit den Gedanken an; was für welche gehen Ihnen gerade durch den Kopf?

Klient: Dieselben wie vorher – Dave ist tot, das ist meine Schuld und … ob ich womöglich den Verstand verliere?

Therapeut: Gut, dann erkennen Sie das an und sagen Sie zu sich: »Ich nehme beängstigende Gedanken wahr.«

Klient: Soll ich das laut sagen?

Therapeut: Laut oder schweigend, was Ihnen lieber ist.

Klient: (*etwas unsicher*) Ich nehme beängstigende Gedanken wahr.

Therapeut: Okay. Dann registrieren Sie jetzt bitte, was in Ihrem Körper vor sich geht. Wie fühlt es sich in der Brust drin an?

Klient: Da ist es total eng.

Therapeut: Okay. Und im Magen?

Klient: Genau wie vorher; mir ist richtig übel.

Therapeut: In der Kehle?

Klient: Ja, das ist ein … eine Art Klumpen.

Therapeut: Wie steht es mit den Händen?

Klient: Die sind, äh, ja, die sind schweißig.

Therapeut: Gut, da stecken also eine ganze Menge unterschiedliche Gefühle drin. Sagen Sie daher bitte zu sich selbst – schweigend oder laut, ganz wie Sie wollen –, sagen Sie: »Ich nehme Gefühle von Beklemmung wahr.«

Klient: Ich nehme Gefühle von Beklemmung wahr.

Therapeut: Das K der Formel steht für »eine Verbindung zum Körper herstellen«. Sie haben diese ganzen beklemmenden Gedanken und Gefühle, und die stecken alle in Ihrem Körper. Stellen Sie daher fest, ob Sie die Beklemmung weiter registrieren und zugleich eine Verbindung zum Körper aufnehmen können. Machen Sie einfach dasselbe wie ich. Versuchen Sie, die Füße auf den Boden zu drücken. (*Therapeut demonstriert es, Klient macht es nach.*) ... Ja, genau so. Spüren Sie den Boden unter den Füßen.

Versuchen Sie jetzt, den Rücken zu strecken. (*Therapeut demonstriert es, während er spricht, Klient macht es nach.*) Ja, so. Und nehmen Sie wahr, dass Sie sich automatisch aufrichten, wenn der Rücken sich streckt. Spüren Sie auch, dass Ihre Oberschenkel auf dem Stuhl liegen, und drücken Sie weiter die Füße auf den Boden.

Ziehen Sie jetzt langsam die Schultern nach hinten, lassen Sie sie ein bisschen kreisen, und lockern Sie dabei leicht den Nacken. (*Therapeut demonstriert es beim Sprechen, Klient macht es nach.*) Prima.

Wie wäre es jetzt, wenn Sie die Arme nach oben strecken? (*Therapeut streckt die Arme nach oben, Klient ebenfalls.*) Ja, genau so. Spüren Sie, wie Ihre Arme sich bewegen und wie der obere Rücken sich streckt.

Nehmen Sie sich nun einen Moment Zeit anzuerkennen, dass viel Beklemmung in Ihnen drin ist ... und das ist mühsam und schwierig ... Sagen Sie jetzt laut oder schweigend zu sich: »Da ist Beklemmung.« (*Klient nickt schweigend mit dem Kopf, um mitzuteilen, dass er das tut.*) Nehmen Sie wahr, dass da unangenehme Gedanken und Gefühle sind und dass darum herum ein Körper ist – der das alles umfasst, der es enthält. Und den können Sie bewegen und kontrollieren.

Strecken Sie bitte wieder den Rücken und nehmen Sie jetzt den ganzen Körper wahr ... die Hände, Füße, Arme, Beine ... ja, genau so. (*Therapeut demonstriert es, Klient macht es nach.*) Bewegen Sie sich ganz behutsam ... und nehmen Sie wirklich wahr, wie diese Bewegungen sich anfühlen ... strecken Sie sich noch einmal, jetzt ganz kräftig ... und spüren Sie, wie sich alle Muskeln dehnen. Wie geht es Ihnen jetzt da drin?

Klient: Ganz okay.

Therapeut: Prima. Also, das E der Formel bedeutet, dass man sich »einstellt auf das, was man tut«. Anders gesagt, man nimmt wahr, wo man ist, und konzentriert sich auf das, womit man gerade beschäftigt ist. Sehen Sie sich daher im Raum um, blicken Sie nach oben, nach unten, nach links und rechts ... (*Therapeut blickt sich im Raum um*) und registrieren Sie fünf Dinge, die Sie sehen können ... nehmen Sie außerdem drei oder vier Dinge wahr, die Sie hören können ... Geräusche, die von mir oder von Ihnen selbst kommen, oder von dem Raum um Sie herum ... und nehmen Sie auch wahr, dass Sie und ich hier sitzen und dass wir als Team zusammenarbeiten.

Nehmen Sie noch einmal wahr, dass in Ihnen Beklemmung vorhanden ist ... beängstigende Gedanken im Kopf und unangenehme Gefühle in der Brust und in der Kehle, im Bauch ... und um diese ganze Beklemmung herum ist ein Körper, den Sie bewegen können ... stellen Sie fest, ob Sie diesen Körper wahrnehmen können ... und ihn behutsam bewegen und sich dehnen (*Therapeut bewegt und dehnt sich, Klient ebenfalls.*) Ja, genau so, übernehmen Sie die Kontrolle über Ihre Arme und Beine.

Nehmen Sie auch den Raum um sich herum wahr (*Therapeut blickt sich im Zimmer um, Klient ebenfalls*) ... stellen Sie fest, ob Sie alles, was da ist, wahrnehmen können, die Gefühle in Ihnen drin, den Körper um die Gefühle herum und den Raum um den Körper herum ... und nehmen Sie auch wahr, dass Sie und ich hier sitzen, dass wir als Team zusammenarbeiten ... (*scherzhaft*) und diese wirklich merkwürdige Übung machen (*lange Pause*). Gut, das sind also die grundlegenden Schritte. Können wir das Ganze noch einmal durchgehen, nur dass ich diesmal weniger sage?

Klient: In Ordnung.

Aber ich will den Sturm doch loswerden!

Nehmen wir an, der obige Dialog ist ein bisschen anders gelaufen:

Therapeut: Also, nur damit das klar ist, das ist keine Methode, unsere Gefühle zu kontrollieren. Es geht darum, uns zu behaupten, selbst wenn ein Sturm in uns tobt.

Klient: Aber ich will nicht, dass so ein Sturm in mir tobt.

Therapeut: Natürlich wollen Sie das nicht, weil das wirklich unangenehm ist. Und ich verspreche, dass wir uns später damit beschäftigen werden, was man da tun kann – aber jetzt im Moment werfen wir den Anker, und das dient nicht dazu, Stürme zu kontrollieren.

Klient: Was ist dann der Zweck?

Therapeut: Nun, grundsätzlich gibt es drei Hauptziele ... (*Therapeut geht die Ziele durch.*)

Solche Reaktionen sind zu Beginn der Therapie nicht ungewöhnlich: Das ist nicht das, was ich will. Ich will diese Gefühle loswerden. Ich will mich nicht mehr so fühlen. Solche Wünsche können wir normalisieren und bestätigen und darauf hinweisen, dass wir uns bald damit beschäftigen werden: »Ja, das verstehe ich vollkommen. Natürlich wollen Sie diese Gefühle loswerden, schließlich sind die sehr schmerzhaft – und ich verspreche Ihnen, dass wir bald darauf eingehen werden. Ich will nur klarmachen, dass das jetzt, bei dieser speziellen Übung, nicht das Ziel ist.«

Wenn der richtige Zeitpunkt gekommen ist, erkunden wir mitfühlend den völlig natürlichen Wunsch, unangenehme Erfahrungen zu vermeiden – und unterlaufen ihn behutsam durch einen Prozess mit der merkwürdigen Bezeichnung »kreative Hoffnungslosigkeit« (mehr dazu in Kapitel 12). Und wann ist der richtige Zeitpunkt dafür? Nun, wie Sie wissen, gibt es in der TFACT keine »feste« oder »richtige« Reihenfolge. Dennoch ist es oft nützlich, locker diesem Ablauf zu folgen:

- Verhaltensziele (wenn möglich auch Werte extrahieren)
- Den Anker werfen
- Defusion
- Kreative Hoffnungslosigkeit
- Akzeptanz

Diese Abfolge funktioniert aus zwei Gründen gut. Erstens ist es für die meisten Menschen der schwierigste Aspekt der TFACT, schmerzhafte Emotionen zu akzeptieren, weshalb ihnen das normalerweise wesentlich leichter fällt, wenn sie bereits mit Ankerwerfen und Defusion vertraut sind. Zweitens: Wenn wir zuerst Ziele bestimmen, liefern diese die Motivation für Akzeptanz. Wir schaffen in uns Raum für schwierige Gefühle, damit wir tun können, worauf es ankommt.

Alles in allem wollen wir jedoch flexibel sein. Wenn die Person sich also weiter dagegen wehrt, den Anker zu werfen, und darauf besteht: »Ich will, dass diese Gefühle verschwinden«, gehen wir normalerweise zur kreativen Hoffnungslosigkeit über.

Müssen wir die Abfolge A-K-E einhalten?

Nein, das müssen wir nicht. Manche Leute finden es leichter, zuerst eine Verbindung zu ihrem Körper herzustellen, bevor sie zu den anderen Phasen übergehen. Die AKE-Formel hilft den Menschen, mit denen wir arbeiten, ebenso wie uns selbst, die drei Komponenten des Ankerwerfens zu erlernen und im Sinn zu behalten. Während die Therapie fortschreitet, setzen wir jedoch auf Flexibilität, indem wir mit der Abfolge spielen. Zum Beispiel gehen wir von E zu K zu A, von K zu A zu E oder von A zu K, zurück zu A, wieder zurück zu K, dann zu E und so weiter. Ein Beispiel sehen Sie im nächsten Kapitel.

Wie lange dauert eine Verankerungsübung?

Übungen werden fortgesetzt, bis die Person eine gute Kontrolle über ihr körperliches Handeln hat und psychisch präsent ist. Das heißt, sie nimmt aktiv an der Sitzung teil, sie nimmt uns wahr und reagiert auf uns. Präsenz ist erkennbar an nonverbalen Reaktionen (z. B. dem Gesichtsausdruck und der Körperhaltung) und an verbalen Reaktionen (die Person ist bereit, etwas zu sagen, sie stellt und beantwortet Fragen, sie verbalisiert Gedanken und Gefühle).

Im Allgemeinen reichen zwei bis vier Minuten aus, aber falls eine intensive Fusion, überwältigende Emotionen oder ein dissoziativer Zustand vorliegen, kann die Übung auch wesentlich länger dauern, bei seltenen Gelegenheiten sogar zehn bis fünfzehn Minuten. Das andere Extrem sind Situationen, in denen die Person nur leicht »abdriftet« oder gedanklich »abschaltet«; dann sind zehn Sekunden eventuell genug.

Gelegentlich bekomme ich in der Supervision zu hören: »Wir haben den Anker geworfen, aber am Ende war die Person immer noch völlig mit ihren Gefühlen verschmolzen.« Das stellt ein Missverständnis dar. Die Verankerungsübung stellt keinen vorgeschriebenen Ablauf dar, dem wir eine bestimmte Zeit lang folgen und den wir soundso oft wiederholen. Sie ist ein interaktiver Prozess, der so lange fortgesetzt wird, wie es nötig ist. Wenn die Person »immer noch völlig verschmolzen« ist, sind wir eben noch nicht »am Ende«; wir machen weiter, um mit der vorhandenen Fusion umzugehen.

Therapeutin: (*Anerkennen*) Nehmen Sie bitte wahr, dass Ihr Kopf Sie noch immer heftig in die Mangel nimmt und Ihnen alles vorhält, was angeblich verkehrt an Ihnen ist. Allerdings versuchen wir nicht, ihn davon abzuhalten; es geht darum, das einfach anzuerkennen. Sagen Sie daher zu sich selbst: »Ich habe den Gedanken, dass XYZ (*XYZ = Gedanken, mit denen die Person verschmolzen ist*).« Spüren Sie aber zugleich, dass ein Körper da ist, über den Sie Kontrolle haben, auch wenn diese ganzen Gedanken vorhanden sind.

Eine ähnliche Situation liegt vor, wenn man in der Supervision hört, die Person sei durch die Verankerungsübung »getriggert« worden; vorher sei sie relativ ruhig und entspannt gewesen, aber sobald die Übung begonnen habe, seien schwierige Gedanken und Gefühle (meist Beklemmung oder Ängste) aufgetaucht. Oft kommt so etwas zwar nicht vor, aber falls doch, ist es eine gute Gelegenheit, flexibles Reagieren zu üben. So können wir etwa sagen:

- Nehmen Sie bitte wahr, was gerade passiert. Ihr Kopf heizt den emotionalen Sturm immer weiter an, wodurch der größer und stärker wird. Ist es da überhaupt in Ordnung, mit der Übung weiterzumachen?
- Denken Sie daran, dass wir nicht versuchen, den Sturm zu vertreiben; ein Anker hat keine Kontrolle über den Sturm …
- Sagen Sie daher jetzt bitte laut: »Ich nehme wahr, dass mein Kopf sich Sorgen macht« … und »Ich spüre ein Gefühl von Beklommenheit« … und »Ich merke, dass der Sturm immer stärker wird« …
- Registrieren Sie bitte, dass diese Gedanken und Gefühle jetzt vorhanden sind. Stehen Sie gemeinsam mit mir auf, damit wir uns ganz langsam dehnen und strecken können … und nehmen Sie wahr, dass Sie die Kontrolle über Arme und Beine haben, obwohl ein Sturm aus Angst in Ihnen tobt …

Auf diese Weise gehen wir weiter mit den vorhandenen Gefühlen um, bis die Person verankert ist. In Kapitel 20 werden wir uns übrigens damit befassen, inwiefern das eine Rolle beim Umgang mit Panikattacken spielt.

Skalierung der Reaktionen

Es gibt zwei nützliche Methoden, die Reaktionen beim Ankerwerfen zu skalieren. Bei der einen geht es um den Kontakt mit dem gegenwärtigen Moment, bei der anderen um die Kontrolle über das körperliche Handeln.

Was den Kontakt mit dem Moment angeht, sagen wir: »Denken wir uns eine Skala von null bis zehn, auf der zehn bedeutet, dass Sie mit mir hier ganz präsent sind, dass Sie sich also auf das, was wir tun, konzentrieren und wirklich einstellen, während null bedeutet, dass Sie völlig abdriften, gar nicht mehr richtig im Zimmer und irgendwo anders in Ihrem Kopf sind, und dass Sie aus dem Blick verloren haben, was wir tun und was ich sage – also das genaue Gegenteil von konzentriert und engagiert. Auf dieser Skala von null bis zehn, wie präsent sind Sie in diesem Moment?«

Zur Kontrolle über das körperliche Handeln: »Denken wir uns eine Skala von null bis zehn, auf der zehn bedeutet, dass Sie Ihr körperliches Handeln – also das, was Sie mit Armen und Beinen, Händen und Füßen tun – vollständig unter Kontrolle haben, während null bedeutet, dass Sie völlig erstarrt sind und sich überhaupt nicht bewegen können. Auf dieser Skala von null bis zehn, wie viel Kontrolle haben Sie momentan über das, was Sie mit dem Körper tun?«

Beides sind nützliche Methoden, die man früh in der Therapie einführen sollte. Sie helfen uns, die Reaktionen der Person zu verfolgen und dadurch einzuschätzen, ob wir eine Übung fortsetzen sollten oder nicht. Wenn der Wert bei sieben oder acht liegt, reicht das normalerweise aus, um die Übung zu beenden, und wenn neun oder zehn erreicht werden, ist das ein ausgezeichnetes Ergebnis. Unterhalb von sieben müssen wir die Übung jedoch wahrscheinlich fortsetzen und sie noch körperlicher gestalten, indem wir zum Beispiel aufstehen und uns dehnen, im Zimmer umhergehen oder nach einem Glas Wasser greifen, um etwas zu trinken.

Besonders nützlich sind solche Skalen bei der Online-Therapie, vor allem, wenn dabei kein Video verwendet wird. Sie ermöglichen es uns, die Lage regelmäßig zu überprüfen: »Von null bis zehn, wie präsent sind Sie gerade?« oder »Von null bis zehn, wie viel Kontrolle haben Sie gerade über das, was Sie körperlich tun?«

Wann sollte die Verankerungsübung eingeführt werden?

Wenn die vor uns sitzende Person schon beim Erstgespräch von ihren Gefühlen überwältigt wird, Flashbacks hat oder ein extremes Erregungsniveau aufweist, ist es ratsam, alle anderen Aufgaben vorläufig aufzuschieben und zu vermitteln, wie man den Anker wirft. Auch wenn die Person zu einer Sitzung in einem Zustand extremer Unter- oder Übererregung auftaucht, wollen wir natürlich wissen, was vorgefallen ist, aber unsere erste Priorität ist es, sie dabei zu unterstützen, wirksam auf ihren physiologischen Zustand zu reagieren. Später, sobald sie zentriert und bei der Sache ist, können wir herausfinden, was ihre Reaktion ausgelöst hat.

Grundsätzlich gilt daher: Je früher wir die Verankerungsübung einführen, desto besser. Wenn wir das in der zweiten Sitzung tun (also in der nach dem Erstgespräch), können wir das so formulieren: »Ich würde gern noch viel mehr von Ihnen erfahren, aber wie ich Ihnen schon gesagt habe, besteht unsere Arbeit hier zu einem großen Teil darin, dass Sie neue Fertigkeiten lernen, mit denen Sie wirksamer mit diesen ganzen schwierigen Gedanken umgehen können. Dadurch verlieren die an Kraft und Wirkung. Wenn Sie einverstanden sind, würde ich gerne gleich jetzt damit anfangen. Ist das in Ordnung?«

Nachbesprechung

In diesem Abschnitt geht es darum, wie Verankerungsübungen nachbesprochen werden. Nachdem die Übung beendet ist, bieten sich unter anderem diese Fragen an:

- Wie ist es gerade gelaufen? Was haben Sie bemerkt? Was hat sich verändert?
- Ist es jetzt leichter für Sie, sich auf mich einzustellen und präsenter zu sein?

- Sind Sie jetzt besser in der Lage, sich darauf zu konzentrieren, was ich sage? Und sich auf das einzulassen, was wir tun?
- Haben Sie jetzt mehr Kontrolle über Ihren Körper, also über das, was Sie mit Armen und Beinen und mit dem Mund tun können?
- Sind Sie jetzt weniger mit diesen schwierigen Gedanken und Gefühlen verhakt? Werden Sie davon weniger »überflutet« oder »gebeutelt«?
- Sind Sie jetzt fähig, präsent und bei mir zu sein, obwohl diese schwierigen Gedanken und Gefühle weiterhin vorhanden sind?

Wie Sie sehen, fragen wir nicht danach, ob die Beklemmung/Angst sich vermindert hat, ob die Erinnerungen verschwunden sind oder ob die Person sich jetzt »besser fühlt«. Das würde die falsche Botschaft senden. (Natürlich lässt der emotionale Schmerz durch die Übung normalerweise nach, aber in der ACT ist das ein Bonus, nicht das Hauptziel.) Wenn wir also etwas zu hören bekommen wie »Mensch, jetzt fühle ich mich wirklich viel besser. Meine Beklemmung hat total nachgelassen«, können wir erwidern: »Das ist nicht ungewöhnlich, genießen Sie es also, wenn es geschieht. Aber bitte erwarten Sie es nicht, denn es ist nicht das eigentliche Ziel.« Wirkt die Person daraufhin verwirrt, erstaunt oder enttäuscht, so machen wir klar, was das Ziel ist. Übrigens können wir auch auf das Gegenteil stoßen: »Es funktioniert nicht« oder »Es hat überhaupt nicht geholfen«. Das heißt, die Person hat erwartet, sich entspannt, ruhig oder glücklich zu fühlen. Auch das erfordert eine geduldige Klarstellung.

Wenn die Person sich problemlos äußern kann wie in der oben abgedruckten Sitzung mit Jeff, erkundigen wir uns nach ihren Gedanken und Gefühlen, bevor wir mit der Übung anfangen. Kann oder will sie jedoch nicht sprechen wie in der Sitzung mit Lottie, können wir anfangs quasi blind arbeiten. Sobald die Person dann zentriert, bei der Sache und sowohl bereit wie auch fähig ist zu sprechen, finden wir heraus, was vorgefallen ist:

- Was ist denn vorhin mit Ihnen passiert?
- Was für schwierige Dinge sind in Ihnen aufgetaucht? Was für Gedanken, Emotionen, Erinnerungen?

Außerdem erkunden wir, wie diese Fertigkeit außerhalb der Therapiesitzung genutzt werden kann:

- Was da vorhin passiert ist – haben Sie solche Reaktionen auch mal, wenn Sie nicht hier bei mir sind? Was tun Sie normalerweise, wenn es dazu kommt? Und wenn Sie das nächste Mal, wenn Sie so etwas erleben, die Übung machen, die wir gerade ausprobiert haben – wie könnte die wohl helfen?
- Wie könnte diese Fertigkeit wohl nützlich für Sie sein: Zu Hause? Im Beruf? In der Freizeit? In Ihren Beziehungen? (Wann, wo, mit wem, wenn Sie gerade was tun?)

Modifikationen

Wie bei jeder Intervention nehmen wir auf jeden Fall Rücksicht auf die individuellen Bedürfnisse und Lebensumstände der Person. Nachfolgend werden einige Möglichkeiten aufgezeigt, die Verankerungsübung an unterschiedliche Situationen anzupassen

Modifikationen bei Flashbacks und Intrusion

Wir können uns einen Flashback als einen Zustand der extremen Fusion vorstellen. Die Person ist so mit etwas verschmolzen, dass sie es nicht als »Erinnerung« (also als »Aufzeichnung« eines vergangenen Ereignisses) erlebt. Es ist so, als würde dieses Ereignis sich in der Wirklichkeit ereignen, direkt hier und jetzt. Außerdem ist keinerlei Sinn für ein beobachtendes »Ich« vorhanden, das diese Erfahrung wahrnimmt, kein Gefühl eines historischen Narrativs.

Den Anker zu werfen, ist eine gute Erstintervention bei Flashbacks. In der Phase Anerkennen benennen wir die private Erfahrung dabei als »eine Erinnerung«, und zwar etwa so: »Da ist eine Erinnerung«, »Ich habe eine Erinnerung« oder »In meinem Kopf spielt sich eine Erinnerung ab«. Am Ende des ersten AKE-Zyklus können wir daher sagen: »Erkennen Sie also bitte an, dass jetzt eine schmerzhafte Erinnerung vorhanden ist … die von schmerzhaften Gefühlen begleitet wird … und um das alles herum ist Ihr Körper … Bewegen und strecken Sie sich daher wieder ein bisschen … und nehmen Sie wahr, dass Sie das tun können, auch wenn diese Erinnerung vorhanden ist … Registrieren Sie auch, dass ein Raum um Sie herum vorhanden ist … und stellen Sie fest, ob Sie ein Gefühl für das alles zugleich bekommen können … für die Erinnerung und die Gefühle, den Körper und den Raum, der Sie umgibt … und dafür, dass Sie und ich hier als Team zusammenarbeiten.«

Der nächste Schritt besteht darin, die betreffende Erinnerung mit einem historischen Narrativ zu verknüpfen. Sobald die Person ungehindert sprechen kann, fragen wir sie, was das für eine Erinnerung ist, und fügen der Benennung die erhaltene Information hinzu. Zum Beispiel: »Da ist eine Erinnerung an den Autounfall«, »Ich habe eine Erinnerung an Gewalt in meiner Familie«, »In meinem Kopf spult sich die Erinnerung an einen sexuellen Übergriff ab«.

Tipp für die Praxis

Es ist wichtig, Erinnerungen zu benennen, ohne sie dabei zu bewerten. Wenn jemand also einen Satz verwendet wie »Da ist eine Erinnerung daran, wie dieses Schwein mein Leben ruiniert hat«, wird das die Fusion wahrscheinlich noch verstärken.

Ähnliche Modifikationen verwenden wir für schmerzhafte Intrusionen, für die wir Formulierungen vorschlagen wie: »Da ist ein Gedanke«, »Da ist dieser Gedanke wieder« oder »Ich habe einen Gedanken über XYZ.«

Modifikationen bei Ablenkbarkeit

Bei vielen Achtsamkeitsübungen geht es darum, Konzentrationsfähigkeit zu entwickeln. Am Anfang richtet man die Aufmerksamkeit auf einen bestimmten Stimulus wie das Atmen. Nach einer Weile schweift die Aufmerksamkeit natürlich ab. Sobald man merkt, dass das passiert ist, erkennt man es an und stellt fest, wodurch man abgelenkt wurde (z. B. von Gedanken, Gefühlen, Geräuschen oder etwas, das man gesehen hat). Anschließend konzentriert man sich erneut auf den gewählten Stimulus. Wenn wir den Menschen, die zu uns kommen, auf diese Weise helfen, eine auf eine bestimmte Aufgabe fokussierte Aufmerksamkeit zu entwickeln, ist das ein nützliches Mittel gegen Ablenkbarkeit und innere Abwesenheit. Außerdem kann es einen Zustand unterbrechen, in dem die Person sich Sorgen macht, grübelt oder sich ganz allgemein »in Gedanken verliert«.

Wir können die Verankerungsübung leicht für solche Zwecke adaptieren. Wenn die Person nach zwei oder drei Runden AKE zentrierter und mehr bei der Sache ist, bitten wir sie, die Aufmerksamkeit auf etwas Bestimmtes zu richten – auf die Atmung, die Empfindungen in den Füßen, die Geräusche im Zimmer – und sie dort zu halten. Wie bei jeder Übung zur Verbesserung der Aufmerksamkeit laden wir die Person anschließend ein, wahrzunehmen, wann und wovon sie abgelenkt wird – und sich dann wieder konzentrieren. Dieser Vorgang kann mehrere Minuten oder auch wesentlich länger dauern.

Modifikationen zur Unterbrechung von problematischem Verhalten

Wir können den Anker werfen lassen, um beinahe jedes offene oder verdeckte problematische Verhalten zu unterbrechen. Die Komponente Anerkennen wird dabei so angepasst:

- Bei verdecktem Verhalten wie Sich-Sorgen, Grübeln und Zwangsgedanken: Da ist Grübeln. Ich habe zwanghafte Gedanken. Ich nehme wahr, dass mein Kopf mich kritisiert. Jetzt mache ich mir wieder Sorgen.
- Beim Drang zu selbstzerstörerischen oder anderen unproduktiven Verhaltensweisen: Ich nehme den Drang wahr, mich zu ritzen. Da ist der Impuls, Alkohol zu trinken. Da ist der Wunsch zu schreien.
- Wenn die Person sich sozusagen auf frischer Tat dabei ertappt, dass sie etwas Problematisches tut, und damit aufhören will, sollte sie es zuerst anerkennen: Jetzt tue ich es wieder; es ist Zeit, damit aufzuhören. Anschließend geht sie dazu über, ihre Gedanken und Gefühle anzuerkennen.

Abgesehen von diesen Modifikationen bleibt der übrige Prozess gleich. Oft hilft der AKE-Zyklus dabei, ein problematisches Verhalten zu unterbrechen, oder er hindert die Person dabei, einem Drang nachzugeben.

Modifikationen zur Entwicklung zentraler TFACT-Fertigkeiten

Während der Therapieprozess fortschreitet, können wir die Komponente Anerkennen zusätzlich für den Erwerb von Akzeptanzfertigkeiten nutzen, indem wir die Person auffordern, ihre Gefühle wahrzunehmen, zu benennen, zuzulassen und sich dafür zu öffnen. Das gilt auch für Defusion, indem mehr Zeit dafür verwendet wird, den Strom von Kognitionen wahrzunehmen, zu benennen und zuzulassen und dann aktiv zu beobachten. Die zweite Komponente (Verbindung zum Körper) kann ebenfalls erweitert werden, indem wesentlich mehr Zeit dafür verwendet wird, in den Körper hineinzuspüren, um die somatische Wahrnehmung zu fördern oder interozeptive Exposition zu üben, das heißt, die Konfrontation mit Körperempfindungen.

Hausaufgaben

Nachdem wir das Ankerwerfen erstmals eingeführt haben, ist es gut, es als Hausaufgabe vorzuschlagen und die Person zu ermuntern, es täglich zu praktizieren. Dabei sollte ein klarer Bezug zu den in der Sitzung besprochenen Themen hergestellt werden.

Wie man Hausaufgaben stellen kann

Je nach dem Zweck der Aufgabe können wir sie folgendermaßen stellen:

- Das ist Ihr »Instrument«, wenn emotionale Stürme aufkommen.
- Tun Sie das immer, wenn Sie sich in Ihre Gedanken und Gefühle verstricken.
- Sie können das bei Flashbacks verwenden, um sich von der Erinnerung zu lösen und wieder ins Hier und Jetzt zu kommen.
- Wenn Sie total in Sorgen verstrickt sind, können Sie das nutzen, um sich da herauszuholen.
- Das ist wie Erste Hilfe bei einer »Notabschaltung«. Wenn Sie abdriften, erstarren oder plötzlich ganz woanders sind, oder wenn Sie merken, dass das gleich der Fall sein wird, müssen Sie sofort den Anker werfen.

Abgesehen davon stellen wir klar, dass es nach Abschluss der Übung darum geht, sich auf das zu konzentrieren, was man gerade tut. Das gilt natürlich nicht, wenn die betreffende Aktivität problematisch ist; dann ist es das Ziel, damit aufzuhören und stattdessen etwas zu tun, was lebensbereichernder ist.

Außerdem betonen wir immer, wie notwendig eine regelmäßige Praxis ist:

Therapeutin: Es geht darum, das mehrmals täglich zu üben, vor allem dann, wenn Sie nicht zu stark unter Druck stehen. Das heißt, wen Sie nur ein kleines bisschen ängstlich, wütend oder wegen irgendwas verärgert sind. Zum Beispiel, wenn Sie Schlange stehen oder im Verkehrsstau stecken, wenn Sie einen Termin haben und zu spät dran sind, oder wenn jemand etwas tut, was Sie aufregt. Indem Sie das oft üben, wenn Sie nur ein kleines bisschen gestresst sind, stärkt das sozusagen Ihre psychologische Muskulatur, sodass Sie besser in der Lage sind, mit etwas richtig Schwierigem umzugehen. Wären Sie dazu wohl bereit?

Klient: Ja, ich werd's versuchen.

Therapeutin: Probieren Sie außerdem, ob Sie eine zehn Sekunden dauernde Version schaffen, und zwar jedes Mal, wenn Sie abdriften – also wenn Sie sich ein bisschen in Gedanken verlieren und nicht richtig auf das, was Sie gerade tun, konzentriert sind. Ich meine wortwörtlich zehn Sekunden. Erkennen Sie einfach an, was für Gedanken und Gefühle vorhanden sind, kommen Sie in den Körper zurück, indem Sie sich aufrichten oder strecken oder die Füße auf den Boden drücken, nehmen Sie dann wahr, wo Sie sind, und konzentrieren Sie sich wieder auf das, was Sie tun.

Im Begleitmaterial finden Sie eine Anleitung zum Verteilen, ein Skript und eine Audioaufnahme.

Nachbesprechung der Hausaufgabe

Für den Anfang der nächsten Sitzung sollten wir uns vornehmen, die Hausaufgabe zu besprechen und auf aufgetretene Probleme einzugehen.

NACHBESPRECHUNG

Wenn wir eine Hausaufgabe besprechen, erkundigen wir uns, wann und wo die Person die Übung gemacht hat, was dabei passiert ist und welche Wirkung es gehabt hat. Wurde die Übung abgewandelt? War es möglich, die eigenen Gedanken und Gefühle wahrzunehmen und zu benennen? Konnte die Person präsent sein, ohne sich zu sehr anzustrengen? Hat sie die Kontrolle über ihr körperliches Handeln übernommen? Hat sie sich wieder darauf konzentriert und eingestellt, was sie gerade getan hat?

PROBLEME KLÄREN

Bei Hausaufgaben, bei denen es um Achtsamkeit geht, treten häufig zwei Probleme auf: a) Die Technik wird dafür missbraucht, Gedanken und Gefühle zu kontrollieren; b) sie wird erst gar nicht geübt. Mit dem ersten Problem haben wir uns bereits beschäftigt, auf das zweite gehe ich in Kapitel 18 ein.

Gelegentlich bekommen wir zu hören: »Wenn ich allein bin, kann ich gut den Anker werfen, aber wenn andere Leute dabei sind, will ich es lieber nicht machen, weil man mich sonst womöglich schief ansieht.« Dabei wird angenommen, zum Ankerwerfen würden sichtbare Körperbewegungen wie Dehnen und Strecken gehören. Das ist jedoch ein Irrtum. Man kann problemlos den Anker so werfen, dass niemand etwas davon bemerkt. Wenn man zum Beispiel in gemütlicher Runde zusammensitzt, kann man sich einen Moment Zeit nehmen, die eigene Innenwelt anzuerkennen, leicht die Füße auf den Boden drücken oder den Rücken strecken und sich dann wieder auf die Unterhaltung konzentrieren, ohne dass jemand etwas aufgefallen ist. Im Idealfall üben wir das bereits in der Therapiesitzung, damit klar wird, wie es funktioniert.

Manchmal bekommen wir zu hören, man sei »zu überwältigt gewesen, um den Anker zu werfen«, oder es heißt: »Als ich gemerkt habe, was passiert, war es schon zu spät«. Der Umgang mit solchen Problemen hat drei Aspekte: regelmäßige achtsame Selbstbeobachtung, Vorplanung und Aufbau.

Achtsame Selbstbeobachtung: Im Lauf des Tages nimmt man sich Zeit, sich ab und zu achtsam selbst zu beobachten. Dabei hält man einige Momente inne, nimmt die vorhandenen Gedanken und Gefühle wahr und beurteilt, wie angespannt, gestresst oder verärgert man ist. So lernt man zu erkennen, wenn man »sich aufregt« oder wenn »sich etwas zusammenbraut«, und wirft den Anker, »bevor es zu spät ist«.

Vorplanung: Man antizipiert von starkem Stress geprägte Situationen und bereitet sich darauf vor. Wann und wo kommt es am wahrscheinlichsten zu emotionalen Stürmen oder dissoziativen Zuständen? Bei welchen Aktivitäten und in Anwesenheit von welchen Personen? Im Idealfall werden im Verlauf der Therapie mehr und mehr TFACT-Strategien vermittelt, mit denen man sich im Voraus auf solche Herausforderungen vorbereiten kann. Aber selbst wenn man vor einer extrem stressigen Situation nur kurz den Anker wirft, kann das eine entscheidende Wirkung haben.

Aufbau: Eine nützliche Metapher ist die Vorstellung, sich bei einem Fitnessstudio anzumelden, um Kraft aufzubauen. Wenn man sich schon beim ersten Training auf die schwersten Gewichte stürzt, wird man sich nur verletzen. Daher fängt man mit leichten Gewichten an und baut im Lauf der Zeit Kraft auf, bis man gefahrlos schwere heben kann. Aber selbst dann wärmt man sich mit leichteren Gewichten auf.

Das gleiche Prinzip gilt für das Ankerwerfen (und jede andere neue Fertigkeit). Zuerst übt man es in weniger herausfordernden Situationen, und indem man das wiederholt tut, baut man die Fertigkeit fortschreitend auf, bis man sie schließlich selbst unter von starkem Stress geprägten Bedingungen anwenden kann. Zu diesem Zweck überlegen wir in der Sitzung gemeinsam, welche Situationen und Ereignisse nützlich sind, um die »psychische Muskulatur« aufzubauen. Alles, was ein leichtes bis mäßiges Niveau an Stress, Anspannung oder schwierigen Emotionen auslöst, bietet eine gute Gelegenheit zum Üben.

Was kommt als Nächstes?

Je bekümmerter, erstarrter oder emotional dysregulierter die Person ist, desto wichtiger ist es, in der Sitzung diese »Bottom-Up-Arbeit« weiterzuführen. Daher beschäftigen wir uns auch in den folgenden Sitzungen mit solchen Übungen, um die Fähigkeit, den Anker zu werfen, weiterzuentwickeln. Aber was passiert danach? Verfolgen wir weiter einen Bottom-Up-Ansatz, indem wir primär mit Emotionen, Körperempfindungen und ganz allgemein dem Körper arbeiten (mehr dazu in den Kapiteln 12, 13, 14, 22 und 23) oder gehen wir zusätzlich Top-Down vor, indem wir die kognitive Defusion einführen (siehe dazu Kapitel 10 und 11)? Wenn Emotionen, Körperempfindungen und physiologische Reaktionen die vorherrschenden Probleme darstellen, ist die erste Option wahrscheinlich besser. Geht es jedoch hauptsächlich um Fusion (das heißt um Hoffnungslosigkeit, Rechtfertigung, Grübeln, Sich-Sorgen, Selbstkritik), empfiehlt sich wahrscheinlich der Übergang zur Defusion. Grundsätzlich sind beide Optionen sinnvoll; wir passen das, was wir tun, immer auf die Bedürfnisse und Fähigkeiten des Individuums an. Und wenn wir irgendwann bei der Arbeit an einem bestimmten Kernprozess steckenbleiben, können wir ohne Weiteres zu einem anderen übergehen.

➔ BEGLEITMATERIAL: Zum achten Kapitel finden Sie in *Trauma-Focused ACT: The Extra Bits* a) ein Handout zum Ankerwerfen mit Links zu kostenlosen englischen Audioaufnahmen, b) exemplarische Anweisungen zum Ankerwerfen, c) Anweisungen zum Aufmerksamkeitstraining durch Achtsamkeit auf den Atem, d) Anweisungen für eine Übung, bei der achtsames Atmen ins Ankerwerfen integriert wird, und e) Hinweise, wie man Erinnerungen in historische Narrative integrieren kann.

Kernpunkte

»Den Anker werfen« ist ein Überbegriff für zahllose unterschiedliche Übungen, die auf der AKE-Formel basieren: die innere Welt anerkennen, eine Verbindung zum Körper herstellen und sich auf das einstellen, was man gerade tut. Wir können solche Übungen an jedem Punkt jeder beliebigen Sitzung einbauen. Besonders nützlich sind sie als erste Reaktion auf ein extremes Erregungsniveau, auf dissoziative Zustände, Flashbacks, extreme Fusion und emotionale Dysregulation. Zudem stellen sie eine gute Grundlage für Defusion und Akzeptanz dar. Sie sind leicht zu vermitteln, leicht zu erlernen, nicht meditativ, traumasensitiv, sie werden in vielen verschiedenen Kulturen akzeptiert und sie sind bei einem breiten Spektrum von Problemen anwendbar. Je früher wir sie also einführen, desto besser.

9

Flexible Sitzungen

Gratulation – Sie haben es gerade durch das längste Kapitel im Buch geschafft! In diesem wesentlich kürzeren Kapitel (Sie können aufatmen), erkunden wir, wie wir unsere Sitzungen strukturieren können. Wie immer in der TFACT wollen wir dabei flexibel vorgehen. Wenn Sie sich in den Sitzungen im Kreis bewegen, indem Sie mitfühlend zuhören, aber auf die aktive Vermittlung von TFACT-Fertigkeiten verzichten, brauchen Sie eindeutig mehr Struktur. Halten Sie sich aber bitte nicht streng an die Abfolge, die ich vorschlage:

1. Eine kurze Achtsamkeitsübung machen.
2. Die Hausaufgabe nachbesprechen.
3. Den Ablauf der Sitzung planen.
4. Die geplanten Punkte nacheinander durcharbeiten.
5. Eine Hausaufgabe aufgeben.

Eine kurze Achtsamkeitsübung

Es ist gut, jede Sitzung mit einer kurzen, drei bis fünf Minuten dauernden Achtsamkeitsübung zu beginnen. Das sorgt dafür, dass beide Beteiligten – die Person, mit der wir arbeiten, ebenso wie wir selbst – sich zentrieren, und bereitet beide auf eine erfahrungsorientierte Sitzung vor. (Besonders nützlich ist das bei Leuten, die zwischen den Sitzungen keine Übungen machen.)

Tipp für die Praxis

Nachdem wir gemeinsam die erste systematische Achtsamkeitsübung ausgewertet haben, können wir fragen: »Ist es in Ordnung, wenn wir am Anfang jeder Sitzung so etwas machen?« Dem wird meist zugestimmt, wodurch es leichter ist, spätere Sitzungen mit etwas Achtsamkeit in Gang zu bringen.

In der ersten Phase der Therapie werfen wir am Anfang einer Sitzung wahrscheinlich oft den Anker, aber später, wenn die Person über ein immer größeres Repertoire an TFACT-Fertigkeiten verfügt, wählen wir eher Übungen, die sich mehr auf Defusion, Akzeptanz, Selbstmitgefühl und Selbst-als-Kontext konzentrieren. Im Idealfall integrieren wir darin auch Werte:

Therapeutin: Ist es in Ordnung, wenn wir mit einer kurzen Zentrierungsübung anfangen, damit wir beide in die richtige Verfassung für eine produktive Sitzung kommen?

Klient: Klar.

Therapeutin: Gut, dann bauen wir auf das auf, was wir in der letzten Sitzung gemacht haben ... (*Verbindung zum Körper herstellen*) Konzentrieren Sie sich bitte einen Moment auf Ihre Sitzhaltung ... strecken Sie den Rücken und lassen Sie die Schultern sinken ... drücken Sie leicht die Füße auf den Boden ... und spüren Sie den Boden darunter ...

(*Sich auf die Außenwelt einstellen*) ... Fixieren Sie den Blick jetzt auf eine Stelle oder machen Sie die Augen zu, wenn Ihnen das lieber ist ... und lassen Sie ein Gefühl von Neugier entstehen ... so als wären Sie ein neugieriger Wissenschaftler, der die Welt um sich herum erforscht ... nehmen Sie wahr, was für Geräusche Sie hören können ... Geräusche, die von Ihnen kommen ... und von mir ... und von dem Zimmer um Sie herum ... und von außerhalb des Zimmers ...

Nehmen Sie jetzt wahr, dass Sie den Fokus zwischen diesen unterschiedlichen Geräuschen hin und her wechseln können ... das heißt,

Sie können sich auf meine Stimme konzentrieren ... oder auf die Verkehrsgeräusche draußen ... oder auf das Geräusch der Klimaanlage ...

(*Gedanken anerkennen*) ... Probieren Sie jetzt, ob Sie den Unterschied wahrnehmen können zwischen den Geräuschen, die Sie hören, und den damit verbundenen Gedanken ... denn sobald Sie ein neues Geräusch hören, lokalisiert Ihr Kopf, woher es kommt, und verknüpft es mit Wörtern oder Bildern ... Wenn ich jetzt gleich ein Geräusch mache, registrieren Sie bitte, was Ihr Kopf dann tut ... (Die Therapeutin trommelt einige Sekunden mit den Fingern auf eine harte Oberfläche) ... und jetzt mache ich ein anderes Geräusch; nehmen Sie wieder wahr, wie Ihr Kopf das lokalisiert und benennt ... (Therapeutin klopft mehrere Sekunden mit dem Fuß auf den Boden) ...

(*Verbindung zum Körper herstellen*) ... Nehmen Sie jetzt Ihren Körper auf dem Stuhl wahr ... richten Sie sich auf ... strecken und dehnen Sie die Arme nach oben ... halten Sie die Dehnung ... und nehmen Sie intensiv das Gefühl wahr, wie die Muskeln sich dehnen ... senken Sie die Arme ... und strecken Sie die Arme wieder nach oben, aber diesmal in Zeitlupe ... und nehmen Sie intensiv die vielen kleinen Geräusche wahr, die Sie dabei machen ...

(*Gedanken und Gefühle anerkennen*) Nehmen Sie jetzt wahr, was für Gedanken und Gefühle momentan in Ihnen auftauchen ... stellen Sie fest, ob die angenehm oder unangenehm oder neutral sind ... und verwenden Sie den Ausdruck »Ich nehme wahr«, um schweigend alles zu registrieren, was auftaucht ... Denken Sie jetzt einen Moment an Ihre Werte ... um eine Verbindung damit herzustellen, weshalb Sie heute hierhergekommen sind ... und sich daran zu erinnern, was wichtig für Sie ist, tief im Herzen ... was und wer Ihnen so wichtig ist, dass Sie heute hierhergekommen sind ... und nehmen Sie sich einen Moment Zeit anzuerkennen, dass in Ihnen zwar schwierige Gedanken und Gefühle aufgetaucht sind, dass Sie sich aber davon nicht haben abhalten lassen, hier zu sein ...

Im Allgemeinen wird diese Übung abgeschlossen, indem Kontakt zum Körper aufgenommen wird und man sich durch die fünf Sinne auf die Außenwelt einstellt. Anschließend sprechen wir darüber, wobei wir nach relevanten Punkten suchen und eine Verbindung zu Werten und wertebasierten Zielen herstellen. (Wenn Sie lieber eine kürzere Übung anleiten wollen, können Sie sich auf die achtsame Wahrnehmung von Geräuschen beschränken.)

Besprechung der Hausaufgabe

Beim nächsten Schritt geht es um die Hausaufgabe. Inwieweit wurde sie gemacht? Was ist dabei passiert und inwiefern war das hilfreich? Falls zur Hausaufgabe die Übung einer Achtsamkeitsfertigkeit gehört hat, wie oft und wie lange hat das stattgefunden? Abgesehen davon erkundigen wir uns nach Schwierigkeiten und ungünstigen Wirkungen, und wir klären alle Probleme, die aufgetaucht sind. Hat die Person ihre Hausaufgabe nicht gemacht (ja, ich weiß, das ist schwer zu glauben, kommt bei seltenen Gelegenheiten jedoch erstaunlicherweise vor!), gehen wir so darauf ein, wie in Kapitel 18 ausgeführt.

Den Ablauf planen

Es ist eine gute Idee, einen Plan für die Sitzung zu machen. Manche Kolleginnen und Kollegen haben dagegen anfangs Widerstände, weil sie meinen, das sei »zu direktiv«. Sobald sie ihr Unbehagen mit diesem Verfahren jedoch akzeptieren und es ausprobieren, stellen sie im Allgemeinen fest, dass die Sitzungen wesentlich produktiver werden. Außerdem reagieren die meisten Klientinnen und Klienten sehr gut darauf; der Plan hilft ihnen, ihre Gedanken zu sammeln und in den Vordergrund zu stellen, was wichtig ist. Leute, die dazu neigen, von einem Problem zum anderen zu springen, ohne einen effektiven Plan oder eine Strategie zu haben, müssen ohnehin unbedingt lernen, wie man bestimmte Probleme priorisiert.

Der Punkt der Entscheidung bietet dafür eine einfache Möglichkeit: »Worauf würden Sie sich heute gerne konzentrieren? Möchten Sie daran arbeiten, wie man sich aus einer Verstrickung löst, oder sich lieber mit dem Thema Hinbewegungen beschäftigen?« Ein weiteres einfaches Hilfsmittel ist die im Folgenden beschriebene Zielscheibe.

Oft wird die Zielscheibe dazu benutzt, Werte zu erforschen und Ziele zu setzen; sie ist jedoch auch eine gute visuelle Hilfe, um den Ablauf einer Sitzung zu planen.

Therapeutin: Wie Sie sehen, ist das Leben auf der Zeichnung da in vier Hauptbereiche unterteilt: Beruf, Beziehungen, Gesundheit und Freizeit. Wenn wir nur einen dieser Bereiche auswählen könnten, um uns darauf zu konzentrieren, damit dort allmählich positive Veränderungen stattfinden, welchen würden Sie da nehmen?

Klient: Hm. Beziehungen, glaube ich.

Therapeutin: Gut. Gibt es eine bestimmte Beziehung, auf die wir uns heute konzentrieren sollten?

IHRE WERTE: Was wollen Sie mit Ihrer Zeit auf der Erde anfangen? Welche Art Mensch wollen Sie sein? Welche persönlichen Stärken und Eigenschaften wollen Sie entwickeln? Schreiben Sie bitte zu jedem der unten aufgeführten Punkte ein paar Worte.

Beruf/Ausbildung: Dazu gehören Arbeitsplatz, Karriere, Ausbildung/Studium und die Entwicklung von Fertigkeiten.

Beziehungen: Zu Partner oder Partnerin, Kindern, Eltern, Verwandten sowie dem Freundes- und Kollegenkreis.

Persönliches Wachstum/Gesundheit: Zum Beispiel Religion, Spiritualität, Kreativität, Lebenskompetenzen, Meditation, Yoga, Beziehung zur Natur, Sport, Ernährung und/oder die Arbeit an gesundheitsgefährdenden Faktoren.

Freizeit: Wie Sie die Freizeit verbringen und sich entspannen, wie Sie sich eine Freude machen, was Sie tun, um sich auszuruhen und sich zu erholen, wie Sie Ihre Kreativität ausleben.

DIE ZIELSCHEIBE: Malen Sie ein X in jeden der vier Bereiche auf der Scheibe, um zu kennzeichnen, wo Sie heute stehen.

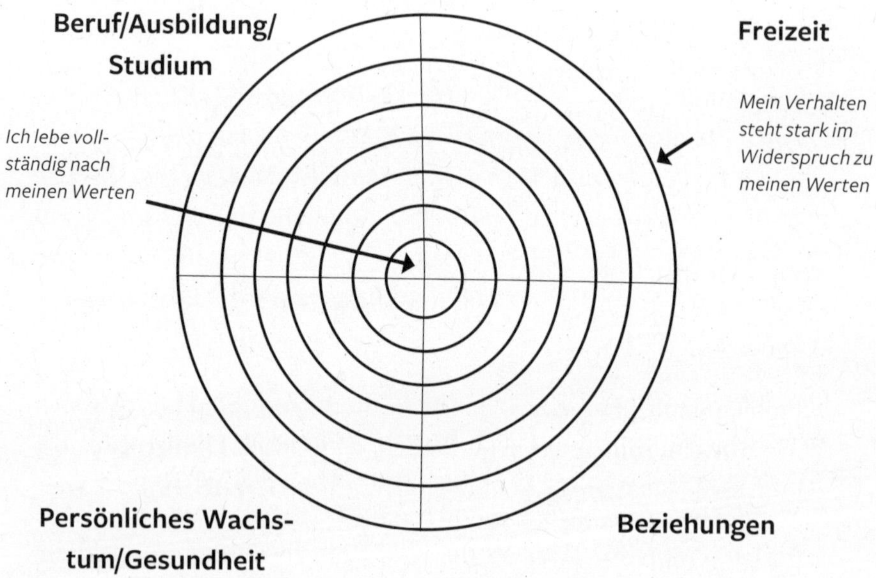

Adaptiert aus Living Beyond Your Pain von Joanne Dahl und Tobias Lundgren mit Erlaubnis von New Harbinger Publications (Oakland, Kalifornien), www.newharbinger.com.

→ Die Zielscheibe

Wie priorisiert man nun? In der TFACT gibt es keine »offizielle« Methode, die Themen einer Therapiesitzung anzuordnen, aber sinnvoll ist diese Abfolge:

1. Gefahr von Selbstverletzung: Besteht ein signifikantes Risiko, dass die Person sich selbst verletzen könnte, hat das natürlich oberste Priorität. (Siehe Kapitel 26.)

2. Probleme beim Teamwork: Vieles kann in der therapeutischen Beziehung Spannungen oder Konflikte verursachen, zum Beispiel, wenn die Person Sitzungen versäumt oder Rechnungen nicht bezahlt, wenn sie aggressiv oder respektlos wird; und wenn wir in der therapeutischen Rolle Druck ausüben, invalidieren oder zu wenig Empathie haben. In solchen Fällen sollten wir das Problem so schnell wie möglich identifizieren und angehen. (Siehe Kapitel 19.)

3. Stolpersteine für die Sitzung: Damit gemeint sind Verhaltensweisen, durch die die Sitzung verzögert oder unterbrochen wird, wie etwa, wenn die Person wiederholt Gründe anführt, weshalb die Therapie nicht wirken oder weshalb sie selbst sich nicht ändern kann, wenn sie sich weigert, Übungen zu machen, wenn sie von einem Problem zum anderen springt, ständig das Thema wechselt und so weiter. (Siehe Kapitel 19.)

4. Probleme mit Hausaufgaben: Wenn die Person ihre Hausaufgaben nicht macht, sollten wir herausfinden, an welchen Hindernissen das liegt, und helfen, diese zu überwinden. (Siehe Kapitel 18.)

5. Andere Probleme: Was sonstige Probleme angeht, gibt es mehrere Möglichkeiten der Priorisierung:

    - Wir fordern die Person auf, selbst auszuwählen: »Mit welchem von all den Problemen, mit denen Sie sich momentan herumschlagen, möchten Sie sich gerne zuerst beschäftigen?«

- Einsatz der Zielscheibe: Wir bitten die Person, einen der vier Bereiche sowie das drängendste Problem darin auszuwählen.
- Wir konzentrieren uns auf das scheinbar am wenigsten schwierige Problem, das sich am wahrscheinlichsten schnell, aber signifikant ändern lässt.

Den Ablaufplan durcharbeiten

Sobald die Punkte gemeinsam festgelegt wurden, arbeiten wir sie nacheinander ab. Gelegentlich geht es in einer ganzen Sitzung ausschließlich um den ersten Punkt, aber oft können wir uns mit mehreren Punkten beschäftigen.

Egal, welches Thema die Person ausgewählt hat, bewegen wir uns in jeder Sitzung im Triflex. Wir beginnen damit, dass die Person präsent ist, was eine sichere Grundlage dafür schafft, sich zu öffnen (sich von schwierigen Kognitionen und Emotionen zu lösen, diese zu akzeptieren und mit Selbstmitgefühl darauf zu reagieren). Ist die Person an irgendeinem Punkt überfordert, werfen wir den Anker und holen sie in die Gegenwart zurück; wenn sie dann wieder zentriert und bereit ist, wenden wir uns erneut der Aufgabe zu, sich zu »öffnen«.

Dasselbe gilt dafür, das zu tun, was wichtig ist. Wenn wir Werte klären, Ziele setzen und Handlungspläne entwerfen, löst das gelegentlich überwältigende Emotionen oder extreme Fusion aus. Falls dem so ist, helfen wir der Person wie üblich dabei, den Anker zu werfen. Sobald sie wieder präsent und zentriert ist, kehren wir behutsam zu Werten und engagiertem Handeln zurück. Natürlich geht es in manchen Sitzungen deutlich mehr um einen bestimmten Aspekt im Triflex als um die anderen, aber normalerweise sind alle drei Aspekte bis zu einem gewissen Grad beteiligt.

Wenn die Person sich in einer sehr herausfordernden Situation befindet, in der wenig Hoffnung auf eine kurzfristige Lösung vorhanden ist, bietet sich das nützliche Hilfsmittel der »Herausforderungsformel« an (Harris 2015a). Es hilft uns zu erkennen, dass wir nicht machtlos sind, so groß die Herausforderung auch sein mag. Wie unten kurz ausgeführt, gibt es in einer solchen Situation doch mehrere Optionen.

Die Herausforderungsformel

Egal, worum es sich konkret handelt, wir haben in jeder schwierigen Situation immer zwei oder drei der folgenden Optionen:

1. Die Situation verlassen.
2. Bleiben und nach unseren Werten leben, indem wir alles tun, was möglich ist, um die Situation zu verbessern, Raum für den unvermeidlich vorhandenen Schmerz schaffen und freundlich mit uns umzugehen.
3. Bleiben und Dinge tun, die entweder nichts bewirken oder die Situation sogar noch schlimmer machen.

Natürlich ist die erste Option, die Situation zu verlassen, nicht immer verfügbar. Wenn man zum Beispiel im Gefängnis sitzt, kann man nicht einfach nach Hause gehen. Auch wenn man schwer krank ist oder einen geliebten Menschen verloren hat, kann man die Situation nicht verlassen; wo man auch hingeht, ist sie dabei. Gelegentlich jedoch ist es durchaus möglich, sie zu verlassen, und dann sollte man ernsthaft darüber nachdenken. Nehmen wir an, wir stecken in einer toxischen Beziehung, einem fürchterlichen Job, einem gefährlichen Wohnviertel oder einem Beruf fest, in dem wir wiederholt traumatischen Ereignissen ausgesetzt sind (wie etwa im Rettungsdienst oder im Militär), sollten wir überlegen: Wäre mein Leben wahrscheinlich reicher, erfüllter, sinnvoller, wenn ich gehe statt bleibe?

Wenn man die Situation jedoch nicht verlassen kann oder will, bleiben nur die zweite und dritte Option. Leider folgen die meisten Menschen quasi automatisch der dritten: Bleiben und Dinge tun, die entweder nichts bewirken oder alles nur noch schlimmer machen. In kritischen Situationen verstricken wir uns nur allzu leicht in schwierige Gedanken und Gefühle und werden zu unproduktiven Verhaltensmustern verleitet, die uns nicht weiterbringen oder unsere Probleme verschlimmern. Wir wenden uns einem exzessiven Gebrauch von Drogen und Alkohol zu, streiten mit unseren Angehörigen oder ziehen uns von ihnen zurück, oder wir vernachlässigen wichtige Bereiche unseres Lebens. Was nur einige Beispiele für unproduktives Verhalten sind.

Der Weg zu einem besseren Leben liegt dann also in der zweiten Option: Bleiben und nach unseren Werten leben, indem wir alles tun, was möglich ist, um die Situation zu verbessern. Natürlich können wir in einer wirklich schwierigen Situation nicht erwarten, glücklich zu sein; wir haben unvermeidlich schmerzhafte Gedanken und Gefühle. Daher ist der zweite Teil dieser Option ungemein wichtig: Raum für den unvermeidlich vorhandenen Schmerz zu schaffen und freundlich mit uns umgehen.

In dem für die WHO erstellten ACT-Programm für Flüchtlingslager wird die Herausforderungsformel schon früh in der ersten Sitzung eingeführt. Die erste Option kommt in einem Flüchtlingslager offensichtlich nicht infrage, weil man es nicht einfach verlassen kann, aber die beiden anderen sind verfügbar. Zum Beispiel kann man die Leute, mit denen man in einem Zelt haust, entweder mit Freundlichkeit, Wärme und Offenheit behandeln – oder mit Aggressivität, Kälte und Feindseligkeit. Die Entscheidungen, die man in dieser Hinsicht täglich trifft, beeinflussen das, was man in diesem Zelt erlebt. Auch wenn man das Zelt verlässt, kann man nett und freundlich zu den Nachbarn sein oder abweisend und feindlich. Und man kann an gemeinsamen Aktivitäten wie Singen und Beten teilnehmen oder sich von allem abschotten. Das heißt, man trifft den ganzen Tag lang Entscheidungen, von denen die eigene Lebensqualität im Lager beeinflusst wird.

Es versteht sich von selbst, dass wir unglaublich viel Mitgefühl für die Schwierigkeiten der Person vor uns haben und sie bestätigen müssen, wenn wir die Herausforderungsformel einsetzen. Falls wir das tun, hat sie meist eine ausgesprochen positive Wirkung. Sie hilft zu erkennen, dass wir selbst in furchtbaren Situationen bestimmte Wahlmöglichkeiten haben. Besonders wichtig ist sie für Personen, deren schwierige Situation wahrscheinlich andauern wird, zum Beispiel, weil sie im Militär dienen, als Ersthelfer arbeiten, im Gefängnis oder einer anderen feindlichen Umgebung leben oder ständig Dingen wie Rassismus, Sexismus und anderen Formen von Vorurteil und Diskriminierung ausgesetzt sind. Als Teil der zweiten Option betonen wir immer, wie wichtig es ist, sich Unterstützung zu suchen, im Freundeskreis, bei Familienmitgliedern, dem näheren Umfeld und so weiter. Das kann auf vielerlei Weise geschehen; zum Beispiel kann man im Falle von systemischen Vorurteilen und damit verbundener Diskriminierung einer Gruppe beitreten, die politisch aktiv ist und für entsprechende Veränderungen eintritt.

Tipp für die Praxis

Jede Sitzung sollte in einer guten Atmosphäre enden, in der die Person, mit der wir arbeiten, sich innerhalb ihres Flexibilitätsfensters befindet. Daher müssen wir die Uhr im Blick behalten und dafür sorgen, dass genug Zeit für die Person bleibt, den Anker zu werfen (oder sich mit einer anderen Methode zu zentrieren), bevor die Sitzung endet.

Hausaufgabe

Im Idealfall endet jede Sitzung mit einer Hausaufgabe. Zu Beginn der Therapie wird sie normalerweise von uns vorgeschlagen, aber später findet die Auswahl zunehmend gemeinsam statt. Falls es sich um eine

Achtsamkeitsübung handelt, sollte die Person diese zuerst in der Sitzung üben, damit wir eventuell auftretende Probleme klären können.

Bevor wir die Besprechung der Hausaufgabe abschließen, sollten wir nachfragen: »Auf einer Skala von null bis zehn, auf der zehn bedeutet: ›Das ist total realistisch; ich werde die Aufgabe auf jeden Fall machen‹, während zehn bedeutet: ›Das ist völlig unrealistisch; ich werde die Aufgabe bestimmt nicht machen‹ – wie realistisch ist es, dass Sie die Aufgabe machen werden?«

Falls die Person eine niedrigere Zahl als sieben angibt, ist ein Erfolg unwahrscheinlich. Dann sollten wir die Aufgabe modifizieren, indem wir sie kleiner, einfacher und leichter gestalten, bis auf der Skala mindestens eine Sieben erreicht wird.

➔ BEGLEITMATERIAL: In Kapitel neun von *Trauma-Focused ACT: The Extra Bits* finden Sie eine Version der *Zielscheibe* zum Ausdrucken und ein Handout zur Herausforderungsformel.

Kernpunkte

Es gibt keine offizielle Vorschrift, wie eine Sitzung in der TFACT strukturiert werden sollte, aber die in diesem Kapitel aufgeführten Prinzipien sind oft nützlich. In jeder Sitzung bewegen wir uns innerhalb des Triflex, indem wir präsent sind, uns öffnen und tun, was wichtig ist. Die Herausforderungsformel hilft dabei, diese Prozesse auf fortlaufende schwierige Situationen anzuwenden.

Damit haben wir den zweiten Teil dieses Buchs abgeschlossen, in dem es um wichtige Überlegungen für den Beginn der Therapie ging. Beschäftigen wir uns jetzt mit dem ersten der drei miteinander verflochtenen Stränge der TFACT – »In der Gegenwart leben«.

TEIL 3

In der Gegenwart leben

10

Die Fesseln von Fusion abstreifen

Ich hab eindeutig den Beruf verfehlt. Hab keine Ahnung von dem, was ich in der Sitzung tun soll. Jetzt werd ich's wieder mal verbocken. Sagt Ihr Kopf Ihnen manchmal so etwas? Tja, meiner tut das jedenfalls. Das heißt, wir haben mit den Menschen, die zu uns kommen, allerhand gemein! Die meisten Leute meinen, es wäre etwas verkehrt mit ihnen, wenn sie »negativ denken«, weshalb sie sehr erleichtert sind, wenn wir in der therapeutischen Rolle in klassischem ACT-Stil enthüllen: »Wissen Sie, Ihr Kopf funktioniert in vieler Hinsicht wie meiner. Was er zu Ihnen sagt, ist ganz ähnlich wie das, was mein Kopf zu mir sagt.«

In diesem und dem folgenden Kapitel werden wir uns zwar mit vielen verschiedenen Defusionsmethoden befassen, aber hier will ich erst einmal betonen, wie wichtig die Normalisierung ist. Viele Menschen mit Trauma halten ihre Psyche für »beschädigt« oder »defekt«. Daher vermitteln wir immer wieder auf zahllose Arten und Weisen die Botschaft: Nein, Ihre Psyche ist nicht defekt; es ist nichts verkehrt mit Ihnen, weil Sie so denken; die Gedanken, die Sie haben, sind normal, natürlich und zulässig; wir haben alle einen Kopf, der so denkt.

Was ist Fusion?

Fusion oder Verschmelzung bedeutet, dass Kognitionen unser Bewusstsein oder unser Handeln (oder beides) dominieren. Das kann in folgender Hinsicht Probleme verursachen:

- Kognitionen dominieren unser Bewusstsein. Das äußert sich beispielsweise darin, dass man sich Sorgen macht, grübelt, Zwangsgedanken hat, der Vergangenheit nachhängt, fantasiert oder katastrophisiert. Dadurch fällt es uns schwerer, uns auf die aktuelle Aufgabe zu konzentrieren, uns auf das, was wir tun, einzulassen, und im zwischenmenschlichen Kontakt ganz präsent zu sein. Folglich fällt unsere Leistung ab, wir verpassen wichtige Aspekte unseres Erlebens und schotten uns von anderen Menschen ab.
- Kognitionen dominieren unser Handeln. Wenn wir mit unseren Gedanken, Überzeugungen, Einstellungen, Annahmen, Schemata, Urteilen, Regeln und Argumenten verschmolzen sind, »diktieren« diese unsere Entscheidungen. Wir verhalten uns starr und auf meist problematische Art und Weise, und wir tun Dinge, die uns von unseren Werten entfernen.

Aus praktischer Sicht bedeutet Fusion, dass wir auf Kognitionen mit einem beschränkten, unflexiblen Repertoire an Verhaltensweisen reagieren, während Defusion bedeutet, mit einem breiten, flexiblen Repertoire zu reagieren. Allerdings haben diese Zustände keinen monolithischen Charakter; wir können »sehr« oder »ein bisschen verschmolzen« sein, »vollständig« oder »leicht gelöst«. (In der Sitzung sprechen wir übrigens nicht von Fusion und Defusion, sondern davon, dass man sich in etwas »verstrickt« und sich aus diesem Zustand »löst«).

In einem Zustand der Fusion kommen uns Kognitionen so vor:

- wie Befehle, Regeln oder Gesetze, denen wir gehorchen müssen
- wie wichtige Dinge, die unsere ungeteilte Aufmerksamkeit erfordern
- wie ein guter Rat, dem wir folgen sollten
- wie Bedrohungen, die wir bekämpfen oder vermeiden müssen
- wie Aussagen von absoluter Wahrheit.

In einem Zustand der Defusion sehen wir unsere Kognitionen hingegen als das, was sie sind: Ketten von Wörtern oder Bildern, die sich von einem Moment zum anderen verändern, die beständig kommen und gehen. Sie können wahr sein oder nicht. Und egal, ob sie wahr sind oder nicht, wir müssen ihnen nicht gehorchen, nicht ihrem Rat folgen, sie als Bedrohungen behandeln, mit ihnen kämpfen, sie vermeiden oder ihnen ungeteilte Aufmerksamkeit schenken.

Defusion zielt nicht darauf ab, die Glaubhaftigkeit von Gedanken zu vermindern, Gedanken verschwinden zu lassen oder emotionalen Schmerz zu reduzieren, obwohl das dadurch sehr häufig geschieht. Das Ziel besteht darin, eine flexible Reaktion auf Kognitionen zu ermöglichen, sodass sie uns nicht dominieren, wodurch wir wirksam handeln und uns unsere Kognitionen nur nutzbar machen, wenn sie hilfreich sind. (Wenn Sie das überraschen oder verwirren sollte, wiederholen Sie bitte die Übung Hände als Gedanken aus dem zweiten Kapitel, um sich die Kosten von Fusion und die Ziele von Defusion begreiflich zu machen.)

Form gegenüber Funktion

In der TFACT betrachten wir Gedanken nicht im Hinblick auf ihre »Form« (wir fragen nicht, ob ihr Inhalt wahr/falsch, positiv/negativ, optimistisch/pessimistisch, rational/irrational und so weiter ist), sondern hinsichtlich ihrer »Funktion«, das heißt der Wirkung, die sie auf unser Verhalten haben.

Ein sogenannter »positiver Gedanke« (positiv im Hinblick auf seinen Inhalt) kann negative Funktionen haben (problematische Auswirkungen auf das Verhalten). Zum Beispiel kann ein positiver Gedanke wie Ich erledige meine Arbeit fantastisch und kenne mich besser als alle anderen damit aus ein narzisstisches Verhalten fördern, das extrem negative Auswirkungen auf die Beziehungen am Arbeitsplatz hat.

Ein sogenannter »negativer Gedanke« (einer mit negativem Inhalt) wiederum kann positive Funktionen haben, das heißt nützliche Auswirkungen auf das Verhalten. Zum Beispiel kann der negative Gedanke Ich werde in der Prüfung womöglich durchfallen Studierende womöglich dazu motivieren, ausreichend zu lernen. Wenn unsere Gedanken eine hilfreiche Funktion haben, indem sie uns dabei unterstützen, uns so wie die Person zu verhalten, die wir sein wollen – dann lassen wir uns von ihnen leiten. Wenn nicht, lassen wir sie kommen, bleiben und gehen, wie sie wollen, wobei wir sie weder bekämpfen noch vermeiden.

Zuerst im Dunkeln tanzen, dann zum Licht führen

Diesen poetischen Ausdruck habe ich bereits in anderen Büchern verwendet, um zu betonen, wie wichtig es ist, ruhig, geduldig und empathisch an Defusion heranzugehen. Wenn die vor uns sitzende Person verloren in der dichten Dunkelheit der Fusion umherstolpert, verspüren die meisten von uns den starken Impuls, schnell den hellen Scheinwerfer der Defusion anzuknipsen, um den Weg hinaus zu erleuchten. In einer solchen Situation ist jedoch Vorsicht am Platz. Wenn wir überstürzt zu Defusion übergehen, werden wir trotz unserer besten Absichten wahrscheinlich scheitern, weil die Person sich invalidiert fühlt, weil wir Widerstand auslösen oder weil wir noch mehr Fusion erzeugen. Daher bringen wir der Person zuerst Empathie entgegen, hören ihr mit Offenheit und Interesse zu, betrachten die Dinge aus ihrer Perspektive, entwickeln Verständnis dafür, was sie fühlt, erkennen ihre Schwierigkeiten an und bestätigen ihre Emotionen.

»Im Dunkeln tanzen« bedeutet, authentisch und mitfühlend auf die Person zu reagieren, während sie mit etwas verschmolzen ist. Das bedeutet, ihr zu helfen, sich gehört, gesehen, verstanden und bestätigt zu fühlen. Im Allgemeinen braucht man nicht lange dazu. Wenn eine Sitzung ganz oder weitgehend dafür verwendet wird, wie es manchmal geschieht, kann das ungünstig sein. Angenommen, die Person ist schon jahrelang in Therapie, hat ihre Geschichte schon oft erzählt und steckt trotzdem immer noch fest. Solche Leute kommen gerne zur Therapie, weil sie dort mit Empathie, Verständnis und Freundlichkeit behandelt werden, aber an ihrem unproduktiven Verhalten ändert sich nichts. Wenn wir ihnen in der Sitzung wieder nur reflektiert zuhören, sie validieren und ihnen Empathie entgegenbringen, hilft ihnen das nicht dabei, in ihrem Leben konstruktive Veränderungen vorzunehmen. Wahrscheinlich werden dadurch nur die vorhandene Fusion und das Gefühl des Feststeckens verstärkt.

War die Person jedoch noch nie in Therapie und spricht zum ersten Mal darüber, dass sie sexuell missbraucht wurde, ist das eine ganz andere Situation. In diesem Fall verbringen wir eventuell wesentlich länger damit, im Dunkeln zu tanzen, und das mit guter therapeutischer Wirkung. Gerät die Person jedoch in einen dissoziativen Zustand oder ist überfordert, während sie versucht, von ihrem Trauma zu erzählen, müssen wir ihr sofort praktische Fertigkeiten vermitteln, damit sie mit ihrer Reaktion umgehen kann. Dann lediglich dazusitzen, Fragen zu stellen und Empathie zu zeigen, ist offenkundig schädlich.

Wie bei allem in der TFACT müssen wir also auch hier alles, was wir tun, individuell anpassen; was für die eine Person nützlich oder geeignet ist, muss für jemand anders nicht so sein. Sobald wir lange genug im Dunkeln getanzt haben, dass die Person uns als Tanzpartner vertraut, können wir behutsam damit anfangen, sie »zum Licht zu führen«. Das heißt, wir führen einen Kernprozess der ACT ein, nicht unbedingt Defusion, sondern den momentan wahrscheinlich nützlichsten Prozess. Unser Ziel ist es dabei, der Person mitfühlend zu größerer psychischer Flexibilität zu verhelfen.

Flexible Begrifflichkeit

In der TFACT verwenden wir oft den Begriff »Geschichte«, um jede Art von kognitivem Gehalt zu bezeichnen. Gelegentlich empfindet die vor uns sitzende Person dieses Wort jedoch als invalidierend. Ist das der Fall, erwidern wir sofort: »Das tut mir sehr leid. Ich wollte das, was Sie mir erzählt haben, bestimmt nicht bagatellisieren oder abtun. Mit ›Geschichte‹ meine ich lediglich eine Sammlung aus Wörtern oder Bildern, die Informationen vermittelt. Aber wenn es Ihnen lieber ist, werde ich den Begriff nicht mehr verwenden.« Normalerweise rettet das die Lage, aber um die Gefahr einer Invalidierung zu minimieren, können wir uns auch von Anfang an entscheiden, den Begriff »Geschichte« nicht zu verwenden. Gute Alternativen sind unter anderem: Kognitionen, Überzeugungen, Narrative, Muster, Themen, Aussagen, Annahmen, Ideen, Beschreibungen, Erzählungen und Urteile.

Selbst der Begriff »Gedanken« kann manchmal eine negative Reaktion hervorrufen:

Therapeutin: Merken Sie, wie diese Gedanken darüber, wertlos zu sein, ständig wieder auftauchen?

Klientin: Das sind keine Gedanken, das ist eine Tatsache!

Therapeutin: (*nach einigen Sekunden Pause*) Gut, wie wäre es dann, wenn wir es irgendwie anders nennen ... wie wäre es mit Wahrnehmungen oder Selbstkritik?

Klientin: Aber es ist doch wahr!

Therapeutin: Das hört sich ganz so an, als würden Sie erwarten, dass ich das anzweifle.

Klientin: Hm ... ja, das stimmt. Das hat jedenfalls meine frühere Therapeutin getan.

Therapeutin: In manchen Therapiemodellen ist es ausgesprochen wichtig, ob Gedanken wahr oder falsch sind, aber hier nicht. In der ACT beschäftigen wir uns nicht damit.

Klientin: Ach so? (*blickt erstaunt drein*) Na dann.

Therapeutin: Uns interessiert vielmehr, was Sie tun, wenn solche Wahrnehmungen auftauchen. Wenn Sie ihnen Ihre ganze Aufmerksamkeit schenken oder tun, was sie Ihnen sagen, hilft Ihnen das dann, das Leben aufzubauen, das Sie führen wollen? Wenn ja, ist es kein Problem. Aber wenn nicht, würden Sie wohl gerne lernen, wie man sich davon löst?

Am wahrscheinlichsten wird die Person darauf bestehen, ihre Gedanken seien wahr, wenn sie in früheren Therapien gehört hat, dass diese Gedanken angefochten oder mit wegwerfenden Bemerkungen wie »Das ist doch bloß ein Gedanke« abgetan wurden. Oft ist sie erstaunt, wenn sie feststellt, dass das in der TFACT nicht geschehen wird. (Einer der eindrucksvollsten Aspekte von Defusion ist, dass sie die Glaubhaftigkeit von falschen oder ungenauen Kognitionen reduziert, ohne dass es nötig ist, diese infrage zu stellen.)

Manche Leute haben auch den Satz »Gedanken sind keine Tatsachen« gehört, der leicht als invalidierend verstanden werden kann. In diesem Fall können wir erklären, dass »Tatsachen« tatsächlich eine Art Gedanken sind:

Therapeut: Das Gehirn erzeugt den ganzen Tag lang viele Tausend Gedanken. Manche davon sind Fakten, manche sind Meinungen, manche sind Urteile, manche sind Textfetzen von irgendwelchen Liedern, Sprüche aus Filmen, Redensarten oder Witze ... oder zahllose andere Dinge. Ist in Ihrem Kopf schon mal ein richtig sonderbarer Gedanke aufgetaucht, und Sie haben sich gefragt: Wo zum Teufel ist das jetzt hergekommen?

Klient: Und ob! Sie können sich gar nicht vorstellen, was für ein Scheiß mir manchmal durch den Kopf geht!

Therapeut: Tja, bei mir läuft es genauso. Wenn ich den Ausdruck »Gedanke« verwendet, meine ich das als Sammelbegriff für diese ganzen unterschiedliche Dinge – von harten Fakten, mit denen alle

Welt übereinstimmt, bis zu diesem irren Scheiß, der von wer weiß woher kommt. Aber wenn es Ihnen lieber ist, kann ich den Begriff »Wahrnehmung« benutzen.

Gedanken erforschen

Ob eine Fusion vorliegt, können wir im Allgemeinen identifizieren, ohne uns direkt danach zu erkundigen. Während die Person vor uns erzählt, weshalb sie gekommen ist, was sie durchgemacht hat und was ihre Probleme sind, werden wir wahrscheinlich eine starke Verschmelzung mit allen im zweiten Kapitel genannten Kategorien beobachten: Vergangenheit, Zukunft, Selbstkonzept, Gründe, Regeln und Urteile. Manchmal sind allerdings direkte Fragen angebracht wie etwa:

Zum Selbstkonzept:

- Wenn ich in Ihren Kopf reinhören könnte, wenn er Sie mal wieder fertigmacht, was ist das Garstigste, was er über Sie sagen würde? Wegen welcher Dinge verurteilt er Sie?

Zu Vorstellungen über Vergangenheit und Zukunft:

- Verstricken Sie sich manchmal darin, über die Vergangenheit nachzugrübeln? Worum geht es da?
- Machen Sie sich viele Sorgen? Worüber? Wie sieht in Ihren Augen Ihre Zukunft aus?

Zu Gründen und Regeln:

- Was hält Sie davon ab, X (erwünschtes Verhalten) zu tun?
- Was bringt Sie dazu, Y (problematisches Verhalten) zu tun?

Zu Urteilen:

- Was hat Ihr Kopf dazu zu sagen?

Zu den Ursprüngen von Kognitionen:

- Erinnert Sie das an etwas aus Ihrer Vergangenheit? Erinnern Sie sich, wann Sie solche Gedanken zum ersten Mal hatten? Ist damals irgendetwas passiert, was damit zu tun hat?

Zu den Auslösern für bestimmte Gedanken:

- Wie oft tauchen diese Gedanken auf? Wann? Wo? Beim Zusammensein mit wem? Bei welcher Aktivität?
- Sind diese Gedanken mit etwas verbunden, was Ihnen wirklich wichtig ist? Oder mit einer Person, die Ihnen viel bedeutet?

Themen identifizieren

Interessiert sind wir nicht nur an Gedanken, sondern auch an den Emotionen, Antrieben, Körperempfindungen, Erinnerungen und Impulsen, von denen sie begleitet werden. In diesem Kontext können wir fragen:

- Wie fühlen Sie sich, wenn Ihr Kopf so etwas sagt?
- Tauchen dabei irgendwelche Emotionen auf? Irgendein Drang? Körperempfindungen? Impulse? Erinnerungen?

Eine nützliche Strategie zu Defusion oder Akzeptanz besteht darin, Themen zu identifizieren, durch die all diese privaten Erlebnisse verknüpft sind. Es gibt zwei Methoden, das zu initiieren, den »Unterrichtsmodus« und den »detektivischen Modus«.

DER UNTERRICHTSMODUS

In diesem Modus geben wir der Person eine Liste mit häufigen Fusionsmustern und fragen, womit sie sich identifizieren kann. Sie finden zwei Arbeitsblätter dazu im Begleitmaterial. (Natürlich können Sie auch Listen aus anderen Modellen nutzen, zum Beispiel die achtzehn Schemata der Schematherapie oder die zwölf Arten von »dysfunktionalem« Denken in der kognitiven Therapie; denken Sie jedoch daran, dass wir in der TFACT den kognitiven Gehalt nicht infrage stellen und Gedanken nicht als »verzerrt« oder »dysfunktional« bewerten.)

Am nützlichsten ist der Unterrichtsmodus bei Gruppen, bei Personen mit begrenzter Eigenwahrnehmung und wenn wir aus strukturellen Gründen wenig Zeit haben. Einführen können wir eine Liste unter anderem so: »Oft gruppieren unsere Gedanken sich um Themen, und als erster Schritt, uns davon zu lösen, können wir identifizieren, was das für Themen sind. Auf diesem Blatt sind die häufigsten aufgelistet. Womit können Sie vom Kopf etwas anfangen?«

DER DETEKTIVISCHE MODUS

In diesem Modus fügen wir wie Sherlock Holmes die Einzelteile zusammen und kommen zu einer Schlussfolgerung, die Sinn ergibt. Einige Beispiele aus der Praxis:

- Vieler Ihrer Gedanken und Gefühle scheinen um ein gemeinsames Thema zu kreisen. Ich bin nicht ganz sicher, wie ich es formulieren soll, aber ich neige dazu, es als »unerfüllte Bedürfnisse« zu bezeichnen, weil es scheinbar darum geht, dass Ihre Bedürfnisse von den Leuten in Ihrer Umgebung nicht erfüllt werden. So als würden diese Leute nicht berücksichtigen, was Sie wirklich brauchen. Liege ich da einigermaßen richtig?
- In vielen von Ihren Gedanken und Gefühlen scheint es darum zu gehen, wie man alles »richtig«, »anständig« und auf wirklich hohem Niveau tut. Wenn Sie das nicht schaffen, kritisieren Sie sich heftig.

Im Allgemeinen bezeichne ich so etwas als »Perfektionismus«; sind Sie mit dem Begriff einverstanden?

- Da sind so viele schmerzhafte Gedanken, Gefühle und Erinnerungen vorhanden, die bis in Ihre Kindheit zurückreichen, und alle scheinen mit demselben Thema verknüpft zu sein: »Ich bin ein Versager.«

Nachdem wir einen Begriff vorgeschlagen haben, fragen wir nach: »Ist es passend, das so zusammenzufassen?« Wenn die Person nicht einverstanden ist, suchen wir natürlich nach etwas anderem. Noch besser ist es allerdings, wenn die Person das Thema selbst benennt:

Therapeutin: Mit dieser Sache ist offenbar eine Menge Schmerzhaftes verbunden – Gedanken, Gefühle und Erinnerungen, die bis in Ihr fünftes Lebensjahr zurückreichen, als der Freund Ihrer Mutter Sie zum ersten Mal verprügelt hat. Nehmen wir an, wir könnten diese ganzen Gedanken, Gefühle und Erinnerungen in einem Dokumentarfilm zusammenfassen, der das alles enthält. Diesen Film würden Sie vielleicht nie jemandem zeigen oder nur einer Person, der Sie wirklich vertrauen. Jetzt geht es darum, einen kurzen Titel zu finden, der das Hauptthema des Films zusammenfasst. Ich weiß schon, dass da allerhand infrage kommt, aber suchen Sie bitte nach etwas, was das Wichtigste ausdrückt. Ein Titel, der eigentlich für uns alle passt, wäre »Nicht gut genug«. Wenn Sie möchten, können Sie den gerne nehmen, aber vielleicht fällt Ihnen ja etwas Eigenes ein, zum Beispiel »Zurückweisung« oder »Zu nichts nütze«. Was meinen Sie?

Klientin: Hm, ich denke, wir könnten »Wertlos« nehmen oder, äh, »Nicht liebenswert«?

Therapeutin: In Ordnung. Später können wir das ja problemlos ändern. Aber vorläufig nennen wir das Thema »Wertlos und nicht liebenswert«, ja?

Klientin: Einverstanden.

Themen zu identifizieren, hilft der Person dabei, ihre Kognitionen wahrzunehmen und zu benennen, was die ersten zwei Schritte beinahe *aller* Defusionstechniken sind. Es ist gut, das deutlich zu machen:

Therapeutin: Eines von unseren Zielen hier ist, dieses Thema zu erkennen, wenn es in unseren Sitzungen auftaucht; wir wollen es sozusagen auf frischer Tat ertappen. Wenn es Ihnen nämlich besser gelingt, das Thema aktiv wahrzunehmen – samt allen Gefühlen und Erinnerungen, die damit verbunden sind –, nehmen Sie ihm allmählich etwas von seiner Kraft. Das ist der erste Schritt dabei zu lernen, wie man sich von so etwas löst.

Anschließend fragen wir um Erlaubnis: »Also ist es okay, es so zu bezeichnen?« Sobald die Person zustimmt, können wir den Begriff in unseren Sitzungen als Bezugspunkt nutzen:

- Ist dieses Gefühl mit dem Thema »Ich bin ein Versager« verknüpft?
- Und das hat das Thema »Verlassensein« ausgelöst?
- Ist Ihnen aufgefallen, was Ihr Kopf da gerade getan hat? Das war wieder eine Version von »Schlechte Mutter«, nicht wahr?
- Wenn Sie sich in dieses »Ich kann ihm nicht trauen« verstricken, was tun Sie da?

Strategien in Hülle und Fülle

In verschiedenen Veröffentlichungen sind gut über hundert Strategien zur Defusion aufgeführt; ein Überblick findet sich in der Neuausgabe von ACT leicht gemacht (Harris 2020, S. 263 – 265). In diesem Kapitel konzentrieren wir uns auf einige wenige. Anfangen wollen wir mit den fünf Strategien Wahrnehmen, Benennen, Normalisieren, Zweck und Praktikabilität.

Ein Hinweis

Sämtliche Defusionsstrategien beginnen mit der Wahrnehmung, dass Kognitionen vorhanden sind. Um die Fähigkeit dazu zu verbessern, können wir fragen: »Was denken Sie gerade?« oder »Wenn ich in Ihren Kopf hineinhorchen könnte, was würde ich da wohl hören?« Bei strukturierten Achtsamkeitsübungen kann die Frage lauten: »Nehmen Sie wahr, was Ihr Kopf gerade tut, ist er ruhig oder aktiv?« oder »Nehmen Sie bitte Ihre Gedanken wahr – sind das Bilder oder Wörter, oder ist es eher wie eine Stimme im Kopf?«

Benennen

Während Kognitionen wahrnehmen genommen werden, benennt oder »etikettiert« man sie zugleich. Anfangs schlagen wir eher allgemeine Begriffe wie »Gedanken«, »Denken«, »Kopf« oder »Geist« vor. Später kann man spezifischer und kreativer werden: »Da ist wieder das Thema ›Nicht liebenswert‹«, »Da läuft wieder die Sendung ›Alles ist im Eimer‹«. Entwickelt werden kann diese Fertigkeit durch strukturierte Übungen wie »Ich habe den Gedanken, dass …« Mit ihr werden wir uns später in diesem Kapitel beschäftigen.

Normalisieren

Die meisten Menschen, die zu uns kommen, haben die Vorstellung, dass etwas an ihnen verkehrt ist, weil sie so viele »negative« oder »sonderbare« Gedanken haben (vor allem, wenn man ihnen erklärt hat, ihre Denkweise sei »irrational«, »verzerrt« oder »dysfunktional«). Eine Normalisierung trägt daher nicht nur dazu bei, die Defusion zu erleichtern, sie fördert auch Selbstakzeptanz. In diesem Sinne können wir etwa sagen: »Solche Gedanken sind völlig normal. Was Ihr Kopf sagt, hört sich ziemlich so an wie das, was meiner so von sich gibt« oder »Nach allem, was

Sie durchgemacht haben, sind solche Gedanken absolut verständlich; sie sind eine völlig normale Reaktion«.

Zweck

Selbst die »negativsten«, »problematischsten« und »nutzlosesten« Gedanken können wir umdeuten, wenn wir sie im Hinblick darauf betrachten, welchen Zweck unsere Psyche damit verfolgt. Deshalb vermitteln wir in der Therapie auf verschiedenste Weise, dass solche Kognitionen die Versuche unseres »Kopfs« sind, uns zu beschützen und unsere Bedürfnisse zu erfüllen. Er will uns helfen zu vermeiden, was wir nicht wollen, und das zu bekommen, was wir wollen. Nachfolgend einige Beispiele, wie wir das erklären können, zuerst im Unterrichtsmodus und dann im detektivischen Modus.

UNTERRICHTSMODUS

Sich-Sorgen, Schwarzmalerei, das Schlimmste erwarten: »Dadurch versucht der Kopf, uns vorzubereiten, damit wir handeln können. Er sagt: Pass auf! Wahrscheinlich wird etwas Schlimmes passieren. Vielleicht wirst du verletzt oder du leidest. Mach dich bereit! Schütz dich!«

Grübeln, der Vergangenheit nachhängen, Selbstvorwürfe: »Dadurch will unser Kopf uns helfen, aus vergangenen Ereignissen zu lernen. Er sagt: Da ist was Schlimmes passiert. Und wenn du nicht daraus lernst, passiert es womöglich wieder. Deshalb müssen Sie herausbekommen: Warum ist es passiert? Was hätten Sie anders tun können? Daraus können Sie lernen, damit Sie bereit sind, falls wieder etwas Ähnliches geschehen sollte, und damit Sie wissen, was dann zu tun ist.«

Selbstkritik wegen wiederkehrenden problematischen Verhaltens: »Dadurch will Ihr Kopf Ihnen helfen, sich zu ändern. Er meint, wenn er Sie nur genügend fertigmacht, werden Sie schon aufhören, so etwas zu tun.«

DETEKTIVISCHER MODUS

In diesem Modus erklären wir nichts, sondern regen die Person an, die von ihrer Psyche verfolgte Absicht selbst herauszubekommen. Zum Beispiel so: »Wenn unser Kopf so etwas sagt, hat das normalerweise einen bestimmten Zweck; er versucht, uns zu beschützen, oder er will uns helfen, etwas zu bekommen. Haben Sie irgendeine Ahnung, was Ihr Kopf da gerade versucht?«

Weitere nützliche Fragen sind unter anderem:

- Wovor versucht Ihr Kopf Sie da wohl zu beschützen?
- Was will er Ihnen helfen zu bekommen? Oder zu vermeiden?
- Weist das vielleicht auf etwas hin, was Ihnen wirklich wichtig ist?
- Will Ihr Kopf Ihnen womöglich helfen, Ihr Verhalten zu ändern?

Meist kann rasch festgestellt werden, dass mehr oder weniger jeder unproduktive Gedanke oder Denkprozess den Zweck hat, uns zu beschützen, für uns zu sorgen, unser Verhalten zu ändern oder unsere Bedürfnisse zu erfüllen. (Weiter unten sind Beispiele für Hoffnungslosigkeit und die Suche nach Gründen aufgeführt, und in späteren Kapiteln wird deutlich werden, inwiefern das mit Suizidalität, der Angst zu vertrauen und scharfer Selbstkritik zu tun hat.) Das erleichtert nicht die Defusion; es ermöglicht es uns auch, schnell zu anderen Prozessen wie Selbstmitgefühl und dem Suchen nach Werten überzuleiten. Dabei erkunden wir alternative, gesündere Methoden von Selbstfürsorge, Selbstschutz, Verhaltensänderung und Bedürfniserfüllung.

Nachdem wir den Zweck herausgearbeitet haben, können wir die Metapher von der übertrieben hilfreichen Freundin einbringen (Harris 2015a).

> *Die übertrieben hilfreiche Freundin*
>
> »Im Grunde verhält sich Ihr Kopf wie eine übertrieben hilfreiche Freundin – Sie wissen schon, eine von diesen Leuten, die ständig versuchen, soooo hilfreich zu sein, dass sie uns schließlich im Weg stehen und alles noch schwerer machen. Ihre Absicht zu helfen ist echt, aber tatsächlich tun sie das genaue Gegenteil. Tja, und das geht auch hier vor sich. Ihr Kopf hat zwar nicht die Absicht … (hier werden die individuellen nachteiligen Wirkungen von Fusion genannt wie etwa: ›… dass sie sich wertlos fühlen‹). Aber leider ist das die Wirkung, die so etwas hat.«

Falls die Person keine Zweifel an der Evolution hat, können wir diese Erklärung untermauern, indem wir über die evolutionären Ursprünge solcher Denkprozesse sprechen.

Praktikabilität

Das Prinzip der Praktikabilität bietet eine einfache Methode zur Defusion. Statt Gedanken im Hinblick auf ihren Gehalt zu untersuchen, beschäftigen wir uns damit, wie wir auf unsere Gedanken reagieren und welche Wirkung diese Reaktionen auf uns haben. Im Grunde fragen wir die Person: Wenn Sie sich von diesen Gedanken leiten lassen, wohin führt Sie das? Auf das Leben zu, das Sie sich wünschen, oder weg davon?

Ein guter erster Schritt ist es, das problematische Verhalten zu identifizieren, das durch die Fusion entsteht. Dieses Verhalten kann verdeckt (wie ständiges Sich-Sorgen) und offen sein (wie sozialer Rückzug). Im detektivischen Modus stellen wir Fragen wie:

- Wenn solche Gedanken auftauchen, was tun Sie da normalerweise?
- Was passiert, wenn Sie tun, was diese Gedanken Ihnen sagen?
- Wenn ich Sie in einem Video sehen würde, wie würde ich dann erkennen, dass Sie in solche Gedanken verstrickt sind? Was würde ich Sie dann tun sehen oder sagen hören?

Im Unterrichtsmodus können wir eine Liste mit Wegbewegungen präsentieren, auf der häufig vorkommende Verhaltensmuster bei Fusion aufgeführt sind (im Begleitmaterial finden Sie eine). Wir fragen, was davon zutrifft, und sobald wir das wissen, stellen wir eine Frage zur Praktikabilität:

- In welche Richtung führt Sie das wohl auf lange Sicht?
- Würden Sie das als Wegbewegung oder als Hinbewegung bezeichnen?
- Entspricht das mehr der Art Person, die Sie sein wollen, oder weniger?
- Von was (oder von wem) entfernt Sie das?

Natürlich stellen wir solche Fragen mit echtem Interesse und Mitgefühl, also ohne Punkte abzuhaken oder die Person zu verurteilen oder zu beschämen. Ein Beispiel:

Therapeut: Wenn Ihr Kopf Sie in die Mangel nimmt, indem er das Thema »Ich bin beschädigt« anbringt, was passiert dann für gewöhnlich?

Klientin: Dann bin ich ziemlich deprimiert.

Therapeut: Und wenn ich ein Video davon sehen würde, woran würde ich dann sehen oder hören, dass Sie total darin verstrickt und deshalb deprimiert sind?

Klientin: An verschiedenen Dingen. Wenn ich zum Beispiel abends zu Hause wäre, würden Sie wahrscheinlich sehen, wie ich ins Schlafzimmer gehe und weine.

Therapeut: Und von wem entfernt Sie das?

Klientin: Von Mike. Der hasst es, wenn ich ihn allein im Wohnzimmer sitzen lasse.

Therapeut: Das heißt, es entfernt Sie von der Art Beziehung, die Sie gern mit Mike hätten?

Klientin: (*seufzt, blickt niedergeschlagen drein*) Ja.

Therapeut: Das ist hart. Darf ich fragen, wie Sie sich gerade fühlen?

Klientin: Bin mir nicht sicher. Einfach bloß … so richtig mies.

Therapeut: Wo spüren Sie das denn im Körper?

Klientin: (*beginnt zu weinen*) In den Augen (*wischt sich Tränen aus den Augen*). Tut mir leid.

Therapeut: Aber nicht doch, Tränen sind hier immer willkommen. An denen sieht man, dass Sie in Kontakt mit etwas wirklich Wichtigem sind.

Klientin: (*senkt den Blick*) Danke. Ich würde gern nicht mehr so viel weinen. Aber ich kann einfach nicht anders.

Therapeut: Was Sie gerade durchmachen, ist hart, und da ist es ganz normal, dass Ihnen Tränen kommen. Leider verlangt die Gesellschaft von uns, so etwas zu verbergen – denn wenn ich weine, was bedeutet das?

Klientin: Dass Sie niedergeschlagen sind?

Therapeut: Tja, im Allgemeinen schon. Wobei ich auch schon bei Hochzeiten geweint habe.

Klientin: Ich auch.

Therapeut: Aber wenn ich niedergeschlagen bin und mir die Tränen kommen, sagt die Gesellschaft: »Das ist nicht okay.« Ich soll meine Tränen zurückhalten, denn wenn irgendwelche Leute mich weinen sehen, was denken die dann von mir?

Klientin: Dass Sie schwach sind.

Therapeut: Genau. Ich bin schwach, ich bin ein Softie. Muss mich zusammenreißen. (*Scherzhaft*) Die Arschbacken zusammenkneifen.

Klientin: (*schwaches Lächeln*) Wem sagen Sie das!

Therapeut: Aber hier in diesem Zimmer halten wir uns nicht an solche Regeln. Hier sind Tränen immer willkommen. Lassen Sie sie nur fließen.

Klientin: Danke.

Therapeut: Und was ist mit dem übrigen Körper? Spüren Sie das noch irgendwo anders?

Klientin: (*seufzt schwer*) Ja. Es ist wie ein Brett auf der Brust.

Therapeut: Ein schweres? (*Klientin nickt*) Außerdem machen Sie den Eindruck, als würden Sie irgendwie ... im Sessel versinken?

Klientin: Ja, das stimmt.

Therapeut: Dann würde ich vermuten – sagen Sie mir bitte, wenn ich danebenliege – dass das, was Sie da fühlen ... Traurigkeit ist?

Klientin: Ja.

Beachten Sie, wie der Therapeut die Reaktionen der Klientin normalisiert und validiert und wie er ihr bei der Entwicklung ihrer Fertigkeiten hilft, Emotionen wahrzunehmen und zu benennen. Anschließend wendet er sich wieder der Praktikabilität zu und fragt, was geschieht, wenn es in anderen Situationen wie im Beruf und bei gesellschaftlichen Ereignissen zu einer Fusion kommt. Dann fasst er alles zusammen:

Therapeut: Wenn Sie sich also in das Thema »Ich bin beschädigt« verstricken, zieht Sie das von ein paar wirklich wichtigen Dingen weg – von einem guten Zusammensein mit Mike, von wichtigen Besprechungen bei der Arbeit und davon, aktiv teilzunehmen, wenn Sie mit anderen Leuten zusammen sind ...

Klientin: Das stimmt.

Therapeut: Was meinen Sie, würden Sie gern eine neue Möglichkeit lernen, auf solche Gedanken zu reagieren? Etwas, was ganz anders ist als das, was Sie normalerweise tun?

Alle Strategien zusammenführen

Wenn die Person fähig ist, ihre Gedanken wahrzunehmen und zu benennen, sie als normal anzuerkennen, ihren Zweck zu identifizieren und sich zu fragen, ob sie praktikabel sind – dann ist das schon eine ganze Menge Defusion! In dem folgenden Gesprächsausschnitt ist erkennbar, wie diese Strategien kombiniert werden können.

THERAPIESITZUNG: DEFUSION VON ZWEIFELN UND HOFFNUNGSLOSIGKEIT

Therapeut: Sie sehen skeptisch aus. (*Wahrnehmen und Benennen*) Was sagt Ihr Kopf Ihnen gerade?

Klient: Ganz ehrlich? Der sagt, das ist totale Scheiße.

Therapeut: (*Normalisieren*) Tja, da muss ich Ihnen sagen ... solche Gedanken treten ausgesprochen häufig auf. Die meisten Leute, die zu mir kommen, haben sie am Anfang. (*Selbstenthüllung*) Und um ehrlich zu sein, hatte ich die ebenfalls, als ich zum ersten Mal in Therapie war.

Klient: Ehrlich?

Therapeut: Und ob!

Klient: Na ja, wissen Sie, ich hab's bekanntlich schon mal mit Therapie versucht. Und ich glaub einfach, dass da nichts draus wird. Es tut mir leid, aber ich bin zu kaputt. Ich glaube nicht, dass Sie mir helfen können.

Therapeut: (*Normalisieren, Zweck*) Nun, es gibt einen Grund, weshalb solche Gedanken so häufig vorkommen. Wissen Sie, warum?

Klient: (*ironisch*) Weil Therapie totale Scheiße ist?

Therapeut: (*lacht*) Da würden eine Menge Leute Ihnen wohl zustimmen, aber Ihr Kopf hat einen bestimmten Grund, weshalb er so etwas behauptet. In Wirklichkeit versucht er nämlich, Sie zu beschützen.

Klient: Was meinen Sie damit?

Therapeut: (*Zweck*) Tja, eine Therapie stellt tatsächlich ein Risiko dar. Sie haben es schon mal damit versucht, und es hat nicht geklappt, und jetzt versucht Ihr Kopf, sie vor etwas zu beschützen, was sich als eine weitere schmerzhafte, enttäuschende Erfahrung entpuppen könnte.

Klient: (*etwas überrascht*) Hm, na gut, damit hat er ja nicht ganz unrecht, oder?

Therapeut: (*Zweck*) Auf jeden Fall! Ihr Kopf erledigt gerade seine wichtigste Aufgabe – er versucht, Sie davor zu beschützen, dass Sie verletzt werden.

Klient: (*zuckt die Achseln*) Womit er schlicht die Wahrheit sagt – ich bin ein hoffnungsloser Fall.

Therapeut: (*Selbstenthüllung, um Wahrnehmen und Benennen zu demonstrieren*) Ich merke, dass ich den Impuls habe, mit Ihnen darüber zu diskutieren und Sie davon zu überzeugen, dass das nicht zutrifft. (*Praktikabilität*) Aber das würde wohl nichts bringen, nicht wahr?

Klient: (*gluckst*) Stimmt. Wie schon gesagt, ich bin ein hoffnungsloser Fall.

Therapeut: (*Praktikabilität*) Prima, dann verschwenden wir lieber keine Zeit damit, darüber zu diskutieren. (*Benennen*) Also, die Situation ist so – Ihr Kopf sagt: »Das klappt nicht. Ich bin ein hoffnungsloser Fall.« (*Praktikabilität*) Sie müssen jetzt also eine Entscheidung treffen, wie Sie auf diese Gedanken reagieren.

Klient: Das sind keine Gedanken! Das sind Fakten.

Therapeut: (*freundlich*) Es kommt mir wirklich nicht darauf an, wie wir das bezeichnen, ob als Fakten, Wahrnehmungen oder Wörter. Es geht nur darum, dass Ihr Kopf sagt: (*Benennen*) »Das klappt nicht. Ich bin ein hoffnungsloser Fall.«

Klient: Wieso reden Sie denn ständig von meinem Kopf? Das ist nicht nur mein Kopf.

Therapeut: Aha. Hm, vielleicht sollte ich es dann anders bezeichnen. Wie nennen Sie denn den Teil von Ihnen, der Gedanken erzeugt?

Klient: Das ist mein Gehirn.

Therapeut: Alles klar. (*Wahrnehmen und Benennen*) Das heißt, Ihr Gehirn stellt gerade fest: »Das klappt nicht. Ich bin ein hoffnungsloser Fall.« Im Grunde gibt es jetzt zwei Optionen (*Praktikabilität*), wie Sie auf diese Aussage reagieren. Zum einen können Sie die Sitzung beenden, weil Ihr Gehirn sagt, dass es ohnehin nicht klappt. Und zum anderen können Sie Ihr Gehirn das sagen lassen, während wir die Sitzung fortsetzen und sehen, was passiert. Also haben wir hier einen Entscheidungspunkt: Was werden Sie tun?

Klient: Na ja, schließlich sitze ich hier, oder etwa nicht?

Therapeut: Stimmt, da sitzen Sie. Und jetzt steht eine Entscheidung an; Ihr Gehirn sagt, dass es nicht klappen wird, also stehen Sie auf und gehen, oder machen Sie weiter?

Klient: Tja, ich glaube ... ich mache weiter.

Therapeut: (*warm, aufrichtig*) Das freut mich wirklich sehr. Ich merke, wie schwer es für Sie ist. Und ich weiß es sehr zu schätzen, dass Sie bereit sind, hierzubleiben und es zu versuchen, obwohl (*Benennen*) Ihr Gehirn sagt, es sei zwecklos. Dafür bin ich wirklich dankbar.

Klient: (*überrascht*) Ach ja?

Egal, welche Gründe die Person dafür angibt, dass sie ihr Verhalten nicht ändern kann, nicht ändern wird oder nicht ändern sollte, können wir dieselben fünf Schritte nutzen, um sie bei der Defusion zu unterstützen: Wahrnehmen, Benennen, Normalisieren, Zweck, Praktikabilität. Nehmen wir beispielsweise an, die Person ist nihilistisch eingestellt:

Klient: Es ist einfach so, dass das Leben keinen Sinn hat. Nichts hat irgendwelchen Sinn. Es hat keinen Zweck, irgendwas zu tun – weil doch alles verdammt sinnlos ist.

Therapeut: (*Wahrnehmen, Benennen*) Das sind berechtigte Gedanken. (*Normalisieren*) Viele große Philosophen haben sich ähnlich ausgedrückt. Wobei ich mich frage – haben andere Leute mal versucht, mit Ihnen darüber zu debattieren?

Klient: Durchaus.

Therapeut: Und wer hat gewonnen?

Klient: Ich. Weil ich recht habe.

Therapeut: Tja, ich werde nie mit Ihnen darüber debattieren. (Zweck) Tatsache ist, dass diese Gedanken, diese Philosophie – das hat einen bestimmten Zweck. Es beschützt sie.

Klient: Was meinen Sie damit?

Therapeut: Sehen Sie, diese Philosophie hilft Ihnen dabei, bestimmte Dinge zu vermeiden, nämlich Risiken einzugehen, etwas Neues auszuprobieren, Ihre Komfortzone zu verlassen. Denn jedes Mal, wenn Sie so etwas auch nur in Betracht ziehen, sagt Ihr Kopf: »Das ist sinnlos«. Damit redet er es Ihnen aus und schützt Sie vor den ganzen Ängsten, die auftauchen, wenn wir so etwas tun. Außerdem beschützt er Sie vor der Möglichkeit, verletzt zu werden, denn wenn man etwas Neues ausprobiert, geht es manchmal daneben. Kurzfristig beschützt diese Denkweise Sie also und vermindert Ihre Ängste. (*Praktikabilität*) Allerdings gehört es zum Leben, Entscheidungen zu treffen. Ob das nun Sinn hat oder nicht, entscheiden Sie sich jeden Tag, ob Sie etwas essen oder fasten, ob Sie sich duschen oder nicht. Und ob Sie höflich zu mir sind oder nicht. Selbst wenn diese ganzen Entscheidungen ebenfalls sinnlos sein sollten, haben sie doch unterschiedliche Folgen. (*Therapeut spricht langsam und mit großem Mitgefühl*) Deshalb stehen Sie jetzt vor einer Entscheidung. Eine Möglichkeit ist, mit der Therapie aufzuhören, weil Ihr Kopf sagt, dass es sinnlos ist. Wenn Sie sich so entscheiden, ändert sich nichts; Ihr Leben geht genauso weiter wie vorher. Die andere Möglichkeit ist, dass wir weiter zusammenarbeiten und herausfinden, was möglich sein könnte – obwohl ihr Kopf sagt, dass es sinnlos ist.

Solange wir uns freundlich, warm und mitfühlend verhalten, wenn wir diese Optionen vorstellen, werden wir kaum ein »Machen wir lieber Schluss« zur Antwort bekommen. Schließlich ist die Person zu uns gekommen, weil wir ihr helfen sollen, und dabei hat sie oft allerhand innere

Widerstände überwunden. Sollte jemand allerdings doch »Hören wir auf« sagen, können wir pragmatisch reagieren: »Okay, aber da Sie schon hier sind, wie wäre es, wenn wir noch zehn Minuten weitermachen?« Wird dem zugestimmt, drücken wir unsere aufrichtige Wertschätzung aus und erkennen zugleich das vorhandene Engagement an.

Druck oder Zwang ausüben sollten wir allerdings nicht. Wenn die obige Strategie keinen Erfolg hat, wenn die Person nur widerwillig mitmacht oder wenn wir das Gefühl haben, sie will uns nur einen Gefallen tun, halten wir inne und erforschen mit Offenheit und Interesse, woran es liegt (mehr dazu in Kapitel 19).

Hier ein kurzes Beispiel:

Therapeutin: (*Bei der Nachbesprechung einer Ankerübung*) Nun, was hat Ihnen das gebracht?

Klient: Hm ... ich glaube, das ist nichts für mich.

Therapeutin: Oh. Und wieso nicht?

Klient: Äh ... das passt nicht zu mir. So etwas mache ich einfach nicht.

Therapeutin: Aha. Tja, das ist sogar gut.

Klient: (*überrascht*) Was meinen Sie damit?

Therapeutin: Nun, wir haben hier das Ziel, etwas Neues auszuprobieren, etwas, was Sie bisher noch nicht getan haben – neue Möglichkeiten, mit Ihren Emotionen umzugehen. Wenn Sie also (*Wahrnehmen, Benennen, Normalisieren*) Gedanken haben wie »Das passt nicht zu mir« und »So etwas mache ich nicht«, weist das darauf hin, dass wir auf dem richtigen Weg sind. Denn wenn Sie denken würden »Ach, prima, das passt gut zu mir, damit habe ich überhaupt keine Probleme« – das wäre gar nicht gut, weil es bedeuten würde, dass Sie in Ihrer Komfortzone bleiben und sich so verhalten wie immer. Und wir wissen ja, dass Ihnen das nichts bringt.

Klient: Ach so (*denkt nach*). Tja, was ich vorhin gemeint hab: Es kommt mir irgendwie komisch vor, so was zu machen.

Therapeutin: Ja, klar. (*Normalisieren*) So fühlt es sich eben an, wenn Sie Ihre Komfortzone verlassen und etwas Neues ausprobieren. (*Zweck*) Es bedeutet, dass Ihr Kopf Sie beschützt, indem er die Botschaft sendet: »Pass auf, du betrittst gerade Neuland; das ist riskant.« Während wir zusammenarbeiten, werden solche Gefühle immer wieder auftauchen, und (*Normalisieren*) Ihr Kopf wird dann immer dasselbe sagen. Dann (*Praktikabilität*) müssen Sie eine Entscheidung treffen: Geben wir unsere Arbeit auf, weil Ihr Kopf sagt, dass sie nicht zu Ihnen passt, oder lassen wir zu, dass Ihr Kopf das sagt, und machen trotzdem weiter?

THERAPIESITZUNG: DEFUSION VON SELBSTVERURTEILUNG

Klient: Ich hätte das schon lange klären sollen. Was für ein Versager ich doch bin!

Therapeutin: (*Wahrnehmen und Benennen*) Fällt Ihnen auf, dass Sie sich immer wieder scharf kritisieren?

Klient: Ist ja auch angebracht! Schließlich bin ich ein totaler Versager!

Therapeutin: (*Normalisieren*) Na ja, wir kritisieren uns bekanntlich alle selbst, und manchmal ist das nützlich (*Zweck*) – es sorgt dafür, dass wir bescheiden bleiben und uns nicht übernehmen, oder es gibt uns einen aufmunternden Tritt in den Hintern. (*Praktikabilität*) Aber ich frage mich ... wenn Sie diese Taktik verwenden, also sich fertigmachen, verurteilen und kritisieren – hilft Ihnen das wirklich?

Klient: (*überlegt einen Moment*) Nein, aber das ändert nichts an den Tatsachen. Ich bin ein Versager.

Therapeutin: Ich merke, dass mein eigener Kopf Einwände gegen diese Behauptung hat, aber (*Praktikabilität*) es würde wohl nicht viel nützen, mit Ihnen darüber zu diskutieren. Nicht wahr?

Klient: Genau. Weil es stimmt. Da gibt es eben keine Diskussion. Ich bin tatsächlich ein Versager.

Therapeutin: (*mitfühlend*) Wenn ich höre, wie Sie so über sich reden, spüre ich jedes Mal einen kleinen Stich. Deshalb frage ich mich … wie ist es denn für Sie, ständig so viel Selbstkritik zu hören?

Klient: (*blickt traurig drein*) Ziemlich beschissen.

Therapeutin: Kann ich verstehen. Sie sehen traurig aus.

Klient: Bin ich auch.

Therapeutin: Wenn ich derart unter Beschuss wäre, würde ich mich auch so fühlen. Spüren Sie die Traurigkeit denn in einem bestimmten Körperteil?

Klient: Da (*berührt die Mitte seiner Brust*).

Therapeutin: Wie eine Schwere im Herzen?

Klient: Ja, genau.

Therapeutin: Ja, ständige Selbstkritik ist eine große Belastung.

Klient: Das stimmt.

Wenn so etwas zu einem späteren Zeitpunkt der Therapie geschehen würde, würden wir wahrscheinlich zur Akzeptanz der vorhandenen Emotionen und zu Selbstmitgefühl übergehen. An diesem Punkt könnte das aber leicht danebengehen oder sogar das Gegenteil bewirken. Daher setzt die Therapeutin den Defusionsprozess fort.

Therapeutin: Deshalb frage ich mich … (*Praktikabilität*) wenn Sie sich in diese ganzen Selbstverurteilungen verstricken, was passiert dann normalerweise?

Klient: Inwiefern?

Therapeutin: Ich meine, neigen Sie dann mehr zu Hinbewegungen, also zu etwas, was Ihr Leben verbessert? Oder neigen Sie zum Gegenteil – zu Wegbewegungen?

Klient: Zum Gegenteil natürlich. Was wieder beweist, was für ein Versager ich bin. Stimmt doch, oder?

Therapeutin: (*Wahrnehmen und Benennen*) Merken Sie, wie schnell Ihr Kopf Sie verurteilt? Der lässt Ihnen keine Ruhe, nicht wahr? (*Praktikabilität*) Und wenn Sie sich in diese Urteile verstricken, kommt es zu einer Wegbewegung.

Klient: Das stimmt.

Therapeutin: Zum Beispiel neigen Sie dann zu den Dingen, von denen Sie mir vorher erzählt haben – Sie trinken zu viel Alkohol, bleiben lange im Bett liegen, schotten sich ab.

Klient: Ja, oder ich scheiße einfach auf alles. Tue gar nichts.

Therapeutin: (*Praktikabilität*) Wie wäre es dann, wenn wir ein bisschen daran arbeiten, wie Sie sich von der ganzen Selbstverurteilung lösen können, damit Sie weniger trinken, morgens aus dem Bett kommen, sich mit anderen Leuten treffen und produktiver sind? Meinen Sie, das könnte Ihnen nützen?

Wie Defusionstechniken aktiv vermittelt werden

Bisher haben wir uns mit »informeller« oder »indirekter« Defusion befasst. Das heißt, von therapeutischer Seite wurden wiederholt Kommentare und Fragen eingesetzt, in denen es um die bekannten fünf Strategien ging: Wahrnehmen, Benennen, Normalisieren, Zweck, Praktikabilität. Das unterstützt die Menschen, mit denen wir arbeiten, dabei, sich ihrer Kognitionen stärker bewusst zu werden und sie aus einer neuen Perspektive zu betrachten. Das ist jedoch nur der Anfang. Der entscheidende nächste Schritt besteht darin, explizit Defusionsfertigkeiten zu vermitteln, also als strukturierte Übung in der Sitzung. Anschließend kann das zu Hause weiter geübt werden.

Defusionsmetaphern

An diesem Punkt ist es oft nützlich, die Metapher von den Händen als Gedanken einzuführen. Zum Beispiel so: »Bevor wir lernen, wie man sich aus einer Verstrickung löst, würde ich mit Ihnen gerne eine kurze Übung machen, damit klar wird, worauf wir hinauswollen?« Durch die im zweiten Kapitel erläuterte Metapher werden rasch die Kosten von Fusion und der Nutzen von Defusion geklärt. Außerdem werden zwei entscheidende Punkte deutlich: a) Defusion dient nicht dazu, Gedanken loszuwerden (die Hände sind am Ende immer noch da). b) Wir tun unsere Gedanken nicht ab und ignorieren sie auch nicht; wenn möglich, nutzen wir sie konstruktiv.

Es gibt viele weitere Metaphern für Defusion. Zum Beispiel können wir Spam-Mails heranziehen, Pop-up-Anzeigen auf Instagram und Facebook oder nervige Werbespots im Fernsehen. Wenn wir die entsprechenden Medien nutzen, taucht solches unerwünschte Zeug immer wieder auf. Sobald es das tut, haben wir jedoch die Wahl. Wir müssen eine Spam-Mail nicht von Anfang bis Ende durchlesen, wir müssen nicht auf eine Pop-up-Anzeige klicken, und wir müssen nicht in den Fernseher glotzen, wenn Werbung läuft.

Bestimmt fallen Ihnen viele andere Vergleiche ein, aber bitte achten Sie auf etwas, was scherzhaft als »Metaphernmissbrauch« bezeichnet wird. Dabei produziert man eine Metapher nach der anderen in der Hoffnung, mit irgendeiner »durchzukommen«. Was Metaphern angeht, ist weniger mehr; beschränken Sie sich daher lieber auf einige wenige, die Sie oft wiederverwenden. (Und wenn jemand einfach nicht lernt, wie Defusion und Akzeptanz funktionieren, sollte man keine weiteren Metaphern ankarren, sondern zum aktiven Einüben von Fertigkeiten übergehen.)

Wie man lernt, Kognitionen wahrzunehmen

In Fällen, in denen kognitive Fusion kein signifikantes Problem darstellt, können wir zu anderen Teilen des ACT-Modells übergehen und uns etwa mit Erlebensvermeidung oder Wertferne beschäftigen. Handelt es sich jedoch um einen wichtigen Aspekt, besteht der erste Defusionsschritt darin, bewusst Kognitionen wahrzunehmen. Im Allgemeinen gelingt das gut, aber manchmal sagt die Person etwas wie »Ich habe keine Gedanken« oder »Ich weiß nicht, was ich denke«. Wenn keine Fähigkeit zur bewussten Wahrnehmung von Kognitionen vorliegt, können wir:

1. Erklären: »Alles, was wir sagen oder schreiben, ist ein Gedanke. Wenn wir Gedanken laut aussprechen, nennen wir das ›Rede‹, und wenn wir sie niederschreiben, nennen wir das ›Text‹, aber wenn wir sie »im Kopf behalten«, nennen wir sie einfach ›Gedanken‹.« Anschließend können wir der Person beibringen, jene Gedanken wahrzunehmen, die sie ausspricht. Wenn sie zum Beispiel sagt »Ich bin eben dumm«, können wir erwidern: »Da ist gerade der Gedanke ›Ich bin dumm‹ aufgetaucht. Wie oft haben Sie solche Gedanken eigentlich?«

2. Die Person auffordern, schweigend eine oder zwei Minuten dazusitzen und einfach wahrzunehmen, was sie sagen will. Alternativ können wir ihr Papier und Bleistift geben und sie bitten: »Schreiben Sie alles hin, was Sie sagen wollen. Dazu gehören Dinge wie ›Ich will jetzt überhaupt nichts sagen‹, ›Ich kann nichts hinschreiben‹, ›Das ist jetzt aber merkwürdig‹ und so weiter.«

3. Übungen anleiten, die der Person helfen, ihre Gedanken zu »hören« oder zu »beobachten«. Mehr dazu im nächsten Kapitel.

4. Die Person bitten, schweigend ein Lied zu singen oder schweigend eine bekannte Redensart herzusagen und zu beobachten, wie sie das in ihrem Kopf »hören« kann.

Tipp für die Praxis

Wenn es der Person schwerfällt, Kognitionen oder Emotionen zu identifizieren, können wir uns auf jene konzentrieren, die während der Sitzung auftauchen. Versuchen Sie nicht, sie dazu zu bringen, sich daran zu erinnern, was sie zu verschiedenen Zeiten außerhalb der Sitzung gedacht und gefühlt hat.

Defusionsübungen

Wir fangen damit an, relativ leichte Defusionsfertigkeiten zu vermitteln, und gehen dann allmählich zu solchen über, die eine größere Herausforderung darstellen (mehr dazu im nächsten Kapitel). Zwei einfache Übungen für den Anfang sind »Ich habe den Gedanken, dass …« und »Das Thema benennen«.

»Ich habe den Gedanken, dass …«

Das ist eine meiner Lieblingsübungen (adaptiert aus Hayes u.a. 2014). Die folgenden Anweisungen verwenden wir in der Sitzung, aber bitte probieren Sie sie erst einmal an sich selbst mit einer harschen Selbstkritik aus, in die Sie sich oft verstricken.

Wählen Sie zuerst einen entsprechenden Gedanken aus.

Bringen Sie diesen Gedanken nun in einem kurzen Satz unter, der die Form »Ich bin X« hat. Zum Beispiel: Ich bin nicht klug genug oder Ich bin zu dick.

Lassen Sie jetzt zehn Sekunden zu, dass Sie sich in den Gedanken verstricken. Glauben Sie ihn. Schenken Sie ihm Ihre ganze Aufmerksamkeit.

Sagen Sie den Gedanken jetzt schweigend noch einmal, fügen Sie diesmal aber am Anfang die Wendung Ich habe den Gedanken, dass … hinzu. Zum Beispiel: Ich habe den Gedanken, dass ich nicht liebenswert bin.

Tun Sie das noch einmal, verwenden Sie nun aber eine andere Wendung: Ich nehme wahr, dass ich den Gedanken habe ... Zum Beispiel: Ich nehme wahr, dass ich den Gedanken habe, wertlos zu sein.

Nun, hatten Sie das Gefühl, dass Sie sich von dem Gedanken gelöst, Abstand von ihm gewonnen oder sich von ihm getrennt haben? (Falls nicht, versuchen Sie es bitte noch einmal mit einem anderen Gedanken.) In der Sitzung besprechen wir das anschließend so:

Therapeut: Nun, was ist mit dem Gedanken passiert?

Klientin: Er war nicht mehr so ätzend.

Therapeut: Hatten Sie das Gefühl, Abstand von ihm zu gewinnen? So als ob etwas Raum zwischen Ihnen und dem Gedanken gewesen wäre?

Klientin: Ja, schon. Er hat sich ein bisschen verlagert.

Therapeut: (*bezieht sich auf die bereits bekannte Übung »Hände als Gedanken«*) Wenn das also bedeutet, dass Sie total verstrickt sind (*hält die Hände vors Gesicht*), während das bedeutet, dass Sie sich total aus der Verstrickung gelöst haben (*legt die Hände in den Schoß*), können Sie mir mit den Händen zeigen, was passiert ist?

Klientin: Hm, es war erst so ... (*hält die Hände vors Gesicht*) und dann so ... (*lässt die Hände auf Brusthöhe sinken*).

Therapeut: Prima. Dann haben Sie gerade eine Technik gelernt, wie man sich von Gedanken löst.

Anschließend können wir in späteren Sitzungen immer wieder auf diese Technik zurückgreifen. Dazu zwei Beispiele:

Klientin: Es ist einfach so. Ich bin ein hoffnungsloser Fall.

Therapeut: Sie haben also den Gedanken, dass Sie ein hoffnungsloser Fall sind?

Klientin: Ich kann kaum glauben, wie jämmerlich ich bin.

Therapeut: Können Sie das bitte noch mal sagen, aber setzen Sie jetzt etwas davor, nämlich: »Ich nehme die Überzeugung wahr, dass ...«

Klientin: Soll ich das etwa laut sagen?

Therapeut: Na ja, unbedingt nötig ist das nicht, aber wenn Sie dazu bereit sind, ist es besser, wenn Sie es laut sagen.

Klientin: Na gut. »Ich nehme die Überzeugung wahr, dass ich jämmerlich bin.«

Therapeut: Hat das einen Unterschied gemacht?

Klientin: Ja, ich habe mich ein bisschen davon gelöst.

Alternative Wendungen zu »Ich nehme wahr« sind unter anderem »Ich habe ein Gefühl von …«, »Da ist …« und »Mein Kopf sagt mir …« Das sind Ausdrücke, die wir bereits beim Ankerwerfen verwendet haben. Sie passen gleichermaßen zu Emotionen, Impulsen, Erinnerungen, Körperempfindungen und so weiter: Ich habe ein Gefühl von Wut oder Ich nehme den Impuls wahr, etwas zu zerschmettern. Im obigen Beispiel haben wir uns zwar auf die Fusion mit einem harschen Selbsturteil konzentriert, aber wir können die Methode auf jeden kognitiven Gehalt anwenden: Ich habe Gedanken darüber, verletzt zu werden; Mein Kopf sagt mir, dass meine Freundin mich verlassen wird.

Das Thema benennen

Diese Defusionsstrategie funktioniert am besten, wenn ein kleines Blatt Papier oder eine Karteikarte verwendet wird. Auf der einen Seite notieren wir zentrale Gedanken, die durch ein gemeinsames Thema verbunden sind. (Wenn die Sitzung online stattfindet, haben beide Beteiligten ein Blatt Papier vor sich und notieren darauf dasselbe.)

Therapeutin: (*hält ein Blatt Papier in die Höhe, auf dem zehn häufig auftretende schwierige Gedanken der Person aufgelistet sind*) Also tauchen diese Dinge (*deutet auf die Liste*) immer wieder auf, und Sie verstricken sich darin, nicht wahr?

Klientin: Das stimmt.

Therapeutin: Ist es weiterhin in Ordnung, von dem Thema »Nutzlos und nicht liebenswert« zu sprechen?

Klientin: Ja.

Therapeutin: Gut (*dreht das Blatt um*). Dann schreibe ich hier auf der anderen Seite einen Satz, der Ihnen hoffentlich helfen wird, sich davon zu lösen. (*Therapeutin schreibt in großen Druckbuchstaben und liest den Text dabei vor.*) »AHA! DA IST ES WIEDER, DAS THEMA ‚NUTZLOS UND NICHT LIEBENSWERT. DAS KENNE ICH NUR ZU GUT.« (*In einem Online-Setting wird die Klientin gebeten, das ebenfalls auf ihr Blatt Papier zu schreiben; im Therapieraum bekommt sie das Blatt gereicht.*) Das ist jetzt ein Experiment. Offensichtlich hoffe ich, dass es nützlich ist, sonst würde ich Sie nicht bitten, es zu versuchen, aber sicher bin ich mir da nie. Lesen Sie also erst einmal Ihre ganzen Gedanken auf der einen Seite durch, ohne etwas dazu zu sagen, und lassen Sie zu, dass Sie sich richtig darin verstricken. Sobald das der Fall ist, drehen Sie das Blatt um und lesen sich schweigend vor, was ich da auf die andere Seite geschrieben habe. Und wenn Sie das getan haben, berichten Sie mir, was passiert ist.

Klientin: Okay (*liest die eine Seite, blickt bekümmert drein*).

Therapeutin: Sieht ganz so aus, als wären Sie darin verstrickt.

Klientin: Bin ich tatsächlich.

Therapeutin: Gut, dann drehen Sie das Blatt jetzt um und lesen Sie die andere Seite.

Klientin: Okay (*liest die andere Seite, hebt leicht den Kopf und blickt die Therapeutin etwas überrascht an*).

Therapeutin: Was ist passiert?

Klientin: Tja, es hat tatsächlich geholfen. Es grenzt das Ganze sozusagen ein.

Therapeutin: Es hilft Ihnen, etwas Abstand zu gewinnen? Sich davon zu lösen?

Klientin: Ja.

Therapeutin: Gut, dann legen Sie das Blatt einfach auf den Schoß (*Klientin tut es*) und erkennen Sie an, dass diese Gedanken jetzt vorhanden sind. Wie oft hat Ihr Kopf Ihnen das eigentlich erzählt?

Klientin: Ach, zahllose Male.

Therapeutin: Tja, dann müssen Sie das, was auf dem Blatt da steht, eigentlich gar nicht lesen, denn Sie kennen all diese Gedanken auswendig. Erkennen Sie daher an, dass die jetzt im Moment da sind ... und auch alle Gefühle, die damit verbunden sind ... dehnen Sie dabei die Arme und spüren Sie, wie Ihr Körper sich bewegt ... nehmen Sie auch das Zimmer um sich herum wahr ... Die Gedanken sind jetzt also da, sie gehen nicht weg ... und um sie herum ist Ihr Körper, den Sie bewegen und kontrollieren können ... und um den Körper herum ist ein Raum ... und da sind Sie und ich, die zusammenarbeiten ... wie geht es Ihnen jetzt?

Klientin: (*lächelt*) Gut.

Therapeutin: Dann schätzen Sie es bitte ein. Das ist null (*hält die Hände vors Gesicht*) und bedeutet, dass Sie völlig in Ihre Gedanken verstrickt sind, dass die Sie total dominieren und bestimmen, was Sie tun. Und das ist zehn (*legt die Hände in den Schoß*) und bedeutet, dass Sie sich völlig von Ihren Gedanken gelöst haben; die sind zwar noch da, lassen Sie aber nicht mehr herumstrampeln; Sie müssen ihnen nicht gehorchen oder die ganze Aufmerksamkeit schenken; Sie können sie einfach da sein lassen, während Sie Ihr Leben weiterleben. Nun, bei welcher Zahl sind Sie?

Klientin: Ungefähr bei acht.

Therapeutin: Das ist ja toll!

Die Fusionsskala von null bis zehn hilft dabei, die Reaktion der Person einzuschätzen. Hätte sich am Ende eine niedrige Zahl ergeben, wäre die Therapeutin wahrscheinlich dazu übergegangen, den Anker zu werfen.

Dem Kopf danken

Bei dieser beliebten Defusionsstrategie (Hayes u.a. 2014) werden die vorhandenen Gedanken nicht nur wahrgenommen und benannt, man bringt ihnen auch Wertschätzung entgegen.

Therapeut: Also, wenn Ihr Kopf das nächste Mal anfängt, das anzubringen, sehen Sie doch mal, ob Sie zu sich spielerisch etwas sagen können wie: »Ach, danke, lieber Kopf. Ich weiß, du versuchst, auf mich aufzupassen. Aber das brauchst du nicht, ich hab alles im Griff.« Und wenn der Kopf darauf erwidert: »Unmöglich, du bist doch ein totaler Versager!«, sagen Sie wieder: »Okay, danke für deine Meinung.« Im Grunde geht es darum, dass Sie nicht debattieren, sich nicht verteidigen, sich von Ihrem Kopf nicht in eine Auseinandersetzung hineinziehen lassen. Mit einem Schuss Humor danken Sie Ihrem Kopf für seine Kommentare und machen dann mit dem weiter, was Sie gerade tun. Jedes Mal, wenn er versucht, Sie in seine Gedanken zu verstricken, sagen Sie: »Danke, lieber Kopf!«

Hinweis: Die Formulierung »Danke, lieber Kopf« ist kein notwendiger Bestandteil der Technik. Stattdessen kann auch ein Satz genommen werden wie »Da versucht mein Kopf wieder, mich zu beschützen.« Außerdem kann man einen Schritt weitergehen und einen mitfühlenden Brief an den eigenen Kopf schreiben. Im Begleitmaterial finden Sie auch noch den Link zu einem Video dazu.

Klärung und Psychoedukation

Das Konzept von Defusion kann verzwickt wirken, weshalb wir oft klären müssen, was Defusion ist und was nicht.

ANERKENNEN UND ZULASSEN VERSUS ABTUN ODER IGNORIEREN

Sowohl bei Menschen, die zur Therapie kommen, als auch bei Kolleginnen und Kollegen, die sich gerade erst mit der ACT vertraut machen, herrscht oft das Missverständnis, eine Defusion von Gedanken würde bedeuten, diese abzutun oder zu ignorieren. In der Sitzung können wir das so widerlegen:

Therapeut: Um es klar auszudrücken: Wir tun unsere Gedanken nicht einfach ab. Wenn Sie uns etwas Wichtiges mitteilen, womit wir uns beschäftigen müssen, oder uns an etwas erinnern, worauf es wirklich ankommt, dann nutzen wir das. Wir treten in Aktion, kümmern uns um das Thema, tun etwas Konstruktives. Anders gesagt, nutzen wir die in den Gedanken enthaltene Information, um in eine Hinbewegung zu kommen. Enthalten Gedanken jedoch nichts Nützliches, lassen wir sie einfach kommen und gehen und wenden uns dem zu, was wir gerade tun.

Der Unterschied zwischen Defusion und dem Ignorieren von Gedanken kann so verdeutlicht werden: »Uns von etwas zu lösen, ist nicht dasselbe, wie es zu ignorieren. Sie waren doch bestimmt mal in einem Café oder einer Kneipe, und im Hintergrund hat Musik gespielt, die Ihnen überhaupt nicht gefallen hat, oder jemand hat hinter Ihnen mit lauter, nerviger Stimme gesprochen? Haben Sie dann versucht, das zu ignorieren? Ja? Und was ist passiert?«

Meist wird berichtet, der Versuch, ein lautes Geräusch – Musik, eine Stimme, Hundegebell, einen Rasenmäher, eine Autoalarmanlage – zu ignorieren oder »nicht zu hören«, würde dazu führen, dass man es als noch störender empfindet. Daraufhin können wir sagen: »Eben, deshalb funktioniert es besser, wenn man anerkennt, dass das Geräusch vorhanden ist. Das heißt, wir versuchen nicht, es zu ignorieren oder zu verdrängen, und wir kämpfen auch nicht dagegen an. Wir lassen zu, dass es im Hintergrund da ist – und richten die Aufmerksamkeit auf das, was wir gerade tun.«

ABER ICH WILL DIESE GEDANKEN DOCH LOSWERDEN!

Angenommen, die vor uns sitzende Person sagt: »Aber kann ich diese Gedanken denn wirklich nicht loswerden?« Dann können wir erwidern: »Ich nehme an, das haben Sie bereits versucht. Was für Methoden haben Sie dabei denn angewandt?« Anschließend sammeln wir rasch vier oder fünf der Strategien, mit denen versucht wurde, die betreffenden Kognitionen loszuwerden (wie Drogen, Alkohol, positives Denken, Ablenkung). Dann sagen wir: »Also haben Sie es mit solchen Methoden kurzfristig geschafft, die Gedanken verschwinden zu lassen – aber die sind bald wieder zurückgekommen, stimmt's?«

Folgen lassen können wir eine kurze Psychoedukation über Neuroplastizität, indem wir erklären, dass wir alte Nervenbahnen im Gehirn nicht beseitigen, sondern nur neue über die alten legen können. (Falls die Person bisher versucht hat, ihre Gedanken infrage zu stellen, können wir entgegnen: »Selbst wenn Sie logisch und rational wissen, dass bestimmte Gedanken nicht wahr sind, hält das die Gedanken doch nicht davon ab wiederzukommen, nicht wahr?«) Dann geht es so weiter:

Therapeutin: Leider gibt es im Gehirn keine Löschtaste. Es gibt keine Methode, fest verwurzelte Denkmuster zu beseitigen. Das ist so, wie wenn wir lernen, Chinesisch zu sprechen; dadurch wird unsere Muttersprache nicht ausgelöscht, sondern wir sprechen dann beide Sprachen. Also können wir alte Denkmuster zwar nicht verschwinden lassen, aber wir können neue hinzufügen. Wenn zum Beispiel der Gedanke »Ich bin ein Versager« auftaucht, können wir uns sagen: »Aha, da ist ja wieder das Versagerthema.«

Hausaufgabe

Als Hausaufgabe können wir Folgendes vorschlagen:

Therapeutin: Wie jede neue Technik erfordert das Übung. Deshalb möchte ich ein paar Dinge vorschlagen, die wahrscheinlich sehr nützlich sein werden, wenn Sie sie täglich üben.

Klientin: Einverstanden.

Therapeutin: Zuerst mal wird es den Tag über oft vorkommen, dass Sie sich in etwas verstricken. Das ist unvermeidlich. Sobald Sie es merken, können Sie versuchen, sich davon zu lösen. Der erste Schritt ist also wahrzunehmen, worin Sie sich verstrickt haben, und das dann so zu formulieren: (*Therapeutin nennt die Wendung, die in der Sitzung geübt wurde, zum Beispiel »Ich habe den Gedanken, dass« oder »Danke, lieber Kopf!«*) Indem Sie den Gedanken wahrnehmen und benennen, werden Sie sich oft zumindest ein bisschen davon lösen. Falls Sie aber weiterhin ziemlich darin verstrickt sind, besteht der zweite Schritt darin, die Gedanken im Kontext von Hin- und Wegbewegungen zu betrachten. Fragen Sie sich: »Wenn ich diesen Gedanken gehorche oder ihnen meine ganze Aufmerksamkeit schenke, wohin führt mich das? Hin zu den Dingen, die mir wirklich wichtig sind, oder weg davon?« Und wenn das immer noch nicht reicht, wenn Sie also weiterhin verstrickt sind, werfen Sie als dritten Schritt den Anker. Na, was meinen Sie dazu?

➔ BEGLEITMATERIAL: In Kapitel 10 von *Trauma-Focused ACT: The Extra Bits* finden Sie a) drei Arbeitsblätter mit den Titeln »Twelve Key Themes«,»Big Six« und »Relationship Roadblocks«, b) eine Checkliste für häufige Wegbewegungen, c) Metaphern zum »Caveman Mind«, d) einen Link zu einem lustigen YouTube-Video über »Thanking Your Mind« und e) eine Übung, wie man einen mitfühlenden Brief an den eigenen Kopf schreibt.

Kernpunkte

Die fünf zentralen Strategien, die wir in diesem Kapitel behandelt haben – Wahrnehmen, Benennen, Normalisieren, Zweck und Praktikabilität – sind einfach und praktisch. Wir können sie auf verschiedenste Weise kombinieren, um schon in der ersten Sitzung damit anzufangen, Defusionsfertigkeiten zu vermitteln.

Metapher für Defusion – wie Hände als Gedanken – sind nützlich, vermitteln aber keine neuen Fertigkeiten. Daher müssen wir ihnen Übungen folgen lassen, in denen aktiv Fertigkeiten vermittelt werden. Diese spielen wir bereits in der Sitzung durch und regen an, sie als Hausaufgabe weiterzuüben.

11

Komplexere Defusionstechniken

Im letzten Kapitel haben wir uns mit schnellen, einfachen Defusionstechniken beschäftigt, die auf den fünf Strategien Wahrnehmen, Benennen, Normalisieren, Zweck und Praktikabilität basieren. Auf den folgenden Seiten geht es um einige anspruchsvollere Fertigkeiten unter besonderer Berücksichtigung von Trauma. Zuerst wollen wir jedoch über ein sehr wichtiges Thema sprechen, nämlich über kognitive Flexibilität.

Kognitive Flexibilität

Würde ich jedes Mal, wenn ich jemanden sagen höre, dass die ACT »das Denken nicht verändert«, einen Dollar bekommen, würde ich das Geld wahrscheinlich alles für Schokolade ausgeben. (Glauben Sie mir, es wäre eine Menge Schokolade!) Es ist nämlich so, dass die ACT eben doch unser Denken verändert, und zwar dramatisch. Es verändert die Art und Weise, wie wir über unsere Psyche, unseren Körper, unsere Gedanken und unsere Emotionen denken, darüber, wie wir leben und wer wir sein wollen, warum wir uns so verhalten, wie wir es tun, was uns wichtig ist und so weiter.

Das geschieht allerdings nicht, indem die ACT unsere Gedanken infrage stellt, bestreitet, widerlegt, abtut oder von ihnen ablenkt. Die

ACT hilft uns dabei, unser Denken zu verändern, indem wir uns a) von unproduktiven Kognitionen und kognitiven Prozessen lösen und b) neue, erfolgreichere Denkweisen entwickeln, und zwar zusätzlich zu unseren anderen kognitiven Mustern. Wie erwähnt, gibt es im Gehirn keine Löschtaste. Daher können wir neue Denkweisen zwar hinzufügen, alte aber nicht entfernen.

Durch die ACT wird also nicht nur die kognitive Defusion gefördert, sondern auch aktiv kognitive Flexibilität kultiviert. Wenn wir es in der Therapie einsetzen, vermitteln wir aktiv wirksame kognitive Prozesse wie etwa flexible Perspektiven, Umdeuten, mitfühlende Selbstgespräche, wertebasierte Problemlösung und Strategieentwicklung, motivierende Selbstinstruktion, das Untersuchen von Verhaltensweisen im Hinblick auf ihre Praktikabilität, nicht wertendes Benennen von Gedanken und Gefühlen und vieles mehr.

Diese neuen Denkweisen sind nicht dazu gedacht, unsere Gefühle zu kontrollieren; vielmehr sollen sie uns dabei unterstützen, psychische Flexibilität auszubilden. Zum Beispiel wird in einigen anderen Modellen von therapeutischer Seite die Frage gestellt: »Können Sie darüber wohl auf eine andere Art und Weise denken?« Im Regelfall besteht das Ziel einer solchen Strategie darin, emotionalen Schmerz zu lindern. In der ACT können wir etwas Ähnliches fragen, aber mit einem anderen Ziel, nämlich dem, wertebasiertes Handeln zu fördern: »Können Sie darüber wohl auf eine Art und Weise denken, die Ihnen hilft, effektiver damit umzugehen – sich also mehr wie die Person zu verhalten, die Sie sein wollen?«

Wenn Sie also das nächste Mal die Behauptung hören, die ACT würde »das Denken nicht verändern«, wissen Sie, was Sie erwidern müssen: »Besorg Russ Harris eine Tafel Schokolade!« Aber werfen wir jetzt einen Blick auf einige andere Methoden zur Defusion.

Weitere Schritte zur Defusion

Neben den einfacheren Techniken, mit denen wir uns bisher befasst haben, gibt es zahllose weitere Methoden, um Defusion zu unterstützen. Auf den folgenden Seiten finden Sie einige, die ich besonders schätze.

Den Gedankenstrom beobachten

Bei vielen Defusionstechniken lernt man, den kontinuierlichen Strom der Gedanken zu beobachten, ohne hineingezogen zu werden. (Zugleich sind das gute Methoden, sich das Selbst-als-Kontext im Sinne des wahrnehmenden Selbst nutzbar zu machen, denn sie vermitteln das Gefühl, als »Beobachtungsinstanz« der eigenen Gedanken zu dienen.) Einführen können wir sie so:

Therapeut: Wenn wir grübeln, uns Sorgen machen, uns in etwas hineinsteigern oder auch nur irgendwelche Dinge wiederkäuen, versäumen wir so allerhand, nicht wahr? Wir können uns nicht konzentrieren und einlassen auf das, was wir tun. Das ist so, als wären unsere Gedanken ein reißender Strom, in den wir hineingezogen werden und dann nicht mehr herausfinden. Sagt Ihnen das etwas?

Klientin: Und ob! Das erlebe ich ja die ganze Zeit.

Therapeut: Daher ist es ausgesprochen nützlich zu lernen, wie man Abstand von diesem Strom gewinnt und beobachtet, wie er vorüberfließt, ohne hineingezogen zu werden. Im Grunde ist es das beste Mittel gegen Sorgen und Grübeleien. Wir können solche Gedanken nicht daran hindern aufzutauchen, aber wir können lernen, sie vorbeiströmen zu lassen, ohne von ihnen mitgerissen zu werden.

Eine beliebte ACT-Übung, um den Strom unserer Gedanken zu beobachten, ist Blätter auf einem Fluss (Hayes u. a. 2014). Man visualisiert einen sanft dahinströmenden Fluss, auf dessen Oberfläche Blätter schwimmen.

Dann stellt man sich vor, wie man die eigenen Kognitionen auf die Blätter setzt und vorüberziehen lässt In anderen Versionen nimmt man über den Himmel ziehende Wolken, sich auf und ab bewegende Meereswellen und Eisenbahnen, die in einen Bahnhof fahren und ihn verlassen.

Weil solche Übungen es im Allgemeinen erfordern, still dazusitzen und die Augen zu schließen, um etwas zu visualisieren, können wir sie für zwei Personengruppen modifizieren: a) für jene, die mit Visualisierungen schwer oder gar nicht zurechtkommen (was als Aphantasie bezeichnet wird) und b) für jene, die bei Übungen mit geschlossenen Augen dazu neigen, abzudriften, einzuschlafen, Flashbacks zu erleben oder in einen dissoziativen Zustand zu geraten.

Eine gute Alternative für beide Gruppen ist Gedanken hören (Harris 2018). Bei dieser Übung lässt man die Augen offen, richtet den Blick auf eine Stelle und »lauscht« in den eigenen Kopf hinein. Dabei nimmt man die Gedanken wahr, als würde man eine Stimme sprechen hören; man achtet neugierig auf klangliche Eigenschaften wie Lautstärke, Tonhöhe, Tonfall, Geschwindigkeit und Emotion.

Als Hausaufgabe können wir vorschlagen: »Üben Sie das doch bitte zwei Mal täglich jeweils fünf Minuten oder einmal täglich zehn Minuten lang. Außerdem ist es eine tolle Übung, wenn man im Bett liegt und nicht einschlafen kann.«

Aus dem Fluss steigen

Wenn die Person sich ständig Sorgen macht, grübelt oder in etwas hineinsteigert, ist es nützlich zu üben, »aus dem Fluss« von ständigem negativem Denken zu steigen (eine an Wells 2009 angelehnte Übung).

Therapeutin: Hier geht es darum zu lernen, wie man erkennt, wenn man in den Fluss gefallen ist – und wie man wieder herauskommt. Machen Sie sich jetzt daher bitte so viele Sorgen, wie Sie können, und versinken Sie richtig darin. Dann werde ich alle zwanzig Sekunden auf Pause drücken, damit Sie zehn bis zwanzig Sekunden innehalten, bevor es weitergeht. Wir machen sechs Runden, was insgesamt etwa drei bis vier Minuten dauern dürfte. Ist das in Ordnung?

Klient: Klar, nur zu.

Therapeutin: Prima. Wir fangen langsam an, das heißt mit einem Tagtraum, bevor wir zum Sich-Sorgen-Machen übergehen.

Nun fordern wir die Person auf, mit offenen Augen von etwas zu träumen, zum Beispiel von einem Buch, einem Film oder einem aufregenden Ereignis, von einem Thema, das sie brennend interessiert, oder von einer angenehmen Erinnerung. Nach zwanzig Sekunden sagen wir:

Therapeutin: Und stopp. Was sagt Ihr Kopf gerade? (*Klient teilt seine Gedanken mit.*) Gut. Jetzt haben Sie also eine Wahl. Eine Möglichkeit wäre, in den Fluss zurückzuspringen – aber wenn Sie stattdessen präsent bleiben wollen, wie könnten Sie das tun?

Klient: Indem ich mich im Zimmer umsehe?

Therapeutin: Genau. Registrieren Sie, was für Gedanken vorhanden sind ... und nehmen Sie zugleich wahr, was Sie sehen und hören können ... dehnen Sie die Arme ... und nehmen Sie wahr, dass Sie und ich hier sind und zusammenarbeiten.

Klient: Das ist also mehr oder weniger, wie den Anker zu werfen?

Therapeutin: Richtig, das ist eine Variation der Übung.

Klient: Alles klar.

Therapeutin: Prima. Dann legen wir wieder los, Tagträumen für weitere zwanzig Sekunden (*Therapeutin sitzt zwanzig Sekunden schweigend da*). Und stopp. Nun, was für Gedanken sind jetzt aufgetaucht (*Klient

> *teilt seine Gedanken mit*)? Gut, dann haben Sie wieder die Wahl; diese Gedanken sind gerade vorhanden, und Sie können entweder hier bei mir sein oder in den Fluss zurückspringen. Versuchen Sie doch einfach, einige Sekunden präsent zu sein (*Klient tut es*).

Nach sechs Runden Tagträumen – mit jeweils zehn Sekunden Pause dazwischen – besprechen wir die Übung. Entscheidend ist: Immer, wenn man sich dabei ertappt, dass man geistig abwesend ist, hat man die Wahl, ob man in den Fluss zurückspringt oder sich auf etwas anderes konzentriert. In dem obigen Dialog ist erkennbar, wie der Klient jedes Mal, wenn er »aus dem Fluss steigt«, aufgefordert wird, die vorhandenen Gedanken anzuerkennen. Wird dieser Schritt ausgelassen, wirkt die Übung wahrscheinlich nur als Ablenkung.

Als Nächstes sagen wir: »So, dann steigern wir jetzt die Schwierigkeit.« Diesmal bitten wir die Person, über ein schwieriges Problem nachzugrübeln, und befolgen dieselben Schritte: zwanzig Sekunden im Fluss, zehn bis zwanzig Sekunden Präsenz (dabei werden die vorhandenen Gedanken anerkannt) und dann die nächste Runde. Insgesamt gehen wir das sechsmal durch, was drei bis vier Minuten dauert. Bei der anschließenden Besprechung streichen wir heraus, dass wir alle wiederholt »in den Fluss gezogen« werden, mit entsprechender Übung jedoch immer besser lernen können, das wahrzunehmen und schneller wieder herauszukommen.

Als Hausaufgabe schlagen wir vor: »Üben Sie das bitte zweimal täglich drei bis vier Minuten lang. Suchen Sie sich einen ruhigen Ort, setzen Sie sich hin und stellen Sie auf einem Timer zwanzig Sekunden ein. Fangen Sie dann an, sich Sorgen zu machen oder zu grübeln. Jedes Mal, wenn der Timer piept, machen Sie eine Pause, in der Sie Ihre Gedanken wahrnehmen, sich dehnen und strecken und mit der Umgebung in Kontakt treten. Dann kommen die nächsten zwanzig Sekunden.« Wir fügen hinzu: »Und wenn Sie tagsüber zwischendrin feststellen, dass Sie im Fluss gelandet sind, drücken Sie ebenfalls auf Pause. Nehmen Sie sich dann mindestens zehn Sekunden Zeit, sich zu dehnen und umzublicken, um ein Gefühl dafür zu bekommen, wo Sie gerade sind und was Sie tun – und dann treffen Sie eine Entscheidung: Springen Sie in den Fluss zurück oder konzentrieren Sie sich auf etwas anders?«

Sorgenzeit

Die beliebte Strategie der Sorgenzeit passt ausgezeichnet zur TFACT, wenn wir sie entsprechend anpassen. Grundsätzlich geht es um Folgendes: Wenn man häufig in Sorgen versinkt, plant man täglich zu einem bestimmten Zeitpunkt fünf bis fünfzehn Minuten ein, in denen man nichts tut, als dazusitzen und sich Sorgen zu machen. Tauchen hingegen den restlichen Tag über Sorgen auf, sagt man sich: »Darüber werde ich mir jetzt keine Sorgen machen. Das tue ich in meiner Sorgenzeit.« Damit diese Strategie zur ACT passt, nehmen wir zwei Änderungen vor:

- Wenn Sorgen auftauchen, sagt man sich: Danke, lieber Kopf. Ich weiß, du versuchst, mir zu helfen. Mit dieser Sache werde ich mich später in meiner Sorgenzeit beschäftigen, aber vorläufig muss ich mich auf etwas anderes konzentrieren. Du kannst also gerne weiter solche Sorgen produzieren, aber du musst wissen, dass ich denen momentan keine Aufmerksamkeit schenken kann.

- Ist die »Sorgenzeit« gekommen, sitzt man nicht passiv da und lässt zu, dass man sich Sorgen macht; man reagiert effektiv auf diese. Das heißt, man übt, den Strom der Sorgen zu beobachten, man steigt – wie gerade beschrieben – in den Fluss hinein und wieder heraus, oder man lockt die hinter den Sorgen stehenden Werte hervor und nutzt sie, um einen Handlungsplan aufzustellen (mehr dazu in Kapitel 15 und 16).

Diese Strategie funktioniert gut in Verbindung mit den genannten Defusionsmethoden; sie kann auch verwendet werden, wenn man grübelt und sich in etwas hineinsteigert.

Die großen Drei: Schreiben, Bewegung, Gewahrsein ausdehnen

Bei heikler, klebriger Fusion erweisen sich drei Techniken als besonders nützlich: Gedanken niederschreiben, körperliche Bewegung und ein expansives Gewahrsein. Auch diese Methoden können wir für alle privaten Erlebnisse adaptieren, zum Beispiel für Emotionen, Impulse, Erinnerungen und Körperempfindungen.

Gedanken niederschreiben

Die eigenen Gedanken niederzuschreiben, ist eine sehr wirkungsvolle Defusionsmethode. Gedanken in schwarz auf weiß zu sehen, erzeugt ein Gefühl von Abstand, Trennung und »Zurücktreten«. Der Akt des Schreibens kann von uns oder der Person übernommen werden, mit der wir arbeiten; diese ist jedoch oft mehr bei der Sache, wenn sie es selbst tut. (Findet die Sitzung online statt, haben beide Beteiligten Stift und Papier vor sich, und wir erklären: »Schreiben Sie bitte alles hin, und ich tue das hier ebenfalls.«)

Im Kern läuft diese Intervention darauf hinaus: Das sind Ihre Gedanken; Sie können sie schwarz auf weiß sehen, aber diese Gedanken müssen nicht bestimmen, wie Sie sich verhalten. Was werden Sie jetzt also tun? In dem folgenden Gesprächsausschnitt ist der Klient mit Hoffnungslosigkeit verschmolzen.

Therapeutin: Merken Sie, wie oft diese Gedanken auftauchen? Sind Sie einverstanden, wenn ich ein paar davon aufschreibe, damit wir sie genauer ansehen können?

Klient: Klar.

Therapeutin: Prima (*spricht die Gedanken des Klienten laut aus, während sie sie zugleich auf einem großen Blatt Papier notiert*). »Das ist reine Zeitverschwendung.« »Ich kann ja doch nichts tun.« »Es ist sinnlos.« »Es ist zu spät.« »Mein Leben ist im Eimer.« (*Reicht dem Klienten das Blatt.*) Die Gedanken da tauchen also immer wieder auf, nicht wahr?

Klient: Stimmt.

Therapeutin: Jetzt bin ich neugierig, was Sie als Nächstes tun werden.

Klient: Was meinen Sie damit?

Therapeutin: Na ja (*deutet auf das Blatt*), die Gedanken da sind vorhanden, oder? Obwohl Sie sie nicht mögen und nicht wollen, sind sie da. Deshalb stellt sich die Frage: Was werden Sie als Nächstes tun? Wenn diese Gedanken vorhanden sind, können Sie Dinge tun, die Ihr Leben besser machen, und solche, die es schlechter machen. Nehmen wir beispielsweise an, Sie wollen, dass diese Therapiestunde richtig schlecht läuft. Was könnten Sie da tun?

Klient: Wahrscheinlich könnte ich Ihnen einfach nicht zuhören.

Therapeutin: Genau, das ist eine Möglichkeit. Fällt Ihnen noch etwas ein, was die Stunde so richtig unangenehm machen würde?

Klient: Na ja, ich könnte Sie beleidigen.

Therapeutin: Richtig. Oder Sie könnten auch ein paar Bücher aus dem Regal nehmen und mir an den Kopf werfen. Oder das Fenster zerschmettern. Oder den Teppichboden in Brand setzen. Irgendwelche anderen Ideen?

Klient: Ihren Geldbeutel klauen?

Therapeutin: Ja, genau. Oder Sie könnten sich einfach weigern, mit mir zu sprechen. Und was könnten Sie tun, wenn Sie wollen, dass dies eine angenehme und produktive Sitzung wird?

Klient: Hm. Weiß nicht so recht.

Therapeutin: Wie wäre es damit, was Sie jetzt gerade tun? Sie konzentrieren sich, sprechen mit mir, hören zu, denken über die Fragen nach, die ich stelle, sind höflich und kooperativ ...

Klient: Ach so. Klar, das stimmt.

Therapeutin: Sie können sich also entscheiden, sich mehr so zu verhalten, dass die Sitzung in Gang bleibt, oder Sie tun etwas von dem, was zum Absturz führen würde.

Klient: Genau.

Therapeutin: Also, wofür entscheiden Sie sich nun?

Klient: (*scherzhaft*) Keine Angst, den Geldbeutel werde ich Ihnen bestimmt nicht klauen.

Therapeutin: (*kichernd*) Also, die Sache ist die: In jedem Moment ergibt sich ein Punkt der Entscheidung. Wir können beschließen, etwas zu tun, was unser Leben schlechter macht, aber auch etwas, wodurch es besser wird, selbst wenn schwierige Gedanken und Gefühle vorhanden sind. Übrigens erwarte ich nicht, dass Ihr Kopf mir da zustimmt. Ich glaube eher, dass er das alles als reinen Schwachsinn bezeichnet und wieder manches von dem sagt, was da steht (*zeigt auf das Blatt Papier*). Na, tut er das gerade?

Klient: (*scherzhaft*) Woher haben Sie das bloß gewusst?

Therapeutin: So verhält unser Kopf sich eben. Deshalb wird Ihr Kopf dem, was ich gerade erklärt habe, nie zustimmen, aber das Gute ist, dass er das gar nicht muss. Verschwenden wir daher keine Zeit damit, ihn zu überzeugen. Es ist zu erwarten, dass Ihr Kopf während unserer Arbeit hier weiterhin dieses Zeug sagen wird (*zeigt auf das Blatt Papier*), wieder und wieder, hier in diesem Zimmer und außerhalb davon. Und jedes Mal, wenn diese Gedanken auftauchen, ergibt sich ein Punkt, an dem Sie sich entscheiden können.

Diese Intervention bedient sich bereits früher erwähnter Ideen, doch die physische Qualität, die das Blatt Papier besitzt, verleiht dem Vorgang mehr Kraft. (Auch online funktioniert das gut; nachdem wir einen Gedanken notiert haben, halten wir das Blatt hoch, damit die Person am anderen Computer es sehen kann.) Von Nutzen ist die Strategie bei jedem kognitiven Gehalt, ob es sich nun um Rechtfertigungen, Regeln, Werturteile, Selbstkonzept, zentrale Überzeugungen, Schemata und mehr handelt. Wenn wir die betreffenden Kognitionen niederschreiben und der Person helfen zu erkennen, dass sie Wahlmöglichkeiten hat, obwohl schwierige Gedanken vorhanden sind, ist das eine tiefgreifende Erfahrung.

Zudem können wir die Strategie auf vielfältige Weise variieren. Nehmen wir beispielsweise an, die Person springt ständig von einem Problem zum anderen oder verstrickt sich in Sorgen, die sie vom Thema abbringen:

Therapeut: (*Wahrnehmen*) Ist Ihnen aufgefallen, dass Ihr Kopf ständig von einem Punkt zum anderen springt? Sieht ganz so aus, als würde er Ihnen einfach keinen Frieden lassen. Sobald wir uns auf ein Thema konzentrieren, zerrt Ihr Kopf Sie zu einem anderen hin.

Klientin: Ja, ich weiß, aber ich kann nichts dagegen machen. Es hört nie auf. Da ist so viel am Laufen.

Therapeut: Aus meiner Sicht wirkt das ziemlich erschöpfend. Wie ist es denn für Sie, dass Ihr Kopf Sie derart herumstrampeln lässt?

Klientin: Erschöpfend ist das schon.

Therapeut: (*Normalisieren*) Tja, so geht es uns allen ab und zu. (*Zweck*) Aber abgesehen davon will Ihr Kopf wohl dafür sorgen, dass Sie alles unter Kontrolle haben und nichts vergessen. (*Praktikabilität*) Das Problem ist nur – wenn Sie zulassen, dass Ihr Kopf Sie derart an die Angel nimmt, was passiert dann?

Klientin: Ich mache mir immer weiter Sorgen.

Therapeut: Auf jeden Fall. Und wenn wir das in unseren Sitzungen zulassen, werden wir nicht viel erreichen. Aber es gibt eine sehr nützliche

Technik, die Sie lernen können, um X (*erwähnt einige der mit der Klientin besprochenen Therapieziele*) zu erreichen. Dabei geht es darum, dass Sie erkennen, wenn Sie sich in Sorgen verstricken und von einer Aufgabe abgelenkt werden – und lernen, sich von Ihren Sorgen zu lösen und darauf zu konzentrieren, was gerade anliegt.

Klientin: Hm, aber wissen Sie – das sind nicht bloß »Sorgen«. Das sind echte Probleme!

Therapeut: Da haben Sie recht, es sind tatsächlich echte Probleme. Echte, anstrengende, stressige Probleme, also Dinge, mit denen Sie sich befassen müssen. Aber wenn Sie das wirksam tun wollen, brauchen Sie eine bestimmte Technik. Wissen Sie, welche?

Klientin: Äh, nein.

Therapeut: Man nennt es »aufgabenfokussierte Aufmerksamkeit«. Das ist die Fähigkeit, auf eine Aufgabe konzentriert zu bleiben. Hier bei uns besteht die Aufgabe darin, uns so lange mit einem Problem zu beschäftigen, bis wir eine Strategie finden, die Sie nach der Sitzung zu Hause anwenden können. Wenn wir diese Aufgabe aber ständig aus dem Blick verlieren, klappt das nicht. Können wir daher ein bisschen Zeit darauf verwenden, an dieser Fähigkeit zu arbeiten?

Der oben verwendete Begriff »Strategie« kann sich auf jede TFACT-Intervention beziehen, zum Beispiel auf eine Defusions- oder Akzeptanzfertigkeit, einen Wert, ein Ziel und einen schrittweisen Handlungsplan. Sobald die Person den Grund für aufgabenfokussierte Aufmerksamkeit begriffen hat, ist sie im Allgemeinen bereit, diese in der Sitzung einzuüben. Wir schreiben also fünf bis zehn ihrer Hauptsorgen (das heißt der Gedanken, in denen sie sich in der Sitzung ständig verstrickt) auf ein Blatt Papier. Dann zeigen wir darauf und sagen: »Jedes Mal, wenn diese Sorgen auftauchen, ergibt sich ein Entscheidungspunkt. Wir können bei dem Problem, an dem wir arbeiten, bleiben, bis wir eine Strategie dafür finden, oder wir können uns von den Dingen da ablenken lassen.«

Anschließend legen wir das Blatt Papier irgendwohin, wo es gut sichtbar ist (zum Beispiel auf die Couch neben die Person oder auf den Boden vor ihr). Später in der Sitzung, wenn die Person eine der Gedanken auf dem Blatt erwähnt, können wir sagen: »Merken Sie, was Ihr Kopf gerade tut? (Wir zeigen auf das Blatt.) Da steht es auf der Liste. Das heißt, jetzt stehen wir an einem Entscheidungspunkt – lassen wir uns davon ablenken, oder bleiben wir auf Kurs?«

Gedanken auf Gegenstände platzieren

Wenn wir die vorhandenen Gedanken nicht aufschreiben wollen, können wir die Person auffordern, sich vorzustellen, wie sie ihre Gedanken auf einem Gegenstand platziert. Zum Beispiel so: »Ich würde Sie gern bitten, sich etwas vorzustellen – nämlich, dass Sie die ganzen Gedanken sammeln und in einem kleinen Haufen neben sich aufs Sofa legen. Einfach auf das Polster da.« Die folgende Intervention ist dieselbe wie oben dargestellt: »Gut, jetzt liegen also alle Gedanken auf einem Haufen, da auf dem Polster neben Ihnen, und die werden bestimmt nicht plötzlich von sich aus verschwinden. Daher müssen Sie jetzt eine Entscheidung treffen …«

KÖRPERLICHE BEWEGUNG

Wenn die Person als Reaktion auf ihre Gedanken auf dem Blatt Papier regelrecht erstarrt, können wir sagen:

> **Therapeutin:** Hm, sieht ganz so aus, als würden Sie sich gerade ein bisschen verkrampfen. Sehen wir mal, ob wir das ändern können. Nehmen Sie also bitte wahr, dass die Gedanken vorhanden sind, und drücken Sie zugleich die Füße auf den Boden … richten Sie sich auf … und strecken Sie die Arme aus … (*Die Therapeutin setzt diese Anweisungen fort, bis die Person sich wieder frei bewegen kann.*) Registrieren Sie

jetzt (*deutet auf das Blatt Papier*), dass die Gedanken dort bei Ihnen sind, dass Sie von ihnen aber nicht kontrolliert werden. Das heißt, Sie können sich entscheiden, was Sie mit den Armen und Beinen, den Händen und Füßen tun ...

Sich körperlich zu bewegen, fördert die Defusion, weil wir dabei besser wahrnehmen, dass schwierige Gedanken zwar vorhanden sind, dass sie aber nicht bestimmen müssen, was wir tun. Die grundlegende Intervention, vor der wir immer ausgiebig normalisieren und validieren, verläuft etwa so:

Therapeutin: Nehmen Sie wahr, dass diese Gedanken (*deutet auf das Blatt Papier, nennt den Gegenstand, auf dem die Gedanken platziert wurden, oder erwähnt einige von ihnen*) vorhanden sind ... und nehmen Sie außerdem wahr, dass die nicht bestimmen, was Ihre Arme und Beine tun. Probieren Sie das selbst aus, indem Sie sich jetzt bewegen. Sie haben die Kontrolle über Ihr Handeln.

Ab diesem Punkt ergeben sich viele Möglichkeiten. Wir können die Person bitten aufzustehen und im Zimmer herumzugehen, sich zu strecken und zu dehnen oder die Sitzhaltung zu verändern, eine Bewegung aus dem Tai-Chi- oder Yoga-Repertoire zu machen, achtsam einen Schluck Wasser zu trinken und dergleichen mehr.

DAS GEWAHRSEIN AUSDEHNEN

Das Gewahrsein auszudehnen, wenn schwierige Gedanken und Gefühle vorhanden sind – ohne den Versuch, sich davon abzulenken –, kann an jedem Punkt jeder Sitzung die Defusion fördern. Erlernt wurde das bereits beim Ankerwerfen, weshalb wir problemlos damit spielen und es als zusätzliche oder alternative Methode zu den oben geschilderten Interventionen nutzen können.

Therapeut: Nehmen Sie wahr, dass diese Gedanken vorhanden sind ... und stellen Sie fest, ob Sie zugleich Ihr Gewahrsein erweitern können, aber ohne die Gedanken zu ignorieren oder sich davon abzulenken. Was können Sie sonst noch hier im Zimmer wahrnehmen? (*Therapeut regt die Person an wahrzunehmen, was sie sehen, hören, berühren kann. Nach etwa einer Minute sagt er:*) Jetzt im Moment geht also eine Menge vor sich; es gibt so vieles, was Sie zusätzlich zu diesen Gedanken sehen, hören und berühren können. Nun stellt sich die Frage: Wie viel Aufmerksamkeit und Energie wollen Sie in die Gedanken investieren? Wenn die Ihnen etwas Nützliches und Wichtiges mitteilen, was Ihr Leben verbessern wird, sollten Sie sie unbedingt gut nutzen. Aber wenn sie das nicht tun, können Sie sie einfach sein lassen und Ihre Energie und Aufmerksamkeit in etwas stecken, was fruchtbar für Ihr Leben ist.

Spielerische Defusion

ACT ist bekannt für spielerische Defusionstechniken wie beispielsweise, Gedanken zu singen, sie in albernem Tonfall oder extrem langsam auszusprechen (Hayes u. a. 2014). Wenn es um Trauma geht, müssen wir solche Methoden natürlich behutsam anwenden, denn wenn wir das nicht tun, wirken sie womöglich, als sollten die betreffenden Gedanken abgetan oder bagatellisiert werden. Es ist daher wahrscheinlich sicherer, so etwas für spätere Sitzungen aufzusparen, wenn die Person, mit der wir arbeiten, sich über die Ziele von Defusion klar ist und bereits andere Techniken – wie die bereits beschriebenen – eingeübt hat.

»Mit Gedanken spielen« bedeutet, sie in einen neuen Kontext zu stellen, in dem leicht erkennbar ist, dass es sich um Konstrukte aus Wörtern oder Bildern handelt. Das neutralisiert ihre Kraft und erleichtert es, sich von ihnen zu lösen. Im Allgemeinen beziehen solche Methoden sich entweder auf die visuellen Eigenschaften von Gedanken (das heißt, man »sieht« sie), ihre auditiven Eigenschaften (man »hört« sie) oder beides. Am besten erlernen kann man das meiner Meinung nach, indem man sie an sich selbst ausprobiert und wahrnimmt, was geschieht. Wenn Sie das tun, werden Sie wahrscheinlich feststellen, dass manche Methoden gut funktionieren, andere hingegen nicht. Falls Sie eine oder zwei finden, die Ihnen gut helfen, sich von Gedanken zu lösen, können Sie damit einige Tage lang experimentieren. Vermittelt eine Technik Ihnen jedoch den Eindruck, dass Ihre Gedanken bagatellisiert oder verspottet werden, sollten Sie sie nicht verwenden. Den Menschen, mit denen wir arbeiten, erklären wir natürlich das Gleiche.

Spielerische visuelle Techniken

Notieren Sie auf einem Blatt Papier mehrere von den Gedanken, in die Sie sich am häufigsten verstricken und die Sie am meisten quälen. Wählen Sie dann für jede der unten aufgeführten Techniken einen dieser Gedanken aus, gehen Sie die Übung Schritt für Schritt durch, mit Neugier und Offenheit für alles, was geschieht.

Gedanken auf Papier

Schreiben Sie zwei oder drei quälende Gedanken auf ein großes Blatt Papier.

Halten Sie sich das Blatt dann vors Gesicht und versenken Sie sich etwa zehn Sekunden lang in die Gedanken.

Legen Sie das Blatt nun auf den Schoß, blicken Sie sich um und nehmen Sie wahr, was Sie sehen, hören, berühren, schmecken und riechen können.

Registrieren Sie, dass die Gedanken weiterhin vorhanden sind. Nehmen Sie wahr, dass die sich überhaupt nicht verändert haben und dass Sie genau wissen, worum es sich handelt – aber verringert sich ihre Wirkung, wenn Sie sie auf den Schoß legen, statt vors Gesicht halten?

Zeichnen Sie auf das Blatt Papier jetzt unterhalb der Gedanken ein Strichmännchen (wenn Sie künstlerisch begabt sind, kann es auch eine Comicfigur sein). Malen Sie dann um die Wörter eine Gedankenblase, sodass das Strichmännchen sie denkt. Betrachten Sie Ihren selbst gemachten Comic: Wenn Sie Ihre Gedanken so sehen, hat das dann irgendeine Wirkung auf Ihre Beziehung dazu?

Probieren Sie das einige Male mit unterschiedlichen Gedanken und Strichmännchen aus. Versehen Sie die Männchen mit verschiedenen Gesichtern, einem lächelnden, einem traurigen, einem mit großen Zähnen und stachligen Haaren. Zeichnen Sie eine Katze, einen Hund oder eine Blume, aus der die gleichen Gedankenblasen kommen. Verändert das die Wirkung der Gedanken? Hilft es Ihnen dabei, sie als Wörter zu sehen?

Computerbildschirm

Diese Übung können Sie entweder in der Vorstellung oder auf einem Computer machen. Zuerst tippen Sie einen Gedanken in schwarzer Standardschrift in den Computer (oder Sie stellen sich vor, das zu tun). Dann spielen Sie mit dem Schriftbild. Nehmen Sie verschiedene Farben, Schriftarten und Buchstabengrößen und registrieren Sie, welche Wirkung die jeweilige Änderung hat. (Fette rote Blockbuchstaben führen manchmal zu Fusion; falls dem so ist, ändern Sie sie zu Standardschrift in einer Pastellfarbe.)

Ändern Sie den Text jetzt wieder in schwarze Standardschrift und spielen Sie dann mit der Formatierung:

- Lassen Sie große Lücken zwischen den einzelnen Wörtern.
- Fügen Sie die Wörter ohne jede Lücke zusammen, sodass ein einzelnes langes Wort entsteht.
- Machen Sie eine senkrechte Spalte mit jeweils einem Wort pro Zeile daraus.

Gehen Sie schließlich wieder zur Standardformatierung über.

Welche Beziehung haben Sie jetzt zu den Gedanken? Fällt es Ihnen leichter zu sehen, dass es Wörter sind?

Karaoke-Ball

Stellen Sie sich Ihre Gedanken als Wörter auf dem Bildschirm eines Karaoke-Programms vor. Dabei hüpft ein Gummiball von einem Wort zum anderen über den Monitor. Wenn Sie mögen, können Sie sich zugleich vorstellen, wie Sie auf einer Bühne stehen und mitsingen.

Wiederholen Sie das mehrere Male mit unterschiedlichen Gedanken.

Wechselnde Szenerien

Stellen Sie sich einen Gedanken in mehreren unterschiedlichen Szenerien vor. Nehmen Sie sich für jede Szenerie etwa fünf bis zehn Sekunden Zeit, bevor Sie zur nächsten übergehen. Sehen Sie den Gedanken geschrieben

- in verspielten farbigen Buchstaben auf dem Umschlag eines Kinderbuchs
- als elegante Grafik auf einer Speisekarte
- als Verzierung auf einer Geburtstagstorte
- in Kreide auf einer Schultafel
- als Slogan auf einem T-Shirt.

MIT BILDERN ARBEITEN

Die meisten der oben aufgeführten Methoden können wir auch für Bilder nutzen. Zum Beispiel kann man sich diese in einem Fernseher, auf einem Computerbildschirm oder auf einem Handy-Display vorstellen und dann mit Farben, Größe, Kontrast, Sättigung und Helligkeit spielen oder einen Text und Untertitel hinzufügen. In wechselnden Szenerien kann man die Bilder auf einem Buch, einer Postkarte oder einem Gemälde sehen, auf einer Plakatwand, an der man vorüberfährt, oder auf der Seite eines Drachens, der durch den Himmel schwebt.

Spielerische auditive Techniken

Spielen Sie nun mit den auditiven Eigenschaften Ihrer Gedanken und registrieren Sie, was das bewirkt. Hilft es Ihnen dabei, die Gedanken als Töne, Geräusche oder etwas Gesprochenes wahrzunehmen?

Alberne Stimmen

Sagen Sie einen Gedanken mit alberner Stimme, entweder schweigend oder laut. Letzteres ist oft nützlicher, aber dafür muss man offensichtlich die richtige Zeit und den richtigen Ort auswählen. Nehmen können Sie etwa die Stimme einer Comicfigur, eines Filmstars, einer Sportreporterin oder einer Person mit einem ausgefallenen Akzent. Probieren Sie unterschiedliche Stimmen aus und registrieren Sie, was passiert.

Langsam und schnell

Sprechen Sie einen Gedanken – entweder schweigend oder laut – erst ganz langsam und dann extrem schnell aus (wie ein Disney-Streifenhörnchen).

Singen

Singen Sie einen Gedanken – entweder schweigend oder laut – zur Melodie von Happy Birthday to You. Probieren Sie das Gleiche dann mit einigen verschiedenen Melodien aus.

Smartphone-Apps

Sprechen Sie einen Gedanken laut in eine Smartphone-App, die ihn wiedergeben und dabei auf witzige Weise Ihre Stimme verändern kann.

Zum Beispiel kann die App »Super Voice Changer« den aufgenommenen Gedanken in der Stimme von Darth Vader, WALL-E, Donald Duck und vielen anderen Figuren abspielen. Eine App namens »AutoRap« wiederum verwandelt alles in einen Rap-Song mit Drumbeats und Musik im Hintergrund.

Erfinden Sie eigene Techniken

Natürlich können Sie auch selbst Techniken erfinden. Stellen Sie Ihre Gedanken in einen neuen Kontext, in dem Sie ihn »sehen« oder »hören« können. Sie können sich vorstellen, dass ein Gedanke an eine Wand gemalt, auf ein Buch gedruckt, auf das Röckchen einer Balletttänzerin gestickt oder in einen Baumstamm geschnitzt ist, von einem Flugzeug als Werbebanner geschleppt wird, auf einen Bizeps tätowiert ist oder in kunstvollen Buchstaben auf einem mittelalterlichen Manuskript steht. Sie können den Gedanken malen, ihn zeichnen und ihn modellieren. Vorstellen können Sie sich auch, dass er springt, hüpft oder tanzt oder wie der Abspann eines Films auf einem Fernseher herunterläuft. Oder Sie stellen sich vor, dass er von einer Theaterschauspielerin rezitiert wird, in einem Podcast läuft, aus einem Roboter ertönt oder von einem Rockstar gesungen wird. Lassen Sie Ihrer Kreativität freien Lauf und fordern Sie Ihre Klientinnen und Klienten auf, das ebenfalls zu tun.

Hausaufgabe

Solche spielerischen Defusionsmethoden können immer dann geübt werden, wenn sich die Gelegenheit ergibt. Am nützlichsten ist das oft dann, wenn es der Person schwerfällt, sich von Gedanken oder Emotionen zu lösen. Wenn sie es also schon mit anderen Defusionsmethoden versucht hat, aber weiterhin in etwas verstrickt ist, kann sie den schwierigsten Gedanken auswählen und damit spielen. Anschließend tut sie das mit einem anderen Gedanken und so weiter.

Defusion schätzt Gesellschaft

Alle sechs Kernprozesse der ACT sind von Bedeutung; sie sind alle miteinander verbunden und verstärken sich gegenseitig. Manchmal bleibt man jedoch in der Therapie stecken, weil man sich zu sehr auf einen bestimmten Prozess verlässt und die anderen vernachlässigt. Nehmen wir an, eine Person hat eine Kernüberzeugung wie »Ich bin wertlos und verdiene es nicht zu leben«, die auf ein furchtbares Kindheitstrauma zurückgeht. Sie verschmilzt regelmäßig damit, was schwere selbstzerstörerische Verhaltensweisen auslöst. In diesem Fall ist es unwahrscheinlich, dass Defusionsfertigkeiten allein ausreichend sind. Bestimmt werden sie hilfreich wirken, aber darüber hinaus müssen wir Selbstmitgefühl, Werte, Akzeptanz, Ankerwerfen und mehr einbringen.

Ich erwähne das, weil ich von kollegialer Seite manchmal höre: »Ich habe es ausgiebig mit Defusion versucht, aber es wirkt einfach nicht.« So etwas weist auf die Notwendigkeit hin, andere Teile des Modells ins Spiel zu bringen. Nehmen wir als Beispiel die Fusion mit Regeln, einen Hauptfaktor bei Problemen wie Gefallsucht und Perfektionismus.

Wenn jemand mit Regeln wie »Ich muss in allem perfekt sein und darf keine Fehler machen« (Perfektionismus) oder »Ich muss alle zufriedenstellen; meine Bedürfnisse sind ohne Belang« (Gefallsucht) verschmolzen ist, sind folgende drei Strategien besonders wichtig und nützlich:

1. Defusion von der Regel (durch Wahrnehmen, Benennen, Normalisieren, Zweck, Praktikabilität).
2. Die zugrundeliegenden Werte suchen und flexible Möglichkeiten erkunden, sie zu leben.
3. Raum für das unvermeidliche Unbehagen schaffen und freundlich zu sich sein.

Betrachten wir diese Strategien etwas genauer.

Defusion von der Regel (durch Wahrnehmen, Benennen, Normalisieren, Zweck, Praktikabilität). Inzwischen haben Sie bestimmt genug über Wahrnehmen, Benennen und Normalisieren gelesen, weshalb wir gleich zu Zweck und Praktikabilität übergehen. Perfektionistische Regeln können vielen nützlichen Zwecken dienen. Sie können uns motivieren, hart zu arbeiten, produktiv zu sein und gute Arbeit zu leisten, sie können uns davor schützen, Fehler zu machen oder unter unserem Niveau zu bleiben, sie können uns helfen, wichtige Ziele zu erreichen, und sie können unser Selbstbild als effektiver, produktiver, zuverlässiger Leistungsträger fördern – während sie uns zugleich helfen, einem negativen Selbstkonzept wie »Ich bin nicht liebenswert« zu entkommen.

Nachdem wir diese Faktoren aufgedeckt, normalisiert und validiert haben, fassen wir zusammen: »Es hat echte Vorteile, wenn man diesen Regeln folgt, denn Ihr Kopf schützt Sie vor Dingen, die Sie nicht wollen, und verhilft Ihnen zu Dingen, die Sie wollen.«

Von diesem Punkt aus können wir uns der Praktikabilität zuwenden. Wir helfen der Person zu erkennen, dass es erhebliche Kosten hat, wenn man starr bestimmte Regeln befolgt und sie als Gesetze sieht, denen man gehorchen muss. Das führt zu chronischem Stress, einem hohen Angstniveau, Erschöpfung, Zwangsritualen, Motivationsmangel und/oder Depression. Außerdem verstärkt es langfristig meist ein negatives Selbstkonzept.

Zum Beispiel verstärkt das Befolgen perfektionistischer Regeln zum Thema Leistung die Überzeugung: »Ich bin nur dann etwas wert, wenn ich erfolgreich bin; ist das nicht der Fall, bin ich wertlos.« Die Regel zu befolgen, dass man es anderen immer recht machen muss, verstärkt die Überzeugung: »Ich bin nicht wichtig, meine Bedürfnisse spielen keine Rolle.«

Sobald die Person diese langfristigen Kosten erkannt hat, können wir über praktikablere Optionen nachdenken. So können wir sagen: »Es gibt also viele Vorteile, wenn man dieser Regel folgt, und auf die wollen Sie natürlich nicht verzichten. Aber was ist, wenn es eine Möglichkeit gäbe, die meisten Vorteile beizubehalten, sich zugleich aber etwas weniger strikt an die Regel zu halten?« Das leitet automatisch zur nächsten Strategie über …

Die zugrundeliegenden Werte suchen und flexible Möglichkeiten erkunden, sie zu leben. Wenn wir behutsam und mitfühlend nachforschen, finden wir unter starren Regeln immer bestimmte Werte. Bei Perfektionismus sind das im Allgemeinen Dinge wie Effizienz, Zuverlässigkeit, Kompetenz und Verantwortung. Will man es anderen Leuten immer recht machen, findet man häufig Werte wie Selbstschutz, Großzügigkeit, Fürsorglichkeit und Hilfsbereitschaft. Das Ziel ist es nun, flexibel nach diesen Werten zu leben, das heißt so im Einklang mit ihnen zu handeln, dass dadurch das Wohlbefinden gefördert und die Lebensqualität verbessert wird.

Raum für das unvermeidliche Unbehagen schaffen und freundlich zu sich sein. Wenn man anfängt, starre Regeln zu beugen oder ganz zu missachten, tauchen allerhand unangenehme Gedanken und Gefühle auf: Ängste, Rechtfertigungsdrang und so weiter. Das ist unvermeidlich, denn wenn wir unsere Komfortzone verlassen, wird uns unbehaglich. Um mit diesen schwierigen Gedanken und Gefühlen umzugehen, brauchen wir unbedingt Fertigkeiten, die Akzeptanz und Selbstmitgefühl fördern.

Offensichtlich erfordert dieses Thema mehr als die oben kurz dargestellten Strategien. Um mit dem Selbstkonzept der Person umzugehen, müssen wir normalerweise das Selbst-als-Kontext sowie Selbstmitgefühl heranziehen. Außerdem wird das starre Befolgen von Regeln häufig von harscher Selbstkritik begleitet, und manche Leute (vor allem solche mit perfektionistischen Neigungen) erklären, das würde sie dazu motivieren, Dinge zu tun, die ihnen wichtig sind. Mit diesem oft auftretenden Stolperstein werden wir uns in Kapitel 14 befassen.

Entscheidend ist hier, dass Defusion zwar bereits für sich allein nützlich ist, aber wesentlich besser wirkt, wenn sie mit anderen Kernprozessen kombiniert wird. Ziehen Sie diese daher heran, sobald Sie nicht weiterkommen. Und wenn Sie sofort mehr darüber erfahren wollen, wie man mit starren Regeln umgeht, finden Sie mehr dazu in den Abschnitten »Ich verdiene keine Freundlichkeit« in Kapitel 14, »Die Motivation klären« in Kapitel 15 (da geht es um den Wunsch, es allen recht zu machen) und »Defusion von der Regel ›Vertraue niemandem!‹« in Kapitel 28.

➔ BEGLEITMATERIAL: In Kapitel 11 von *Trauma-Focused ACT: The Extra Bits* finden Sie a) die Anweisungen und eine Audioaufnahme zu der Übung *Gedanken hören,* b) ein Handout zu *Mit Gedanken spielen* und c) den Link zu einem E-Book mit dem Titel *Preempting Your Mind,* das einige der erwähnten Strategien ausführlicher behandelt.

Kernpunkte

Übungen wie Gedanken hören, Blätter auf einem Fluss und Aus dem Fluss steigen sind ein wirkungsvolles Mittel gegen Grübeln, Sich-Sorgen und die zahllosen anderen Möglichkeiten, sich »in Gedanken zu verlieren«. Auch spielerische Defusionstechniken können erfolgreich sein, wobei wir sie behutsam anwenden müssen, vor allem bei Menschen, die mit traumatischen Problemen kämpfen, sonst können sie invalidierend wirken. Gedanken niederschreiben, körperliche Bewegungen und die Ausdehnung des Gewahrseins sind hingegen besonders nützliche Instrumente, weil sie die Defusion von praktisch allem erleichtern können, besonders wenn man sie mit dem Ankerwerfen kombiniert.

12

Den Kampfplatz verlassen

Der ständige Kampf gegen unerwünschte Gedanken und Gefühle fordert seinen Tribut. Wie eine kriegerische Auseinandersetzung in der äußeren Welt wirkt auch der Krieg mit dem inneren Erleben erschöpfend und führt zu schweren Verlusten. Zwar neigen wir alle in einem gewissen Grad zu Erlebensvermeidung (ja, das ist normal, Leute!), aber je extremer diese Tendenz ist, desto mehr Probleme verursacht sie.

Für die Menschen, die zu uns kommen, sind solche unerwünschten inneren Erfahrungen tatsächlich der Feind, und sie sehen nur zwei Möglichkeiten – ihn zu bekämpfen oder die Flucht zu ergreifen. Um ihnen eine dritte Option zu eröffnen, nämlich Akzeptanz, müssen wir ihre Verhaftung mit den beiden anderen Optionen schwächen. Das tun wir durch einen Prozess namens …

Kreative Hoffnungslosigkeit

Kreative Hoffnungslosigkeit bedeutet, ein Gefühl der Hoffnungslosigkeit zu erzeugen, was emotionale Kontrolle angeht, also Überzeugungen wie: Ich muss unter Kontrolle haben, wie ich mich fühle; Ich muss diese schlechten Gedanken und Gefühle loswerden, um sie durch gute zu ersetzen. Bekanntlich fördert diese Haltung allerhand unpraktikable Handlungsweisen: Selbstverletzung, Vermeidung von Nähe, sozialen Rückzug und dergleichen. Indem wir sie behutsam und mitfühlend infrage stellen, machen wir unsere Klientinnen und Klienten hoffentlich offen für eine Alternative – die Praxis von Akzeptanz.

Um eine einmalige Intervention handelt es sich bei Kreativer Hoffnungslosigkeit (KH) nur selten; im Allgemeinen müssen wir mehrfach darauf zurückgreifen. Allerdings funktioniert das mit jedem Mal schneller und leichter. Wie bei allem in der TFACT gibt es zahlreiche Möglichkeiten dafür, aber im Grunde lassen sich alle KH-Interventionen auf drei Fragen konzentrieren: Was haben Sie versucht? Wie hat es funktioniert? Was hat es Sie gekostet?

Was haben Sie versucht?

Die erste KH-Frage lautet: Was haben Sie bisher versucht, um diese schwierigen Gedanken und Gefühle loszuwerden? Ein Beispiel:

Klientin: Ich hab es so satt, mich so zu fühlen. Ich will mich wieder normal fühlen.

Therapeutin: Das verstehe ich gut. Schließlich haben diese Gefühle Sie schon lange in der Mangel.

Klientin: Aber wie werde ich sie los?

Therapeutin: Na ja (*bezieht sich auf die gegebene informierte Zustimmung*), wie Sie sich vielleicht erinnern, geht es bei unserer Arbeit hier zu einem großen Teil darum, neue Fertigkeiten zu lernen, wirksamer mit schwierigen Gefühlen umzugehen – also darum, wie man diesen Gefühlen ihre Wirkung und Kraft nimmt, damit Sie davon nicht so gebeutelt werden können.

Klientin: Das will ich natürlich. Fangen wir an!

Therapeutin: Gut, aber es ist so – ich will keine Zeit mit Dingen vergeuden, die Sie bereits versucht haben. Ich will Ihnen ein paar ganz neue

> Werkzeuge und Strategien vermitteln, die ganz anders sind als alles, was Sie bisher getan haben. Können wir uns also ein bisschen Zeit nehmen, uns klar zu werden, was bisher gelaufen ist? Auf welche Weise haben Sie versucht, solche Gedanken und Gefühle loszuwerden?

An dieser Stelle ist meist etwas Prompting nötig, damit die Person sich an alle Strategien erinnert, die sie bisher eingesetzt hat. Eine einfache Methode dafür ist es, die Kategorien Ablenkung-Ausklinken-Denken-Substanzen durchzugehen (Harris 2014b).

Während dieses Prozesses verkörpern wir Offenheit, Neugier/Interesse und Mitgefühl. Außerdem beurteilen wir keine der verwendeten Strategien als »gut«, »schlecht«, »richtig«, »falsch«, »positiv« oder »negativ«; wir betrachten sie ausschließlich im Hinblick auf ihre Praktikabilität. Angenommen, die Person fragt bezüglich eines Verhaltens, das sie gerade beschrieben hat: »Ist es irgendwie falsch, so etwas zu tun?« Darauf antworten wir augenblicklich und mit absoluter Aufrichtigkeit: »Nein, überhaupt nicht. Ich versuche nur herauszubekommen, was Sie schon versucht haben – um dafür zu sorgen, dass wir etwas anderes tun.«

Im Allgemeinen reichen zwei bis drei Minuten für jeden der folgenden Punkte aus, was insgesamt acht bis zwölf Minuten ergibt. Grundsätzlich gilt: Je weniger die Person zu Vermeidungsverhalten neigt, desto weniger Zeit ist erforderlich.

ABLENKUNG

Meist werden viele verschiedene Methoden angewandt, um sich von unerwünschten Gedanken und Gefühlen abzulenken, aber oft ist sich die Person dessen überhaupt nicht bewusst. Daher fragen wir: »Haben Sie schon mal versucht, sich von solchen Gedanken und Gefühlen abzulenken?« Falls nötig, können wir vorschlagen: »Haben Sie dann ferngesehen? Musik gehört? Einen Spaziergang gemacht? Sich ständig mit irgendetwas anderem beschäftigt? Computerspiele gespielt? Ein Buch gelesen?«

AUSKLINKEN

»Sich ausklinken« ist ein umgangssprachlicher Ausdruck für offenes Vermeidungsverhalten. Man vermeidet Dinge im Lebensumfeld wie etwa bestimmte Menschen, Orte, Gegenstände und Ereignisse. Formulieren können wir das etwa so: »Die meisten Menschen versuchen, schwierigen Gefühlen zu entkommen, indem sie sich aus den schwierigen Dingen ausklinken, von denen solche Gefühle ausgelöst werden. Haben Sie schon mal versucht, sich von bestimmten Situationen, Leuten, Orten, Ereignissen und Aktivitäten fernzuhalten – von etwas, was diese unangenehmen Gedanken und Gefühle entstehen lässt? Was für Dinge schieben Sie immer wieder auf? Welche Aktivitäten haben Sie aufgegeben? Wovon halten Sie Abstand?«

DENKEN

Hier können wir beispielsweise sagen: »Die meisten von uns versuchen manchmal, ihren Schmerz wegzudenken; haben Sie das auch schon probiert? Haben Sie irgendwelche bestimmten Denkstrategien nützlich gefunden?« Anschließend können wir ein paar gebräuchliche Denkstrategien aufführen wie etwa: »Haben Sie versucht, an Leute zu denken, denen es schlechter geht als Ihnen? Wie steht es mit positivem Denken? Haben Sie schon mal versucht, Ihre Gedanken infrage zu stellen und zu beweisen, dass sie falsch sind? Haben Sie sie bewusst verdrängt? Oder versucht, über etwas einfach nicht nachzudenken? Oder positive Affirmationen ausprobiert?«

SUBSTANZEN UND WEITERE STRATEGIEN

Die nächsten Fragen könnten lauten: »Fast alle Leute konsumieren manchmal Substanzen, um sich besser zu fühlen, ob das nun Drogen und Alkohol sind oder Schokolade und Kaffee. Haben Sie das auch schon mal versucht? Welche Substanzen waren das?« Hier ist nur selten eine Hilfestellung nötig, aber falls doch, kann sie so aussehen: »Haben Sie es schon mal mit Marihuana oder anderen Drogen probiert? Mit Alkohol oder Nikotin? Mit Tee oder Kaffee? Mit Zucker? Pizza? Eis? Mit Medikamenten?«

Abschließend fragen wir: »Haben Sie vielleicht noch irgendwelche anderen Strategien verwendet, um sich Erleichterung von solchen Gefühlen zu verschaffen? Um nicht mehr daran zu denken oder ihnen eine kleine Weile zu entkommen?« Gezielt erkundigen können wir uns nach Strategien aus Selbsthilfebüchern, früheren Therapien mit anderen Methoden, Vorschlägen aus dem Freundes- und Familienkreis sowie problematischen Verhaltensweisen, die von der Person bereits früher erwähnt wurden (zum Beispiel selbstverletzendem Verhalten).

Wie hat es funktioniert?

Als Nächstes normalisieren und validieren wir die Strategien der Person, bevor wir mitfühlend die langfristigen Folgen betrachten:

Therapeut: Die meisten Strategien, die Sie erwähnt haben, sind ausgesprochen weitverbreitet – in gewissem Maße nutzen wir sie praktisch alle. Kurzfristig funktionieren sie auch ziemlich gut; sie verschaffen uns etwas Erleichterung, lindern den Schmerz, sorgen dafür, dass wir uns ein bisschen besser fühlen. Aber was geschieht auf lange Sicht?

Klientin: Was meinen Sie damit?

Therapeut: Na ja, funktionieren irgendwelche von diesen Strategien langfristig oder dauerhaft? Sorgen sie dafür, dass schwierige Gedanken und Gefühle für immer verschwinden – und nie wiederkehren?

Klientin: Offensichtlich nicht, sonst wäre ich nicht hier.

Therapeut: Genau. Und das ist ein wirklich wichtiger Punkt. Sie arbeiten schon sehr lange an diesen Dingen – und zwar wirklich intensiv –, und alles, was Sie bisher getan haben, funktioniert kurzfristig irgendwie, aber langfristig kommen die qualvollen Gedanken zurück.

Welche Kosten sind entstanden?

Entscheidend ist die dritte KH-Frage. Mit großem Mitgefühl sagen wir: »Die meisten von uns kommen zu dem Schluss, dass ziemlich viele dieser Strategien auf lange Sicht bestimmte Kosten haben. Haben Sie das auch schon festgestellt? Haben Sie negative Folgen wahrgenommen, zum Beispiel Kosten für Ihre Gesundheit oder Ihr Wohlbefinden, Beziehungsprobleme, berufliche Schwierigkeiten, finanzielle Ausgaben?«

Für jede der vier genannten Kategorien rücken wir spezifische Kosten in den Vordergrund:

Ablenkung: »Hat das schon mal zu dem Gefühl geführt, dass Sie Zeit vergeuden? Alsodass Sie Ihre Zeit eigentlich nicht für das verwenden, was wirklich wichtig und bedeutsam für Sie ist? Oder hatten Sie das Gefühl, Geld oder Energie zu vergeuden – oder dass Sie das Leben versäumen?«

Ausklinken: »Hat das schon mal zu verpassten Gelegenheiten geführt? Oder zu dem Gefühl, dass Sie etwas versäumen, was Menschen, Orte, Situationen oder Aktivitäten angeht, die wichtig für Sie sind? Oder zu dem Gefühl, dass Ihr Leben sich verengt?«

Denken: »Verbringen Sie manchmal viel Zeit damit, Ihren Gedanken nachzuhängen? Versäumen Sie dabei vielleicht das Leben? Oder fällt es Ihnen schwer, sich zu konzentrieren? Haben Sie schon mal um drei Uhr morgens wach im Bett gelegen und über etwas nachgegrübelt?«

Substanzen und weitere Strategien: »Ist das, was Sie konsumieren, womöglich schlecht für Ihre Gesundheit? Gibt es weitere Kosten, zum Beispiel finanzielle und berufliche? Wie steht es mit der Wirkung auf Ihre Beziehungen?«

Normalerweise reicht es aus, insgesamt zehn bis fünfzehn Kosten zu identifizieren, was etwa drei bis sechs Minuten dauert.

Sie haben wirklich hart gearbeitet!

Nun wollen wir die beharrlichen Bemühungen der Person validieren:

Therapeutin: Sich haben wirklich hart an sich gearbeitet. Sie haben über lange Zeit hinweg wieder und wieder versucht, diese schmerzhaften Gedanken und Gefühle zu vermeiden und loszuwerden. Als faul kann man Sie wirklich nicht bezeichnen! Sie haben sich unheimlich viel Mühe gegeben. Und als einfältig kann man Sie auch nicht bezeichnen, denn solche Strategien nutzen wir alle. Wir lenken uns alle ab, wir klinken uns aus oder schrecken zurück, wenn etwas schwierig ist, wir verlieren uns in Gedanken, um schmerzhaften Gefühlen zu entkommen, und wir konsumieren alle irgendwelche Substanzen, selbst wenn es sich nur um Aspirin oder Schokolade handelt. Und weshalb? Weil unser ganzes Umfeld uns solche Strategien empfiehlt – unser Freundeskreis, unsere Familie, medizinische Fachleute, Gesundheits- und Fitnesszeitschriften ... Anders gesagt, ist das die gängige Meinung, nicht wahr? Alle geben uns denselben Rat: »Sorg dafür, dass diese Gedanken und Gefühle verschwinden!«

Klient: Wollen Sie damit sagen, dass das falsch ist?

Therapeutin: Überhaupt nicht. Ich sage nur, dass Sie und ich und alle Leute, die ich kenne, in einer Kultur aufgewachsen sind, die uns das ganze Leben lang mit dieser Botschaft bombardiert hat. Daher ist es völlig normal, dass Sie so etwas tun. Und was Ihr Verhalten in Gang hält, ist der kurzfristige Nutzen, denn kurzfristig verschafft es Ihnen tatsächlich Erleichterung. Auf lange Sicht hingegen hat es gewisse Kosten. Manche von diesen Strategien haben ihre Schattenseiten; sie fordern ihren Tribut. Denn langfristig betrachtet, schenken sie Ihnen wirklich das Leben, das Sie führen wollen?

Tipp für die Praxis

Manchmal bekommen wir zu hören: »Also soll ich mich damit abfinden und einfach weitermachen?« oder »Und was soll ich jetzt tun, einfach aufgeben?«

Darauf können wir erwidern: »Nein, ganz im Gegenteil. Wobei Sie das wohl schon versucht haben, nicht wahr? (Antwort: Ja) Und hat es Ihnen ein Leben verschafft, wie Sie es sich wünschen? (Antwort: Nein) Gut, dann ist das noch so eine Strategie, die wir nicht verwenden werden.«

Wie fühlen Sie sich?

Inzwischen werden die meisten Personen eine emotionale Reaktion gezeigt haben, häufig Traurigkeit, Wut oder Angst. Oft ist das jedoch mit Erleichterung vermischt, denn wir bestätigen eindringlich, was die Person erlebt. Wir erkennen an, wie hart sie an sich gearbeitet hat, häufig im Einklang mit wohlgemeinten Ratschlägen. Und wir bringen ihr die schmerzhafte Tatsache nahe, dass das ihr auf lange Sicht nicht das bringt, was sie sich wünscht.

Um die Reaktion auf alles einzuschätzen, sagen wir etwa: »Ich frage mich, wie Sie sich gerade fühlen. Bei vielen Leuten löst dieser Prozess etwas Traurigkeit, Angst oder Wut aus – ist das vielleicht auch bei Ihnen so?« Anschließend normalisieren wir alle Emotionen, die wir zu hören bekommen: »Das ist eine völlig natürliche Reaktion. Schließlich stecken Sie unverschuldet schon lange in einem Teufelskreis fest, und es ist schmerzhaft, dem ins Auge zu blicken. Es tut weh.« (Falls die Emotionen überwältigend sind, werfen wir natürlich den Anker; und wenn die Person mit harscher Selbstverurteilung verschmolzen ist – »Ich bin so ein Versager; das bestätigt nur, wie dämlich ich bin« – gehen wir zu Defusion über. Aber solche Reaktionen kommen nicht häufig vor.)

Sind Sie offen für etwas, was radikal anders ist?

Da wir nun die Kosten des Kämpfens identifiziert haben, ist es Zeit für den Vorschlag, den Kampfplatz zu verlassen. Das können wir etwa so formulieren: »Nun versuchen Sie schon lange mit aller Kraft, diese Dinge loszuwerden, und das ist ungeheuer strapaziös. Daher frage ich mich, ob Sie wohl etwas anderes ausprobieren wollen. Die Fertigkeiten, die ich Ihnen gern vermitteln möchte, unterscheiden sich vollständig und radikal von allem, was Sie mir erzählt haben. Es ist eine ganz neue Methode, auf Ihre Gefühle zu reagieren. Wären Sie wohl bereit dazu?«

Viele bejahen diese Frage, manche sagen, sie wüssten nicht recht, und einige wenige fragen ängstlich: »Worum geht es da genau?« Egal, was wir zu hören bekommen, wir erwidern: »Da möchte ich gern eine kleine Übung mit Ihnen machen, damit Sie verstehen, worum es geht.« Anschließend gehen wir über zu …

Das Kämpfen aufgeben

Nach der kreativen Hoffnungslosigkeit führen wir jetzt eine Metapher mit der Bedeutung ein, den Kampf mit schwierigen Gedanken und Gefühlen aufzugeben. Das weist den Weg zu Akzeptanz. Meine Lieblingsmetapher zu diesem Zweck ist Ein Blatt Papier wegschieben (siehe Kapitel 2), weil es rasch die Kosten von Erlebensvermeidung und die Vorteile von Akzeptanz verdeutlicht. Am Ende der Übung ist das Blatt Papier immer noch vorhanden, was betont, dass es sich nicht um eine Methode handelt, unerwünschte Gedanken und Gefühle loszuwerden. Ebenso wenig geht es darum, diese abzutun oder zu ignorieren; die Übung macht klar, dass schmerzhafte Emotionen wertvolle Informationen enthalten, die wir jedoch nicht nützen können, wenn wir sie ständig von uns wegschieben.

Wenn Ein Blatt Papier wegschieben nicht infrage kommt, zum Beispiel, weil eine der beiden beteiligten Personen Probleme mit Hals oder Schultern hat, ist die Metapher vom Kampf-Schalter eine gute Alternative (Harris 2013).

Der Kampf-Schalter

Therapeutin: Stellen Sie sich vor, dass hinten in unserem Kopf ein »Kampf-Schalter« angebracht ist. Wenn der eingeschaltet ist, bedeutet das, dass wir gegen jeden körperlichen und emotionalen Schmerz ankämpfen, der in uns auftaucht; egal, wie er sich zeigt, wir versuchen nach Kräften, ihn loszuwerden oder zu vermeiden.

Nehmen wir zum Beispiel an, dass Angst auftaucht. (*Wir passen das auf das aktuelle Thema der Person an; statt Angst kann es sich auch um Wut, Traurigkeit, qualvolle Erinnerungen usw. handeln.*) Wenn mein Kampf-Schalter auf »An« steht, muss ich dieses Gefühl um jeden Preis loswerden. Das ist wie O nein! Da ist wieder dieses furchtbare Gefühl. Warum kommt das nur immer wieder? Wie kann ich es loswerden? Was bedeutet, dass ich jetzt Angst vor meiner Angst habe.

Anders gesagt, ist meine Angst nur schlimmer geworden. O nein! Es wird immer schlimmer! Warum ist das bloß so? Jetzt habe ich noch mehr Angst. Weshalb ich womöglich wütend werde: Das ist einfach nicht fair. Warum muss das immer so laufen? Oder ich werde deprimiert: Nicht schon wieder! Warum fühle ich mich bloß immer so? Und diese ganzen sekundären Emotionen sind nutzlos, unangenehm und unproduktiv; sie rauben mir Energie und Lebendigkeit. Und dann ... tja, dann habe ich deshalb Angst oder bin deprimiert! Erkennen Sie den Teufelskreis, der sich da bildet?

Aber was ist, wenn mein Kampf-Schalter auf »Aus« steht? Egal, was für ein Gefühl dann auftaucht, kämpfe ich nicht dagegen an, selbst wenn es noch so unangenehm ist. Wenn sich also Angst zeigt, wehre ich mich nicht dagegen, sondern reagiere so: Okay, jetzt hab ich einen Knoten im Bauch. Und Enge in der Brust. Ich hab schweißige Hände, meine Beine zittern. Das liegt an meinem Kopf, der mir gerade allerhand Horrorgeschichten erzählt. Es ist nicht so, dass ich das genießen oder mir wünschen würde; es ist durchaus unangenehm. Trotzdem vergeude ich nicht meine Zeit und Energie damit, dagegen anzukämpfen. Stattdessen übernehme ich die Kontrolle über meine Arme und Beine und stecke meine Energie in etwas, was mir etwas bedeutet und mein Leben verbessert.

Wenn der Schalter also auf »Aus« steht, kann unser Angstpegel ungehindert steigen und sinken, wie es die Situation verlangt. Manchmal ist er hoch und manchmal niedrig; manchmal geht das Gefühl ganz schnell vorüber, und manchmal bleibt es eine Weile da. Das Tolle daran ist jedoch, dass wir keine Zeit und Energie damit vergeuden, uns dagegen zu wehren. Daher können wir unsere Energie in andere Dinge stecken, die unserem Leben Sinn verleihen.

Steht der Schalter hingegen auf »An«, wirkt das wie ein Emotionsverstärker. Wir können wütend über unsere Wut sein, Angst wegen unserer Angst haben, deprimiert wegen unserer Depression sein und uns schuldig wegen unserer Schuld fühlen. (*An diesem Punkt fragen wir nach: »Können Sie damit etwas anfangen?«*)

Wenn wir nicht kämpfen, pendelt unser Unbehagen sich auf ein natürliches Niveau ein, je nachdem, wer wir sind und was wir gerade tun. Aber sobald wir zu kämpfen anfangen, steigt dieses Niveau rasch an. Unsere Emotionen werden größer, klebriger und verworrener, sie halten länger an und haben wesentlich mehr Einfluss auf unser Verhalten. Wenn wir daher lernen können, wie man den Kampf-Schalter ausstellt, hat das eine große Wirkung. Wenn Sie dazu bereit sind, würde ich Ihnen jetzt gerne zeigen, wie man das tut.

Andere beliebte Metaphern dafür, den Kampf aufzugeben, sind unter anderem Tauziehen mit einem Monster und Kampf im Treibsand (beide aus Hayes u. a. 2013, siehe Harris, ACT leicht gemacht, Neuausgabe 2020, S. 190–191). All diese Metaphern vermitteln, was Akzeptanz bedeutet – was dazugehört, wie sie funktioniert und welche Prinzipien dahinterstehen. Das ist jedoch nur der Anfang. Der nächste Schritt besteht darin, aktiv Akzeptanzfertigkeiten zu vermitteln, womit wir uns im nächsten Kapitel beschäftigen werden.

➔ BEGLEITMATERIAL: In Kapitel 12 von *Trauma-Focused ACT: The Extra Bits* finden Sie a) das Arbeitsblatt »Join the DOTS« zu den vier Kategorien Ablenkung-Ausklinken-Denken-Substanzen, b) Hinweise dafür, wenn verschreibungspflichtige Medikamente ins Spiel kommen, und c) den Link zu einer Animation auf YouTube zur Metapher *Kampf-Schalter*.

Kernpunkte

Kreative Hoffnungslosigkeit schwächt die Strategie, Emotionen zu kontrollieren, indem sie deren Praktikabilität hinterfragt. Das bahnt den Weg für Akzeptanz. Solange wir uns freundlich und verständnisvoll verhalten, erkennen die Menschen, mit denen wir arbeiten, dass dieser Prozess ihre Erfahrung bestätigt. Schließlich haben sie sich die größte Mühe gegeben, ihre Gefühle zu kontrollieren, doch langfristig hat das nicht funktioniert, und ihr Leben ist immer schlechter geworden.

Zuerst erkunden wir drei grundlegende Fragen: Was haben Sie versucht? Wie hat es funktioniert? Welche Kosten hatte es? Anschließend erkennen wir an, wie sehr die Person sich angestrengt hat, wir bestätigen mitfühlend ihre emotionale Reaktion und fragen, ob sie offen dafür ist, etwas anderes auszuprobieren. Wird das bejaht, lassen wir eine Metapher darüber folgen, wie man den Kampf aufgibt. Das schafft die Voraussetzungen dafür, aktiv Akzeptanzfertigkeiten zu vermitteln.

13

Kontakt herstellen, Raum schaffen

Willkommen zum wohl schwersten Teil des gesamten ACT-Modells, in dem es darum geht, schmerzhafte private Erlebnisse zu akzeptieren. (Übrigens: Wir werden uns zwar auf Emotionen konzentrieren, doch das Prinzip ist auf jede private Erfahrung anwendbar, auch auf emotionale Taubheit.) Zuerst jedoch eine freundliche Warnung. Ich empfehle, den Begriff »Akzeptanz« nicht in der therapeutischen Praxis zu verwenden, weil die meisten Leute meinen, das bedeute, alles zu tolerieren, aufzugeben, zu resignieren, sich mit etwas abzufinden oder sich geschlagen zu geben. Besser ausdrücken kann man das mit Raum schaffen, sich öffnen, anerkennen und zulassen, den Kampf aufgeben, Frieden damit schließen, locker/behutsam/freundlich damit umgehen, sich darum herum lockern oder ausdehnen, hineinatmen, es frei durch sich hindurchströmen lassen und sich ihm hingeben. In vielen Veröffentlichungen zur ACT wird zudem als Alternative zu Akzeptanz der Begriff »Bereitschaft« verwendet. Gemeint ist die Bereitschaft, die eigenen Gedanken und Gefühle zuzulassen, Raum dafür zu schaffen und sie so sein zu lassen, wie sie sind.

Beim Weiterlesen werden Sie feststellen, dass es in diesem Kapitel häufig um Exposition geht, und damit um ein Konzept, das sich stark mit Akzeptanz überschneidet.

Die vier Aspekte von Akzeptanz

Ich betrachte Akzeptanz gern im Hinblick auf vier Aspekte: Anerkennen, Zulassen, Willkommen heißen, Wertschätzen. Erkunden wir diese mithilfe einer Metapher. Nehmen wir an, eines Tages klingelt es an der Tür, und als wir aufmachen, steht da zu unserer großen Überraschung unser Onkel Tim. Das ist ein ausgesprochen nerviger, aber ansonsten völlig harmloser Verwandter.

Unser erster Schritt besteht darin anzuerkennen, dass er da ist: »Ach! Hallo, Onkel Tim!«

Nun mögen wir Onkel Tim zwar nicht und haben ihn bestimmt nicht eingeladen, aber da ist er nun mal. Deshalb beschließen wir zuzulassen, dass er ins Haus kommt: »Komm doch rein, Onkel Tim!«

Beim nächsten Schritt heißen wir ihn willkommen; wir führen ihn in die Küche, bieten ihm einen Stuhl an, reichen ihm eine Tasse Tee.

Nun fängt Onkel Tim damit an, sich wie üblich nervig zu verhalten. Er erzählt Witze, die wir hassen, und Geschichten, die wir langweilig finden, und zuerst hören wir ihm gar nicht richtig zu. Aber plötzlich fällt uns etwas ein – wir müssen uns gerade mit einem großen Problem auseinandersetzen, und Onkel Tim ist zufällig Experte auf dem betreffenden Gebiet. Daher fragen wir ihn danach, wir warten aufmerksam auf seine Antwort und hören sorgfältig zu. Und tatsächlich vermittelt er uns extrem nützliche Informationen und Einsichten darüber, wie wir mit unserem Problem umgehen können. Daher fangen wir jetzt an, Onkel Tim wertzuschätzen.

Während Sie dieses Buch durcharbeiten, fällt Ihnen bestimmt auf, dass die vier Aspekte von Akzeptanz – Anerkennen, Zulassen, Willkommen heißen, Wertschätzen – wiederholt auftauchen. Wir müssen sie zwar nicht in dieser Reihenfolge anwenden, tun das jedoch unwillkürlich oft. Wenn unerwünschte schmerzhafte Emotionen vorhanden sind, erkennen wir sie zuerst an und lassen zu, dass sie vorhanden sind. Anschließend gehen wir einen Schritt weiter, indem wir sie willkommen heißen, uns ihnen also öffnen und viel Raum für sie schaffen.

Und schließlich entwickeln wir Wertschätzung für sie, weil sie uns helfen und leiten. Ein Aspekt sind die positiven Funktionen von schmerzhaften Emotionen, die ja nicht auftreten, um uns das Leben zu verleiden, sondern einem bestimmten Zweck dienen. Indem wir in sie hineinhorchen, können wir ihre Botschaft ermitteln. Zu diesem Zweck können wir fragen: »Was sagt diese Emotion mir über das, was mir wirklich wichtig ist, über Dinge, denen ich mich stellen muss oder die ich anders tun sollte?« Unsere Emotionen auf diese Weise zu erforschen, stellt meist eine tiefe Verbindung zu unseren Werten und Bedürfnissen her.

Außerdem können wir uns die Energie einer Emotion zunutze machen. Zum Beispiel können wir die Energie von Wut manchmal in einen konstruktiven Kampf für Gerechtigkeit umwandeln oder die Energie von Angst in etwas, was wir leisten. Andere Emotionen wie etwa Traurigkeit haben eine eher »verlangsamende« Wirkung und senken unser Energieniveau; das können wir manchmal für beruhigende Achtsamkeitsübungen nutzen, für kreative Aktivitäten und für solche, mit denen wir uns beruhigen.

Toleranz und Pseudo-Akzeptanz

Akzeptanz ist etwas anderes als Toleranz. (Was wäre Ihnen lieber – von Ihrem Freundeskreis »toleriert« oder von ihm »akzeptiert« zu werden?) Eine Emotion zu tolerieren bedeutet, dass wir uns zwar nicht aktiv bemühen, sie zu vermeiden, aber trotzdem wollen, dass sie verschwindet. Oft manifestiert Toleranz sich in Form von »Pseudo-Akzeptanz«, indem eine sogenannte »Akzeptanztechnik« verwendet wird in der Hoffnung, dass sie unerwünschte Gedanken und Gefühle verscheucht. (Wie Sie sich erinnern werden, wissen wir, wenn jemand das tut, denn wir bekommen dann zu hören: »Es funktioniert nicht.«)

Achten Sie auch auf Bemerkungen wie »Ich sollte es akzeptieren« oder »Ich glaube, ich muss es einfach akzeptieren.« Ausdrücke wie »sollte«, »muss« und »müsste« weisen im Allgemeinen nicht auf Akzeptanz hin, sondern auf Toleranz. Dasselbe gilt für »etwas runterschlucken« und »etwas in Kauf nehmen« oder »hinnehmen«. Zwei Möglichkeiten, darauf zu reagieren:

Klientin: Ich glaube, ich muss es runterschlucken und hinter mir lassen.

Therapeutin: Tja, das ist wahrscheinlich eine Möglichkeit. Aber etwas »runterzuschlucken«, ist normalerweise nicht besonders befriedigend. Wären Sie wohl daran interessiert, eine neue Strategie zu erlernen, die sich total davon unterscheidet, etwas herunterzuschlucken?

***

Klient: Wollen Sie damit sagen, ich soll es einfach hinnehmen?

Therapeut: Nein, ganz im Gegenteil. Etwas einfach hinzunehmen, ist eine ziemlich kraftraubende Erfahrung. Ich frage mich, ob Sie wohl offen dafür wären, eine neue Methode auszuprobieren, die radikal anders ist, als etwas hinzunehmen?

Ist die Person tatsächlich offen für einen Ansatz, der neu und anders ist, können wir zur Vermittlung von Akzeptanzfertigkeiten übergehen. Bevor wir das tun, müssen wir uns jedoch mit drei wichtigen Themen beschäftigen – mit Emotionsdysregulation, den positiven Funktionen von »negativen« Emotionen und Exposition.

Emotionsdysregulation

Aus der Perspektive der ACT können wir emotionale Dysregulation als Unfähigkeit definieren, flexibel auf Emotionen zu reagieren. Je unflexibler wir auf unsere Emotionen reagieren (das heißt, je größer unsere Fusion und Erlebensvermeidung sind und je weniger praktikabel wir handeln), desto mehr Probleme entstehen, und desto größer ist unser psychisches Leiden.

Das Mittel gegen Emotionsdysregulation ist emotionale Flexibilität; sie bedeutet, auf Emotionen mit Defusion, Akzeptanz, dem Kontakt zum gegenwärtigen Moment, dem Selbst-als-Kontext, Werten und engagiertem Handeln zu reagieren. Man könnte das als »ACT-kongruente Emotionsregulation« bezeichnen; ich schätze diesen Begriff allerdings nicht besonders, weil er leicht missverstanden werden kann.

Anders ausgedrückt, streben wir beim Vorhandensein einer schwierigen Emotion an …

1. uns zu öffnen, also Raum für die Emotion zu schaffen und uns von ihren kognitiven Elementen zu lösen;

2. zu tun, worauf es ankommt, also wirksam und von unseren Werten geleitet zu handeln;

3. präsent zu sein, also uns darauf zu konzentrieren und auf das einzustellen, was wir gerade tun.

Verglichen mit vielen anderen Modellen, ist das ein großer Paradigmenwechsel. Nach herkömmlicher Auffassung muss die Person zuerst die Intensität ihrer Emotionen kontrollieren, bevor sie ihr Verhalten kontrollieren kann. Stimmt man mit dieser weitverbreiteten Annahme überein, gerät man jedoch in Konflikt mit der ACT. Weshalb? Weil man in der ACT annimmt, dass Emotionen unser Verhalten zwar beeinflussen, aber nicht kontrollieren.

Selbstverständlich haben unsere Emotionen einen gewaltigen Einfluss auf unser Verhalten, sofern ein Kontext von Fusion und Erlebensvermeidung vorliegt, aber in einem Kontext von Achtsamkeit und Werten ist das wesentlich weniger der Fall. Daher versuchen wir in der ACT nicht, die Intensität der Emotion zu reduzieren, davon abzulenken oder sie verschwinden zu lassen. Stattdessen unterstützen wir die Person dabei, präsent zu bleiben, ihre innere Erfahrung anzuerkennen und zuzulassen, in Kontakt mit ihren Werten zu bleiben und Kontrolle über ihr körperliches

Handeln auszuüben – unabhängig davon, welche Emotionen gerade vorhanden sein mögen und wie intensiv sie sind.

Während wir das tun, wird die betreffende Emotion im Allgemeinen reduziert; zum Beispiel dokumentieren alle publizierten Studien zur ACT für Angststörungen eine signifikante Verminderung des Angstniveaus. Wie bereits erwähnt, ist dieses häufig auftretende Resultat jedoch ein Bonus, nicht das Hauptziel. Unser primäres Anliegen ist es, die Person dabei zu unterstützen, ein sinnvolles Leben zu leben, indem sie im Einklang mit ihren Werten handelt und sich ganz dem widmet, was sie tut, dabei jedoch ihre privaten Erlebnisse akzeptiert.

Wenn es wirklich nötig ist, können wir trotzdem andere Fertigkeiten heranziehen, um schmerzhafte Emotionen direkt zu reduzieren oder von ihnen abzulenken (mehr dazu in Kapitel 23). Das müssen wir jedoch nur selten, falls überhaupt, in Anspruch nehmen, besonders wenn wir oft darauf hinweisen, man solle den Anker werfen.

Positive Funktionen von »negativen« Emotionen

Ein klassischer ACT-Spruch lautet: »Dein Schmerz ist dein Verbündeter.« Für die meisten Menschen, die schmerzhafte Emotionen im Allgemeinen als Feinde sehen, ist das eine radikal neue Perspektive. Daher ist eine kurze Psychoedukation über den positiven Nutzen von »negativen« Emotionen unerlässlich. Das Wort »negativ« setze ich in Anführungszeichen, weil dieser Begriff in der ACT normalerweise vermieden wird. In vielen Modellen werden als unangenehm empfundene Emotionen als »negativ« bezeichnet, während Emotionen, die als angenehm empfunden werden, mit dem Etikett »positiv« versehen werden. In der ACT gilt unser primäres Interesse jedoch den Funktionen einer Emotion, das heißt, den Wirkungen, die sie auf unser Verhalten hat. Sogenannte »negative« Emotionen wie Angst, Traurigkeit und Schuldgefühle sind im Lauf der Evolution entstanden, weil sie in bestimmten Situationen einen signifikanten Überlebensvorteil darstellen. Anders ausgedrückt, haben »negative« Emotionen in manchen Zusammenhängen positive Funktionen, das heißt förderliche Auswirkungen auf das Verhalten.

Diese positiven Funktionen fallen in drei große Kategorien: Motivation, Erhellung und Kommunikation. Unsere Emotionen motivieren uns zu bestimmten Verhaltensweisen, sie erhellen, was von Bedeutung ist, und sie helfen uns, mit anderen Menschen zu kommunizieren.

MOTIVATION

Wut motiviert uns dazu, uns zu behaupten und zu kämpfen.

Schuldgefühle motivieren uns, Wiedergutmachung zu leisten und zwischenmenschlichen Schaden zu beheben.

Scham motiviert uns dazu, Wiedergutmachung zu leisten, zwischenmenschlichen Schaden zu beheben und Verhaltensweisen aufzugeben, die andere Menschen verprellen.

Traurigkeit motiviert uns, es langsamer anzugehen, uns zurückzuziehen und auszuruhen.

ERHELLUNG

Wut erhellt die Bedeutung, unser Territorium zu verteidigen, unsere Grenzen zu schützen und für das zu kämpfen, was uns wichtig ist.

Schuldgefühle erhellen, dass es wichtig ist, wie wir andere behandeln, und notwendig, soziale Bindungen zu reparieren.

Schamgefühle erhellen die Bedeutung anderer Menschen und dass es darauf ankommt, wie wir sie behandeln; erhellt werden zudem die Vorteile, zu einer Gruppe zu gehören.

Traurigkeit erhellt, wie wichtig es ist, sich nach einem Verlust auszuruhen und zu erholen.

KOMMUNIKATION

Wut kommuniziert:
»Das ist nicht fair/richtig«, »Du dringst in mein Territorium ein« oder »Ich verteidige, was mir gehört«.

Schuldgefühle kommunizieren:
»Ich habe etwas falsch gemacht und will es wiedergutmachen.«

Scham kommuniziert:
»Ich bin gescheitert« oder »Ich bin unterlegen«.

Traurigkeit kommuniziert:
»Ich habe etwas Wichtiges verloren.«

WIE STEHT ES MIT FURCHT UND ANGST?

Im Prinzip ist Furcht eine Reaktion auf eine zukünftige Bedrohung, das heißt, auf etwas Gefährliches, was wir erwarten wie etwa einen bissigen Hund, der eventuell frei im Park herumrennt. Im Gegensatz dazu ist Angst eine Reaktion auf eine vorhandene Bedrohung, das heißt auf etwas Gefährliches, was momentan geschieht, wie etwa ein riesiger Rottweiler, der bellend und knurrend auf uns zugerannt kommt. In der klinischen Praxis sind die beiden Begriffe jedoch weitgehend austauschbar.

Bei vielen Emotionen müssen wir explizit die adaptiven Vorteile erläutern, weil diese nicht offensichtlich sind (wie etwa bei Schamgefühlen, siehe dazu Kapitel 24). Was jedoch Furcht und Angst betrifft, können fast alle Menschen, mit denen wir arbeiten, problemlos einige positive Funktionen – wie Motivation – identifizieren, und wir können, falls nötig, Ergänzungen liefern. Ein Beispiel:

Therapeutin: Haben Sie sich schon mal gefragt, weshalb wir Emotionen wie Furcht und Angst haben?

Klientin: Eigentlich nicht.

Therapeutin: Gut, aber ist es irgendwann mal vorgekommen, dass diese Emotionen Ihnen geholfen haben?

Klientin: Hm, glaub schon. Ja, damals im Studium. Ich hatte Angst davor, meine Prüfungen nicht zu bestehen, und das hat mich dazu motiviert zu lernen.

Therapeutin: Genau. Also kann Angst uns motivieren, uns auf zukünftige Gefahren vorzubereiten und, falls möglich, etwas zu unternehmen, was sie verhindert. Haben Angst oder Furcht sich für Sie noch auf andere Weise als nützlich erwiesen?

Klientin: Tja, wahrscheinlich halten sie mich davon ab, nachts durch dunkle Gassen zu gehen.

Therapeutin: Ja, das ist ein weiterer Nutzen; diese Emotionen motivieren uns, Gefahren zu meiden. Außerdem verschaffen sie uns eine Menge »nervöse Energie«, weil sie uns dazu vorbereiten, die Flucht zu ergreifen und wegzurennen. Hat diese Energie Ihnen schon einmal genützt? Das heißt, waren Sie schon mal in der Lage, sie zu etwas zu verwenden?

Klientin: Hm, wahrscheinlich hilft sie mir nachts, so schnell wie möglich nach Hause zu gehen.

Therapeutin: Weil Sie dort in Sicherheit sind?

Klientin: Genau.

Therapeutin: Das heißt, diese Emotionen verschaffen uns die Energie, vor Bedrohungen zu fliehen und uns in Sicherheit zu bringen.

Wenn wir erkunden, inwiefern Emotionen erhellend wirken, können wir gut eine Verbindung zu Werten herstellen, und zwar so:

Therapeutin: Ein weiterer Zweck jeder Emotion ist es zu erhellen, was uns etwas bedeutet. Inwiefern teilt Ihre Angst Ihnen also mit, was Ihnen wirklich wichtig ist?

Klientin: Na ja, das wären meine Kinder. Meine Gesundheit. Meine Ehe. Meine Sicherheit.

Therapeutin: Ganz klar. Das alles ist Ihnen wirklich wichtig, nicht wahr? Und daran werden Sie von Ihrer Angst erinnert. Übrigens geht es bei unseren Gesprächen genau darum – sie sollen Ihnen helfen, sich um diese wichtigen Aspekte Ihres Lebens zu kümmern.

Falls nötig, können wir uns auch didaktischer ausdrücken:

Therapeutin: Tja, Ihre Ängste gruppieren sich offenbar um mehrere immer wiederkehrende Themen. Sie machen sich Sorgen um Ihre Kinder, um Ihre Ehe und Ihre Gesundheit – und Sie sind sehr auf Ihre eigene Sicherheit und die Ihrer Familie bedacht. Ihre Angst erinnert Sie also eigentlich daran, dass das alles ungeheuer wichtig ist und dass Sie sich darum kümmern müssen.

Und so können wir die kommunikativen Funktionen von Emotionen erklären:

Therapeutin: Der dritte wichtige Zweck aller Emotionen ist, dass sie uns unterstützen, mit anderen Menschen zu kommunizieren. Wenn ich Sie zum Beispiel jetzt bitten würde, eine neue Übung zu machen, und Sie daraufhin ängstlich dreinblicken, dann teilt mir das mit, dass Sie meinen Vorschlag etwas bedrohlich finden. Für mich ist das wichtig, weil ich dann etwas tun kann, damit die Übung weniger bedrohlich wirkt. Furcht und Angst kommunizieren also anderen Leuten, dass etwas vorhanden ist, was Sie bedrohlich oder gefährlich finden – und wenn diese anderen Leute einfühlsam und freundlich sind, wird dieses Wissen sie dazu motivieren, Sie zu unterstützen oder zu beschützen.

WERDEN KOGNITIONEN VON EMOTIONEN VERURSACHT?

Um noch einmal einen wichtigen Punkt anzusprechen: In der ACT nehmen wir nicht an, dass Emotionen von Kognitionen verursacht werden. Vielmehr beeinflussen unsere Kognitionen unsere Emotionen, und zwar zusammen mit vielen weiteren Faktoren – unserem physiologischen Zustand, der äußeren Umgebung, der Situation, in der wir uns befinden, der Aktivität, mit der wir gerade beschäftigt sind, und so weiter. (Und natürlich beeinflussen unsere Emotionen umgekehrt auch unsere Kognitionen.)

Akzeptanz und Exposition

In beinahe allen evidenzbasierten Behandlungsmethoden für traumatische Störungen spielt Exposition eine zentrale Rolle. Zwar existieren zahlreiche Definitionen für Exposition, aber meist laufen sie auf etwas Ähnliches hinaus wie »systematische Konfrontation mit angstauslösenden Reizen, um eine Habituation zu fördern«. Sehen wir uns das genauer an.

»Habituation« bedeutet allgemeinsprachlich, sich an etwas zu gewöhnen. Indem wir uns an einen Reiz gewöhnen, verliert dieser an Wirkung. »Angstauslösende Reize« beispielsweise können äußerlich sein (wie soziale Situationen bei sozialen Phobien oder enge Räume bei Klaustrophobie), aber auch innerlich (wie Kognitionen, Emotionen, Körperempfindungen, Erinnerungen). In Modellen, die dieses Konzept von Exposition haben, besteht das Ziel darin, a) die Person in Kontakt mit Reizen zu bringen, vor denen sie Angst hat, und b) diesen Kontakt aufrechtzuhalten, bis die quälenden Gefühle oder Ängste sich signifikant verringert haben.

Problematisch daran ist, dass dieses verbreitete Konzept von Exposition auf wissenschaftlichen Forschungen basiert, die inzwischen relativ weit zurückliegen und etwas fragwürdig sind. Im Gegensatz dazu vertritt die Inhibitory Learning Theory (ILT) eine aktuelle Vorstellung, die sich stark von älteren Modellen unterscheidet (Arch u. Craske 2011; Craske u. a. 2014). Sie vertritt die Ansicht, dass Habituation nicht der hauptsächliche Mechanismus für eine positive Verhaltensänderung nach der Exposition ist.

Stattdessen geht die ILT von folgendem Mechanismus aus: Wenn die Person während der Exposition in Kontakt mit angstauslösenden Reizen kommt, lernt sie neue, effektivere Reaktionsweisen – und dieses neue Verhalten hemmt ältere Verhaltensweisen, ohne sie zu eliminieren. Die im vorigen Absatz erwähnten Studien zeigen, dass kein Zusammenhang zwischen den verringerten Stress- oder Angstgefühlen während der Exposition und den späteren positiven Verhaltensänderungen besteht.

Anders ausgedrückt: Selbst, wenn sich das Stress- oder Angstniveau während der Exposition überhaupt nicht ändert, sind signifikante positive Verhaltensänderungen möglich. Umgekehrt kann das Stress- oder Angstniveau während der Exposition erheblich sinken, ohne dass sich später irgendeine positive Verhaltensänderung ergibt. (Wenn Sie das überrascht, lesen Sie bitte die erwähnten Arbeiten; die Zeiten ändern sich, und die ILT hat zunehmend Einfluss auf viele Therapiemodelle.)

Wenn sich durch Exposition also wirksame Verhaltensänderungen ergeben, liegt das laut ILT also nicht daran, dass dabei weniger Angst oder Stress empfunden werden; vielmehr werden neue, flexiblere Reaktionen erlernt, durch die alte, unwirksame Reaktionen gehemmt werden.

Nun ist das Expositionsmodell der ACT zwar nicht identisch mit dem der ILT, aber die beiden Modelle ähneln und ergänzen sich stark. In der ACT definieren wir Exposition als »systematischen Kontakt mit das Verhaltensrepertoire einschränkenden Reizen, um Reaktionsflexibilität zu fördern.« Sehen wir uns auch das näher an.

Mit einer Einschränkung des Repertoires ist gemeint, dass sich unser Verhalten beim Kontakt mit den betreffenden Reizen auf ein kleines Spektrum von starren, unwirksamen Reaktionen verengt. Es geht hier um eine wesentlich größere Kategorie als jene der »angstauslösenden Reize«. Reize, die unser Repertoire verkleinern, können Angst, Traurigkeit, Schuldgefühle, Scham, Wut und jede andere Emotion hervorrufen. Es geht uns jedoch nicht in erster Linie darum, welche Emotionen entstehen, sondern um das eingeschränkte Verhaltensrepertoire, das sich ergibt.

Aus der folgenden Abbildung mit dem Punkt der Entscheidung ist ersichtlich, wie wir Exposition in der ACT verstehen. Ganz unten stehen die unser Repertoire einschränkenden Reize – Emotionen, Kognitionen und Situationen. Zu den Situationen gehört jeder Kontext, in dem wir einschränkende Reize in der äußeren Welt sehen, hören, berühren, schmecken oder riechen können, zum Beispiel Menschen, Orte, Gegenstände, Ereignisse und Aktivitäten. Die Wegbewegungen entsprechen hier dem durch Reize eingeschränkten Repertoire.

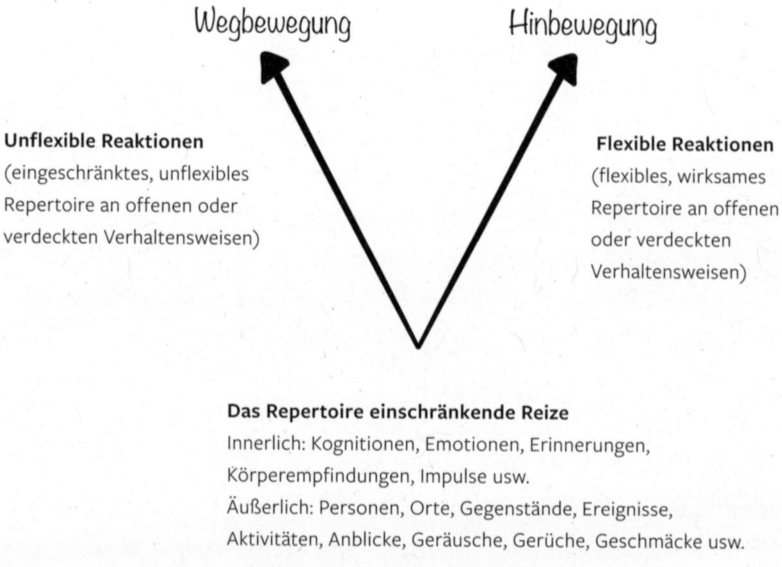

In der ACT zielt Exposition nicht darauf ab, Stress oder Angst zu reduzieren, auch wenn sie häufig diese Wirkung hat. Vielmehr geht es darum, flexibler auf Reize zu reagieren, die das Verhaltensrepertoire einschränken, damit man effektiver Dinge tun kann, die ein sinnvolles Leben erschaffen. Zu Reaktionsflexibilität gehört emotionale, kognitive und verhaltensbezogene Flexibilität. Was den Punkt der Entscheidung angeht, bezeichnet man solche flexiblen Reaktionen als Hinbewegungen. (Georg H. Eifert und John P. Forsyth haben das Verfahren für Exposition im Sinne der ACT in ihrem Leitfaden Akzeptanz- und Commitment-Therapie für Angststörungen (2009) ausführlich beschrieben, die TFACT baut auf dieser ausgezeichneten Grundlage auf.)

Was das alles mit Akzeptanz zu tun hat? Nun, wenn wir uns den schwierigen, schmerzhaften oder bedrohlichen privaten Erlebnissen, die wir normalerweise zu vermeiden versuchen, mit Offenheit und Interesse zuwenden – und wenn wir ihnen bereitwillig erlauben, vorhanden zu sein, ohne unser Verhalten von ihnen kontrollieren zu lassen – dann ist das Exposition! Es ist ein systematischer Kontakt mit Reizen, die unser Verhaltensrepertoire einschränken, und es hat das Ziel, Reaktionsflexibilität zu fördern.

Natürlich gibt es viele private Erlebnisse, die wir gerne akzeptieren, zum Beispiel angenehme Emotionen, glückliche Erinnerungen, tröstliche Gedanken und dergleichen; solche Erlebnisse zu akzeptieren, ist keine Exposition. Die findet nur statt, wenn wir schwierige, unerwünschte Emotionen und Kognitionen akzeptieren, von denen in der Regel problematische Verhaltensweisen ausgelöst werden.

Abgestufte Exposition

Graded Exposure oder abgestufte Exposition bedeutet, sich allmählich Reizen auszusetzen, die das Repertoire einschränken, und zwar so, dass man bei jedem Schritt psychisch flexibel bleiben kann. Hier ist die bereits erwähnte Metapher vom Gewichtheben nützlich: Wenn wir mit dem Training beginnen, nehmen wir nicht gleich die schwersten Gewichte; wir fangen mit leichten an und bauen mit der Zeit Kraft auf. Dasselbe Prinzip gilt für Graded Exposure, indem wir die Person, mit der wir arbeiten, anleiten, ihre Akzeptanzfertigkeiten Schritt für Schritt zu entwickeln. Das bedeutet, mit weniger schwierigen privaten Erlebnissen anzufangen und sich zu den schwierigeren hinzuarbeiten.

Wenn die Person beispielsweise stark zu Angstvermeidung neigt, können wir uns anfangs darauf konzentrieren, nur eine einzelne Körperempfindung zu akzeptieren, etwa Herzklopfen oder einen Knoten im Bauch. Dann wählen wir eine andere und so weiter. Anschließend können wir zu anderen Komponenten von Angst – wie etwa Gedanken und dranghafte Impulse – übergehen, bis die Person sämtliche Aspekte ihres Erlebens akzeptieren kann. Spielerisch kann man das so vermitteln:

Therapeut: Kennen Sie die alte Scherzfrage: »Wie isst man einen Elefanten?«

Klientin: (*grinsend*) Stück für Stück.

Therapeut: So banal der Witz auch ist, er enthält eine Menge Weisheit. Statt dass wir versuchen, mit einer heftigen Emotion umzugehen, die uns überfordert, konzentrieren wir uns lieber jeweils auf einen Aspekt davon.

DIE DREI BESTANDTEILE EINER EMOTION

Jede Emotion hat drei Erfahrungskomponenten: Körperempfindungen, Impulse und Kognitionen. Während wir uns mit Exposition und Akzeptanz beschäftigen, können wir jedes dieser Elemente einsetzen.

Körperempfindungen

Für viele, wenn auch nicht für alle Menschen, sind die physischen Empfindungen im Körper der vorherrschende Erfahrungsaspekt einer Emotion. Zum Beispiel nimmt man bei Angst angespannte Muskeln, Zittern, Schwitzen, Betäubung, Knoten im Bauch, einen Kloß in der Kehle, Enge in der Brust, Herzklopfen und dergleichen wahr.

Impulse

Alle Emotionen sind mit Impulsen und einem Drang verbunden. Bei Angst kann das der Drang sein, sich Sorgen zu machen, sich bewusst zu beruhigen, zu Drogen zu greifen, Alkohol zu trinken, eine Zigarette zu rauchen, sich abzulenken, die Situation zu verlassen und so weiter.

Kognitionen

Kognitionen sind ein wesentliches Element aller Emotionen und Impulse. Wenn wir Angst haben, haben wir etwa Gedanken wie Ich habe es verbockt, Etwas Schlimmes wird passieren, Das halte ich nicht aus. Wichtig ist hier, dass »Kognition« begrifflich weiter gefasst ist als »Gedanke«. Zu Kognitionen können die Etiketten gehören, mit denen wir unser Erleben versehen (wie ängstlich, nervös, zitterig, aufgewühlt), die Bedeutung, die wir ihm verleihen (wie »Ich habe Angst, und das bedeutet, dass ich in Gefahr bin«), und die damit verbundenen Bilder und Erinnerungen.

Wie üblich setzen wir Defusion ein, um mit der kognitiven Komponente von Emotionen umzugehen. Da wir uns damit bereits beschäftigt haben, konzentrieren wir uns hier auf die anderen beiden Elemente, auf Körperempfindungen und Impulse. Sie werden allerdings bemerken, dass oft der besseren Verständlichkeit halber von »Emotionen, Impulsen oder Körperempfindungen« die Rede ist.

Wertebasierte Exposition

In der ACT ist es das primäre Ziel von Exposition, der Person zu helfen, nach ihren Werten zu leben, damit sie ein sinnvolleres Leben aufbauen kann. Das ist ein großer Unterschied zu anderen Modellen, in denen primär Angst oder Stress reduziert werden sollen. Bevor wir mit der expliziten Exposition beginnen, müssen wir das daher klar darlegen.

Therapeutin: *(gleich im Anschluss an die Übung »Ein Blatt Papier wegschieben«)* Ich würde gerne deutlich machen, was der hauptsächliche Nutzen ist, solche Übungen zu erlernen. Wenn schwierige Gedanken und Gefühle auftauchen, haben Sie die Wahl. Statt Wegbewegungen wie (*nennt problematische Verhaltensweisen, die häufig als Reaktion auf die betreffende Emotion angewandt werden*) können Sie Hinbewegungen machen, also etwas, was zu dem Leben beiträgt, das Sie führen wollen. Ist es in Ordnung, wenn wir kurz klären, was es mit diesen Hinbewegungen auf sich hat?

Anschließend helfen wir der Person, wieder in Einklang mit ihren Hinbewegungen zu kommen. Dabei werden die bereits etablierten Werte und Ziele rekapituliert. Wenn wir noch nicht über die entsprechenden Informationen verfügen, müssen wir sie jetzt sammeln (wie in Kapitel 5 erläutert). Wir können sie wiederholt nutzen, um Akzeptanz zu fördern:

Therapeutin: Nehmen wir uns jetzt einen Moment Zeit, uns wirklich klarzumachen, worum es hier geht. Wir arbeiten gemeinsam daran, dass Sie mehr wie der Vater sein können, der Sie wirklich sein wollen. Ein Vater, der Geduld mit seinen Kindern hat und öfter mit ihnen spielt. Und der Ehemann, der Sie sein wollen – liebevoller, hilfreicher, offener.

Wenn die Person im schlimmsten Fall überhaupt keine Hinbewegungen identifizieren kann, bleiben uns zwei Optionen, die beide gleichermaßen sinnvoll sind:

- Wir schieben die Beschäftigung mit Akzeptanz vorläufig auf und gehen zur Klärung von Werten über (mehr dazu in Kapitel 15); sobald wertebasierte Ziele etabliert sind, kehren wir zur Akzeptanz zurück.
- Wir machen mit Akzeptanz weiter, verwenden als Ziel jedoch relativ unspezifische, allgemeine Begriffe wie »für uns selbst sorgen«, »uns um andere kümmern« und »ein besseres Leben aufbauen«. In diesem Sinne schlagen wir beispielsweise vor: »Wie wäre es, wenn wir vorläufig sagen, dass Sie am stärksten davon motiviert sind, für sich selbst zu sorgen und sich ein besseres Leben aufzubauen?«

Wie mittels Exposition aktiv Akzeptanzfertigkeiten aufgebaut werden

Alles, womit wir uns im vorigen und in diesem Kapitel beschäftigt haben, bereitet den Weg dafür, aktiv Akzeptanzfertigkeiten zu erlernen. Jetzt müssen wir daher Expositionstechniken nutzen, um eine Emotion oder einen Drang/Impuls zum Vorschein zu bringen.

Therapeut: Wenn Sie gerade lernen würden, Gitarre zu spielen, bräuchten wir hier eine Gitarre, auf der Sie üben können. Dasselbe gilt für neue Fertigkeiten zum Umgang mit Emotionen – wir müssen die Emotion zum Vorschein bringen, damit wir damit arbeiten können. Spüren Sie die Emotion, von der wir vorhin gesprochen haben, jetzt im Moment vielleicht ein bisschen?

Wenn eine schwierige Emotion, ein Drang oder eine Körperempfindung bereits vorhanden ist, arbeiten wir damit. Falls nicht, müssen wir das betreffende Element so wachrufen, wie unten erläutert. Die Hauptemotion, die Menschen mit traumatischen Störungen vermeiden wollen, ist Angst. Sie steht jedoch nur selten, falls überhaupt, allein; vermieden werden häufig auch Wut, Scham, Traurigkeit, Schuldgefühle und Einsamkeit. Glücklicherweise sind Akzeptanzfertigkeiten übertragbar. Das heißt, wir können dieselben Werkzeuge und Techniken bei jeder Emotion, jeder Körperempfindung und jedem Drang/Impuls einsetzen, zum Beispiel bei Gefühlen von Betäubung und Leere sowie bei körperlichen Schmerzen. Daher können wir jedes unerwünschte Gefühl, das auftaucht, dazu nutzen, Akzeptanzfertigkeiten zu entwickeln.

Nehmen wir beispielsweise an, die Person kämpft stark mit Traurigkeit, kann darauf während der Sitzung aber nicht zugreifen. In diesem Fall empfindet sie stattdessen wahrscheinlich Frustration, Enttäuschung oder Angst, und dann arbeiten wir eben mit einer von diesen Emotionen. Zum Glück helfen die im Folgenden aufgeführten Strategien den meisten Leuten gut dabei, Zugang zu schwierigen Emotionen zu finden.

EINE ERINNERUNG WIEDERERLEBEN

Wir können der Person helfen, die Erinnerung an einen Moment wiederzuerleben, als sie eine Körperempfindung oder einen Drang intensiv wahrgenommen hat. An diesem Punkt der Therapie sollte nicht bewusst auf traumatische Erinnerungen zugegriffen werden, weil dafür zu viele Vorsichtsmaßen ergriffen werden müssten; mehr dazu in Kapitel 30. Daher helfen wir der Person, die Erinnerung an etwas auszusuchen, was relativ strapaziös, aber nicht traumatisch war. Wenn wir das nicht gefahrlos tun können, ist es besser, auf diese Methode zu verzichten. Nützliche Fragen sind etwa:

- Können Sie sich an das letzte Mal erinnern, als Sie diesen Drang/diese Körperempfindung hatten?
- Können Sie mir das so beschreiben, als würde es jetzt im Moment geschehen? Wo befinden Sie sich? Was können Sie sehen und hören? Mit wem sind Sie zusammen? Was passiert? Was für Gefühle haben Sie?

Sobald ein Kontakt zu der erinnerten Emotion hergestellt ist, können wir fragen:

- Und während Sie jetzt mit mir hier sitzen, taucht das Gefühl da auf? Spüren Sie es irgendwo im Körper?

SICH EINE ZUKÜNFTIGE SITUATION VORSTELLEN

Dabei geht es darum, sich vorzustellen, wie eine schwierige Situation sich in der Zukunft ereignet. Die Fragen sind dieselben wie oben:

- Können Sie mir das so beschreiben, als würde es jetzt im Moment geschehen? Wo sind Sie gerade? Was können Sie sehen und hören? Mit wem sind Sie zusammen? Was passiert? Was für Gefühle haben Sie?

Sobald ein Kontakt zu der imaginierten Situation hergestellt ist, können wir wieder fragen:

- Und während Sie jetzt mit mir hier sitzen, taucht das Gefühl da in Ihnen auf?

AUFGABEN ERLEDIGEN, DIE VERMIEDEN WERDEN

Wenn die Person schwierige Aufgaben vermeidet, also zum Beispiel einen Telefonanruf oder eine E-Mail aufschiebt, sich nicht mit einer Studienaufgabe beschäftigt, eine Terminvereinbarung hintanstellt, den angeforderten Lebenslauf nicht schreibt, keine Stellenangebote recherchiert, den Beitritt zu einer Gruppe aufschiebt oder ein Bewerbungsschreiben nicht abschickt – dann schlagen wir ihr vor, das in der Sitzung zu tun.

DEN SCHUTZSCHILD SINKEN LASSEN

Manche Menschen wenden in der Sitzung ständig einen imaginären Schutzschild an, indem sie Dinge tun, die ihnen ein Gefühl von Sicherheit und Schutz vermitteln. Zum Beispiel legen sie ihre Jacke über die Beine, verschränken die Arme oder legen ihr Handy eingeschaltet neben sich. Wir können ihnen vorschlagen, damit zu experimentieren, indem sie die Jacke beiseitelegen, die gekreuzten Arme lösen und eine offenere Haltung einnehmen und das Handy wegstecken.

HERAUSFORDERNDE ZIELE SETZEN

Wenn wir in der Sitzung aktiv Ziele setzen, von denen die Person aus ihrer Komfortzone geholt wird, tauchen beinahe immer schwierige Empfindungen und Impulse auf. Unter anderem können das Angstgefühle sein oder der Drang, das Thema zu wechseln, die Sitzung zu beenden oder die Übung abzubrechen.

IMPULSAUSLÖSENDE ÜBUNGEN

In manchen Fällen kann in der Sitzung der Kontakt mit Reizen hergestellt werden, die normalerweise bestimmte Impulse auslösen. Wenn es zum Beispiel um Rauchen oder Essattacken geht, können wir die Person bitten, eine Schachtel Zigaretten oder etwas Leckeres zu essen mitzubringen. Dann fordern wir sie auf, den betreffenden Gegenstand zu betrachten, zu berühren, zu kosten oder daran zu riechen und wahrzunehmen, welche Impulse dabei auftauchen.

Für die Übung Auf Impulsen surfen, die später in diesem Kapitel beschrieben wird, nehme ich gerne den Impuls zu schlucken. Die Person legt sich eine Weintraube oder ein weiches Bonbon auf die Zunge und lässt es da liegen, ohne zu kauen oder zu schlucken. Schnell wird immer mehr Speichel gebildet und damit der Impuls zu schlucken. Dann bringen wir der Person bei, den Impuls zu schlucken oder zu kauen wahrzunehmen und zuzulassen, ohne ihm nachzugeben.

ANGSTAUSLÖSENDE ÜBUNGEN

Um Furcht und Angst auszulösen, können wir auf viele erprobte Techniken aus anderen Modellen zurückgreifen, zum Beispiel auf Hyperventilation. Näher behandeln werden wir das in Kapitel 20.

ANTIZIPIERTE ANGST

Oft reicht schon die Antizipation einer bevorstehenden Übung aus, Angst auszulösen. In diesem Fall können wir damit arbeiten:

Therapeutin: Da Sie jetzt gleich ins kalte Wasser springen und diese neue Technik üben werden, wüsste ich gern, was für Gefühle gerade in Ihnen auftauchen.

Klientin: Ich bin ein bisschen nervös.

Therapeutin: Ah ja. Wie wäre es dann, wenn wir uns mit Ihrer Nervosität beschäftigen? Wo spüren Sie die gerade im Körper?

Außerdem entsteht beinahe immer der Impuls, die Übung zu vermeiden:

Therapeutin: Verspüren Sie eigentlich einen Drang, die Übung lieber nicht zu machen?

Klientin: Äh, ja.

Therapeutin: Wie wäre es dann, wenn wir uns mit diesem Drang beschäftigen? Wo nehmen Sie ihn im Körper wahr? Verspannen Sie sich vielleicht irgendwo? Spüren Sie irgendwelche Impulse in den Armen, den Beinen, den Händen, den Füßen?

Vor intensiver Erfahrungsarbeit für Sicherheit und Defusion sorgen

Wenn wir uns mit solchen Themen beschäftigen, kommen alle bereits erwähnten Sicherheitsfaktoren ins Spiel. Wir überprüfen, ob die Person wirklich bereit ist und sich nicht gezwungen fühlt; wir verfolgen kontinuierlich ihre Reaktionen, um dafür zu sorgen, dass sie im Rahmen ihrer Flexibilität bleibt, das heißt, in der Lage ist, sich auf ihr körperliches Handeln zu konzentrieren und es zu kontrollieren. Damit sie in diesem Rahmen bleibt, werfen wir bei Bedarf den Anker. Ratsam ist es außerdem, einer Fusion zuvorzukommen: »Während wir das jetzt tun, wird Ihr Kopf wahrscheinlich ein paar nicht gerade hilfreiche Dinge sagen. Versuchen Sie daher, ob Sie das im Hintergrund vor sich hinplätschern lassen können wie Musik im Supermarkt.«

Falls es während der Übung doch zu einer Fusion kommt (wie etwa »Das ist schlicht dämlich«, »Das schaffe ich nicht«), sorgen wir dafür, dass dies wahrgenommen und benannt wird (»Nehmen Sie bitte wahr, was Ihr Kopf gerade tut«), oder wir normalisieren und erkennen den Zweck an: »Es ist ganz normal, solche Gedanken zu haben. Schließlich ist das eine anstrengende Übung, und Ihr Kopf will sie vor dem Unbehagen beschützen, das dabei entsteht.« Alternativ können wir eine Verbindung zu Werten herstellen. »Nehmen Sie sich bitte einen Moment Zeit, in Kontakt damit zu kommen, weshalb Sie diese Übung überhaupt machen … (Hier rekapitulieren wir die Werte und Ziele der Person.) Können wir jetzt also weitermachen, obwohl Ihr Kopf sagt, dass das reiner Blödsinn ist?« Und wenn das immer noch nicht ausreicht, können wir die »großen Drei« aus Kapitel 11 heranziehen: Schreiben, Bewegung, Gewahrsein ausdehnen.

Ein Name für die Emotion

Sobald eine schwierige Emotion oder ein Drang vorhanden ist, können wir damit anfangen, Akzeptanz zu kultivieren. Dafür ist eine gewaltige Zahl an Übungen verfügbar; die wenigen, mit denen wir uns hier beschäftigen, sind nur die Spitze des Eisbergs. Eine Übung schildere ich in meinem Buch ACT der Liebe (Harris 2015a) unter dem Titel NAME, weil es darum geht, die Emotion oder den Impuls zu benennen. Sie besteht aus den folgenden Komponenten:

- Körperempfindungen wahrnehmen
- Der Emotion einen Namen geben
- Raum dafür schaffen
- Das Gewahrsein ausdehnen
- Mit diesen Komponenten gestalten wir eine Übung, durch die Akzeptanz entwickelt werden soll.

KÖRPEREMPFINDUNGEN WAHRNEHMEN

Der Prozess beginnt damit, die mit einer Emotion oder einem Impuls/Drang verbundenen Körperempfindungen wahrzunehmen.

Therapeutin: Wo nehmen Sie das jetzt im Körper wahr?

Klient: In der Brust.

Therapeutin: Und wie fühlt es sich an?

Klient: Es ist eng da drin. Hab Mühe zu atmen.

Therapeutin: Spüren Sie in der Brust noch etwas anderes?

Klient: Mein Herz!

Therapeutin: Was macht das?

Klient: Es klopft ganz stark.

Therapeutin: Gut, also Enge in der Brust und Herzklopfen. Spüren Sie noch irgendwo anders etwas?

Klient: Hm ... in der Kehle.

Therapeutin: Ah ja? Und wie fühlt es sich da drin an?

Klient: Das ist wie ... wie ein Klumpen. Als ob ich nicht schlucken könnte.

Das setzen wir etwa eine Minute fort, um zu identifizieren, wie die Empfindungen sich anfühlen und wo im Körper sie sich befinden. Oft stellen wir dabei Suggestivfragen: »Spüren Sie etwas im Gesicht? Oder im Kiefer? Wie fühlt es sich im Hals an? Im Nacken? In den Schultern? In der Brust? Im Bauch?«

Wenn es um einen Impuls geht, fragen wir: »Nehmen Sie einen Drang oder Impuls wahr, etwas Bestimmtes zu tun? Ist der irgendwo im Körper besonders stark spürbar? Verspannt sich an einer bestimmten Stelle im Körper etwas, ist kribbelig oder zitterig? Nehmen Sie eine Spannung in den Armen, den Beinen, im Rücken, in den Schultern, im Nacken wahr?«

DER EMOTION EINEN NAMEN GEBEN

Therapeutin: Wir würden Sie diese Emotion denn nennen?

Klient: Das ist Angst!

Therapeutin: Okay. Können Sie sich bitte einen Moment Zeit nehmen, das Gefühl mit seinem Namen zu verbinden? Sagen Sie dazu: »Ich nehme Angst wahr.«

Klient: Ich nehme Angst wahr.

Therapeutin: Macht es irgendeinen Unterschied, wenn Sie das so sagen?

Klient: Eigentlich nicht.

Therapeutin: Gut, dann versuchen wir es noch einmal, aber ein bisschen anders. Das heißt, Sie sagen nicht nur einen Satz, sondern versuchen, wirklich wahrzunehmen, was Sie fühlen. Das soll Ihnen helfen, sozusagen einen Schritt zurückzutreten und die Angst zu beobachten, statt in ihr drinzustecken. Bestimmt waren Sie schon mal draußen im Freien, als es plötzlich wie aus Eimern geschüttet hat, und haben sich irgendwo untergestellt. Erinnern Sie sich, wie Sie den Regen beobachtet haben, ohne davon nass zu werden?

Klient: Tu ich.

Therapeutin: Das wahrzunehmen und zu benennen, was Sie fühlen, hilft Ihnen normalerweise, sich ähnlich zu verhalten. Es lässt die Angst zwar nicht verschwinden, aber Sie können ein Stück zurücktreten und sie beobachten.

Klient: Alles klar.

Therapeutin: Prima. Sagen Sie diesmal also bitte: »Ich habe ein Gefühl von Angst, und das nehme ich in der Brust, in der Kehle und im Bauch wahr.«

Klient: Ich habe ein Gefühl von Angst, und das nehme ich in der Brust, in der Kehle und im Bauch wahr.

Therapeutin: Hat das jetzt etwas bewirkt? So einen Eindruck, einen Schritt zurückzutreten und das Gefühl zu beobachten?

Klient: Ja, es hat mir irgendwie geholfen, dass zu tun. Ein bisschen wenigstens.

Körperempfindungen wahrzunehmen und mit einem Namen zu versehen, hat manchmal dramatische Wirkungen – und gelegentlich bewirkt es überhaupt nichts. In den meisten Fällen liegt die Reaktion irgendwo zwischen diesen zwei Extremen. Wenn sich nur ein kleiner oder gar kein Nutzen ergibt, nehmen wir das einfach hin. Mit Wärme und Offenheit sagen wir etwas wie »Okay«, »Macht nichts« oder »Keine Sorge«.

Wenn es der Person schwerfällt, die Emotion zu benennen, machen wir Vorschläge: »Ist das vielleicht Traurigkeit?« Und wenn sie sich anders ausdrückt (»Ich bin nervös/zitterig/rappelig«), können wir sagen: »Das klingt ganz so, als ob es sich um Angst handelt. Was meinen Sie?« Einen Impuls oder Drang zu benennen ist wesentlich einfacher: »Ich nehme den Impuls wahr, loszubrüllen«, »Da ist der Drang zu rauchen«.

Tipp für die Praxis

Es kommt selten vor, dass nur eine einzige schmerzhafte Emotion auftaucht, weshalb es oft nützlich ist nachzufragen: »Ist nur Angst vorhanden – oder sind da noch andere Gefühle, zum Beispiel Traurigkeit, Wut, oder Scham?« Nützlich kann es auch sein, metaphorisch über mehrere »Schichten« von Emotionen zu sprechen: »Oft steckt unter unserer Wut eine andere Emotion wie Angst, Schuldgefühle oder Traurigkeit. Versuchen Sie doch mal, die oberste Schicht abzuschälen; ist darunter vielleicht noch etwas anderes vorhanden?« Wenn tatsächlich weitere Emotionen da sind, beschäftigen wir uns mit jener, die als am schwierigsten empfunden wird.

RAUM DAFÜR SCHAFFEN

Wieder verfügen wir über ein großes Spektrum an Techniken, um der Person zu helfen, sich zu öffnen und Raum für ihre schwierigen Empfindungen zu schaffen. Meist kombinieren wir mehrere davon, darunter diese häufig angewandten Methoden:

- Eigenschaften wahrnehmen: Die physischen Eigenschaften eines Gefühls wahrnehmen und beschreiben – Größe, Form, Temperatur, Bewegung, Grenzen und so weiter
- Verdinglichen: sich das Gefühl als Gegenstand vorstellen

- Hineinatmen: sich vorstellen, spüren oder visualisieren, wie der Atem in das Gefühl hinein und darum herum strömt
- Ausdehnung: sich vorstellen, dass man sich um das Gefühl herum ausdehnt

Während dieses Prozesses ermuntern wir die Person, das Gefühl mit echter Offenheit und Neugier zu beobachten. Ein Beispiel:

Therapeutin: Und was diese ganzen verschiedenen Körperbereiche angeht, wo plagt das Gefühl Sie am stärksten?

Klient: Im Bauch.

Therapeutin: Gut. Dann versuchen Sie doch, das Gefühl so zu beobachten wie ein neugieriger Wissenschaftler, der so etwas noch nie gesehen hat.

Klient: Okay.

Therapeutin: Konzentrieren Sie sich nur auf dieses eine Gefühl da im Bauch ...

Klient: Mach ich.

Therapeutin: Und genau wie ein Wissenschaftler wollen Sie dort etwas Neues entdecken, vielleicht etwas, was Ihnen bisher noch nie aufgefallen ist.

Klient: Also, normalerweise versuche ich gerade, es nicht zu spüren!

Therapeutin: Richtig. Das ist jetzt das genaue Gegenteil von dem, was Sie normalerweise tun. Ist es in Ordnung, wenn wir weitermachen?

Klient: Ja, schon.

Therapeutin: (Eigenschaften wahrnehmen) Können Sie mir zeigen, was für eine Form und Größe das Gefühl hat? Zum Beispiel, indem Sie mit dem Finger den Umriss davon zeichnen?

Klient: (zeichnet mitten auf dem Bauch eine runde Form) Hauptsächlich ist es an der Stelle da.

Therapeutin: Ist es flach wie ein Pfannkuchen oder eher dreidimensional?

Klient: So ähnlich wie eine Kugel.

Therapeutin: Wie eine Kugel? Ah ja. Und wo befindet es sich genau? Das heißt, eher an der Oberfläche oder tief drin oder …

Klient: Hm, es ist ziemlich tief drin … irgendwie genau in der Mitte.

Therapeutin: Und was für eine Temperatur herrscht dort drin? Sind da irgendwelche warmen oder kalten Stellen?

Klient: Tja, es ist … darüber hab ich noch nie nachgedacht … es ist ziemlich warm.

Zusätzlich zu den obigen Fragen bieten sich folgende an:

- Bewegt es sich oder ist es ruhig?
- Leicht oder schwer?
- Sind die Ränder deutlich erkennbar oder eher verschwommen?
- Können Sie darin irgendein Vibrieren oder Pulsieren wahrnehmen?
- Ist da irgendein Druck spürbar?
- Ist da ein brennendes, kribbelndes, pochendes, schneidendes Gefühl?

Anschließend können wir dazu übergehen, dem Gefühl eine physische Form zu geben, also es zu verdinglichen (siehe Hayes u. a. 2014):

Therapeut: Können Sie sich das Gefühl jetzt so vorstellen, als ob es ein Gegenstand in Ihrem Innern wäre?

Klient: Ich versuch's.

Therapeut: Ist es flüssig, fest oder gasförmig?

Klient: Fest.

Therapeutin: Und ist es leicht, schwer oder gewichtslos?

Klient: Eindeutig schwer.

Therapeutin: Und wenn es eine Farbe hätte, was wäre das für eine?

Klient: Schwarz.

Therapeutin: Das heißt, es ist wie eine warme, schwere, feste, schwarze Kugel – und die ist mitten in Ihrem Bauch.

Wieder bieten sich weitere Fragen an:

- Ist es durchsichtig oder undurchsichtig?
- Hat es nur eine Farbe oder mehrere?
- Wenn Sie seine Oberfläche berühren könnten, wie wäre die wohl: rau, glatt, feucht, trocken?

Denken Sie daran, dass es manchen – wenn auch wenigen – Menschen extrem schwerfällt, etwas zu visualisieren (ich gehöre dazu). Wenn die Person also Probleme mit visuellen Elementen hat, verzichten Sie darauf. Wichtig ist auch, dass dies keinen Versuch darstellt, das Gefühl zu verändern (wie etwa die erwähnte Kugel kleiner zu machen oder aufzulösen). Oft tritt eine solche Veränderung spontan ein, aber das ist nicht unser eigentliches Ziel; der Zweck der Übung besteht darin, das Gefühl so zu akzeptieren, wie es ist. Wenn sich die Größe und Intensität des imaginierten Gegenstands also verändert, ist das wieder eine schöne Dreingabe, aber nicht das Hauptziel.

Beim nächsten Schritt wird in das Gefühl hineingeatmet, was die meisten Leute als beruhigend empfinden. Löst es hingegen unangenehme Reaktionen aus, verzichtet man wieder darauf.

Therapeutin: (*Hineinatmen*) Versuchen Sie jetzt bitte, sanft in das Gefühl hineinzuatmen, aber ohne tiefe, heftige Atemzüge zu tun. Atmen Sie einfach sanft ein und stellen Sie sich vor, wie der Atem in das Gefühl hinein strömt und darum herum ... (*kurze Pause, während das geschieht*) ... ja, genau so, sanft und langsam ... (*Pause*) ... einfach hineinatmen ... (*Pause*) ... und darum herum ... (*Pause*) ... ohne zu versuchen, es loszuwerden. Lassen Sie zu, dass es da ist, und atmen Sie hinein ... (*Pause*) ... Ist es in Ordnung, wenn wir weitermachen?

Klient: Ja, geht schon.

Therapeutin: (*Darum herum ausdehnen*) Wunderbar ... und während Sie in das Gefühl hineinatmen, beobachten Sie es weiter ... betrachten Sie es aus allen Richtungen ... von vorne und hinten, von oben und unten ... und stellen Sie fest, ob Sie sich darum herum ausdehnen können, indem Sie viel Raum dafür schaffen. Nehmen Sie sich jetzt einen Moment Zeit, daran zu denken, weshalb wir diese Übung machen – damit Sie weniger streng zu Ihren Kindern sind und liebevoller zu Ihrer Frau, also mehr wie der Vater und Ehemann, der Sie sein wollen ... um nach diesen Werten zu leben, öffnen Sie sich für dieses Gefühl und schaffen Raum dafür ... ist es immer noch in Ordnung, wenn wir weitermachen?

Klient: Ja, ja.

Therapeutin: Wird es allmählich vielleicht leichter, das Gefühl da sein zu lassen? Also es einfach zu haben, ohne dagegen anzukämpfen?

Klient: Tja, mögen tue ich es nicht gerade ...

Therapeutin: Natürlich nicht. Warum sollten Sie das auch? Das erwarte ich ja überhaupt nicht von Ihnen; ich frage mich nur, ob Sie es einfach zulassen können, ohne sich dagegen zu wehren.

Klient: Mehr oder weniger.

Therapeutin: Dann denken Sie sich jetzt bitte eine Skala von null bis zehn, bei der zehn bedeutet, überhaupt nicht dagegen anzukämpfen. So in dem Sinne: »Ich bin total bereit, Raum für dieses Gefühl zu schaffen (*breitet die Arme zu einer Geste der Offenheit aus, um das zu verdeutlichen*) und es da sein zu lassen, obwohl es derart schlimm ist.« Null wiederum bedeutet: »Ich muss dieses Gefühl jetzt sofort unbedingt loswerden (*verschränkt eng die Arme vor der Brust, wie um sich zu verschließen*), ich kann es keinen Moment länger ertragen, es muss weg!« Und fünf ist in der Mitte, was heißt, dass man das Gefühl ertragen und sich damit abfinden kann. Wo würden Sie sich jetzt auf dieser Skala einordnen?

Klient: Zehn heißt, dass ich überhaupt nicht dagegen kämpfe?

Therapeutin: Genau, dann wären Sie total bereit, das Gefühl zu haben, ohne dagegen anzukämpfen, auch wenn es noch so schlimm ist.

Klient: Dann bin ich wahrscheinlich bei sieben.

Therapeutin: Das ist aber toll. Können wir noch ein kleines bisschen weitermachen?

Klient: Ja, klar.

Therapeutin: Prima. Beobachten Sie das Gefühl also weiter. Und machen Sie sich klar ... dieses Gefühl ist nicht identisch mit Ihnen, es ist etwas, was durch Sie hindurch strömt wie Wolken, die durch den Himmel ziehen.

Bei der oben verwendeten Skala zur Beurteilung der Bereitschaft bedeutet zehn totale Bereitschaft (keinerlei Vermeidung, völlige Akzeptanz) und null keine Bereitschaft (keinerlei Akzeptanz, maximale Vermeidung). Das ist ein nützlicher subjektiver Maßstab dafür, inwieweit das Erleben akzeptiert wird. In manchen Sitzungen kommt die Person eventuell auf zehn, aber das ist nicht oft der Fall, was kein Problem darstellt. (Damit können Sie bestimmt auch persönlich etwas anfangen; manchmal gelingt es uns eben ziemlich gut, schmerzhafte Gefühle zu akzeptieren, und manchmal überhaupt nicht.) Im Lauf der Zeit und mit zunehmender Übung ist zu erwarten, dass sich die Akzeptanzfertigkeiten verbessern; wenn auf der Skala eine Sieben erreicht wird, ist das ein guter Anfang.

Freundliche Hände

Oft ziehen wir an diesem Punkt die Übung *Freundliche Hände* heran, um das Selbstmitgefühl zu fördern.

Therapeutin: Nehmen Sie jetzt bitte eine Hand, drehen Sie die Handfläche nach oben (*Klient tut es*) und versuchen Sie, ein Gefühl echter Freundlichkeit hineinzulegen. Sie haben diese Hand in Ihrem Leben schon auf viele Arten und Weisen benutzt, nicht wahr? Haben Sie Ihre Kinder damit gestreichelt, wenn sie als Baby gebrüllt haben?

Klient: Ja, klar.

Therapeutin: Und haben Sie Ihre Kinder später an die Hand genommen, wenn sie Angst hatten?

Klient: Mhm.

Therapeutin: Und Sie haben die Hand benutzt, um anderen Leuten zu helfen, etwas Schweres aufzuheben, um Dinge zu transportieren und vieles andere zu tun.

Klient: Stimmt.

Therapeutin: Dann versuchen Sie jetzt, sich an die Freundlichkeit zu erinnern, mit der Sie andere unterstützt haben, und sie sozusagen in diese Hand zu legen – so als würde die sich mit Freundlichkeit füllen.

Klient: Okay.

Therapeutin: Jetzt können Sie auswählen. Entweder legen Sie die Hand sanft auf den Bauch, oder – wenn Sie sich lieber nicht berühren wollen – lassen Sie sie ein kleines Stück darüber schweben. (*Therapeutin legt zur Demonstration eine Hand auf den eigenen Bauch; Klient tut dasselbe.*) Gut so. Versuchen Sie, die Freundlichkeit darin nach innen zu senden, sodass Sie sie spüren oder sich vorstellen, wie ein Gefühl von Wärme, Freundlichkeit und Unterstützung in Sie hineinströmt.

Aus im achten Kapitel besprochenen Gründen wollen manche Menschen ihren Körper lieber nicht berühren, weshalb wir immer die Möglichkeit erwähnen, stattdessen die Hand über der betreffenden Stelle schweben zu lassen. Eine weitere Möglichkeit ist, die Hände auf dem Schoß so ineinander zu legen, dass sie eine Schale bilden, und sich dann vorzustellen oder zu spüren, wie Freundlichkeit diese Schale füllt und von dort aus in die Arme, in den gesamten Körper und in den vorhandenen Schmerz (oder die Taubheit) strömt.

Therapeutin: Lassen Sie die Wärme und Freundlichkeit in das Gefühl strömen und darum herum ... atmen Sie in es hinein ... dehnen Sie sich darum herum aus ... spüren Sie, ob Sie darum herum weicher werden und es sanft umfassen können ... es halten wie ein weinendes Baby, das getröstet werden muss ... was passiert da gerade?

Klient: (*mit feuchten Augen und weicherer Stimme*) Das ist, äh – tja, ich – es ist einfach gut (*atmet erleichtert auf*).

Therapeutin: Ist es in Ordnung weiterzumachen?

Klient: Ja.

Therapeutin: Zehn bedeutet, dass Sie voll und ganz bereit sind, dieses Gefühl zu haben, null heißt, dass Sie überhaupt nicht dazu bereit sind, fünf bedeutet, es ertragen zu können. Wo stehen Sie jetzt?

Klient: Jetzt stehe ich bei neun.

DAS GEWAHRSEIN AUSDEHNEN

Abschließend wird das Gewahrsein ausgedehnt. Kehren wir zu der Übung mit den freundlichen Händen zurück.

Freundliche Hände: Abschluss

Therapeutin: Nehmen Sie jetzt zum Abschluss wahr, dass Angst vorhanden ist ... aber auch das Gefühl, sich zu öffnen, Raum dafür zu schaffen, die Angst da sein zu lassen ... registrieren Sie, dass um das Gefühl herum Ihr Körper ist ... wie wäre es eigentlich, wenn wir uns ein bisschen dehnen und strecken? (*Therapeutin tut es, Klient ebenfalls*) Nehmen Sie auch das Zimmer um sich herum wahr ... alles, was Sie sehen und hören können ... und die Luft, die Sie atmen; spüren Sie, wie die ist ... und nehmen Sie wahr, dass Sie und ich hier sind und gemeinsam diese (*scherzhafter Ton*) komischen Übungen machen (*Klient lächelt*). Na, wie war das?

Was tue ich als Nächstes?

Bei der Nachbesprechung der Übung sagen wir etwas wie: »Also, die Frage ist, was Sie als Nächstes tun. Wenn etwas, was Sie tun, wichtig und sinnvoll ist und Ihr Leben bereichert – dann sollten Sie es weiter tun und ihm Ihre volle Aufmerksamkeit schenken. Konzentrieren Sie sich ganz darauf und versenken Sie sich darin. Wenn es jedoch nicht besonders wichtig ist und Sie dem Leben, das Sie führen wollen, nicht näher bringt, dann hören Sie damit auf und tun stattdessen etwas Sinnvolles.«

Im Allgemeinen haben wir an diesem Punkt der Therapie bereits Fragen erkundet wie »Wenn Sie nicht von diesem Drang/dieser Emotion beherrscht würden, was würden Sie dann anders machen?« Falls das jedoch noch nicht geschehen ist, wäre jetzt ein guter Zeitpunkt dazu. Natürlich haben manche Leute keine Ahnung, was sie anders machen sollten. Dann machen wir Vorschläge wie etwa, angenehme Aktivitäten zu planen (siehe Kapitel 16) oder Übungen zur Selbstberuhigung zu machen (mehr dazu in Kapitel 23).

WENN EMOTIONEN NICHT BENANNT WERDEN KÖNNEN

Manche Menschen haben eine geringe oder keine Fähigkeit, ihre Emotionen zu benennen, was als Gefühlsblindheit oder Alexithymie bezeichnet wird. Letzteres bedeutet auf Griechisch »keine Worte für Gefühle«. In solchen Fällen arbeiten wir an der emotionalen Alphabetisierung, das heißt, wir bringen der Person bei, verschiedene Emotionen zu unterscheiden und zu benennen – so ähnlich, wie wir das bei einem kleinen Kind tun würde. Wenn wir Anzeichen dafür erkennen, dass die Person etwas fühlt (weil sie zum Beispiel wütend, traurig, verängstigt, schuldbewusst aussieht oder klingt), fordern wir sie auf, in den Körper hineinzuspüren und wahrzunehmen, wo sie etwas empfindet, wie das ist und was sie gerne tun würde. Anschließend können wir ihr helfen, die Emotion zu benennen: »Sie würden am liebsten weinen und sich zusammenkauern? Haben Tränen in den Augen und einen Druck in der Brust? Dann ist das Traurigkeit.« Oder: »Sie spüren den Impuls zu brüllen, auf etwas einzuschlagen, etwas zu zerschmettern? Sie ballen die Fäuste, pressen die Zähne zusammen, haben Herzklopfen? Das ist Wut.« Anfangen können wir mit den »großen Vier« traurig, wütend, froh, verängstigt (oder Traurigkeit, Wut, Freude, Angst), um das Repertoire dann allmählich zu erweitern. Bei einer schnellen Google-Suche werden Sie viele kostenlos herunterladbare »Emotionsdiagramme« finden, die nützlich für diese Arbeit sind.

DAUER DER ÜBUNGEN

Die meisten Akzeptanzübungen dauern zwei bis zwanzig Minuten. Allerdings variiert die Dauer erheblich, je nach den Themen der Person, ihrem Grad an Erlebensvermeidung und den ACT-Fertigkeiten, über die sie bereits verfügt. Sind beispielsweise eine extrem starke Erlebensvermeidung und eine Phobie vor den eigenen Emotionen erkennbar, fangen wir mit einer sechzig Sekunden dauernden Übung an. Das nächste Mal erhöhen wir die Dauer auf neunzig Sekunden, dann auf zwei Minuten und so weiter.

Tipp für die Praxis

Je länger eine Übung dauert, desto wichtiger ist es, dabei immer wieder eine Verbindung zu Werten herzustellen. Zu diesem Zweck können wir etwa sagen: »Nehmen Sie sich bitte einen Moment Zeit, sich daran zu erinnern, warum wir diese Übung machen« oder »Sagen Sie mir bitte noch einmal, wozu diese Übung dient?«

Auf Impulsen und Emotionen surfen

Ursprünglich stammt der Begriff Urge Surfing (»Drang-Surfen«) von Alan Marlatt und Judith Gordon; er ist ein Teil ihrer achtsamkeitsbasierten Methode zum Umgang mit Drogensucht (Marlatt u. Gordon 1985). Es handelt sich um eine Akzeptanztechnik, die die Metapher nutzt, ein Drang oder ein Verlangen sei wie eine Welle, die anschwillt, einen Höhepunkt erreicht und dann wieder abflaut. Für Impulse und Emotionen gilt dasselbe. In der Metapher geht es darum, auf der Welle zu »surfen« oder zu

»reiten«, statt sich dagegen zu wehren. Dazu muss die innere Erfahrung achtsam beobachtet werden, wobei man zulässt, dass sie ansteigt, einen Höhepunkt erreicht und wieder absinkt, ohne dass man danach handelt. Solche Übungen können wir entweder zusätzlich oder als Alternative zu Benennungstechniken einsetzen.

DIE WELLEN-METAPHER EINFÜHREN

Therapeutin: Sie wissen ja, dass eine Welle im Ozean klein anfängt und dann immer größer wird, bis sie ihr Maximum erreicht – und wie sie dann allmählich verebbt.

Klient: Ja, und?

Therapeutin: Nun, bei Emotionen und Impulsen passiert dasselbe. Die sind wie Wellen. Solange wir uns ihnen nicht widersetzen, werden sie größer, erreichen ihren Gipfel und sinken wieder ab, normalerweise sogar ziemlich schnell. Aber wenn man sich einer Welle widersetzt, was passiert dann?

Klient: Sie prallt auf einen auf.

Therapeutin: Genau, man wird von der Welle durch die Gegend geschleudert. Das Ziel dieser Übung ist es daher, Raum für solche Wellen zu schaffen und auf ihnen zu reiten, statt sich gegen sie zu wehren.

ABER MEINE WELLEN DAUERN EWIG AN!

Manchmal protestiert die Person mit dem Argument, ihre Wellen würden ewig andauern. Dann können wir mitfühlend bestätigen: »Ja, das stimmt. Im Moment tun sie das, und dafür gibt es einen guten Grund. Es liegt daran, dass Sie das tun, was wir alle von Natur aus instinktiv tun – wir wehren uns dagegen.«

Im Anschluss daran rekapitulieren wir, was die Person normalerweise als Reaktion auf einen Drang oder eine Emotion tut. Zum Beispiel so:

»Ich meine damit, dass Sie dazu neigen … (hier rekapitulieren wir einige der wichtigsten unflexiblen Reaktionen der Person: gegen das Phänomen ankämpfen, darüber nachgrübeln, sich Sorgen deshalb machen, versuchen, sich davon abzulenken oder es von sich wegzuschieben) … und wenn wir darauf so reagieren, geht es ewig so weiter. Niemand hat Ihnen je beigebracht, wie man darauf surft, deshalb haben Sie auch nie erlebt, worüber ich spreche. Aber wenn Sie es versuchen, werden Sie feststellen, dass die Wellen im Allgemeinen ziemlich schnell an- und abschwellen.«

WIE MAN AUF DER WELLE REITET

Die Übung nutzt dieselben grundlegen Schritte wie Ein Name für die Emotion. Um auf einem Drang/Impuls oder einer Emotion zu surfen, statt davon »umgeworfen« oder »untergetaucht« zu werden, nimmt man zuerst die vorhandenen Phänomene wahr und benennt sie. Wenn man anschließend Raum dafür schafft, verwendet man die Metapher einer Welle. Das heißt, man beobachtet das Erleben, während es zunimmt, einen Höhepunkt erreicht und wieder absinkt. Zusätzlich können wir die Person bitten, die Welle auf einer Skala von null bis zehn zu bewerten. Zehn bedeutet, dass der Drang oder die Emotionen noch nie so stark waren wie momentan, und null bedeutet, dass das Phänomen vollkommen verschwunden ist.

Therapeutin: Wie stark ist es jetzt?

Klient: So etwa bei sieben.

Therapeutin: Können wir weitermachen?

Klient: Ja, klar.

Therapeutin: Denken Sie immer daran, dass die Welle nie größer werden kann als Sie selbst, egal, wie groß sie wird. Und wenn Sie ihr genügend Raum lassen, wird sie früher oder später ihren Höhepunkt erreichen und dann nachlassen. Atmen Sie daher in sie hinein, öffnen Sie sich um sie herum, schaffen Sie ganz viel Raum …

Klient: Ich hasse das.

Therapeutin: Dann registrieren Sie bitte, wie Ihr Kopf versucht, Sie in diesen Gedanken zu verstricken. Können Sie ihm seine Meinung lassen und weitermachen?

Klient: Geht schon.

Therapeutin: Wo steht die Welle denn jetzt?

Klient: Bei neun, glaube ich.

Therapeutin: Okay, also beobachten Sie sie weiter. Nehmen Sie wahr, wo Sie sie spüren. Lassen Sie zu, dass sie da ist.

Klient: Mach ich.

Therapeutin: Und sagen Sie mir noch einmal, warum wir diese Übung machen. Um welche Werte geht es Ihnen dabei?

Klient: Um Fürsorglichkeit.

Therapeutin: Für wen?

Klient: Für mich selbst und für meine Familie.

Therapeutin: Wunderbar. Dann kehren wir doch noch mal zu unserer Bereitschaftsskala von null bis zehn zurück. Um sich fürsorglicher zu sich selbst und zu Ihrer Familie zu verhalten – wie bereit sind Sie da, Raum für diese Welle zu schaffen?

Klient: Jetzt bin ich etwa bei acht.

Therapeutin: Prima, dann beobachten Sie die Welle einfach weiter. Nehmen Sie wahr, dass Sie und diese Welle nicht dasselbe sind; es ist etwas, was durch Sie hindurchströmt. Von null bis zehn, wo ist die Welle jetzt?

Klient: Sie wird kleiner. Ich glaube, jetzt steht sie bei sieben.

Therapeutin: Interessant.

Im Allgemeinen braucht eine Welle drei bis zehn Minuten, um anzusteigen und wieder abzusinken, wobei das bei einem Drang/Impuls meist schneller geht als bei einer Emotion. Die Übung endet mit dem letzten Element von Ein Name für die Emotion. Da das genauso geht wie in der Übung Freundliche Hände, will ich es hier nicht wiederholen.

Wenn wir anschließend über die Übung sprechen, stellen wir klar:

- Im Allgemeinen steigen und sinken Wellen zwar ziemlich schnell, aber oft sinken sie nicht bis auf null ab.
- Es geht nicht darum, die Wellen zu kontrollieren oder sie zum Verschwinden zu bringen; wir schaffen lediglich Raum für sie und lassen zu, dass sie so steigen und sinken, wie sie wollen. In schwierigen Situationen schwellen die Wellen kontinuierlich an und ab, immer und immer wieder.
- Wenn wir Raum dafür schaffen, dass die Welle durch uns hindurch strömt, werden wir von ihr nicht umgeworfen oder mitgerissen, und oft ebbt sie dadurch wesentlich schneller ab, als wir erwarten. Das befreit uns dazu, wichtige, sinnvolle und unser Leben bereichernde Dinge zu tun.

Nachbesprechung und Hausaufgabe

Wenn wir eine Übung nachbesprechen, fragen wir immer, wie die Person sie erlebt hat, was sie ihr gebracht hat und wie sie außerhalb der Sitzung nützlich sein könnte. Außerdem stellen wir eine Verbindung zu Werten her: »Das ist etwas ganz anderes als das, was Sie bisher getan haben, und da es sich um eine neue Fertigkeit handelt, ist sie natürlich knifflig und herausfordernd. Erkennen Sie daher bitte einen Moment an, dass Sie das aus einem ganz wichtigen Grund tun …«

Als Hausaufgabe regen wir an, die Übung regelmäßig zu praktizieren. Natürlich wollen wir die Person ermutigen, so viel zu üben wie möglich, gehen dabei jedoch auf das Individuum ein, da die Übungsbereitschaft sehr unterschiedlich ist. Auf jeden Fall ist dies eine gute Gelegenheit, auf die Metapher vom Gewichtheben zurückzukommen:

Therapeutin: Sie kennen ja die vielen Momente am Tag, wenn Sie nur ein bisschen ängstlich, traurig oder gereizt sind, wenn also kein ausgewachsener emotionaler Sturm in Ihnen tobt, sondern Sie nur ein bisschen durcheinander und gestresst sind. Das können Sie sich als »leichte Gewichte« vorstellen, mit den Sie üben, Ihre »psychische Muskulatur« aufzubauen. Anschließend arbeiten Sie sich zu den »schweren Gewichten« vor, das heißt, richtig intensiven Emotionen. Ideal wäre es, wenn Sie mindestens einmal am Tag mindestens eine längere Übung machen; bauen Sie aber bitte auch möglichst viele kurze Versionen ein, und zwar genau dann, wenn Sie nur ein bisschen gestresst oder gereizt sind.

Erlebensvermeidung »auf frischer Tat« ertappen

Im Allgemeinen taucht Erlebensvermeidung während einer Sitzung in vielen verschiedenen Formen auf. Vor allem sind das zum einen Verhaltensweisen, mit denen Emotionen eingesperrt oder zurückgehalten werden sollen. Unter anderem geschieht das, indem die Person sich auf die Lippen oder auf die Zähne beißt, seufzt, zur Seite blickt, verstummt, auf dem Stuhl herumrutscht, die Körperhaltung verändert (zum Beispiel die Arme verschränkt oder die Hände vor die Augen hält), den Raum verlässt, nach einem Papiertaschentuch greift, die Schultern zuckt, herumzappelt, die Fingernägel in die Handflächen drückt oder gezwungen oder auf unangemessene Weise lacht.

Zum anderen sind es Verhaltensweisen, durch die bestimmte Themen und Probleme lediglich gestreift werden, um die damit verbundenen schmerzhaften Emotionen zu vermeiden. Zu hören bekommen wir dann etwa: »Es ist nicht viel passiert«, »Ich kann mich nicht daran erinnern«, »Es war schon okay«, »Das ist nichts Neues«, »Damit will ich mich nicht beschäftigen«, »Alles in Ordnung«, »Alles gut gelaufen«, »Da gibt's nichts zu berichten«, »Keine Sorgen«, »Reden wir lieber über was anderes«, »Ach,

Sie wissen ja, wie es ist«, »Warum sollte man darüber nachgrübeln«, »Es ist längst vorbei«, »Ist doch sowieso egal«, »Immer der gleiche alte Scheiß«, »Ich bin darüber hinweg«. Dazu gehört auch, etwas überhastet zu erzählen, wichtige Einzelheiten auszulassen oder schnell das Thema zu wechseln.

Natürlich gehen wir nicht auf jede kleine Erlebensvermeidung ein, sonst würden wir die Person eindeutig vor den Kopf stoßen. Es ist jedoch oft nützlich, achtsam den Blick auf entsprechende Verhaltensweisen zu richten und sie in Gelegenheiten zu verwandeln, Akzeptanz zu praktizieren. In dem folgenden Gesprächsausschnitt gehört es zu den Therapiezielen des Klienten, mehr Kommunikation, Verbundenheit und Nähe zu seiner Partnerin zu erreichen. Immer wenn die Therapeutin sich nach seinen Gefühlen erkundigt, kratzt er sich jedoch am Kinn, runzelt die Stirn und sagt nach einigen Sekunden »Das ist eine interessante Frage« oder »Darüber habe ich noch nie nachgedacht.«

Therapeutin: Mir fällt auf – wenn ich mich nach Ihren Gefühlen erkundige, antworten Sie mit »Interessante Frage« oder »Darüber hab ich noch nicht nachgedacht«. Ich bin mir nicht sicher, ob Sie das sagen, weil Sie nicht darüber sprechen wollen, oder weil es Ihnen schwerfällt festzustellen, was für Gefühle Sie haben.

Klient: Tja, das ist eine interessante Frage.

Therapeutin: Sehen Sie, da ist es wieder passiert. Nun kann ich mich natürlich irren, aber ich vermute: Wenn Sie so reagieren, hilft Ihnen das, über bestimmte unangenehme Gefühle hinwegzugehen, mit denen Sie sich lieber nicht beschäftigen wollen. (*Die Therapeutin verzichtet bewusst auf die Frage »Was denken Sie darüber?«, weil das den Klienten nur dazu bringen würde, sich wieder in seine Gedanken zu verstricken.*) Es geht uns ja darum, dass Sie das Verhältnis zu Ihrer Partnerin verbessern wollen, und dazu gehört unter anderem die Fähigkeit, sich auf die eigenen Gefühle einzustellen, also wahrzunehmen, was für welche vorhanden sind, und sie zu benennen. Wären Sie wohl bereit, das jetzt gleich mal zu versuchen? Darf ich mit Ihnen eine Übung machen, die Ihnen dabei hilft? *(Anschließend führt die Therapeutin den Klienten durch einen kurzen Bodyscan und hilft ihm, seine Gefühle wahrzunehmen und zu benennen.)*

Die Akzeptanz vertiefen

Die obigen Übungen konzentrieren sich in erster Linie auf die ersten drei Schritte von Akzeptanz: Anerkennen, Zulassen und Anpassen. Werfen wir nun einen Blick auf Möglichkeiten zur Vertiefung, bestehend aus Wertschätzen (dem vierten Schritt), Selbst-als-Kontext und flexibles Denken.

WERTSCHÄTZEN

Sobald die Person eine Emotion zulässt und Raum dafür schafft, können wir zur Wertschätzung übergehen: »Im Grunde sind unsere Emotionen Botschaften, die wichtige Informationen enthalten. Da Sie jetzt ein bisschen Raum für das geschaffen haben, was Sie gerade fühlen, wollen wir sehen, ob Sie die darin verborgenen Informationen herauslocken können. Spüren Sie in das Gefühl hinein, um festzustellen, was es Ihnen sagt.«

Anschließend können wir Fragen stellen wie:

- Was sagt Ihnen die Emotion darüber, womit Sie sich beschäftigen sollten?
- Was sagt Ihnen die Emotion darüber, was Sie anders tun sollten?
- Was sagt Ihnen die Emotion darüber, was Ihnen wirklich wichtig ist?
- (Wenn wir uns schon mit Werten beschäftigt haben) Mit welchen Werten ist das verbunden?
- (Wenn wir uns schon mit Selbstmitgefühl beschäftigt haben) Können Sie sich von dem Gefühl daran erinnern lassen, freundlich mit sich umzugehen?

- (Wenn wir uns schon mit Mitgefühl, Empathie oder der Verbindung zu anderen Menschen beschäftigt haben) Wie kann diese Emotion Ihnen dabei helfen, andere zu verstehen? Gibt es eine Person in Ihrer Umgebung, die etwas Ähnliches empfindet? Was würde dieser Person in solchen Fällen helfen?

Solche Fragen stellen schnell eine Verbindung zu Werten, Bedürfnissen, Wünschen und wichtigen Themen her, mit denen wir uns beschäftigen müssen. Wenn wir in der Sitzung noch Zeit dafür haben, können wir damit anfangen, die Ergebnisse nutzbar für Werte und engagiertes Handeln zu machen, wie in Kapitel 15 und 16 erläutert.

Natürlich kann eine Emotion gelegentlich so interpretiert werden, dass das eine kontraproduktive Wirkung hat. Wenn die Person ihre Komfortzone verlässt, sind Emotionen wie Angst und Nervosität unvermeidlich, was eventuell so gedeutet wird, als sollte man so etwas nicht tun. Falls das geschieht, können wir auf die Praktikabilität zu sprechen kommen:

Therapeutin: Also haben Sie den Eindruck, dass diese Gefühle Ihnen sagen, Sie sollten das nicht tun?

Klient: Ja, ich glaube schon.

Therapeutin: Nun, möglich ist das schon, aber ... wenn Sie diesen Rat befolgen, wohin führt Sie das? Hin zu dem Leben, das Sie führen wollen, oder weg davon?

Klient: Äh, weg davon. (*Verwirrt*) Meinen Sie damit, dass ich das ignorieren sollte?

Therapeutin: Nein, überhaupt nicht. Ich frage mich nur, ob man dieses Gefühl auch anders interpretieren könnte, nämlich so, dass es Sie vorwärtsbringt.

Klient: Hmmm ... vielleicht so, dass das, was wir machen, riskant ist?

Therapeutin: Genau. »Das ist riskant. Es ist etwas ganz Neues. Sei vorsichtig! Pass gut auf dich auf!«

Klient: Ja, stimmt. Es fühlt sich tatsächlich riskant an.

Therapeutin: Das ist kein Wunder, denn Sie wissen ja nicht, was passieren wird. Und Ihre Ängste teilen Ihnen mit, dass Sie vorsichtig sein, sich vorbereiten und sich um sich kümmern müssen.

SELBST-ALS-KONTEXT

Im Lauf der Therapie wenden wir zahlreiche Varianten von solchen Übungen an, und dabei können wir Samen für das Selbst-als-Kontext (das wahrnehmende Selbst) pflanzen. Zum Beispiel ist es oft nützlich, Akzeptanzübungen mit der Jahrtausende alten Metapher vom Himmel und dem Wetter abzuschließen. Man findet sie in der hinduistischen, buddhistischen und taoistischen Überlieferung.

Der Himmel und das Wetter

Therapeut: Ihre Gedanken und Gefühle sind wie das Wetter, weil sie sich von einem Moment zum anderen ändern. Manchmal sind sie angenehm und erfreulich, manchmal extrem unangenehm. Aber ein Teil von Ihnen kann einen Schritt zurücktreten, um diese Gedanken und Gefühle zu beobachten, genau wie Sie es gerade in der Übung getan haben. Dieser Teil von Ihnen ist so ähnlich wie der Himmel. Der Himmel hat immer Raum für das Wetter, egal, wie schlecht es ist. Selbst wenn ein gewaltiges Gewitter tobt, ein Hurrikan oder ein heftiger Schneesturm, kann das dem Himmel nichts anhaben, und früher oder später ändert sich das Wetter immer. Manchmal können wir den Himmel nicht sehen, weil er von Wolken verhüllt ist, aber er ist trotzdem da. Und selbst wenn es sich um dichte, dunkle Gewitterwolken handelt, müssen wir nur hoch genug steigen, um irgendwann den klaren Himmel zu erreichen. Wenn Ihr emotionales Wetter also schlecht ist, können Sie immer geschickter darin werden, die Perspektive des Himmels einzunehmen, indem Sie aus sicherer Entfernung Ihre Gedanken und Gefühle beobachten, sich ihnen öffnen und Raum für sie schaffen.

In späteren Sitzungen können wir dann immer wieder darauf zurückkommen: »Ihre Emotionen und Sie sind nicht dasselbe. Versuchen Sie daher, sich zu öffnen und Raum dafür zu schaffen, so wie der Himmel Raum für das Wetter schafft.«

Und wenn die Person gerade auf einer Emotion oder einem Drang »surft«, können wir sagen: »Eine Welle ist nicht dasselbe wie der Ozean. Wellen steigen aus dem Ozean auf und versinken wieder darin. So sind auch Sie nicht dasselbe wie Ihre Emotionen und Impulse, die steigen ständig an, erreichen einen Höhepunkt und lassen dann nach.«

FLEXIBEL ÜBER EMOTIONEN DENKEN

Wenn eine unerwünschte Emotion vorhanden ist, reagiert der Kopf darauf oft auf harsche, verurteilende Weise wie etwa Das ist schlecht, furchtbar, schrecklich, unerträglich; es hindert mich am Leben; ich muss es loswerden; es bedeutet, dass etwas verkehrt an mir ist. Daher vermitteln wir nicht nur, wie man sich von solchen Urteilen löst, sondern auch, wie man auf neue Weise darüber denkt. Das erleichtert die Akzeptanz. Zu diesem Zweck können wir der Person vorschlagen, zu sich zu sagen:

- Diese Emotion ist völlig normal; es ist eine normale Reaktion auf eine schwierige Situation.
- Emotionen sind wie das Wetter und ich bin wie der Himmel.
- Emotionen sind wie Wellen; sie schwellen an, erreichen einen Höhepunkt und ebben wieder ab. Jetzt habe ich gerade eine intensive Emotion, doch die wird bald vorübergehen.
- In mir ist Raum für dieses Gefühl; egal, wie groß es wird, es kann nicht größer als ich werden.
- Ich bin bereit, Raum für dieses Gefühl zu schaffen, obwohl ich es nicht mag.

- Es kann mir nicht schaden; ich muss es nicht bekämpfen oder davor davonlaufen.
- Ich muss mich davon nicht beherrschen lassen; ich kann dieses Gefühl haben und mich trotzdem entscheiden, nach meinen Werten zu handeln.
- Wie alle Gefühle wird auch dieses nach Belieben kommen, bleiben und gehen. Ich muss nicht dagegen ankämpfen.
- Indem ich den Anker werfe, halte ich dem Sturm stand.
- Ich schaffe Raum dafür.
- Das ist eine Gelegenheit, meine neuen Fertigkeiten auszuprobieren.

Vielleicht ist Ihnen aufgefallen, dass diese Aussagen eine Ähnlichkeit mit der Strategie der »kognitiven Neubewertung« in der kognitiven Verhaltenstherapie haben. Der große Unterschied besteht darin, dass eine kognitive Neubewertung im Allgemeinen darauf abzielt, die Emotion zu reduzieren, während solche kognitiven Umdeutungen das Ziel verfolgen, die Emotion zu akzeptieren.

➔ BEGLEITMATERIAL: Kapitel 13 von *Trauma-Focused ACT: The Extra Bits* enthält a) eine Handreichung zum Üben von Akzeptanzfertigkeiten, b) Hinweise zum »Urge Surfing« mit einer Weintraube oder einem Bonbon und c) den Link zu einem E-Book über den Umgang mit Wut.

Kernpunkte

Aus diesem Kapitel gibt es viel mitzunehmen. Die Hauptpunkte:

- Die vier Schritte von Akzeptanz sind Anerkennen, Zulassen, Anpassen und Wertschätzen.
- Aus der Perspektive der ACT bedeutet Emotionsdysregulation, unflexibel auf Emotionen zu reagieren, das heißt mit Fusion, Vermeidung und nicht praktikablem Handeln. Als Gegenmittel kann man lernen, flexibel zu reagieren.
- Es fördert die Akzeptanz, die positiven Funktionen von »negativen« Emotionen zu akzeptieren, sich also bewusst zu machen, auf welche Weise sie motivieren, erhellen und kommunizieren.
- In der ACT wird Exposition definiert als »systematischer Kontakt mit das Verhaltensrepertoire einschränkenden Reizen, um Reaktionsflexibilität zu fördern«. Exposition ist also, wenn wir üben, unerwünschte private Erfahrungen zu akzeptieren, die problematische Verhaltensweisen auslösen.
- Akzeptanz steht immer im Dienst von Werten und wertebasierten Zielen.

14

Selbstmitgefühl

Definitionen für Selbstmitgefühl gibt es viele. Meine eigene ist ganz einfach; sie besteht aus nicht mehr als sieben Wörtern: »Den Schmerz anerkennen und mit Freundlichkeit reagieren.« Anders ausgedrückt, besteht Selbstmitgefühl darin, bewusst den eigenen Schmerz, die eigenen Verletzungen und das eigene Leiden anzuerkennen und darauf zu reagieren, indem man sich freundlich, fürsorglich und unterstützend behandelt.

Ein wesentlicher Teil der ACT war Selbstmitgefühl von Anfang an, in den 1980er- und 1990er-Jahren ist es jedoch stark in den Hintergrund getreten. In den frühen Nullerjahren haben John Forsyth und Georg Eifert es dann wieder in den Mittelpunkt gerückt, und seither spielt es eine zentrale Rolle. Wichtig ist es für uns alle, aber vor allem dann, wenn wir es mit Trauma zu tun haben. Viele der Menschen, die zu uns kommen, haben nicht nur Schreckliches in der Vergangenheit erlebt, sie leiden unter anhaltenden Schwierigkeiten. So werden sie von körperlichen, emotionalen, mentalen oder spirituellen Schmerzen gequält, die oft ein extremes Ausmaß annehmen. Unser Ziel ist es daher, sie dabei zu unterstützen, auf ihr Leiden mit echter Freundlichkeit und Fürsorglichkeit zu reagieren. Leider ist das leichter gesagt als getan.

Die richtige Wortwahl

Den meisten Menschen (Therapeutinnen und Therapeuten eingeschlossen) fällt Mitgefühl für sich selbst nicht leicht. Meist lernen sie es nur, wenn sie eine Therapie machen, sich mit Selbsthilfe beschäftigen oder an ihrer spirituellen Entwicklung arbeiten. Wesentlich häufiger reagieren wir alle auf unseren Schmerz, indem wir:

- dagegen ankämpfen
- versuchen, ihm zu entkommen oder ihn zu vermeiden
- damit verschmelzen
- ihn leugnen, bagatellisieren oder abtun
- uns die Schuld daran geben, verurteilen und kritisieren
- ihn ertragen oder »aushalten«
- uns deshalb Sorgen machen, darüber nachgrübeln oder darin hineinsteigern.

Selbstmitgefühl unterscheidet sich radikal von diesen ganzen Strategien, weshalb es nicht weiter überraschend ist, dass darüber so viele falsche Vorstellungen existieren. Viele Menschen finden es schlicht unglaublich schwierig, und wenn tief verwurzelter Selbsthass vorhanden ist, kann es große Ängste auslösen. Es lohnt sich daher, langsam vorzugehen und das Konzept ebenso behutsam wie flexibel in kleinen Schritten einzuführen. Das können wir explizit tun, indem wir erklären, worum es geht, und dann eine Übung machen, oder implizit, indem wir es in die Erfahrungsarbeit einfließen lassen, ohne zu verkünden: »Das ist Selbstmitgefühl.« Ein Beispiel für das implizite Vorgehen findet sich im vorigen Kapitel dort, wo die Übung Freundliche Hände eingeführt wird.

Bei der expliziten Einführung kommt es auf die Wortwahl an, weil manche Leute negativ auf den Begriff »Selbstmitgefühl« reagieren. Sie verbinden ihn mit Schwäche, Egoismus, Selbstmitleid oder etwas Religiösem. Eine einfache Methode, das Konzept einzuführen, ohne den Begriff zu benutzen, ist die Metapher von den zwei Freunden.

Die Metapher von den zwei Freunden

Therapeut: Nehmen wir an, Sie machen mit einem Freund eine Reise. Die ist richtig hart. Sie ist gefährlich, und ständig passieren allerhand schreckliche Dinge. Davon werden Sie ganz schön gebeutelt und müssen sich gewaltig anstrengen, nicht aufzugeben. Während Sie die Reise fortsetzen, was für einen Freund hätten Sie dann gern dabei? Einen, der sagt: »Ach, halt die Klappe! Hör auf zu jammern, das will ich gar nicht hören. Sei doch nicht so ein Waschlappen. Reiß dich zusammen und mach einfach weiter!« Oder einen Freund, der sagt: »Das ist wirklich beschissen, aber hör mal, das stehen wir gemeinsam durch. Ich geb dir Rückendeckung. Auf mich kannst du zählen!«

Klient: Na ja, der zweite wäre mir schon lieber.

Therapeut: Mir ebenfalls. Aber was für ein Freund sind Sie sich selbst gegenüber? Sind Sie eher wie der erste oder wie der zweite?

Klient: Wie der erste.

Therapeut: Tja, so geht es uns allen. Wir kritisieren uns und machen uns regelrecht fertig. Den meisten von uns gelingt es überhaupt nicht gut, sich wie der zweite Freund zu verhalten, aber man kann es lernen. Wären Sie wohl daran interessiert?

Andere Metaphern, um die Wirkung von Selbstmitgefühl zu demonstrieren, sind die von der freundlichen Lehrerin oder Trainerin, die sich warmherzig, unterstützend und ermutigend verhält (statt schroff, kritisch, gleichgültig) und von den liebevollen Eltern, die ein bekümmertes Kind trösten und beruhigen (statt es zu ignorieren, zu kritisieren oder anzubrüllen).

Selbstmitgefühl und sichere Bindung

Von dem britischen Psychiater John Bowlby stammt das Konzept der Bindungstheorie (Bowlby 2021). Bei traumabezogenen zwischenmenschlichen Problemen ist es oft nützlich, einige Aspekte dieser Theorie zu erklären, um unproduktives Verhalten in Beziehungen verständlich zu machen (mehr dazu in Kapitel 28).

Die Bindungstheorie in Kürze

Ein neugeborenes Kind ist völlig hilflos und abhängig von seinen Bezugspersonen, was Schutz und Nahrung angeht (ohne die es stirbt). Deshalb haben Millionen Jahre Evolution dafür gesorgt, dass Kinder mit dem starken Instinkt geboren werden, nach Bezugspersonen zu suchen, die sie beschützen und ernähren. Laut Bowlby signalisieren Säuglinge ihren Bezugspersonen ihr Bedürfnis nach Nähe, Geborgenheit, Trost, Schutz, Fürsorge, Beruhigung und Versorgung. Bei Neugeborenen bestehen diese Signale aus Weinen, Wimmern und Schreien, doch während das Kind älter wird, entwickelt es viele andere Methoden, sich um Schutz und Nahrung zu bemühen.

Wenn eine Bezugsperson positiv auf diese Signale reagiert, also dem Kind zuverlässig Nahrung, Trost und Schutz verschafft (und wenn sie das wesentlich öfter tut, als dass sie Signale ignoriert oder feindselig darauf reagiert), entwickelt das Kind im Rahmen diese Beziehung eine »sichere Bindung«. Anders gesagt, es lernt, dass seine Bezugsperson (oder Bindungsperson) sicher, zuverlässig und bereitwillig seine Bedürfnisse erfüllt, und daher fühlt es sich in der betreffenden Beziehung sicher. Es überrascht nicht, dass es einen starken Zusammenhang zwischen einer sicheren Bindung in der Kindheit und der Fähigkeit im späteren Leben gibt, enge Beziehungen zu bilden.

Ein unsicheres Bindungsverhalten (das in unterschiedlicher Form existiert) entsteht dann, wenn die Bezugsperson sich nicht zuverlässig und bereitwillig verhält, wenn sie die Signale des Kindes ignoriert oder feindselig darauf reagiert. Im späteren Leben ist das verbunden mit Schwierigkeiten, sichere enge Bindungen zu bilden. Nach chronischem Missbrauch oder chronischer Vernachlässigung in der Kindheit ist das ein praktisch universelles Problem.

Die Ähnlichkeiten erkennen

Es ist leicht, die Ähnlichkeiten zwischen Selbstmitgefühl und sicherer Bindung zu erkennen. Wenn wir Schmerzen haben und leiden, brauchen wir Trost, Beruhigung und Beistand. Unsere schmerzhaften Gedanken und Gefühle sind gewissermaßen Notrufe, und wenn wir Selbstmitgefühl haben, reagieren wir darauf mit Freundlichkeit, Fürsorge und Unterstützung. Je zuverlässiger und einfühlsamer wir das tun, desto größer ist der Nutzen. Wenn wir uns regelmäßig in Selbstgefühl üben, entwickeln wir mit der Zeit eine »sichere Bindung« zu uns selbst – das heißt Vertrauen in die eigene Fähigkeit, uns zu unterstützen und für uns zu sorgen.

In der Therapie findet ein ähnlicher Prozess statt. Die Person, die zu uns kommt, sucht Trost, Unterstützung und Sicherheit, und wir reagieren darauf zuverlässig mit Freundlichkeit und Fürsorglichkeit. Für manche Menschen kann das die erste solche Beziehung sein, die sie je hatten.

Durch den Bezug zu Werten und engagiertem Handeln helfen wir unseren Klientinnen und Klienten, liebevolle Beziehungen zu anderen Menschen aufzubauen, von denen sie auf freundliche Weise unterstützt werden. Zugleich vermitteln wir ihnen nützliche Fertigkeiten, sich aktiv selbst zu unterstützen, vor allem, wenn sie einsam oder isoliert sind. Selbstmitgefühl ist die wichtigste davon.

Bausteine für Selbstmitgefühl

Kristin Neff, die weltweit führende Forscherin zu Selbstmitgefühl, beschreibt dieses im Rahmen von drei Prozessen: Achtsamkeit, Freundlichkeit und Mitmenschlichkeit (Neff 2003).

Achtsamkeit und Freundlichkeit bedürfen keiner Erläuterung. »Mitmenschlichkeit« (auch »gemeinsames« oder »geteiltes Menschsein«) ist Neffs Bezeichnung für jenes Gefühl von Gemeinsamkeit, das wir empfinden, wenn uns bewusst wird, dass andere genauso leiden wie wir. Es ist die Erkenntnis, dass wir alle im selben Boot sitzen und mit dem kämpfen, was das menschliche Dasein bedeutet. Wenn wir Neffs drei Elemente ins Hexaflex übertragen, umfasst »Achtsamkeit« die Elemente Defusion (sich von Selbstverurteilung lösen), Akzeptanz (sich öffnen) und Kontakt zum gegenwärtigen Moment herstellen (den Schmerz anerkennen). »Freundlichkeit« entspricht Werten und engagiertem Handeln (freundlich sprechen und handeln). Und wenn wir das Selbst-als-Kontext interpretieren mit »flexible Perspektiven einnehmen«, dann entspricht das der »Mitmenschlichkeit«. Bildlich dargestellt, sieht das aus wie auf der nächsten Seite.

Ich stelle mir die folgende Zeichnung als Darstellung der sechs »Bausteine« von Selbstmitgefühl vor. Wir können jeweils an einem (oder mehreren) von diesen Bausteinen arbeiten, und während die Therapie fortschreitet, können sie zu einem stärkeren und breiteren Repertoire an Selbstmitgefühl »aufgestapelt« werden. Werfen wir einen kurzen Blick auf jeden einzelnen.

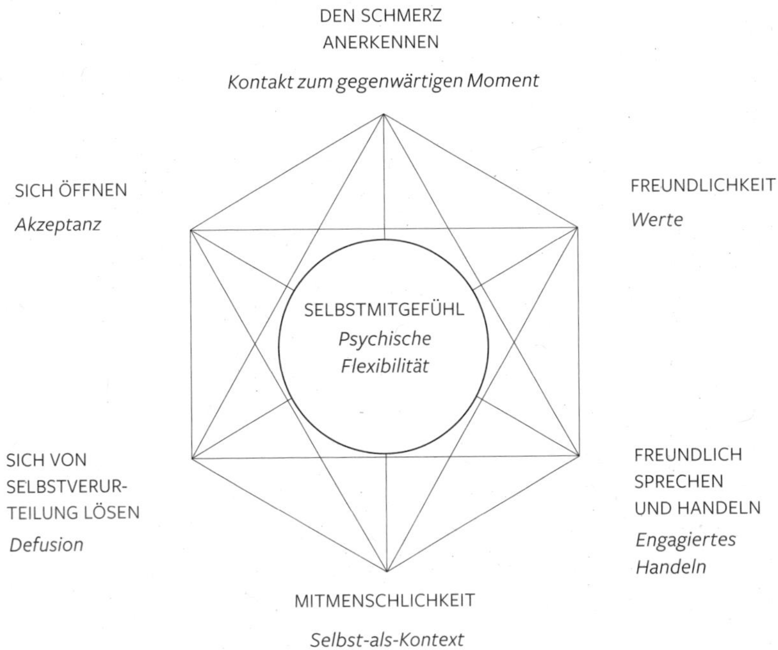

→ Selbstmitgefühl und das Hexaflex

Den Schmerz anerkennen

Der erste Baustein bedeutet im Allgemeinen, freundlich, fürsorglich und ohne Bewertung alles wahrzunehmen und zu benennen, was schmerzhaft oder schwierig ist. Oft muss darauf hingewiesen werden, dass das etwas anderes ist als Selbstmitleid:

Therapeutin: Unseren Schmerz anzuerkennen bedeutet, dass wir uns aufrichtig eingestehen, wie sehr es wehtut, ohne dem nachzuhängen, sich darin zu wälzen oder in Selbstmitleid zu verfallen. Deshalb sagen wir beispielsweise nicht: »Das ist furchtbar. Ich ertrage es nicht mehr. So schlecht habe ich mich noch nie gefühlt. Warum muss das ausgerechnet mir passieren? Das ist einfach nicht fair.« So etwas ist Selbstmitleid, was die Lage nur verschlimmert. Stattdessen wollen wir unseren Schmerz auf einfache, freundliche und aufrichtige Weise anerkennen, so wie wir den Schmerz von befreundeten Menschen anerkennen, die leiden.

Wenn es der Person nicht gelingt, exakt die vorhandenen Gefühle zu benennen, können wir Begriffe wie »Leiden«, »Kummer«, »Verletzung«, »Verlust«, »Schmerz« und »Gram« verwenden oder Sätze wie »Da ist Leiden«, »Ich nehme Kummer wahr« und »Ich habe ein Gefühl von Leere«. Oft ist es nützlich, Ausdrücke wie »hier und jetzt« oder »in diesem Moment« hinzuzufügen. Wenn wir sagen »Hier und jetzt nehme ich Angst wahr« oder »In diesem Moment ist Einsamkeit vorhanden«, so erinnert uns das daran, dass Gedanken und Gefühle vergänglich sind – dass sie sich ständig verändern wie das Wetter. Selbst in Zeiten von heftigem Leiden verändern unsere Emotionen sich; manchmal fühlen wir uns besser, manchmal schlechter. »Hier und jetzt« nehmen wir beispielsweise Angst wahr, später werden wir eine andere Emotion registrieren.

Weitere nützliche Formulierungen sind »Das ist ein Moment von« und »Das ist eine Erfahrung von« (zum Beispiel »Das ist ein Moment von großem Kummer« und »Das ist ein Augenblick der Frustration«). Wir können die Person anregen, mit solchen Ausdrücken zu experimentieren und eine Formulierung zu finden, die zu ihr passt. Kristin Neff sagt gern »Das ist ein Moment des Leidens«, ein poetischer Satz, der vielen gefällt. Manche Leute ziehen jedoch eine nüchternere Ausdrucksweise vor wie etwa: »Das tut wirklich weh.«

Sich öffnen

Wenn wir Raum für schmerzhafte Gedanken und Gefühle schaffen, ist schon das allein ein Akt der Freundlichkeit; es lindert Leiden auf wesentlich zuträglichere Weise als vieles, was wir tun, um es zu vermeiden. Für diesen Schritt ist daher jede Akzeptanztechnik gut geeignet.

Sich von Selbstverurteilung lösen

Die Defusion von Selbstverurteilung (und den sehr ähnlichen Phänomenen Selbstkritik, Selbstverachtung und Selbsthass) ist ein extrem wichtiger Aspekt von Selbstmitgefühl. Für diesen Aspekt eignen sich sämtliche Defusionsübungen.

Mitmenschlichkeit

Zum Gefühl einer gemeinsamen Menschlichkeit gehört die tiefe Erkenntnis, dass Leiden etwas ist, was wir mit allen anderen Menschen gemein haben. Wir erkennen mitfühlend den Schmerz von anderen und sind uns bewusst, dass sie ihre eigenen Schwierigkeiten im Leben haben. Solange wir mit Selbstmitleid und der Vorstellung verschmolzen sind, niemand würde so leiden wie wir, fördert das nicht nur ein Gefühl der Isolation von anderen, sondern verstärkt auch Erlebensvermeidung. Wenn wir jedoch das Leiden von anderen erkennen und die Gemeinsamkeit mit ihnen sehen, ermöglicht das nicht nur ein Gefühl von Zugehörigkeit und Verbundenheit, es fördert auch Akzeptanz.

Indem wir in der Therapie wiederholt die Gedanken und Gefühle der Person vor uns normalisieren, wozu auch unsere Selbstenthüllung gehört, schaffen wir die Grundlage für gemeinsame Menschlichkeit. Wir müssen allerdings darauf achten, dass die Person das nicht so missversteht, als würden wir ihren Schmerz bagatellisieren.

Therapeut: Wenn wir besonders stark leiden, sagt unser Kopf uns oft, wir wären allein in unserem Schmerz, niemand sonst würde so etwas durchmachen, alle wären glücklicher oder besser dran als wir! Jedenfalls geht es mir oft so; sagt Ihnen Ihr Kopf so etwas auch manchmal? (*Klientin bejaht das.*) Nun ist es so: Wenn wir uns in diese Vorstellung verstricken, leiden wir normalerweise nur noch mehr. Daher ist es dann nützlich, uns daran zu erinnern, dass alle Menschen irgendwie leiden. Natürlich auf unterschiedliche Weise und verschieden stark, aber verschont bleibt niemand davon. Wir alle erleben Verluste, Verletzungen und Mühen, und zwar viele, viele Male in unserem Leben. Es ist allerdings ganz wichtig, dass Sie das nicht als Grund sehen, Ihre Schmerzen abzutun oder zu bagatellisieren; schließlich ist es eine Tatsache, dass Sie leiden, und das sollten Sie würdigen, nicht kleinreden. Es geht also darum, Ihren Schmerz anzuerkennen und ihn zugleich als etwas zu sehen, was zum Menschsein dazugehört – als etwas, was Sie mit allen anderen Menschen gemein haben.

Klientin: Und wie soll ich das machen?

Therapeut: Nun, eine Möglichkeit wäre es, sich einen Satz auszudenken, um sich daran zu erinnern, so etwa wie: »Wir leiden alle, das gehört zum Menschsein« oder »Schmerzen gehören dazu, alle Menschen haben sie«.

Anschließend regen wir an, dass die Person diesen Satz in das Repertoire ihrer Übungen zu mehr Selbstmitgefühl aufnimmt.

AUS DER PERSPEKTIVE DES HIMMELS

Weiter oben haben wir eine Verbindung zwischen Mitmenschlichkeit und dem Selbst-als-Kontext hergestellt, wenn letzteres als Einnehmen einer flexiblen Perspektive definiert wird. Wie Sie sich erinnern werden, bedeutet Selbst-als-Kontext aber auch das »wahrnehmende Selbst«, und das spielt bei Selbstmitgefühl ebenfalls eine Rolle. Wenn wir Zugang zum psychischen Raum des wahrnehmenden Selbst finden, sind wir wie der Himmel, und unsere Kognitionen und Emotionen sind wie das Wetter. Gehören zum Wetter also extrem schmerzhafte Emotionen, furchtbare Erinnerungen und harsche Selbstverurteilung, ist es ein Akt der Freundlichkeit zu uns selbst, das alles aus der sicheren Perspektive des Himmels zu beobachten. Dadurch erkennen wir, dass wir wesentlich mehr darstellen als jene schrecklichen Ereignisse aus der Vergangenheit und jene hasserfüllte Selbstkritik, und wir lassen alles durch uns hindurchströmen, statt dass es uns quält.

Freundlichkeit

Den Kern von Selbstmitgefühl bildet der Wert der Freundlichkeit. Zwar ist diese oft unter mehreren Schichten Fusion und Vermeidung vergraben, sie kommt durch die Metapher von den zwei Freunden (weiter oben in diesem Kapitel) jedoch meist schnell zum Vorschein. Hilfreich wirkt dabei im Allgemeinen jede Variante der Frage »Wenn eine Person, die Ihnen wirklich etwas bedeutet, so leiden würde, wie Sie es gerade tun – was würden Sie dann zu ihr sagen, und was würden Sie für sie tun?«

Wird darauf mit Verwirrung reagiert, können wir präzisieren: »Wenn Sie dieser Person die Botschaft senden wollten, dass Sie ihr Leiden sehen, dass sie Ihnen etwas bedeutet und dass Sie für sie da sind, was würden Sie dann sagen und tun?« (Natürlich können diese Sätze angepasst werden. Wenn die Person zum Beispiel Hunde liebt, können wir fragen, wie sie reagieren würde, wenn sie einen Hund leiden sähe.) Solche Fragen rufen nicht nur Freundlichkeit wach, sie leiten auch ganz selbstverständlich zu engagiertem Handeln über.

Freundlich reden und handeln

Zu engagiertem Handeln gehört es, den Wert Freundlichkeit sowohl in verdecktes Verhalten (wie freundliche Selbstgespräche, freundliche Bilder, Metta-Meditation) wie auch in offenes Verhalten (freundliches, fürsorgliches, unterstützendes Handeln) umzusetzen.

FREUNDLICHE SELBSTGESPRÄCHE

Das bedeutet, auf freundliche, ermutigende und unterstützende Weise mit uns selbst zu sprechen. Unter anderem kann es heißen, uns unseren Schmerz zu bestätigen (Puh, das ist wirklich schwer zu ertragen) und uns Mut zu machen (Ich kann damit umgehen, Das schaffe ich, Das werde ich überstehen). Passende Ideen ergeben sich, wenn die Frage gestellt wird, was man zu einer Person aus dem Freundes- oder Familienkreis sagen würde, die leidet. Anschließend schlagen wir vor:

Therapeutin: Wenn diese schwierigen Gedanken und Gefühle tagsüber auftauchen, geht es darum anzuerkennen, was Sie fühlen, und dass es wehtut. Anschließend erinnern Sie sich daran, mit Freundlichkeit und Fürsorglichkeit darauf zu reagieren. Es ist gut, einen bestimmten Satz zu haben, den man zu sich selbst sagt. Zum Beispiel sage ich mir in solchen Momenten: Das tut wirklich weh. Geh freundlich mit dir um. Wenn Ihnen das gefällt, können Sie es ebenfalls benutzen, aber wenn Ihnen etwas Eigenes einfällt, wäre das noch besser. Haben Sie vielleicht eine Idee?

Zuerst lernt die Person, sich von harschen inneren Monologen zu lösen, und dann, etwas zu sich zu sagen, was freundlich und unterstützend wirkt. Angenommen, nach einem Fehler verschmilzt die Person mit dem Satz: »Ich bin eine Verliererin.« Ein freundliches Selbstgespräch kann dann so verlaufen: Aha, da ist wieder das Thema von der Verliererin. Gut, ich habe Mist gebaut, aber ich bin auch nur ein Mensch. Fehler machen wir alle.

Perfektionistische Personen wiederum können sich erinnern: Ich habe den Gedanken, dass ich das perfekt erledigen muss. Aber eigentlich muss ich das gar nicht. »Gut genug« ist völlig in Ordnung.

Und wenn man sich unvorteilhaft mit anderen vergleicht, kann man sagen: Aha! Da vergleicht mein Kopf mich wieder und versucht, mich auf Zack zu bringen. Aber da muss ich nicht mitmachen. Es kommt nur darauf an, dass ich an mir arbeite und das tue, was mir wichtig ist.

Von kognitiver Flexibilität war bereits die Rede; sie bedeutet, uns von einem unproduktiven kognitiven Repertoire zu lösen und uns neue, flexiblere Denkweisen zu erschließen. Dabei versuchen wir nicht, selbstkritische Gedanken zu ignorieren, zu vermeiden oder uns davon abzulenken, und wir versuchen auch nicht, diese infrage zu stellen oder zu verdrängen. Vielmehr akzeptieren wir, dass sie vorhanden sind (und zukünftig immer wiederkehren werden), wir lösen uns von ihnen … und sprechen freundlich mit uns selbst.

Tipp für die Praxis

Achten Sie immer auf den Tonfall der inneren Stimme. Wenn die Person freundliche Worte sagt, der Ton ihrer inneren Stimme jedoch harsch, sarkastisch oder gefühllos ist, hat das nicht die erwünschte Wirkung.

FREUNDLICHE IMAGINATIONS- UND MEDITATIONSÜBUNGEN

Es gibt viele Imaginations- und Meditationstechniken, die das Selbstmitgefühl fördern. Besonders wirkungsvoll sind Übungen mit dem »inneren Kind« oder dem »jüngeren Ich«, bei denen man sich vorstellt, in die Vergangenheit zu reisen und das Kind oder die jugendliche Person zu trösten und zu umsorgen. Mehr dazu in Kapitel 29. Ebenso wirksam ist die in Kapitel 31 vorgestellte Metta-Meditation.

FREUNDLICHE SELBSTBERÜHRUNG

Zu den vielen Möglichkeiten, sich freundlich selbst zu berühren, gehört die Übung Freundliche Hände im vorigen Kapitel. Grundsätzlich schlagen wir der Person vor, mit verschiedenen Techniken zu experimentieren, um herauszufinden, was am besten für sie passt. Angeboten werden kann unter anderem:

- Eine Hand auf die Brust und die andere auf den Bauch legen
- Beide Hände auf die Brust legen
- Beide Hände auf den Bauch legen
- Sich sanft selbst umarmen
- Sich selbst umarmen und sich zugleich sanft über die Oberarme streichen
- Sanft einen Bereich massieren, in dem Anspannung oder Enge spürbar ist
- Sanft das Gesicht in beide Hände nehmen und sich dabei eventuell die Schläfen massieren

FREUNDLICHES HANDELN

Hier sind der Fantasie keine Grenzen gesetzt. Um freundlich, fürsorglich und unterstützend etwas für sich zu tun, kann man unter anderem TFACT-Fertigkeiten üben, schöne Stunden mit anderen Menschen verbringen, für sich sorgen, indem man sich gesund ernährt und regelmäßig bewegt, sich Zeit für Ruhe und Entspannung nimmt, sich einem Hobby widmet, Sport treibt oder etwas anders tut, was Freude macht und für Erholung sorgt, zur Therapie geht, sich selbst tröstet und beruhigt und vieles mehr.

Aber Achtung: Jede Aktivität, die hauptsächlich durch Fusion oder Erlebensvermeidung motiviert ist, wird wahrscheinlich nicht als

Selbstmitgefühl fungieren. Es ist daher unerlässlich, dass das betreffende Verhalten primär durch Freundlichkeit motiviert ist und auf flexible, achtsame Weise ausgeführt wird.

Außerdem erklären wir: »Sie müssen absolut nichts Dramatisches tun. Selbst der kleinste Akt von Selbstmitgefühl zählt.« Falls die Person keine Ideen hat, schlagen wir etwas vor, wobei wir auf Selbstenthüllung zurückgreifen können: »Damit Sie eine Vorstellung davon bekommen, will ich Ihnen kurz erzählen, wie ich mich heute mit Selbstmitgefühl behandelt habe. Ich habe Rücken und Nacken gedehnt … mich schön lange warm geduscht … hab mit meinem Hund gespielt und mit meinem Sohn ein paar lustige YouTube-Videos angesehen … hab zum Frühstück was Gesundes gegessen. Und kurz bevor Sie gekommen bin, habe ich mich ein paar Minuten vors Haus gesetzt und die Augen geschlossen – einfach, um die Vögel zu hören und die Sonne auf dem Gesicht zu spüren.«

Wertschätzen

Im vorigen Kapitel haben wir einen Blick auf die vier Schritte von Akzeptanz geworfen: Anerkennen, Zulassen, Anpassen und Wertschätzen. Auch bei Selbstmitgefühl spielt Wertschätzung eine bedeutende Rolle. Wenn wir den Zweck unserer schwierigen Kognitionen, Emotionen und Körperreaktionen würdigen, erleichtert das eine freundliche Reaktion.

Therapeutin: Das Irre an der Sache ist: Wenn Kopf und Körper diese ganzen schmerzhaften Gedanken und Gefühle erzeugen, versuchen sie eigentlich, uns zu helfen. Alle schwierigen Gedanken und schmerzhaften Emotionen, aber auch Reaktionen wie Kampf oder Flucht, Erstarren oder sich unterwerfen – das alles dient einem übergeordneten Zweck: Kopf und Körper geben sich die größte Mühe, uns zu beschützen.

Klient: Na ja, kann schon sein, aber ich mag es trotzdem nicht.

Therapeutin: Kein Wunder! Wer mag schon etwas, was unangenehm ist und wehtut? So was will niemand; niemand sucht sich so was freiwillig aus. Das Leben hat Ihnen einen schweren Schlag versetzt, und Ihr Kopf und Ihr Körper haben so reagiert, wie sie es eben konnten. Sie haben dieses ganze Leiden nicht bestellt, das Leben hat es Ihnen vorgesetzt. Das tut unheimlich weh. Und wenn das Leben derart wehtut, brauchen wir ein bisschen Freundlichkeit.

Klient: (*nickt nachdenklich*) Das stimmt.

Hindernisse für Selbstmitgefühl

Werfen wir nun einen kurzen Blick auf die häufigsten Hindernisse für Selbstmitgefühl und darauf, wie wir sie überwinden können.

Fusion und Überwältigung

Selbst wenn wir behutsam vorgehen und einen Baustein nach dem anderen aufschichten, löst Selbstmitgefühl manchmal allerhand schwierige Gedanken und Gefühle aus. Die Person kann mit scharfer Selbstkritik verschmelzen (Es war meine Schuld. Ich habe es verdient.) oder von quälenden Emotionen und Erinnerungen überwältigt werden. Falls es dazu kommen sollte, wissen Sie ja bereits Bescheid – dann geht es darum, den Anker zu werfen und zu Defusion zu greifen.

Das ist egoistisch, bequem oder schwach

Wenn Selbstmitgefühl mit Egoismus, Bequemlichkeit oder Schwäche gleichgesetzt wird, können wir so damit umgehen:

Therapeut: Was wir hier tun, ist ganz neu und anders für Sie, deshalb ist es natürlich unangenehm. Und Ihr Kopf will Ihnen helfen, dieses Gefühl zu vermeiden, indem er Gründe anbringt, wieso Sie so was nicht tun sollten – weil es angeblich egoistisch und schwach ist. Wie wäre es, wenn Sie Ihrem Kopf einfach seine Meinung lassen ... aber sich zugleich eine Frage stellen: Wenn Ihre beste Freundin eine wirklich schwere Zeit durchmacht, würden Sie ihr dann beistehen?

Klientin: Ja, natürlich.

Therapeut: Und wenn sie Ihre Hilfe und Freundlichkeit annehmen würde, würden Sie sie dann als egoistisch oder schwach bezeichnen?

Klientin: Tja ... nein.

Therapeut: Fällt Ihnen auf, dass Sie da mit zweierlei Maß messen? Wenn Ihre Freundin in einer solchen Situation Freundlichkeit und Fürsorglichkeit verdient, dann gilt das auch für Sie.

Klientin: Aber das ist was anderes.

Therapeut: Natürlich wird Ihr Kopf mir da nie im Leben zustimmen; der wird immer behaupten, dass das egoistisch und schwach ist. Daher haben wir hier einen Entscheidungspunkt. Wenn Sie sich von solchen Gedanken herumschubsen lassen, wo führt Sie das hin?

Klient: In mein Loch zurück.

Therapeut: Sie sind doch schon mal mit dem Flugzeug geflogen, nicht wahr?

Klientin: Ja, klar.

Therapeut: Erinnern Sie sich, was man da vor dem Abflug zu den Sauerstoffmasken erklärt? Zuerst soll man die eigene aufsetzen, bevor man versucht, jemand anders zu helfen. Was wir hier machen, können Sie genauso sehen – Sie lernen, besser für sich selbst zu sorgen, damit Sie besser für andere sorgen können.

Motivation

Manchmal hören wir etwas wie: »Ich muss hart zu mir sein; das hält mich davon ab, alles zu verbocken« oder »So motiviere ich mich eben; wenn ich mich schone, bekomme ich einfach nichts gebacken.« Wir sollten bestätigen, dass eine solche Haltung kurzfristig tatsächlich motivierend wirken kann, auf lange Sicht jedoch im Allgemeinen die gegenteilige Wirkung hat. Nützlich ist hier die bekannte Metapher mit dem Karotten-Prinzip.

Das Karotten-Prinzip

Therapeutin: (*scherzhaft*) Sie haben doch einen Esel im Stall, oder? Der Ihre Waren zum Markt trägt?

Klient: (*spielt mit*) Äh, ja, klar, hab ich.

Therapeutin: Und es gibt zwei Methoden, den Esel zu motivieren, nicht wahr? Sie können ihm mit dem Stock eins überziehen, dann trägt er seine Last, um den Schlägen zu entkommen. Oder Sie füttern ihn mit Karotten, dann trägt er die Last, um weitere Karotten zu bekommen. Je mehr Karotten Sie ihm geben, desto gesünder und glücklicher ist Ihr Esel. Und je mehr Sie sich auf den Stock verlassen, desto lädierter und elender wird der Esel. Wenn Sie also hart zu sich sind, entspricht das den Karotten oder dem Stock?

Klient: Dem Stock, ganz klar. Aber wie soll ich mich denn sonst motivieren?

Therapeutin: Tja, glücklicherweise haben wir etwas viel besseres als Karotten – nämlich etwas, was man »Werte« nennt.

Von hier aus gehen wir dazu über, Selbstmotivation durch Werte, wertebasierte Ziele und mitfühlende Selbstermutigung zu vermitteln. Wenn die Person perfektionistisch ist oder sich an Selbstkritik klammert, um sich zu motivieren, bietet sich die Metapher von den beiden Trainern an. Sie ähnelt der von den zwei Freunden, die ich in diesem Kapitel bereits vorgestellt habe.

Die Metapher von den zwei Trainern

Therapeutin: Für welche Mannschaftssportart interessieren Sie sich eigentlich am meisten? (*Klient antwortet.*) Gut, dann stellen wir uns mal zwei Teams vor, deren Spieler gleich talentiert sind. Sie haben verschiedene Trainer. Der eine motiviert die Spieler, indem er hart, abwertend und kritisch ist und sich auf alles konzentriert, was die Spieler falsch machen: »Das war so richtig schwach!« »Du bist eine echte Null!« »Du versucht es ja nicht mal!« »Ich kann kaum glauben, was du da gebracht hast!« »Wie oft muss ich dir das denn noch erklären?« »Das hast du total verbockt!«

Der andere Trainer motiviert seine Spieler durch freundliches, unterstützendes Feedback. Er ermutigt sie, wobei er feststellt, was sie richtig machen, aber auch, was sie falsch machen: »Du hast A, B und C heute richtig gut gemacht, und ich sehe, dass du dich in D und E allmählich verbesserst. Übrigens war ich begeistert, dass du dich daran erinnert hast, H und I zu tun, als J passiert ist. Mit F und G scheinst du noch ein bisschen auf Kriegsfuß zu stehen; sehen wir uns das deshalb an, was da los ist und wie du dich in der Hinsicht verbessern kannst. Dass du X und Y vermasselt hat, ist mir schon klar, aber weißt du, wir sind alle nur Menschen und machen Fehler. Nimm das also nicht so schwer, reden wir darüber und überlegen, was du das nächste Mal anders machen kannst.«

Über dieses Thema hat man viel geforscht, und dabei hat sich herausgestellt, dass ein harscher, kritischer und abwertender Trainingsstil langfristig dazu führt, dass die Spieler die Motivation verlieren und schlechte Leistungen bringen. Wesentlich effektiver ist ein freundlicher, unterstützender Stil, durch den die Spieler stärker motiviert sind und mehr leisten. Wie ist es mit Ihnen, haben Sie die harsche, kritische Methode schon am eigenen Leib erlebt, durch einen Trainer, eine Lehrerin, einen Vorgesetzten, durch Vater oder Mutter? Wie war das für Sie? Und welche Methode wenden Sie bei sich selbst an?

Religiöse Assoziationen

Von manchen wird Selbstmitgefühl als religiöse Praxis betrachtet. Das kann problematisch sein, entweder weil die betreffende Person nicht religiös ist, oder weil sie meint, es habe mit einer anderen Religion als ihrer eigenen zu tun. Am leichtesten vermeidbar ist das, wenn man den Begriff auf nicht religiöse Weise einführt, zum Beispiel mit der Metapher von den zwei Freunden. Falls trotzdem religiöse Bedenken auftauchen, sprechen wir aufrichtig und offen darüber. Dabei geht es darum, dass Selbstmitgefühl traditionell ein bedeutender Aspekt der meisten – wenn nicht gar aller – Religionen ist; heute handelt es sich jedoch meist um eine weitverbreitete säkulare Praxis, die wegen ihres Nutzens für Gesundheit und Wohlbefinden intensiv wissenschaftlich erforscht wird.

Wenn wenig oder keine Erfahrung vorhanden ist, Mitgefühl zu empfangen

Manche Menschen hatten bisher ein so hartes Leben, dass sie von anderen kaum jemals mit Mitgefühl behandelt wurden. Dann fällt es ihnen schwer, sich selbst so etwas entgegenzubringen. Solche Menschen können wir ermutigen und unterstützen …

- Beziehungen zu Menschen aufzubauen, die sich wahrscheinlich mitfühlend verhalten werden, zum Beispiel freundliche Personen aus dem Freundes- und Nachbarkreis, ein liebevoller Partner oder eine liebevolle Partnerin;
- an Gruppen, Gemeinschaften oder Programmen (religiös, spirituell, zum Zweck von Selbstentwicklung oder Selbsthilfe) teilzunehmen, in denen wahrscheinlich mitfühlende Unterstützung zu finden ist;
- nach Beispielen für mitfühlendes Verhalten in der Außenwelt Ausschau zu halten, zum Beispiel in Filmen, Büchern, Fernsehsendungen, im Freundes- und Familienkreis, und darüber nachzudenken;

- sich anderen gegenüber mitfühlend zu verhalten und dann versuchen, das auch sich selbst gegenüber zu tun. Zu diesem Zweck eignet sich wieder die Metta-Meditation.

»Ich verdiene keine Freundlichkeit«

Gelegentlich bekommen wir Aussagen zu hören wie »Ich verdiene einfach keine Freundlichkeit. Andere Leute schon, aber ich nicht.« (Offensichtlich ist das mit einem größeren Narrativ über Wertlosigkeit verbunden.) Statt diese Vorstellung infrage zu stellen oder zu bestreiten, unterstützen wir die Person dabei, sie wahrzunehmen, zu benennen und sich davon zu lösen. Anschließend können wir fragen: »Wenn Sie die Regel ›Sei nie auf Freundlichkeit aus und erwarte sie nie‹ befolgen, was können Sie damit vermeiden?« Kommt keine Antwort, erklären wir: Wenn wir nie auf Freundlichkeit aus sind, vermeiden wir alle Ängste, ob uns so etwas je entgegenbracht wird oder nicht. Und wenn wir Freundlichkeit nicht erwarten, vermeiden wir, verletzt oder enttäuscht zu sein, wenn wir von anderen nicht gut behandelt werden. Im Allgemeinen können wir einen Bezug zur Kindheit herstellen: »Bei Ihnen zu Hause hat es offenbar immer nur zu Schmerz und Leiden geführt, wenn Sie von (Vater, Mutter, andere Bezugsperson) freundlich behandelt werden wollten oder darauf gehofft haben. Deshalb war es damals wesentlich sicherer für Sie, den Wunsch danach aufzugeben. Eine solche Denkweise bedeutet also im Grunde, dass Ihr Kopf auf Sie aufpasst und Sie beschützt.«

Eine gute Strategie in solchen Fällen ist es, die betreffenden Gedanken aufzuschreiben:

Therapeutin: Ihr Kopf hat also eine Art Verfügung erlassen: »Ich verdiene keine Freundlichkeit.« Ist es in Ordnung, wenn ich das aufschreibe? (*Klient stimmt zu; Therapeutin schreibt den Satz in großen Blockbuchstaben auf ein Blatt Papier.*) Untermauert wird das von Ihrem Kopf mit allerhand anderen Aussagen wie »Ich bin wertlos«, »Das ist meine eigene Schuld«, »Ich bin ein schlechter Mensch«. (*Therapeutin schreibt alles unter die erste Aussage und hebt das Blatt dann in die Höhe.*) Stimmt das so in etwa?

Klient: Ja, schon.

Therapeutin: Ich stimme zwar keiner von diesen Aussagen zu, aber es wäre wohl reine Zeitvergeudung, wenn ich versuchen würde, das mit Ihnen auszudiskutieren, stimmt's?

Klient: Das hat schon mein letzter Therapeut versucht, aber es hat nicht viel gebracht.

Therapeutin: Kein Wunder, schließlich sagt Ihr Kopf das schon so lange Zeit. Da kann ihn jetzt wahrscheinlich nichts davon abbringen. Also ... (*Therapeutin legt das Blatt Papier auf einen in der Nähe stehenden Stuhl, sodass der Klient den Text gut sehen kann*) ... das ist das, was Ihr Kopf zu sagen hat. Die Grundregel lautet: Keine Freundlichkeit zulässig! Und Sie haben das Gefühl, Sie müssten sich daran halten, nicht wahr?

Klient: Na ja, als Regel stelle ich mir das eigentlich nicht vor. Ich verhalte mich einfach so.

Therapeutin: Genau das ist es ja (*zeigt auf das Blatt*). Sie verhalten sich schon so lange so, dass Sie es nicht mal als Regel sehen.

Klient: So bin ich eben. Das Leben ist einfacher, wenn ich mich so verhalte.

Therapeutin: Hab schon kapiert. Es hat echte Vorteile, wenn Sie Ihr Leben so führen. Übrigens gilt das für uns alle – wenn wir bestimmte Dinge über lange Zeit hinweg auf bestimmte Weise getan haben, ist es bereits unangenehm, auch nur über die Möglichkeit nachzudenken, sich anders zu verhalten. Deshalb will ich Ihnen sagen, wie toll ich es finde, dass Sie sich so eine Mühe geben.

Klient: Inwiefern?

Therapeutin: Ich meine, ich bin wirklich beeindruckt, dass Sie weiter zu mir kommen – obwohl Ihr Kopf das alles sagt (zeigt wieder auf das Blatt). Jedes Mal, wenn Sie hierher kommen, sorgen Sie für sich selbst und tun etwas, um sich zu unterstützen. In jedem Moment, den wir hier zusammenarbeiten, brechen Sie die Regel da (*zeigt wieder auf das Blatt*). Und das ist ganz schön schwer.

Klient: So hab ich es eigentlich noch nie gesehen.

Therapeutin: Also, aus meiner Sicht ist es jedenfalls ziemlich toll. Ist es in Ordnung, wenn wir an dem Thema weiterarbeiten, obwohl Ihr Kopf so etwas sagt?

Klient: Einverstanden.

Therapeutin: Das freut mich wirklich. Wie ist es denn für Sie, die Regel da zu missachten?

Klient: Ich bin ziemlich beklommen.

Therapeutin: Ja, das ist ein normales Gefühl, wenn man tief verwurzelten Regeln nicht gehorcht. Es ist fast so, als würde man ein Gesetz brechen.

Klient: Das stimmt.

Therapeutin: Dann versuchen Sie doch, ob Sie sich öffnen und zulassen können, dass das Gefühl da ist. (*Therapeutin leitet eine kurze Version von »Ein Name für die Emotion« an. Sobald der Klient sein Gefühl akzeptiert hat, deutet sie wieder auf das Blatt Papier.*) Sehen Sie, die Regel ist noch da – aber Sie werden davon nicht mehr beherrscht. Und wenn es sich um das Gefühl handeln sollte, für das Sie Raum schaffen müssen, um Ihrem Leben eine bessere Richtung zu geben, sind Sie dazu bereit?

Klient: Ja, das bin ich.

Wenn sich alte Wunden öffnen

Wenn man anfängt, sich mit mehr Selbstmitgefühl zu behandeln, öffnen sich manchmal alte psychische Wunden. Das ist sehr schmerzhaft und kann überfordernd wirken. Zur Erklärung, was da abläuft, können wir die folgende Metapher nutzen:

Die Waisenhaus-Metapher

Therapeut: Stellen Sie sich vor, Sie haben gerade eine Stelle in einem Waisenhaus angetreten, einem von den Heimen, wie man sie in alten Filmen sieht. Es ist Ihr erster Nachtdienst, und während Sie durch den Flur gehen, hören Sie im Schlafsaal ein Kind weinen. Sie gehen hinein ... und finden etwa zwanzig Kinder vor, die alle schlafend im Bett liegen, bis auf ein einziges, ein Mädchen, das leise in sein Kissen schluchzt. Daher gehen Sie ganz leise hin, setzen sich zu ihm aufs Bett und fragen flüsternd, um die anderen nicht zu wecken, was los ist. Als das Mädchen erzählt, dass es total traurig ist und Angst hat, wollen Sie es mit ein paar freundlichen Worten trösten ... aber das tun Sie nicht leise genug ... worauf links und rechts zwei weitere Kinder aufwachen ... und als die Sie sehen, wollen sie ebenfalls Ihre Aufmerksamkeit ... daher fangen sie zu weinen an, und Sie versuchen, die beiden ebenfalls zu trösten ... aber da wachen die nächsten Kinder auf, wollen ebenfalls Ihre Aufmerksamkeit und weinen los ... und im Handumdrehen ist der ganze Schlafsaal voll weinender Kinder, die Ihnen erzählen, wie verängstigt und traurig sie sind, und die von Ihnen getröstet werden wollen.

Wenn Sie den Kindern nun helfen wollen, sich zu beruhigen und geborgen zu fühlen, müssen Sie zuerst freundlich und besänftigend reagieren. Würden Sie die Kinder hingegen anbrüllen oder bedrohen, würde das sie eventuell zum Schweigen bringen, aber beruhigt und geborgen wären sie natürlich nicht. Und wenn Sie einfach weglaufen und die Kinder im Stich lassen – tja, dann würde das Ihnen selbst zwar Erleichterung verschaffen, aber die Kinder wären nur noch mehr verletzt.

Daher sagen Sie beispielsweise mit freundlicher und ruhiger Stimme: »Alles ist gut, Kinder. Ich bin da und lasse euch nicht allein. Ich bleibe bei euch.« Dann würden Sie im Schlafsaal umhergehen, zu jedem Kind ein paar tröstende Worte sagen und allen versprechen, dass Sie später länger mit ihnen reden werden, wenn Sie mehr Zeit haben.

Meist wird diese Metapher verstanden, ohne dass weitere Erklärungen nötig wären. In späteren Sitzungen können wir darauf zurückkommen: »Der Schmerz, den Sie gerade spüren – der ist wie eines von den verzweifelten Kindern im Waisenhaus, die weinend nach Trost rufen. Wie wollen Sie darauf reagieren?«

Hausaufgabe

Als Hausaufgabe schlagen wir vor, regelmäßig mit einer beliebigen Kombination von »Bausteinen« für Selbstmitgefühl zu üben. Welche das sind, kann individuell angepasst werden. Zum Beispiel können wir raten, dass man sich eher auf freundliche Selbstgespräche konzentriert, auf die tägliche Praxis der Übung Freundliche Hände oder darauf, täglich mehrfach etwas Freundliches für sich zu tun.

Vorschlagen können wir außerdem, dass die Person das Mitgefühl für sich selbst mit eigenen kleinen Ritualen ausdrückt, zum Beispiel, indem sie morgens vor dem Aufstehen oder abends vor dem Schlafengehen immer eine zweiminütige Version von Freundliche Hände übt oder diese Übung mit dem Ankerwerfen kombiniert.

➔ BEGLEITMATERIAL: Kapitel 14 von *Trauma-Focused ACT: The Extra Bits* enthält Handouts und eine Audioanleitung für mehrere Übungen zum Thema Selbstmitgefühl, darunter für die *Metta-Meditation*.

Kernpunkte

Selbstmitgefühl – den eigenen Schmerz anerkennen und mit Freundlichkeit darauf reagieren – ist ein wesentlicher Bestandteil von TFAC. Weil dieses Thema eine Herausforderung darstellen kann, ist es nützlich, es in mehrere Bausteine zu zerlegen, die jeweils einzeln oder zu zweit eingeführt werden. Manchmal wird die Fähigkeit dazu schnell entwickelt, manchmal dauert es ermüdend lange. Wie wir den Menschen, mit denen wir arbeiten, jedoch immer wieder erklären, zählt jeder Schritt, auch wenn er noch so klein sein mag.

15

Wissen, worauf es ankommt

In Veröffentlichungen zur ACT taucht das Wort Optimismus nur selten auf, aber dennoch ist das Modell von Natur aus optimistisch und hoffnungsvoll. Es nimmt an, dass wir alle unser Leiden verringern und ein sinnvolles Leben aufbauen können – unabhängig davon, woher wir kommen, was wir durchgemacht haben und womit wir momentan konfrontiert sind. Natürlich bringen wir den Menschen in unserer Praxis nicht bei, pessimistische Gedanken infrage zu stellen und sie durch optimistische zu ersetzen, oder zu hoffen, dass ihre Probleme allesamt wie durch Zauberhand verschwinden würden. Stattdessen vermitteln wir ihnen durch den Verweis auf Werte und engagiertes Handeln eine hoffnungsvolle, optimistische Haltung dem Leben gegenüber.

Egal, was gerade in unserem Leben geschieht und wie hart es ist, egal, wie furchtbar unsere Vergangenheit ist – wir können lernen, Selbstmitgefühl zu praktizieren, nach unseren Werten zu leben und zu schätzen, was das Leben zu bieten hat. Das sorgt nicht auf magische Weise dafür, dass unser Schmerz verschwindet, unsere Probleme sich lösen und wir glücklich werden, aber es reduziert unser psychisches Leiden und ermöglicht es uns, das Leben mehr zu genießen und es angesichts unserer Herausforderungen sinnvoll zu verbringen. In diesem Kapitel geht es daher um die entscheidende Rolle, die unsere Werte dabei spielen.

Werte in den Mittelpunkt rücken

Werte sind erwünschte Verhaltenseigenschaften; es sind die Qualitäten, die wir sowohl im Moment wie auch kontinuierlich in unser Handeln einfließen lassen wollen. Den Menschen in unserer Praxis können wir sie beispielsweise beschreiben als »die tiefsten Wünsche unseres Herzens, wie wir uns als Mensch verhalten wollen; wie wir mit uns selbst, mit anderen und mit der Welt um uns herum umgehen wollen«. Im Gegensatz zu Zielen, die das gewünschte Ergebnis bezeichnen, also das, was wir in der Zukunft haben, bekommen oder erreichen wollen, bezeichnen Werte, wie wir uns jetzt und permanent verhalten wollen. Wenn man zum Beispiel »einen tollen Job haben« will, so ist das ein Ziel; wenn man »verantwortungsbewusst und zuverlässig« sein will, sind das Werte. »Heiraten« ist ein Ziel, »liebevoll sein« ein Wert. »Ein Haus für die Familie kaufen«, ist ein Ziel, sich »unterstützend und fürsorglich« der Familie gegenüber verhalten ein Wert. »Eine Reise machen« ist ein Ziel, auf dieser Reise »neugierig, offen, empfänglich und abenteuerlustig« zu sein ein Wert. »Ein Kind bekommen« ist ein Ziel, sich ihm gegenüber »einfühlsam und unterstützend« verhalten ein Wert. »Neue Freundschaften schließen« oder »beliebt sein« sind Ziele, »warm, offen und verständnisvoll sein« drückt Werte aus.

Wenn wir nach Macht, Ruhm, Geld, Einsamkeit, Glück, Beliebtheit, Schönheit, Respekt, einem großen Haus, einem tollen Körper, einem schicken Auto streben oder wollen, dass man uns gut behandelt oder attraktiv findet – das sind alles Ziele, keine Werte. Sie bezeichnen ein erwünschtes Resultat im Gegensatz zu den erwünschten Eigenschaften unseres Verhaltens.

Dieser Unterschied ist wichtig, denn selbst wenn bestimmte Ziele weit entfernt oder scheinbar unmöglich zu erreichen sind, gibt es uns Kraft, hier und jetzt nach unseren Werten zu leben. So kann ein Wert wie »freundlich sein« sowohl ganz kleine Handlungen (wie für jemand die Tür aufhalten) wie auch große, langfristige Ziele (wie Therapeutin oder Therapeut zu werden) unterstützen. Es kann Jahre dauern, ein langfristiges Ziel zu erreichen, doch den Wert der Freundlichkeit können wir täglich auf tausenderlei Weise durch das leben, was wir sagen und tun.

Wir können Werte als Kompass nützen, uns durchs Leben zu leiten, indem sie die von uns gesetzten Ziele und unser Handeln inspirieren und indem sie uns motivieren, uns beim Erreichen unserer Ziele anzustrengen, auch wenn dabei schmerzhafte Gedanken und Gefühle auftauchen. Anleiten können unsere Werte uns auch in unserem Verhalten beim Verfolgen unserer Ziele, zum Beispiel, wie wir uns selbst und andere behandeln, während wir versuchen, in Beziehungen unsere Bedürfnisse erfüllt zu bekommen. Werte schweben auch im Hintergrund jeder Therapiesitzung – und während die Therapie fortschreitet, holen wir sie zunehmend in den Vordergrund.

Allmähliche Annäherung an Werte

Blicken wir kurz auf die ersten Schritte zur Beschäftigung mit diesem Thema zurück. Oft kommen wir bereits in der ersten Sitzung auf Werte zu sprechen, indem wir sie aus den für die Therapie gesetzten Zielen herausdestillieren – allerdings ohne sie explizit als »Werte« zu bezeichnen. Anschließend stellen wir wiederholt eine Verbindung zu ihnen her, wenn es um Praktikabilität, Hinbewegungen und Entscheidungspunkte geht. Wenn die Person zum Beispiel von einem Verhalten außerhalb der Sitzung erzählt, das ihr Leben bereichert hat, können wir fragen: »Ist Ihnen das eher wie eine Wegbewegung oder wie eine Hinbewegung vorgekommen?«, »Die Art und Weise, wie Sie das getan haben – was für Eigenschaften von Ihnen haben sich da ausgedrückt?«, »Wofür haben Sie in dem Moment gestanden?«, »Hat Ihnen gefallen, wer Sie waren, als Sie sich so verhalten haben?« oder »Sind Sie irgendwie stolz darauf, wie Sie damit umgegangen sind?«

Berichtet die Person hingegen von einer Wegbewegung, so fragen wir: »Wenn Sie sich so verhalten, von was oder von wem entfernt Sie das dann? Und was versäumen oder verlieren Sie?«, »Wofür stellt das ein Hindernis das?« oder »Was würden Sie stattdessen lieber tun?«

Auf Werte verweisen wir auch, wenn wir Emotionen erkunden, und zwar mit Fragen wie: »Was sagen diese Gefühle über Dinge aus, die Ihnen wichtig sind oder die Sie anders machen wollen? Was sagen sie über das aus, wofür Sie stehen wollen – und darüber, was Sie nicht sein wollen?«

Während der Therapieprozess weiter fortschreitet, können wir anfangen, das Wort »Werte« explizit in unsere Fragen einzubauen: »Welchen Werten dient das?« oder »Wenn Sie diese Fertigkeit üben/dieses Ziel verfolgen/auf diese Weise handeln, nach was für Werten leben Sie dann?«

Durch solche Interventionen sammeln wir viele nützliche Informationen über Werte, mit den Werten übereinstimmende Ziele, Wünsche, Bedürfnisse, Sehnsüchte, über wichtige Lebensbereiche und Beziehungen, über Verhaltensweisen, die die Person aufgeben oder reduzieren will, und über Verhaltensweisen, mit denen sie beginnen oder die sie öfter praktizieren will. Dies alles bildet eine wunderbare Grundlage für die Beschäftigung mit Werten und mit engagiertem Handeln.

Eine Sitzung mit dem Thema Werte beginnen

Wenn wir am Anfang einer Sitzung eine kurze Achtsamkeitsübung machen, ist es oft nützlich, Werte einfließen zu lassen. Ein Beispiel:

Therapeut: Nehmen Sie sich jetzt einen Moment Zeit, in Ihre Mitte zu kommen ... spüren Sie die Füße auf dem Boden ... strecken Sie den Rücken ... lassen Sie die Schultern sinken ... richten Sie den Blick auf eine Stelle ... und öffnen Sie die Ohren, um wahrzunehmen, was Sie hören können ... mit Offenheit und Interesse ... die Geräusche, die von mir ausgehen ... und von Ihnen ... die aus dem Zimmer ringsum kommen

… und von draußen … und spüren Sie jetzt bewusst in das hinein, was Ihnen etwas bedeutet, tief im Herzen … erinnern Sie sich daran, was Ihnen so wichtig ist, dass Sie sich die Mühe gemacht haben, heute hierher zu kommen …

Therapeut: (*erwähnt explizit Werte, mit diesen übereinstimmende Ziele sowie wichtige Beziehungen und Lebensbereiche, von denen die Person früher gesprochen hat*) Und vielleicht wollen Sie auch über manches von dem nachdenken, was Sie mir früher erzählt haben … zum Beispiel, dass Sie sich mehr um sich und Ihre Kinder kümmern wollen … dass Sie liebevoll und aufmerksam sein wollen … aufrichtig und offen … dass Sie sich mutig Ihren Ängsten stellen wollen … wieder Arbeit finden … sich um Ihre Gesundheit kümmern wollen … nehmen Sie sich einen Moment Zeit dafür anzuerkennen, dass Ihnen das alles etwas bedeutet … und dass es darum bei unserer Arbeit hier geht.

Werte ins Zentrum rücken

Um das Thema Werte ins Zentrum zu rücken, bietet sich Folgendes an:

Therapeutin: Können wir uns ein paar Minuten Zeit nehmen, über etwas Wichtiges zu sprechen? Sie haben in letzter Zeit intensiv an sich gearbeitet, haben Ihre Komfortzone verlassen, haben neue Fertigkeiten gelernt, um sich von schwierigen Gedanken und Gefühlen zu lösen – und das war eine ziemliche Herausforderung, nicht wahr?

Klient: Das ist noch untertrieben.

Therapeutin: Ja, das stimmt. Deshalb habe ich mich gefragt, ob wir mal einen Blick auf das Gesamtbild werfen sollten: Wo führt das alles hin? Wie ich in der ersten Sitzung erklärt habe, ist es unser oberstes Ziel, dass Sie ein sinnvolles und erfüllendes Leben aufbauen können. Bisher haben wir hauptsächlich an einem Aspekt davon gearbeitet – Sie haben gelernt, wie man mit schwierigen Gedanken und Gefühlen umgeht.

Aber es gibt einen weiteren wichtigen Aspekt, nämlich in Aktion zu treten, also das zu tun, was nötig ist, um aktiv ein besseres Leben zu gestalten. Können wir uns kurz damit beschäftigen?

Klient: Ja, klar.

Therapeutin: Prima. Also, der erste Schritt besteht darin, sich klar zu werden, was Ihre Werte sind. Mit »Werten« meine ich die tief in Ihrem Herzen liegenden Wünsche, wie Sie sich verhalten wollen, wie Sie mit sich selbst, mit anderen Menschen und mit der Welt um sich herum umgehen wollen. Einige von Ihren Werten haben Sie bereits erwähnt, zum Beispiel (zählt mehrere Werte auf) ... und deshalb würde ich das gern ein bisschen eingehender erforschen. Was meinen Sie?

An diesem Punkt sind sehr unterschiedliche Reaktionen zu erwarten, von Offenheit, Neugier und Enthusiasmus bis hin zu Hoffnungslosigkeit, Ärger und Zynismus. Negative Reaktionen deuten auf Fusion oder Vermeidung hin, worauf wir den Anker werfen und an Defusion, Akzeptanz und Selbstmitgefühl arbeiten. In vielen Fällen treffen wir jedoch auf Aufgeschlossenheit. Falls die Frage »Was soll das bezwecken?« oder »Wie soll mir das helfen?« kommt, sollten wir sie unbedingt beantworten, aber nur kurz, ohne einen Vortrag zu halten. Außerdem müssen wir uns vergewissern, dass die Person wirklich bereit ist, ihre Werte zu erforschen, und nicht nur »mitmacht«, um uns einen Gefallen zu tun. Mit diesen Aspekten können wir so umgehen:

Klient: Ich weiß nicht, wie mir das helfen soll.

Therapeutin: Na ja, es kann in vieler Hinsicht hilfreich sein. Erstens: Wenn wir unsere Werte kennen, hilft uns das dabei, bessere Entscheidungen zu treffen und Dinge tun, die eher funktionieren. Zweitens sind sie wie ein innerer Kompass, der uns durchs Leben leiten kann, indem er uns hilft, unseren Weg zu finden, und uns ein Gefühl von Sinnhaftigkeit vermittelt. Drittens geben sie uns Motivation; sie schenken uns Kraft und Mut, das zu tun, worauf es wirklich ankommt. Viertens: Wenn das Leben trüb und grau ist, bringen sie etwas Farbe hinein. Und fünftens: Wenn wir nach ihnen handeln, schenken sie uns ein Gefühl von Erfüllung, das Gefühl, uns selbst treu zu sein, unser Leben auf unsere Weise zu leben und uns so zu verhalten wie die Person, die wir tief im Herzen wirklich sein wollen.

Klient: Dieser Quatsch interessiert mich nicht. Ich muss mich um echte Probleme kümmern.

Therapeutin: Das stimmt. Und damit werden wir uns als Nächstes beschäftigen – damit, was Sie tun können, um Ihre Probleme zu lösen und Ihr Leben zu verbessern. Wenn Sie Ihre Werte kennen, wird Ihnen das helfen zu entscheiden, wofür Sie eintreten und wie Sie sich und andere behandeln werden, während Sie das alles angehen.

Klient: Mag sein, aber wissen Sie – ich kann nicht einfach mit den Fingern schnipsen, um mein Leben wieder in den Griff zu kriegen. Ich muss mich um eine Menge Scheißdreck kümmern.

Therapeutin: Zweifellos, Sie müssen sich um viel Scheißdreck kümmern. Und Sie haben völlig recht – Ihr Leben wieder in den Griff zu bekommen, ist nicht leicht. Es ist ein langsamer und herausfordernder Prozess. Es geschieht, indem Sie im Lauf der Zeit kleine Veränderungen vornehmen, und das ist schwierig. Wenn Sie Ihre Werte kennen, geben die Ihnen die Motivation, das durchzustehen. Aber natürlich will ich Sie nicht zu etwas drängen, wozu Sie nicht bereit sind. Wir können definitiv mehr Zeit damit verbringen, dass Sie lernen, mit Ihren Gedanken und Gefühlen umzugehen, wenn Ihnen das lieber ist. Ich glaube zwar, dass Sie jetzt bereit für etwas Neues sind, aber die Entscheidung liegt bei Ihnen.

Klient: (*seufzt*) Na gut. Wenn Sie meinen, machen wir das eben.

Therapeutin: Darf ich offen etwas sagen? Das hört sich so an, als würden Sie nur zustimmen, um mir einen Gefallen zu tun. Jedenfalls klingt es nicht so, als wären Sie wirklich daran interessiert.

Klient: Tja, das stimmt. Ich bin eben skeptisch.

Therapeutin: Gegen Skepsis habe ich überhaupt nichts einzuwenden. Bitte glauben Sie nichts, nur weil ich es sage; es kommt nur auf das an, was Sie selbst erleben.

Klient: Okay. Aber machen wir trotzdem damit weiter.

Therapeutin: Hm, wissen Sie was? Ich zögere ein bisschen. Weil ... irgendwie hab ich immer noch den Eindruck, dass Sie nur mitmachen, um mir einen Gefallen zu tun. Und wenn das der Grund ist, wird es Ihnen überhaupt nichts bringen.

Klient: Wie soll ich es denn dann angehen?

Therapeutin: Na ja, schließlich geht es um Sie. Es geht darum, wer Sie sein wollen. Tief im Innern. Welche Art Person Sie sein wollen, welche Art Beziehungen Sie aufbauen wollen, was Sie in diesem einen, wertvollen Leben, das mit jedem Tag vergeht, in die Welt bringen wollen. Interessiert Sie das?

Klient: (*schweigt, antwortet dann leise*) Ja.

Therapeutin: Was taucht denn jetzt in Ihnen auf?

Klient: (*mit Tränen in den Augen*) Bin irgendwie traurig.

Therapeutin: Das ist ein gutes Zeichen, dass wir auf dem richtigen Weg sind.

Wenn die Person anfängt, Kontakt zu ihren Werten herzustellen, kommt es nicht selten vor, dass sie feuchte Augen bekommt und dass Emotionen wie Traurigkeit auftauchen. Sobald wir uns sicher sind, dass die Person aufrichtig bereit ist, bitten wir sie, einen Lebensbereich auszuwählen, den sie verbessern möchte (zum Beispiel Beruf, Freizeit oder eine wichtige Beziehung), und machen uns dann daran, die Werte in diesem Bereich zu erkunden.

Zwei narrensichere Übungen zum Thema Werte

Ich bitte um Entschuldigung – die Überschrift ist geschwindelt. Sie war ein bewusster Versuch, Sie aufs Glatteis zu führen. In Wahrheit funktioniert nichts in der TFACT jemals »narrensicher« (leider). Immerhin hilft jede der folgenden zwei Übungen den meisten Leuten dabei, Kontakt zu ihren Werten herzustellen.

Ein schöner Moment

In dieser Übung geht es darum, an eine wichtige Person zu denken und sich zu überlegen, was man gerne mit ihr zusammen tut. Angelehnt ist sie an Kelly Wilsons Übung *Sweet Spot* (Wilson u. Dufrene 2014). Die Anweisungen sind nur ein Gerüst, das Sie mit eigenen Worten ausgestalten müssen. Gehen Sie bei dieser Übung langsam vor und lassen Sie der Person viel Zeit, jede einzelne Anweisung zu verarbeiten. Während der Übung kann die Person sprechen oder schweigen, beides ist in Ordnung. Die Übung besteht aus zwei Teilen.

Ein schöner Moment – Teil A

- Denken Sie an eine Person, die in Ihrem heutigen Leben wichtig für Sie ist, von der Sie gut behandelt werden und mit der Sie gerne Zeit verbringen. Erinnern Sie sich an einen Moment vor längerer oder kürzerer Zeit, als Sie mit ihr zusammen waren und etwas getan haben, was Ihnen Freude gemacht hat.
- Lassen Sie die Erinnerung so lebhaft wie irgend möglich werden.
- Erleben Sie den Moment im Geiste noch einmal. Spüren Sie ihn emotional.
- Blicken Sie mit eigenen Augen auf die Szene. Registrieren Sie, wo Sie sich befinden ... Welche Tageszeit? ... Drinnen oder im Freien? ... Wetter?

Umgebung? Temperatur? ... Wie ist die Luft? Was können Sie sehen? ... Was können Sie hören? ... Was können Sie berühren ... schmecken ... riechen?

- Nehmen Sie die andere Person wahr – wie sieht sie aus? Was sagt oder tut sie? Wie ist ihr Tonfall, ihr Gesichtsausdruck, ihre Körperhaltung, wie bewegt sie sich?
- Was denken Sie in dieser Erinnerung? ... Und was spüren Sie? Was tun Sie? Was tun Sie mit den Armen ... den Beinen ... dem Mund? Bewegen Sie sich oder nicht? Spüren Sie in der Erinnerung in Ihren Körper hinein; wie fühlt er sich an?
- Kosten Sie den Moment aus. Freuen Sie sich daran. Wie ist das? Genießen Sie es voll und ganz.

Lassen Sie der Person nun mindestens ein bis zwei Minuten Zeit, die Erinnerung auszukosten. Gehen Sie dann zu Teil B über, entweder als Dialog oder indem die Person schweigend genug Zeit hat, jede Frage zu verarbeiten.

Ein schöner Moment – Teil B

- Treten Sie nun einen Schritt zurück und betrachten Sie die Erinnerung, als ob Sie sie auf einem Fernsehbildschirm verfolgen würden. Konzentrieren Sie sich auf sich selbst. Was sagen und was tun Sie? Was passiert zwischen Ihnen und der anderen Person? Wie behandeln Sie sie? Wie reagiert sie auf Sie?
- Welche Eigenschaften verkörpern Sie in der Erinnerung? Sind Sie zum Beispiel offen, liebevoll, freundlich, vergnügt, humorvoll, zugewandt, engagiert, interessiert, dankbar, aufrichtig, echt, mutig, innig?
- Was daran erinnert Sie an die Art Person, die Sie sein wollen, wie Sie mit sich und anderen umgehen wollen, welche Art Beziehungen Sie aufbauen wollen und wie Sie Ihre Zeit verbringen wollen?

Ein schöner Moment – Nachbesprechung

Sprechen Sie nach der Übung darüber, wie die Person auf die Fragen in den letzten beiden Punkten von Teil B reagiert hat. Dadurch werden die zum Vorschein gekommenen Werte hervorgelockt.

Ein schöner Moment – Modifikationen

Die Übung kann problemlos abgewandelt werden, indem wir die Person auffordern, an eine Aktivität zu denken, die sie gerne gemeinsam mit anderen oder alleine unternimmt oder früher unternommen hat (zu Hause, bei der Arbeit oder in der Freizeit). Zuerst soll sie sich daran erinnern wie in Teil A, dann stellen wir ähnliche Fragen wie oben in Teil B:

- Welche Eigenschaften stellen Sie in der Erinnerung zur Schau?
- Was daran erinnert Sie an die Art Person, die Sie sein wollen? Und daran, wie Sie Ihre Zeit verbringen wollen?
- Wie wollen Sie mit XYZ umgehen? (XYZ = an der betreffenden Aktivität beteiligte Gegenstände, Menschen, Orte)

Vor wem haben Sie Achtung?

Eine weitere mögliche Frage lautet: »Zu wem blicken Sie auf/vor wem haben Sie Achtung/wen bewundern Sie?« Das kann eine historische Gestalt sein, eine fiktive Figur in einem Buch oder Film, persönliche Bekannte oder eine aus den Medien vertraute Person.

Sobald eine Wahl getroffen wurde, stellen wir Fragen wie: »Was an dieser Person bewundern/respektieren Sie?«, »Was gefällt Ihnen an deren persönlichen Eigenschaften/deren Persönlichkeit?«, »Wie ist sie als Person?«, »Wie behandelt sie andere Menschen?«, »Wofür steht sie ein?«, »Wenn Sie zwei oder drei Wörter zur Verfügung hätten, um die besten Eigenschaften dieser Person zu beschreiben, was wären die?«

Nachdem wir die Antworten gesammelt haben, können wir fragen: »Sind das Eigenschaften, die Sie auch in Ihrem eigenen Leben ins Spiel bringen möchten?« Wenn das bejaht wird, haben wir Werte identifiziert. (Diese Methode wurde auch in dem erwähnten Programm für die WHO verwendet. Die Teilnehmenden wurden gebeten, eine Person in ihrem Flüchtlingslager auszuwählen, vor der sie Achtung hatten, um dann deren Eigenschaften zu beschreiben – vor allem, wie diese Person mit anderen Geflüchteten umging.)

Tipp für die Praxis

Im Allgemeinen kann man erkennen, wenn die Person wirklich im Kontakt mit ihren Werten ist, denn dann ist sie ganz präsent, offen und aus freien Stücken verletzlich; sie strahlt ein Gefühl von Lebendigkeit und Freiheit aus. Begleitet wird das oft von einem weicheren Gesichtsausdruck, einer sanfteren Stimme und einer offenen Körperhaltung. Wenn das Gespräch über Werte also etwas schal, trocken oder »verkopft« zu sein scheint, bedeutet das meist, dass die Person keine echte Verbindung zu ihren Werten hergestellt hat, sondern nur Lippenbekenntnisse ablegt oder das Thema rein verstandesmäßig betrachtet. Um dann einen Kontakt herzustellen, fordern wir sie auf, sich vorzustellen, die genannten Werte zu leben: Wie würde das aussehen und sich anhören? Und wie fühlt die Person sich, während sie sich das vorstellt?

Werte wählen

Das Schöne an Werten ist unter anderem, dass sie uns in dem Moment gehören, in dem wir sie wählen. Erklären können wir das so:

Klient: Um ehrlich zu sein – ich würde gern »liebevoll« und »freundlich« sagen, aber wenn ich so darüber nachdenke, wie ich mich bisher verhalten habe, sind das offensichtlich nicht meine Werte.

Therapeutin: Gut, dass Sie darauf zu sprechen kommen. Wissen Sie, in unserer Gesellschaft heißt es, unsere Werte würden sich in dem widerspiegeln, was wir tun. Die Forschung hat jedoch gezeigt, dass das, was wir tun, oft gerade nicht unseren Werten entspricht – weil wir uns in unsere Gedanken und Gefühle verstricken und von unseren Werten weggezogen werden. Man könnte Werte als »erwünschte Verhaltenseigenschaften« bezeichnen. Sie drücken aus, wie wir uns verhalten würden, wenn wir eine Wahl hätten. Wenn es also irgendeinen Wert gibt, den Sie gerne haben würden, dann ist das definitionsgemäß bereits einer von Ihren Werten; es ist eine Verhaltenseigenschaft, die Sie sich wünschen. Wenn Sie liebevoll sein möchten, dann ist es einer Ihrer Werte, liebevoll zu sein. Und wenn Sie sich freundlich verhalten möchten, dann ist Freundlichkeit ebenfalls einer von Ihren Werten.

Klient: Aber ich tue doch gar nichts, was freundlich oder liebevoll ist.

Therapeutin: Da sind Sie auf einen wichtigen Punkt gestoßen, den Unterschied zwischen unseren Werten und dem, wie wir uns verhalten. Egal, was für ein Wert es ist, wir können entweder danach handeln oder nicht. Wenn Sie sich also freundlich und liebevoll verhalten wollen, wie es Ihren Werten entspricht, dann können Sie heute damit anfangen, auch wenn Sie das bisher in Ihrem ganzen Leben noch nie getan haben.

Drei zusätzliche Zugänge zu Werten

Wenn die bisher genannten Übungen und Methode entweder Ihnen oder der Person, mit der Sie gerade arbeiten, nicht zusagen, gibt es viele andere Möglichkeiten. Zur Anregung hier drei davon:

GESPRÄCH ÜBER SINNVOLLE AKTIVITÄTEN

Oft fördert ein Gespräch über Dinge, die die Person sinnvoll findet (oder an die sie gewohnt ist), Werte zutage. Dabei stellen wir Fragen wie diese:

- Was tun Sie, um sich eine Freude zu machen/sich zu entspannen/Ihre Freizeit zu verbringen/eine schöne Zeit zu haben/kreativ zu sein?
- Was macht Sie stolz? Was verschafft Ihnen ein Gefühl der Erfüllung/das Gefühl, etwas geleistet zu haben?
- Wann erleben Sie ein Gefühl von Zugehörigkeit? Ein Gefühl, ganz lebendig zu sein/etwas Wichtiges zu tun/tief mit einer anderen Person oder mit etwas verbunden zu sein?
- Wann kommt in Ihrer Ehe/im Zusammensein mit Ihrer Familie/als Freundin oder Freund/im Beruf Ihr Bestes zum Ausdruck? Wie empfinden andere Menschen Sie in solchen Momenten? Wie gehen Sie dann mit anderen um? Wie gehen Sie mit sich selbst um?

Besonders wirkungsvoll ist es, über »bedeutungsvollen Schmerz« zu sprechen, das heißt, über etwas zutiefst Bedeutungsvolles, was die Person getan hat (oder tut), obwohl es unglaublich wehtat (oder wehtut) – wie etwa, wenn sie Angehörigen bei einer schweren Krankheit beigestanden hat oder für ihre Überzeugungen und Ideale eingetreten ist, obwohl damit erhebliche persönliche Kosten verbunden waren.

ALLTÄGLICHE AKTIVITÄTEN BEOBACHTEN

Zu beobachten, was man tagsüber tut, ist besonders dann nützlich, wenn extreme Apathie, Gleichgültigkeit, geringe Motivation oder Hoffnungslosigkeit vorliegen. Dazu notiert die Person, was sie in jeder Stunde tut, wobei jede Aktivität dahingehend beurteilt wird, wie bedeutungsvoll, lebendig und praktikabel sie ist. Solche Aufzeichnungen fördern das Bewusstsein dafür, wie die Person ihre Zeit verbringt und welche Wirkung das auf sie hat. Das führt zu fruchtbaren Gesprächen darüber, was das Leben bereichert und was es einschränkt.

Das ist im Allgemeinen der beste Ausgangspunkt für depressive und apathische Personen. Es hilft ihnen zu erkennen, durch welche Verhaltensweisen sie feststecken, und bereitet den Weg dafür, etwas anderes zu versuchen. Außerdem entdecken sie dabei Aktivitäten, die ihr Leben verbessern. Wir können erforschen, wie man auf diese aufbauen kann, und die darunter verborgenen Werte hervorlocken.

WERTE-KARTEN UND CHECKLISTEN

Checklisten wie die unten abgedruckte sind eine gute Möglichkeit, sich im »Unterrichtsmodus« mit Werten zu beschäftigen. Zuerst wählt die Person einen Lebensbereich, den sie verbessern will (zum Beispiel Beruf, Studium, Gesundheit, Freizeit, Kindererziehung, Freundschaften, Paarbeziehung). Anschließend liest sie eine Liste mit Werten durch oder füllt sie aus.

Vierzig häufig vertretene Werte

Werte sind unsere tiefsten Herzenswünsche, wie wir uns als Mensch verhalten wollen. Sie beschreiben, wie wir mit uns selbst, mit anderen und mit der Welt um uns herum umgehen wollen. (Dies ist keine Liste mit den »richtigen« Werten, denn es gibt keine »richtigen« und »falschen«. Das ist wie eine Vorliebe für eine bestimmte Sorte Eiskrem. Wenn Sie lieber Schokoladeneis essen und jemand anders lieber welches mit Vanillegeschmack, bedeutet das nicht, dass die andere Person den richtigen und Sie den falschen Geschmack haben oder umgekehrt. Es bedeutet nur, dass Sie beide verschiedene Vorlieben haben. Was folgt, sind also nicht die richtigen oder besten Werte, sie sollen Ihnen nur ein paar Ideen vermitteln. Und wenn Ihre Werte nicht aufgeführt ist, können Sie sie unten in die freien Zeilen schreiben.)

Wählen Sie zuerst einen Lebensbereich aus, den Sie weiterentwickeln, verbessern oder erforschen wollen (z.B. Beruf, Studium, Gesundheit, Freizeit, Kindererziehung, Freundschaften, Paarbeziehung). Überlegen Sie dann, welche Werte auf der Liste am besten diesen Satz ergänzen: In diesem Bereich meines Lebens wünsche ich mir ...
Lesen Sie die Liste durch, und wenn ein Wert Ihnen in diesem Lebensbereich sehr wichtig zu sein scheint, schreiben Sie ein s für »sehr« daneben. Ist er relativ wichtig, notieren Sie daneben ein R für »relativ«, und wenn er gar nicht wichtig ist, ein N für »nicht wichtig«.

In diesem Bereich meines Lebens wünsche ich mir ...

1. **Akzeptanz**: offen und aufgeschlossen sein für mich selbst, für andere, für das Leben, meine Gefühle und so weiter.
2. **Abenteuer**: bereit sein, neue, riskante oder aufregende Erfahrungen zu machen.
3. **Durchsetzungsvermögen**: respektvoll für meine Rechte eintreten und fordern, was ich haben will.
4. **Authentizität**: aufrichtig, echt und mir selbst treu sein.
5. **Fürsorglichkeit/Selbstfürsorge**: aktiv für mich selbst, für andere, für die Umwelt und so weiter sorgen.
6. **Mitgefühl/Selbstmitgefühl**: freundlich reagieren, wenn ich oder andere leiden.
7. **Hilfsbereitschaft**: bereit sein, andere zu unterstützen und mit ihnen zusammenzuarbeiten.
8. **Mut**: mutig oder tapfer sein; angesichts von Angst, Bedrohung oder Gefahr standhalten.
9. **Kreativität**: fantasievoll, erfinderisch und innovativ sein.
10. **Neugier**: offen, interessiert und bereit sein, Dinge zu erforschen und zu entdecken.
11. **Ermunterungsfähigkeit**: Verhalten, das ich befürworte, unterstützen, anregen und belohnen.
12. **Ausdrucksfähigkeit**: meine Gedanken und Gefühle durch das, was ich sage und tue, ausdrücken.
13. **Konzentration**: mich auf das einstellen und konzentrieren, was ich tue.
14. **Fairness/Gerechtigkeit**: mich fair und gerecht verhalten – mir selbst und anderen gegenüber.

15. **Flexibilität**: bereit und fähig sein, mich an sich verändernde Umstände anzupassen.
16. **Freundlichkeit**: mich warm, offen, zugewandt und freundlich gegenüber anderen verhalten.
17. **Vergebung**: Ärger und Groll mir selbst und anderen gegenüber loslassen.
18. **Dankbarkeit**: dankbar sein für das, was ich empfangen habe.
19. **Hilfsbereitschaft**: schenken, helfen, beitragen, unterstützen und mit anderen teilen.
20. **Ehrlichkeit**: ehrlich, wahrhaftig und aufrichtig sein – zu mir selbst und zu anderen.
21. **Unabhängigkeit**: selbst entscheiden, wie ich lebe und was ich tue.
22. **Fleiß**: gewissenhaft, arbeitsam, engagiert sein.
23. **Zugewandtheit**: rücksichtsvoll, hilfreich und fürsorglich sein – mir selbst und anderen gegenüber.
24. **Liebevolles Verhalten**: mich selbst und andere liebevoll, mit Zuneigung oder großer Einfühlsamkeit behandeln.
25. **Achtsamkeit/Präsenz**: vollständig präsent bei allem sein, was ich tue.
26. **Offenheit**: mich zeigen und meiner Umgebung meine Gedanken und Gefühle mitteilen.
27. **Ordentlichkeit**: ordentlich und organisiert sein.
28. **Beharrlichkeit**: bereit sein, trotz Problemen oder Schwierigkeiten weiterzumachen.
29. **Humor**: humorvoll, lebenslustig und unbeschwert sein.
30. **Beschützerinstinkt**: für meine Sicherheit und die von anderen sorgen.
31. **Respekt/Selbstrespekt**: mich und andere mit Sorgfalt und Rücksicht behandeln.
32. **Verantwortungsgefühl**: vertrauenswürdig, zuverlässig und verantwortungsvoll handeln.
33. **Geschicklichkeit**: es gut machen und dabei mein Wissen, meine Erfahrung und meine Ausbildung nutzen.
34. **Unterstützungsfähigkeit**: hilfreich, ermutigend und unterstützend mit mir selbst und anderen umgehen.
35. **Vertrauenswürdigkeit**: loyal, ehrlich, gewissenhaft, aufrichtig, verantwortungsbewusst und zuverlässig sein.
36. **Vertrauen**: bereit sein, an die Ehrlichkeit, Aufrichtigkeit, Zuverlässigkeit und Kompetenz von anderen zu glauben.
37. **Anderer Wert**:
38. **Anderer Wert**:
39. **Anderer Wert**:
40. **Anderer Wert**:

Natürlich kann man die obige Checkliste für andere Lebensbereiche erneut durchgehen, wobei man oft feststellt, dass viele Werte für verschiedene Bereiche gültig sind. Demselben Zweck dienen Werte-Karten; normalerweise enthält ein Set vierzig bis fünfzig Karten, auf denen jeweils ein bestimmter Wert steht. Man wählt einen Bereich und verteilt die Karten dann auf drei Stapel für »sehr«, »relativ« und »nicht wichtig«. Bei beiden Methoden werden am Ende zwei oder drei »sehr wichtige« Werte ausgewählt, mit denen man in der folgenden Woche »spielt«, also den Tag über mit verschiedenen Möglichkeiten experimentiert, entsprechend zu handeln.

Tipp für die Praxis

Viele Therapierende mögen Karten und Checklisten, weil sie im Vergleich zu anderen Methoden leicht einzusetzen sind. Ihre Verwendung kann jedoch zu einer relativ oberflächlichen oder intellektuellen Praxis werden, wenn die Person bestimmte Begriffe wählt, aber keinen echten Kontakt zu ihnen herstellt. Daher funktionieren Karten und Listen am besten als sekundäre Intervention, mit der man Werte ausarbeitet, nachdem man zuerst eher erfahrungsbezogen gearbeitet hat.

Hindernisse für den Kontakt zu Werten

Wie bei allem in der TFACT läuft es auch bei diesem Thema nicht immer glatt. Werfen wir daher einen Blick auf einige gängige Hindernisse für den Zugang zu Werten.

»Keine Ahnung!«

Hatten Sie es schon einmal mit einer Person zu tun, die auf jede Frage zu ihren Werten mit »Keine Ahnung!« reagiert hat? Falls nicht, haben Sie Glück gehabt! Wenn es jedoch dazu kommt, stellen wir keine weiteren Fragen, sondern sagen etwas wie: »Es ist klar, dass Sie jetzt wirklich nicht Bescheid wissen. Wären Sie daher bereit, eine Übung zu machen, um mehr darüber herauszubekommen?« Anschließend können wir eine Liste mit Werten durchgehen oder die Übung Ein schöner Moment machen.

Ähnlich gehen wir vor, wenn behauptet wird: »Ich habe keinerlei Werte.« Dann können wir erwidern: »Ja, mir ist schon klar, dass es Ihnen so vorkommt. Dafür gibt es zwei mögliche Erklärungen. Entweder Sie haben noch keine Werte, oder Sie haben bereits welche, sind sich ihrer aber nicht bewusst. In beiden Fällen können wir damit arbeiten. Wenn Sie bereit sind, mit mir eine Übung zu machen, werden Sie dabei entweder die Werte entdecken, die Sie schon haben – oder ganz neue erschaffen.«

Verwechslung mit Ergebniszielen

Oft wird der Begriff »Wert« gleichbedeutend mit etwas verwendet, was die Person »mag« oder »will«. Das sieht man an folgenden Aussagen: Finanzielle Sicherheit ist mir viel wert; Es ist mir etwas wert, schlank zu sein/Freunde zu haben/Macht und Einfluss zu haben; Ich finde inneren Frieden/gute Gesundheit wertvoll. Hier geht es nicht um Werte im Sinne der ACT, weil keine erwünschten Verhaltenseigenschaften beschrieben werden, sondern Ergebnisziele, also Dinge, die man haben, bekommen, erreichen oder vollenden will. Werte hingegen beschreiben, wie wir uns hier und jetzt, aber auch durchgängig verhalten wollen, und zwar unabhängig davon, ob wir unsere Ziele erreichen oder nicht.

Diese Unterscheidung ist wichtig, weil wir keine Kontrolle darüber haben, ob wir ein erwünschtes Ergebnis erreichen oder nicht. Wir haben jedoch Kontrolle darüber, ob wir nach unseren Werten leben und handeln oder nicht. Wenn ein erwünschtes Ergebnis wichtig für uns ist, können wir natürlich unser Verhalten so ändern, dass die Chancen steigen, das Ergebnis zu erreichen – aber eine Erfolgsgarantie ist nie vorhanden. Wenn die Person also Ergebnisziele identifiziert, sollten wir diese zuerst validieren, um dann die zugrundeliegenden Werte hervorzulocken und sie in einen Handlungsplan umzusetzen.

Die folgende Metapher hilft im Allgemeinen dabei, zwischen Werten und Ergebniszielen zu unterscheiden:

Wohin wir unterwegs sind und wie wir reisen

Therapeutin: Ein Ziel ist wie ein Ort, zu dem man unterwegs ist, wie etwa Paris oder New York. Werte besagen, wie man sich auf der Reise verhalten will, also wie man mit sich selbst, mit anderen Leuten und mit den Dingen umgehen will, denen man unterwegs begegnet. Will man anderen Reisenden gegenüber beispielsweise freundlich und hilfreich sein oder gemein, aggressiv oder abweisend? Will man offen für das sein, was man auf der Reise erlebt, oder verschlossen und desinteressiert? Will man sich gut um den eigenen Körper kümmern oder ihn vernachlässigen? Das Ziel ist also der Endpunkt, der Bestimmungsort, während Werte das ausdrücken, wie man sich auf der Reise verhalten will – aber auch, wie man sich verhalten will, wenn man ans Ziel kommt.

In dem nächsten Gesprächsausschnitt wird deutlich, wie man von der Konzentration auf ein Ergebnisziel dazu übergeht, einen Wert zu identifizieren. Der Klient, um den es geht, ist dreißig Jahre alt und leidet nach einem tätlichen Angriff vor einem Jahr an einem chronischen Schmerzsyndrom und PTBS. Bei dem Angriff hat er eine Rückenverletzung erlitten; durch die zur Behandlung durchgeführte Wirbelsäulenoperation haben die Schmerzen sich nur verschlimmert.

Klient: Wissen Sie, am meisten wert ist mir meine Gesundheit. Und die habe ich nicht! Früher bin ich Marathon gelaufen, verdammt noch mal, und jetzt kann ich kaum mehr gehen!

Therapeutin: Ich kann mir nicht einmal vorstellen, wie schlimm das ist. Sie sehen richtig aufgebracht aus.

Klient: Klar bin ich aufgebracht. Wären Sie das in meiner Lage etwa nicht?

Therapeutin: Doch, das wäre ich sogar ganz sicher. Das wären alle Leute, die ich kenne.

(*Nun wird der Klient aufgefordert wahrzunehmen, welche Gefühle er empfindet, und er nennt Traurigkeit und Wut. Es folgt eine kurze Version von »Ein Name für die Emotion«, worin die Übung »Freundliche Hände« integriert wird. Beides kennt der Klient bereits, weshalb keine Erklärung nötig ist; das Ganze dauert etwa vier Minuten. Anschließend kommt die Therapeutin wieder auf das Thema Werte zu sprechen.*)

Therapeutin: Nun ist es so: Natürlich wollen Sie gesund sein, was Sie momentan nicht sind, und das tut richtig weh. Und eines Ihrer Ziele ist es, alles zu tun, um Ihre Gesundheit so gut wie irgend möglich zu verbessern. Wenn Sie das im Blick behalten, können Sie mir dann etwas darüber erzählen, wie Sie mit Ihrem Körper umgehen wollen?

Klient: Ich will ihn reparieren. Ich will, dass er wieder funktioniert.

Therapeutin: Ganz klar. Aber niemand weiß mit Sicherheit, wie lange das dauern wird und wie viel Verbesserung letztlich möglich ist, nicht wahr?

Klient: Das stimmt.

Therapeutin: Aber eines wissen wir: Je besser Sie sich heute um Ihren Körper kümmern, desto besser sind Ihre Chancen in der Zukunft.

Klient: Richtig.

Therapeutin: Wenn Sie sich also wirklich so gut um Ihren Körper – in dem Zustand, in dem er heute ist – kümmern würden, wie es geht, was würden Sie dann tun?

Damit hat die Therapeutin dem Klienten geholfen, den Fokus zu verlagern von dem Ziel, wieder gesund zu werden, auf den Wert Selbstfürsorge (im Sinne von »sich um den eigenen Körper kümmern«). Im nächsten Schritt würde dieser Wert in engagiertes Handeln umgesetzt, indem Dinge erforscht werden, die der Klient täglich tun kann, um für seinen Körper zu sorgen.

Verwechslung mit emotionalen Zielen

Bei der Beschäftigung mit Werten kommt es manchmal dazu, dass diese mit emotionalen Zielen verwechselt werden. Im folgenden Gesprächsausschnitt hat die Klientin sich vorher auf die Beziehung zu ihren Kindern konzentriert und erklärt: »Für mich haben Ruhe und Frieden einen großen Wert.« Wieder drückt das Wort »Wert« hier etwas aus, was die Person haben will. Das heißt, sie hat keinen Wert genannt, sondern ein emotionales Ziel, also wie sie sich fühlen will.

Therapeut: (*verdeutlicht das emotionale Ziel*) Sie wollen sich also ruhiger und friedlicher fühlen?

Klientin: Genau.

Therapeut: Tja, das will ich auch! Und was Sie da beschreiben, bezeichnet man fachsprachlich als emotionales Ziel. Anders ausgedrückt, geht es darum, wie Sie sich fühlen wollen, und Sie wollen sich friedlich und ruhig fühlen. Das verstehe ich voll und ganz. Ich glaube, wir wollen uns alle ruhig und friedlich fühlen. Aber natürlich ist es unmöglich, sich immer so zu fühlen – das Leben ist stressig und voller Schwierigkeiten, weshalb wir alle gelegentlich Angst, Traurigkeit, Wut und dergleichen verspüren. Erinnern Sie sich, wie wir darüber gesprochen haben, dass Emotionen so veränderlich sind wie das Wetter, manchmal sonnig und manchmal trüb?

Klientin: Tu ich. Gutes Wetter ist mir lieber.

Therapeut: Ja, so geht es uns allen. Aber abgesehen davon ist es so, dass Werte etwas ganz anderes sind als Emotionen. Werte besagen nicht, wie wir uns fühlen wollen, sondern wie wir uns verhalten wollen. Wie wir tief im Herzen mit uns selbst, mit anderen Menschen und mit der Welt ringsum umgehen wollen, und zwar unabhängig davon, wie es uns gerade geht, also ob wir uns friedlich und ruhig oder beklommen und traurig fühlen. Nehmen wir deshalb mal an, dass ich einen Zauberstab habe – einen echten, mit dem man wirklich zaubern kann. Und wenn ich den Zauberstab schwenke, werden Sie von den ganzen anstrengenden Gedanken, Erinnerungen und Emotionen überhaupt nicht mehr behindert, die prallen allesamt an Ihnen ab. Inwiefern würden Sie dann anders mit Ihren Kindern umgehen?

Klientin: Äh, na ja ... ich würde sie nicht mehr dauernd anschreien.

Therapeut: Wie würden Sie dann mit ihnen sprechen, wenn sie herumtoben?

Klientin: Ruhig eben.

Therapeut: Gut, Sie würden also ruhiger mit ihnen sprechen. Wie würden Sie Ihre Kinder sonst noch behandeln?

Klientin: Tja, ich würde nicht so autoritär zu ihnen sein. Nicht so streng.

Therapeut: Und statt autoritär und streng zu sein, was wären Sie dann eher?

Klientin: Entspannt!

Therapeut: In dem Sinne, dass Sie manche von Ihren Erwartungen, wie Ihre Kinder sich verhalten sollten, loslassen würden? Sie würden Ihren Kindern mehr Spielraum und mehr Freiheiten lassen und weniger von ihnen fordern?

Klientin: Äh, ja.

Therapeut: Das heißt, Sie wären lockerer und flexibler?

Klientin: Ja, auf jeden Fall.

Therapeut: Sonst noch etwas? Ich meine, inwieweit Sie anders mit Ihren Kindern umgehen würden?

Klientin: Ich glaube, ich würde ihnen mehr zuhören. Und mehr mit ihnen lachen.

Therapeut: Also wären Sie aufmerksamer? Und spielerischer?

Klientin: Äh, ja. Jedenfalls hätten wir mehr Spaß zusammen.

Therapeut: Das heißt, Sie wären humorvoller?

Klientin: Genau.

Therapeut: Also würden Sie sich Ihren Kindern gegenüber ziemlich anders verhalten – Sie wären ruhiger, lockerer, flexibler, spielerischer, humorvoller und aufmerksamer. Deshalb: Wenn unsere Arbeit hier Ihnen helfen könnte, so mit Ihren Kindern umzugehen, und zwar nicht nur dann, wenn Sie sich ruhig und friedlich fühlen, sondern auch, wenn Sie beklommen, traurig oder verärgert sind – wäre das nützlich für Sie?

Dieselbe Herangehensweise kommt infrage, wenn die Person andere emotionale/psychische Zustände nennt, die sie gerne hätte, zum Beispiel Selbstvertrauen, ein hohes Selbstwertgefühl, Entspanntheit, Behaglichkeit, Erfüllung, Zufriedenheit, Freude – oder das klassische »Ich will einfach glücklich sein«.

In all diesen Fällen lautet die meist unbewusst befolgte Regel: »Ich muss diesen psychischen/emotionalen Zustand erst erreichen, bevor ich mich wie die Person verhalten kann, die ich sein will.« In der ACT kippen wir diese Regel und vermitteln eine andere Lebensweise: Ich kann mich wie die Person verhalten, die ich sein will – selbst wenn ich mich nicht so fühle, wie ich mich fühlen will. (Besteht die Fixierung auf emotionale Ziele jedoch trotz der obigen Maßnahmen weiter, schieben wir die Beschäftigung mit Werten auf und wenden uns wieder kreativer Hoffnungslosigkeit zu.)

Fusion mit Regeln

Wenn die Person uns starr, schwerfällig, belastet oder gefesselt vorkommt, statt ein Gefühl von Lebendigkeit, Offenheit und Wahlfreiheit zu vermitteln, ist sie wahrscheinlich mit Regeln verschmolzen, statt flexibel im Kontakt mit Werten zu stehen. Die folgenden Beispiele verdeutlichen den Unterschied:

> Liebevoll sein = Wert
> ICH MUSS immer und um jeden Preis liebevoll sein! = Regel
>
> Freundlich sein = Wert
> Ich SOLLTE immer freundlich sein, selbst wenn ich von jemandem beleidigt werde = Regel
>
> Tüchtig sein = Wert
> ICH MUSS IMMER tüchtig sein und DARF NIE irgendwelche Fehler machen = Regel

Im Grunde sind Regeln strikte Anweisungen, die befolgt werden müssen. Erkennbar sind sie im Allgemeinen leicht durch Ausdrücke wie ich muss, ich sollte, richtig, falsch, immer, nie, tu dies, tu das nicht, kann erst wenn, kann nicht wenn, kann nicht weil und so weiter. Es gibt zahllose Möglichkeiten, im Einklang mit unseren Werten zu handeln, selbst in den schwierigsten Situationen. Regeln hingegen neigen dazu, unsere Optionen und unser Verhalten einzuschränken, und je strikter wir uns an sie halten, desto weniger Wahlmöglichkeiten haben wir. Daher hindert es uns oft daran, effektiv zu handeln, wenn wir mit Regeln verschmolzen sind.

Außerdem führt die Fusion mit Regeln meist dazu, dass Werten gewissermaßen »das Leben ausgesaugt« wird. Ist man mit Regeln verschmolzen, empfindet man statt Sinnhaftigkeit und Lebendigkeit wahrscheinlich Druck, Verpflichtung, Schuld- oder Schamgefühle oder Angst. Oft drückt sich das in Form von Sorgen aus: »Mache ich es richtig?«, »Tue ich auch genug?«, »Tue ich zu viel?« Daher helfen wir der Person, Regeln wahrzunehmen, zu benennen, sich davon zu lösen und zu den zugrundeliegenden Werten zurückzukehren.

Fusion mit Gründen/Begründungen

Wenn wir uns mit Werten beschäftigen, zeigt sich oft eine Fusion darin, Gründe anzuführen. Eine Form davon ist eine Aussage wie »Ich verdiene einfach kein gutes Leben«. Reagieren darauf können wir genau wie auf den Satz »Ich verdiene keine Freundlichkeit« (siehe Kapitel 14). Eine andere Version ist »Mir ist alles egal«, auf die wir reagieren wie auf Nihilismus (siehe Kapitel 10).

Manchmal wird das wiederholte Auftauchen von bestimmten Gedanken als Beweis dafür betrachtet, dass man ein schlechter Mensch ist oder in Wahrheit gar nicht die Werte hat, zu denen man sich bekennt. Zum Beispiel: »Ich weiß schon, dass ich behaupte, ich will liebevoll und freundlich sein – aber das kann nicht stimmen, weil ich so viele gehässige Gedanken habe.«

Nehmen wir den Fall von Maria (54), deren 26-jähriger Sohn Nick heroinabhängig ist. Ihr Trauma ist durch zahlreiche erschütternde Vorfälle mit Nick entstanden, darunter mehrere lebensbedrohliche Überdosen, Krankenhausaufenthalte, medizinische Komplikationen, juristische Probleme und aggressive Konfrontationen, bei denen Nick Beschimpfungen brüllt, Gewalt ankündigt oder gar droht, sich umzubringen, wenn Maria ihm kein Geld gibt. Gelegentlich hat sie Gedanken wie Ich wünschte, er würde einfach sterben oder Es wäre besser, wenn er nicht geboren wäre. Solche Gedanken lösen eine ganze Kaskade von Selbstverurteilungen aus: Welche Mutter würde jemals so denken? Ich bin einfach furchtbar; ich habe ihn zu dem gemacht, was er ist.

Hier haben wir es mit intrusiven Gedanken zu tun. Wir können der Person helfen, darauf mit den in Kapitel 10 und 11 erläuterten Methoden zu reagieren. Nützlich ist es außerdem, solche Gedanken mit ineffektivem Problemlösen gleichzusetzen:

Therapeut: Im Grunde will Ihr Kopf hier ein Problem lösen, und dieses Problem besteht in einer Beziehung, die viel Leid verursacht. Als Lösung fällt dem Kopf ein, nach Möglichkeiten zu suchen, die Situation zu beenden. Dazu gehören der Tod von Nick und eine alternative Realität, in der er nie existiert hat. Aber indem Ihr Kopf solche Lösungen hervorbringt, läuft er gewissermaßen auf Autopilot. Das heißt, Sie entscheiden sich nicht bewusst, diese Gedanken zu haben, die tauchen einfach in Ihnen auf. Und die Tatsache, dass Sie darunter leiden, teilt Ihnen etwas mit, nicht wahr? Denn wenn Sie wirklich wollten, dass Nick nicht am Leben ist, würde es Ihnen nichts ausmachen, so etwas zu denken, nicht wahr? Dass diese Gedanken Ihnen solchen Kummer machen, weist auf das Gegenteil hin.

Klientin: So habe ich darüber noch nie gedacht.

Therapeut: Und das ist noch nicht alles. Zuerst bringt Ihr Kopf diese Gedanken hervor, und dann fängt er an, sie ebenfalls als Problem zu betrachten. So wie: »Hör mal, es ist schlecht, so was zu denken!« Das heißt, jetzt verurteilt er Sie und sagt Ihnen, wie schlecht Sie sind, weil er meint, wenn er Sie nur genügend fertigmacht, werden Sie vielleicht aufhören, so zu denken. Aber was sagt Ihnen Ihre Erfahrung – hilft es Ihnen wirklich, sich fertigzumachen?

Klientin: Nein, tut es nicht.

Therapeut: Wie wäre es dann, wenn wir uns noch mal mit Selbstmitgefühl beschäftigen?

Erlebensvermeidung

Nach unseren Werten zu leben, bietet die Möglichkeit, unser Leben reicher, erfüllender und sinnvoller zu machen. Manchmal entstehen dadurch angenehme und erfreuliche Gefühle, vor allem, wenn wir uns in unproblematischen Situationen so verhalten. In anderen Fällen löst es hingegen schmerzhafte Gedanken und Gefühle aus, vor allem, wenn wir unsere Komfortzone verlassen, um die Herausforderungen anzupacken, vor die das Leben uns stellt.

Versagensängste, Angst vor Verantwortung, vor Zurückweisung, vor dem Unbekannten und davor, Fehler zu machen, sind ebenso weitverbreitet wie viele andere Ängste und Beklemmungsgefühle. Und natürlich stellen Furcht und Angst nie an und für sich ein Hindernis dar, Erlebensvermeidung hingegen durchaus. Wenn die Person, mit der wir arbeiten, nicht bereit ist, Raum für solche schwierigen Kognitionen und Emotionen zu schaffen, wird sie sich dagegen wehren, Kontakt zu ihren Werten aufzunehmen und entsprechend zu handeln. In solchen Fällen gehen wir je nachdem zur Beschäftigung mit Defusion, Akzeptanz oder Selbstmitgefühl über, bevor wir uns wieder den Werten zuwenden.

Die Motivation klären

Wenn wir etwas tun, was primär durch Fusion oder Erlebensvermeidung motiviert ist, wirkt es nur selten befriedigend. Denken wir bewusst darüber nach, werden wir es wahrscheinlich als Wegbewegung erkennen. Tun wir dasselbe jedoch achtsam und primär durch Werte wie Selbstfürsorge, Kreativität und Achtsamkeit motiviert, so stellt sich eine ganz andere – und wesentlich erfüllendere – Erfahrung ein. Damit die Person, mit der wir arbeiten, die Unterschiede erkennt, halten wir ihr keinen didaktischen Vortrag, sondern vermitteln ihr eine empirische Erfahrung davon. Die Klientin in dem folgenden Gesprächsausschnitt ist 38 Jahre alt und verbringt eine Menge Zeit und Energie damit, es allen recht zu machen, was sie erschöpfend findet. Allerdings fällt es ihr schwer, das von Momenten zu unterscheiden, in denen sie sich hilfsbereit verhält, was zu ihren Werten gehört.

Klientin: Ich bin ein bisschen verwirrt, weil ich den Eindruck habe, dass meine Werte mich in Wegbewegungen reinziehen.

Therapeut: Können Sie mir ein Beispiel nennen?

Klientin: Ja, einer von meinen wichtigsten Werten ist es, hilfreich zu sein. Deshalb renne ich bei Partys, Veranstaltungen und Familienfesten immer durch die Gegend, um mich um alle zu kümmern und die Leute zu unterstützen, die das Ganze veranstalten. Ich organisiere, stelle das Essen hin, schenke Getränke ein, helfe in der Küche aus, und das alles tue ich wohl eigentlich, um meine Ängste zu reduzieren. Ich werde nämlich sehr nervös, wenn ich in einem Gespräch feststecke oder wenn jemand mich nach persönlichen Dingen fragt; deshalb hilft es mir, immer unterwegs zu sein, und es rettet mich vor dieser ganzen Peinlichkeit und Angst.

Therapeut: Da haben Sie etwas sehr Wichtiges angesprochen. Es kommt auf die Motivation an. Wenn etwas, was wir tun, durch Vermeidung motiviert ist – also wenn wir versuchen, schwierige Situationen, Gedanken und Gefühle zu vermeiden –, dann ist das nicht befriedigend. Genau das haben Sie gerade beschrieben. Wenn wir dagegen durch Werte motiviert sind, ist die Sache anders. Haben Sie nicht schon einmal etwas Hilfreiches getan, aber nicht um Angst oder Peinlichkeit zu vermeiden, sondern weil Sie es wirklich tief im Herzen tun wollten?

Klientin: Klar doch. Zum Beispiel lebt meine Oma in einem Hospiz, und ich besuche sie alle paar Wochen, um sie im Rollstuhl durch den Park zu schieben.

Therapeut: Und wie ist das?

Klientin: Das ist schön. Wissen Sie, als ich klein war, war meine Oma immer richtig nett zu mir. Aber es ist schwer ... es ist traurig zu sehen, wie es ihr jetzt geht.

Therapeut: Und obwohl Sie wissen, dass es Sie traurig macht, besuchen Sie sie?

Klientin: Na ja, schließlich ist sie meine Großmutter!

Therapeut: Und wenn Sie das tun, haben Sie dann den Eindruck, dass Sie sich wie die Person verhalten, die Sie sein wollen?

Klientin: Auf jeden Fall.

Therapeut: Und wenn Sie bei einer Party durch die Gegend rennen, um Gesprächen auszuweichen, sind Sie dann so, wie Sie es sein wollen?

Klientin: Nein.

Therapeut: Aha. Das heißt, wenn Sie Ihrer Großmutter helfen, leben Sie nach Ihren Werten. Und wenn Sie bei einer Party helfen – dann ist der Wert, hilfreich zu sein, immer noch da, aber irgendwie im Hintergrund, nicht wahr? Ich meine, was treibt Sie dann am stärksten an?

Klientin: Tja, dass ich versuche, meine Ängste zu vermeiden.

Therapeut: Genau. Und das ist ein großer Unterschied.

In der Traumaliteratur lesen wir oft von »Überlebensstrategien«, »coabhängigem Verhalten«, »People-Pleasing«, »Fawning/Einschmeicheln«, »Unterwerfung« und dergleichen. Betrachten wir diese Verhaltensweisen jedoch aus der Perspektive der TFACT, so erkennen wir, dass sie alle primär durch Fusion und Erlebensvermeidung motiviert sind. Meine Lieblingsinterventionen zu dem Zweck, solche Motivationen von Werten zu unterscheiden, sind allesamt Varianten der Frage mit dem Zauberstab:

- Wenn ich mit einem Zauberstab bewirken könnte, dass alle Menschen auf der Erde Sie automatisch lieben, gut behandeln und allem zustimmen, was Sie tun, egal, was das ist, würden Sie sich dann trotzdem so verhalten? Oder würden Sie etwas anderes tun?

- Wenn ich mit einem Zauberstab bewirken könnte, dass nichts, was Sie tun, scheitert oder schiefläuft, dass also alles, wovor Sie so viel Angst haben, nicht passieren wird – würden Sie sich dann trotzdem so verhalten, wie Sie es bisher tun?
- Wenn ich mit einem Zauberstab dafür sorgen könnte, dass Sie keinerlei Angst haben – würden Sie sich dann trotzdem so verhalten?
- Wenn ich mit einem Zauberstab bewirken könnte, dass alle Regeln darüber, was Sie tun und nicht tun sollten, was das »Richtige« ist, was Sie tun müssten und was andere von Ihnen erwarten – wenn diese Regeln ihre ganze Macht über Sie verlieren und nicht mehr diktieren würden, was Sie tun – würden Sie sich dann trotzdem so verhalten?

Machen wir mit dem obigen Protokoll weiter, um zu sehen, wie man solche Fragen in der Sitzung verwenden kann:

Therapeut: Wenn ich also mit einem Zauberstab dafür sorgen könnte, dass Sie sich bei Partys wie die Art Person verhalten, die Sie wirklich tief im Innern sein wollen, und dass nichts Sie davon abhält – keine Gedanken und keine Gefühle, nichts kann Sie abhalten, schließlich handelt es sich um Magie –, inwieweit würden Sie dann etwas anders machen?

Klientin: Na ja, ich würde trotzdem mithelfen, weil ... ich helfe eben gerne mit.

Therapeut: Würden Sie denn so viel mithelfen wie vorher?

Klientin: Nein, wahrscheinlich nicht.

Therapeut: Was würden Sie dann stattdessen tun, wenn Sie nicht so sehr damit beschäftigt wären mitzuhelfen?

Klientin: Ich würde mich mehr mit den Leuten unterhalten. Um was über sie zu erfahren, wissen Sie?

Therapeut: Würden Sie auch zulassen, dass diese Leute etwas über Sie erfahren?

Klientin: O je, das macht mir Angst.

Therapeut: Aber bekanntlich handelt es sich um Magie. Wenn der Zauberstab dafür sorgen würde, dass Angst alle Macht über Sie verliert ...

Klientin: Tja, dann würde ich schon zulassen, dass die Leute etwas mehr über mich erfahren.

Therapeut: Und nach welchen Werten würden Sie dann leben – wenn Sie mit anderen Leuten sprechen, um sie kennenzulernen und zuzulassen, dass die auch etwas über Sie erfahren?

Klientin: Hm, ich weiß nicht recht ...

Therapeut: Wären es vielleicht irgendwelche von den Werten auf der Liste da?

Klientin: (*studiert die Liste*) Hm, also ... Authentizität ... Offenheit ... Vertrauen ...

Therapeut: Mut?

Klientin: Ja, genau!

Therapeut: Wäre es dann nützlich für Sie, wenn unsere Gespräche hier Ihnen helfen könnten, sich so zu verhalten?

Klientin: Ach, ich glaube nicht, dass ich mich so verhalten könnte.

Therapeut: Sie blicken besorgt drein.

Klientin: Kein Wunder!

Therapeut: Was taucht in Ihnen auf?

Klientin: Ich habe Angst.

(*Der Therapeut führt die Klientin durch eine kurze Version der Übung »Ein Name für die Emotion«, um Raum für Angst zu schaffen, bevor es weitergeht.*)

Therapeut: Also taucht schon dann Angst in Ihnen auf, wenn Sie nur darüber nachdenken, nach diesen Werten zu handeln, stimmt's? Das mag Ihr Kopf offensichtlich nicht. Was sagt er denn zu Ihnen?

Klientin: Tu das bloß nicht!

Therapeut: Sondern befolg die Regeln! Und Ihr Kopf hat ein paar sehr klare Regeln darüber festgelegt, was Sie tun sollten und was nicht.

Gehen wir die mal nacheinander durch. An erster Stelle steht offenkundig »Sei hilfreich!« Wie lauten die anderen?

Klientin: Na ja: Unterhalt dich nicht zu lange mit jemand. Geh bald wieder weiter.

Therapeut: Genau. Und worüber dürfen Sie sich unterhalten?

Klientin: Ach, eigentlich darf ich nur mal einen kleinen Scherz machen. Smalltalk eben.

Therapeut: Und nicht sprechen dürfen Sie über ...?

Klientin: Persönliche Dinge. Über alles, was tiefer gehen oder Bedeutung haben könnte.

Therapeut: Womit bedroht Ihr Kopf Sie denn, um Sie davon abzuhalten, gegen diese Regeln zu verstoßen? Wovor warnt er Sie?

Klientin: Ach, wissen Sie, dass man herausbekommt, wie ich wirklich bin.

Therapeut: Und dann?

Klientin: Und dass man mich dann nicht mag.

Therapeut: Und dann?

Klientin: Na ja, dann will man mich auch nicht kennenlernen.

Therapeut: Und dann?

Klientin: Dann bin ich ganz allein.

Therapeut: Und das ist eine ziemlich schlimme Bedrohung, nicht wahr?

Klient: Ja, das stimmt.

Damit hat der Therapeut die Verschmelzung und die Erlebensvermeidung identifiziert, durch die das Verhalten der Klientin motiviert werden. Deutlich geworden sind auch die Werte, die sie »verloren« hat. Von hier aus stehen viele Wege offen: Möglichkeiten erforschen, im Einklang mit den genannten Werten (Authentizität, Offenheit, Vertrauen, Mut) zu handeln; sich von Regeln lösen; Raum für die Ängste schaffen, die unweigerlich mit neuen Verhaltensweisen einhergehen. Wenn es die Zeit zulässt, kann auch die Aussage erforscht werden, die anderen könnten herausbekommen, wie die Klientin wirklich ist. Zu diesem Zweck würde man die Fusion mit Selbstverurteilung deutlich werden lassen und darauf mit Selbstmitgefühl reagieren. Ist nicht genügend Zeit, würde man in der folgenden Sitzung darauf zurückkommen.

Hausaufgabe

Als Hausaufgabe können wir die Person bitten, über ihre Werte nachzudenken, etwas darüber zu schreiben oder mit einem nahestehenden Menschen darüber zu sprechen. Außerdem kann sie beobachten, wann und wo sie sich im Einklang mit ihren Werten verhält und was geschieht, wenn sie das tut.

Ist die Person sich jedoch bereits über wenigstens einige ihrer Werte im Klaren, können wir sie bitten, einen Lebensbereich auszuwählen (wie etwa Beruf, Beziehungen, Gesundheit oder Freizeit) und zwei bis drei Werte zu bestimmen, mit denen sie in diesem Bereich »spielt«. Alternativ kann mit der Übung Würzen und Genießen experimentiert werden (aus Harris 2015a).

Würzen und Genießen

Therapeutin: Wählen Sie jeden Morgen ein oder zwei Werte aus, die Sie den Tag über ins Spiel bringen wollen, zum Beispiel Zugewandtheit und Offenheit. Sie können jeden Tag neue auswählen oder immer die gleichen nehmen, das bleibt ganz Ihnen überlassen. Während Sie dann durch den Tag gehen, halten Sie Ausschau nach Gelegenheiten, Ihre Aktivitäten mit diesen Werten zu »würzen«. Allem, was Sie sagen oder tun, geben Sie also den Geschmack Ihrer Werte. Genießen Sie das richtig! Das heißt, Sie nehmen bewusst wahr, was Sie gerade tun, und kosten aktiv die Erfahrung aus, so wie Sie Ihr Lieblingsessen oder ein Musikstück genießen. Versenken Sie sich darin, registrieren Sie, was passiert und würdigen Sie es.

Die meisten Leute reagieren gut auf diesen Vorschlag, aber manche haben große Schwierigkeiten damit, etwas zu »genießen«. Das weist darauf hin, dass wir mit ihnen noch an ihrer Fähigkeit zu Wertschätzung arbeiten müssen; mehr dazu in Kapitel 27.

➔ BEGLEITMATERIAL: In Kapitel 15 von *Trauma-Focused ACT: The Extra Bits* finden Sie Checklisten zu Werten, Informationen zu Werte-Karten, Arbeitsblätter zum Verfolgen von Aktivitäten, verschiedene weitere Arbeitsblätter für Hausaufgaben, die *Zielscheibe* und einen *Life Compass.*

Kernpunkte

Werte bilden das Fundament des gesamten ACT-Modells. Wie ein Kompass zeigen sie uns eine Richtung an, halten uns in der Spur und helfen uns, den Weg zu finden, wenn wir uns verirrt haben. Den Menschen, mit denen wir arbeiten, fällt es oft schwer, Kontakt zu ihren Werten aufzunehmen, weil diese unter mehreren Schichten aus Fusion und Vermeidung vergraben sind. Besonders gilt das, wenn sie von ihren Gefühlen abgetrennt sind oder eine gestörte Selbstwahrnehmung haben. Im Lauf der Zeit können wir das jedoch mit sanfter, beharrlicher Geduld – und einem gewaltigen Maß an Verständnis und Mitgefühl – überwinden. Werte können sich an vielen Orten verstecken, vor allem in Geschichten darüber, was fehlt, in Erfahrungen, die ein Gefühl von Lebendigkeit und Sinn verleihen, und in den wichtigen Botschaften, die von schmerzhaften Emotionen vermittelt werden. Sobald Werte aber zutage gefördert sind, werden sie zu einer kraftvollen Quelle von Motivation und Inspiration für die schwierige Aufgabe, ein sinnvolles Leben aufzubauen.

16

Tun, was funktioniert

Das doppelte Ziel der TFACT besteht darin, psychisches Leiden zu vermindern und ein sinnvolles Leben aufzubauen. Das zu erreichen, erfordert engagiertes Handeln, und das heißt, im Kleinen wie im Großen nach den eigenen Werten zu leben und zu handeln. Engagiertes Handeln ist ein sehr breiter Begriff, der nicht nur Zielsetzung, Handlungsplanung, Problemlösung und explizite Exposition umfasst, sondern auch jede Art empirisch gestützter Verhaltensintervention, von der Verhaltensaktivierung bei Depression bis hin zum Einüben sozialer Fertigkeiten bei zwischenmenschlichen Problemen.

Hauptsächlich arbeiten wir in dieser Phase daran, dass die Person wichtige Bereiche ihres Lebens, die sie bisher gemieden hat, wiedergewinnt, sich für sie öffnet oder erweitert. Die meisten Sitzungen haben einen doppelten Fokus, indem wir daran arbeiten, einerseits Werte in Handlungen umzusetzen und andererseits Hindernisse zu überwinden. Im ersten Teil dieses Kapitels rekapitulieren wir die Hauptelemente dieser Arbeit, im zweiten Teil wird sie mit einem Gesprächsausschnitt demonstriert, und im dritten Teil beschäftigen wir uns mit Strategien, trotz der vielen Herausforderungen von Traumen, ein engagiertes Handeln zu ermöglichen.

Von Werten zum Handeln

In einer typischen Sitzung fordern wir die Person auf, einen Lebensbereich oder ein Problem auszuwählen, an dem sie arbeiten will, und die Werte zu bestimmen, die dabei ins Spiel kommen sollen. Wir unterstützen sie dabei, Ziele zu setzen sowie Handlungspläne zu entwickeln und umzusetzen. In manchen Fällen gehört dazu, Lebensbereiche aufzugeben, die schädlich sind, also zum Beispiel eine von Missbrauch geprägte Beziehung zu beenden, eine unsichere Arbeitsstelle aufzugeben oder sich von Menschen und Orten fernzuhalten, die einen problematischen Drogengebrauch fördern. Wie zu erwarten, löst so etwas im Allgemeinen schmerzhafte Gedanken und Gefühle aus, weshalb wir uns oft mit Defusion, Akzeptanz oder Selbstmitgefühl beschäftigen müssen, bevor wir zu der aktuellen Aufgabe zurückkehren.

Nützliche Fragen zu Zielen

Nachdem die Person einen Lebensbereich ausgewählt hat, den sie verbessern, oder ein bestimmtes Problem, das sie angehen will, können wir Fragen stellen wie:

- Welche Werte wollen Sie hier ins Spiel bringen?
- Wofür wollen Sie stehen?
- Wie wollen Sie angesichts dieser Sache sein?
- Wer wollen Sie sein, während Sie sich damit beschäftigen?
- Was könnten andere von Ihrem Verhalten lernen?

Es werden drei Werte bestimmt, die ins Spiel kommen sollen. Wir nutzen sie, um SMART-Ziele zu setzen. Für dieses Akronym gibt es verschiedene Interpretationen, ich bevorzuge die folgende:

S = spezifisch

M = motiviert durch Werte

A = anpassungsfähig

R = realistisch

T = terminiert

Ziele in Handlungspläne umwandeln

Als Nächstes konkretisieren wir die Ziele zu Handlungsplänen, und zwar in etwa so:

- Wann und wo werden Sie das tun?
- Was ist der erste Schritt? Und was kommt anschließend? Und danach?
- Welche Ausrüstung, Ressourcen und Fertigkeiten werden Sie brauchen?
- Wovon werden Sie sich lösen müssen?
- Wie würde das in einem Video aussehen und sich anhören?

Oft können wir auf den Zwischenschritt der Zielsetzung verzichten und direkt von der Auswahl von Werten zum Handeln übergehen. (So haben wir es in dem Programm für die WHO gemacht, weil wir der Meinung waren, durch Zielsetzung würde das Verfahren zu komplex werden. Eine gute Option ist das auch bei Klienten, die sich vor der Aufgabe, Ziele zu setzen, fürchten, sie verabscheuen oder sich davon überfordert fühlen.) Wenn wir so vorgehen, fragen wir gleich nach der Auswahl der drei Werte: »Was wären wohl einige kleine, einfache Schritte, die Sie jetzt gleich angehen könnten, um nach diesen Werten zu leben? Kleine Dinge, die Sie sagen und tun könnten, und die Ihnen nicht zu viel abverlangen?« Dabei betonen wir, dass man sich nicht übernehmen sollte:

Therapeutin: Sie kennen doch das Sprichwort »Jede Reise beginnt mit dem ersten Schritt«, nicht wahr? Gehen wir daher ganz langsam vor. Was ist der kleinste und leichteste Schritt, den Sie tun könnten?

LANGFRISTIGE ZIELE

Am Anfang konzentrieren wir uns in der TFACT auf kurzfristige Ziele und Handlungspläne in dem Sinn, was in den nächsten paar Stunden, Tagen oder Wochen erreicht werden soll. Später werfen wir jedoch einen Blick auf langfristige Ziele wie jene, einen Partner oder eine Partnerin zu finden oder den Beruf zu wechseln. (Natürlich ist das keine festgelegte Reihenfolge; wir können uns an jedem Punkt der Therapie mit lang-, mittel- und kurzfristigen Zielen beschäftigen.) Während wir die Ziele aufschlüsseln, soll die Person sich überlegen: Womit muss ich jetzt sofort anfangen, um die besten Chancen zu haben, das in der Zukunft zu erreichen? Welche kurz- und mittelfristigen Ziele werden mich dem näher bringen?

Hat die Person zum Beispiel das langfristige Ziel, einen Partner oder eine Partnerin zu finden, kann zu den kurzfristigen Zielen gehören, sich über Singlebörsen zu informieren und einer beizutreten, mit neuen Aktivitäten anzufangen, bei denen man vermutlich passende Leute kennenlernt, oder vielleicht sogar an der eigenen Sozialkompetenz zu arbeiten. Mittelfristige Ziele können sein, mit infrage kommenden Personen auszugehen oder gemeinsam etwas anderes zu unternehmen. Wenn das langfristige Ziel darin besteht, eine neue Stelle zu finden oder den Beruf zu wechseln, wären kurzfristige Ziele das Erforschen verschiedener beruflicher Optionen, ein Gang zur Berufsberatung und das Verfassen eines Lebenslaufs. Zu den mittelfristigen Zielen kann es gehören, sich neue Fertigkeiten anzueignen, ein Praktikum zu machen und zu Bewerbungsgesprächen zu gehen.

WERTEBASIERT PROBLEME LÖSEN

Die Problemlösung in der TFACT unterscheidet sich vom Vorgehen in anderen Modellen dadurch, dass sie explizit wertebasiert ist. Nachdem wir ein Problem definiert haben, stellen wir Fragen wie »Wofür wollen Sie angesichts dieser Sache stehen?« oder »Welche Werte wollen Sie hier ins Spiel bringen?«

Von hier aus folgen wir allen herkömmlichen Schritten einer expliziten Problemlösung. Wir suchen gemeinsam nach Handlungsmöglichkeiten, betrachten Für und Wider jeder Option und kombinieren die besten Ideen zu einem Handlungsplan. Während dieser umgesetzt wird, verfolgen wir die Ergebnisse und nehmen im Bedarfsfall Änderungen vor, je nachdem, was funktioniert hat und was nicht. Es ist sehr nützlich, dabei die Herausforderungsformel einzusetzen.

HINDERNISSE VORHERSEHEN

Sobald ein Handlungsplan aufgestellt wurde, fragen wir: »Fällt Ihnen irgendetwas ein, was Ihnen in den Weg kommen könnte?« Anschließend helfen wir dabei herauszufinden, wie die Person mit den erwarteten Hindernissen umgehen könnte, falls sie tatsächlich auftauchen.

Es empfiehlt sich, einen alternativen »Plan B« vorzubereiten; falls ein bestimmtes Vorgehen aus dem einen oder anderen Grund nicht durchführbar ist, gibt es immer viele andere Möglichkeiten, im Einklang mit den zugrundeliegenden Werten zu handeln. Ohne vorherige Planung ist das der Person jedoch eventuell nicht bewusst. Das sprechen wir in etwa so an: »Sie wissen ja, dass selbst die besten Pläne mal danebengehen. Wenn diese Sache also schiefläuft, was wäre Ihr Plan B?«

Bereitschaft

Bereitschaft ist unerlässlich. Deshalb überprüfen wir wiederholt, ob die Person tatsächlich bereit ist zu handeln, selbst wenn das beängstigend, schmerzhaft und schwierig ist. Wir erinnern sie daran, dass sie nicht so handeln muss; es ist eine persönliche Entscheidung. Außerdem vergewissern wir uns, dass sie im Einklang mit ihren Werten und Zielen handelt und nicht deshalb, weil sie uns einen Gefallen tun will oder sich unseren Ideen fügt.

Bisher haben wir uns mit »Bereitschaft« als Synonym für Akzeptanz beschäftigt, also mit der Bereitschaft, Raum für Gedanken und Gefühle zu schaffen, um im Einklang mit den eigenen Werten zu leben (statt nur zögernd oder halbherzig Raum zu schaffen, was wir als »Toleranz« bezeichnen«). Hier bezieht sich »Bereitschaft« hingegen auf eine Verhaltenseigenschaft, nämlich etwas bereitwillig zu tun statt ungern oder widerwillig. Außerdem muss der Unterschied zwischen »etwas bereitwillig tun« und »etwas tun wollen« geklärt werden:

Klient: Eigentlich will ich das lieber nicht tun.

Therapeutin: Natürlich wollen Sie das nicht, schließlich würde das allerhand unangenehme Gedanken und Gefühle ans Tageslicht bringen. Und Sie müssen es auch nicht tun. Die Frage ist, ob es wichtig für Sie ist. Sind Sie bereit, es zu tun, obwohl Sie es nicht tun wollen?

Klient: Mir ist der Unterschied nicht klar.

Therapeutin: Nun, nehmen wir an, ich habe Krebs. Da will ich bestimmt keine Chemotherapie, Bestrahlungen oder Operationen über mich ergehen lassen, aber ich wäre dazu bereit, um mich von meinem Krebs heilen zu lassen. Wenn uns etwas wichtig ist, können wir also bereit sein, es zu tun, auch wenn wir das nicht wollen. Sie haben doch bestimmt schon mal etwas ungern oder halbherzig getan, nicht wahr?

Klient: Klar.

Therapeutin: Und das ist das Gegenteil von Bereitwilligkeit. Ist Ihnen aufgefallen, wie unbefriedigend das war?

Klient: Durchaus. Hab schon verstanden. Aber ich hab trotzdem nicht das Gefühl, es bereitwillig zu tun.

Therapeutin: Ja, klar, weil Bereitwilligkeit kein Gefühl ist. Es handelt sich eher um eine Haltung in dem Sinne: Das bedeutet mir etwas, es ist mir wichtig, und daher bin ich bereit, es zu tun, obwohl ich eine Menge unangenehme Gefühle deshalb habe und darüber nachdenke, es nicht zu tun.

MOTIVATION

Da jedes neue Verhalten eine Herausforderung darstellt, ist Motivation ein wichtiger Aspekt von Bereitwilligkeit beziehungsweise Bereitschaft. Hier kommen die Werte voll zur Geltung. Wie der mythische Stein der Weisen, durch den unedle Metalle in Gold verwandelt werden, können Werte jede Handlung in etwas verwandeln, was Bedeutung hat und sich von sich aus lohnt. Mit diesem Ziel im Sinn können wir fragen:

Wenn Sie so handeln …

- ist das eine Hinbewegung/etwas, was Sie Ihrem Ziel/dem Leben, das Sie aufbauen wollen, näher bringt?
- tun Sie dann etwas Neues/versuchen Sie etwas anderes, statt immer das Gleiche zu machen/im alten Trott zu bleiben?
- sind Sie dann mehr im Einklang mit der Art Person, die Sie tief im Herzen sein wollen?
- wird das irgendeinen Nutzen für Sie und die Menschen, die Sie lieben, haben?

Nachverfolgung und Vorplanung

Im vorigen Kapitel war davon die Rede, dass man der Person vorschlagen sollte, ihre alltäglichen Aktivitäten zu verfolgen und hinsichtlich von Lebendigkeit und Praktikabilität zu beurteilen. Das liefert uns eine Menge wertvolle Informationen darüber, inwiefern das, was die Person tut, praktikabel ist oder nicht. Oft ist das ein idealer Ausgangspunkt für ein Gespräch über engagiertes Handeln in dem Sinne, mehr Dinge zu tun, die praktikabel sind, und Alternativen zu Verhaltensweisen zu erkunden, die das nicht sind.

Hand in Hand mit der Nachverfolgung des Handelns geht die Terminierung. Wir regen die Person an, auf Arbeitsblättern für die folgenden Woche Aktivitäten zu planen, die ihr Leben verbessern. Eine solche Vorplanung fördert positive Verhaltensänderungen und hält sie aufrecht. Wichtig ist das vor allem für Menschen, die apathisch, demotiviert oder deprimiert sind. Wenn sie nicht vorplanen, verbringen sie oft unwillkürlich Zeit mit unbefriedigenden Dingen. Geplant werden kann einen Tag bis zu einer Woche vorher; je mehr Planung und Organisation eine bestimmte Tätigkeit erfordert, desto früher sollte damit begonnen werden.

Wenn die Person keine Vorstellung davon hat, was sie sinnvoll mit ihrer Zeit anfangen sollte, spielt das eine große Rolle dabei, ihr Leiden aufrechtzuerhalten oder gar zu verstärken. In solchen Fällen können wir eine Liste mit angenehmen Aktivitäten vorlegen. Während die Therapie fortschreitet, können wir die Person dabei unterstützen, sich achtsam auf ihre Aktivtäten einzulassen, während sie sich zugleich von den fast unvermeidlich auftauchenden schwierigen Gedanken und Gefühlen löst und sie akzeptiert.

Erforschen und Experimentieren

»Wenn man immer tut, was man schon immer getan hat, kommt immer das heraus, was schon immer herausgekommen ist.«

Diese Bemerkung von Jessie Potter, irrtümlich oft Henry Ford zugeschrieben, illustriert das Problem von rigidem Verhalten. Wenn wir vor schwierigen Situationen stehen, ist unsere Verhaltensvariabilität im Allgemeinen adaptiv, aber unsere Grundeinstellung läuft darauf hinaus, dass wir in gewohnte Muster zurückfallen. Gelegentlich kann das durchaus effektiv sein, aber wenn die Person sich schließlich zu einer Therapie entscheidet, steckt sie sehr oft in einem engen, rigiden Verhaltensrepertoire fest, das ihr nicht die erwünschten Ergebnisse verschafft. Oft ist sie sich dessen nicht einmal bewusst.

Daher ermutigen wir sie, andere Optionen zu erkunden und mit neuen Verhaltensweisen zu experimentieren. Damit sind unweigerlich bestimmte Risiken verbunden. Wenn wir unsere Komfortzone verlassen und etwas Neues ausprobieren, sind wir immer in Gefahr zu scheitern. Da gibt es keine Garantien. Es kann etwas schieflaufen, einen gegenteiligen Effekt haben oder die Situation sogar noch verschlimmern. Daher treten praktisch immer Ängste auf und die damit verbundene Suche nach Gründen, was wir immer wieder normalisieren und validieren. Außerdem fragen wir: »Sind Sie bereit, Raum für diese schwierigen Gedanken und Gefühle zu schaffen, um das zu tun, worauf es ankommt?«

Aber was ist, wenn die Person dazu nicht bereit ist? Gut, dass Sie gefragt haben!

VIER HINDERNISSE

Während wir uns mit diesen Themen beschäftigen, stoßen wir immer wieder auf vier Hindernisse. Sie bestehen darin, dass die Person a) in etwas verstrickt ist, b) Unangenehmes vermeiden will, c) keinen Kontakt zu ihren Werten hat und d) zweifelhafte Ziele verfolgt.

Verstrickung

Die Person verstrickt sich wiederholt darin, Hinderungsgründe anzuführen, weil ihr Kopf sich viele verschiedene Ursachen dafür ausdenkt, weshalb sie angeblich nicht in Aktion treten kann, sollte oder nicht einmal müsste: »Ich habe ein gutes Leben gar nicht verdient«, »Wenn ich es versuche, werde ich nur scheitern«, »Es wird etwas Schlimmes passieren«, »Ich werde verletzt werden« und so weiter.

Als Gegenmittel dient Defusion, vor allem im Sinne von Wahrnehmen, Benennen, Normalisieren, Zweck und Praktikabilität. Der Hauptzweck, weshalb der Kopf Gründe anführt, ist Schutz – er will uns vor Schmerzen bewahren und davon abhalten, Risiken einzugehen. Was die Praktikabilität angeht, stellen wir immer eine Frage wie: »Wenn Sie zulassen, dass diese Gedanken Ihre Entscheidungen bestimmen, wo führt Sie das dann hin?« Hinzufügen können wir: »Sie können Ihren Kopf nicht davon abhalten, solche Dinge zu behaupten, aber Sie können sich von ihnen lösen.«

Unangenehmes vermeiden

Persönliches Wachstum und sinnvolle Veränderung bedeuten, dass man aus der Komfortzone heraustritt. Das wird unweigerlich als unangenehm empfunden, weil schwierige Gedanken, Körperempfindungen, Emotionen, Erinnerungen und Impulse auftreten. Wenn die Person nicht fähig ist, sich zu öffnen und Raum für ein solches Erleben zu schaffen, wird sie das, worauf es wirklich ankommt, nicht tun. Um dieses Hindernis zu überwinden, arbeiten wir weiter daran, Akzeptanz und Selbstmitgefühl zu entwickeln und anzuwenden.

Mangelnder Kontakt zu Werten

Warum sollte man sich einer Herausforderung stellen, wenn das nicht wichtig oder sinnvoll ist? Wenn die Person ihre Werte ignoriert, vernachlässigt oder vergisst, wenn sie von ihnen durch Fusion (zum Beispiel mit Regeln) weggezogen wird und wenn sie sich nur oberflächlich zu bestimmten Werten bekennt, um uns einen Gefallen zu tun, dann hat das nicht die erwünschte Wirkung. In diesem Fall unterstützen wir sie dabei, ihre Werte wahrhaft zu identifizieren, sich damit zu verbinden und zu erkennen, dass sie bei jedem Schritt, den sie macht, im Einklang mit ihnen leben wird.

Zweifelhafte Ziele

Wie in Kapitel 9 erwähnt, ist es nach dem Erstellen eines Handlungsplans nützlich einzuschätzen, wie realistisch dieser ist. Dazu dient eine Skala von null bis zehn. Wenn die Person einen Wert weniger als sieben angibt, ist es unwahrscheinlich, dass sie dem Plan treu bleiben wird. Daher erforschen wir: Sind ihre Ziele übertrieben? Versucht sie, zu viel zu erreichen oder zu schnell vorzugehen? Oder versucht sie womöglich, alles perfekt zu machen? Versucht sie, Dinge zu tun, für die es ihr an Ressourcen mangelt (wie etwa Zeit, Geld, Energie, Gesundheit, soziale Unterstützung, notwendige Fertigkeiten)?

Wenn etwas davon der Fall ist, müssen die Ziele geändert werden, sodass sie kleiner, einfacher und leichter sind und zu den vorhandenen Ressourcen passen. Das tun wir, bis sie so realistisch sind, dass auf der Skala ein Wert von mindestens sieben erreicht wird.

Grundsätzlich geht es bei diesem Prozess darum, diese häufig vorkommenden Hindernisse durchzugehen, um festzustellen, welche relevant sind, und Pläne zu entwickeln, damit umzugehen. Im Begleitmaterial findet sich ein Arbeitsblatt zu den vier Hindernissen.

Eine Therapiesitzung mit Mark

Dies ist ein Ausschnitt aus der sechsten Sitzung mit Mark, einem 34-jährigen früheren Berufsoffizier. Nach einem Kriegseinsatz, bei dem ein Freund durch einen Kopfschuss ums Leben kam, hat er PTBS entwickelt und daraufhin den Dienst quittiert. Er lebt allein, hat sich sozial zurückgezogen und fühlt sich extrem einsam. Im Einklang mit seinen Werten – »Mut, Selbstfürsorge und Freundschaft« – will er den sozialen Kontakt mit seinem Freundes- und Familienkreis wiederherstellen. Anfangen möchte er, indem er sich an seinen ältesten Freund Jake wendet.

Therapeut: Zögern Sie irgendwie, das zu tun? Taucht in Ihnen etwas auf, wenn Sie darüber sprechen, dass das eine Möglichkeit wäre?

Klient: Ich glaube, da ist ein bisschen, äh, Widerstand, weil ... wissen Sie, ich will nicht zu viel über bestimmte Dinge reden, und außerdem ist es mir peinlich, dass ich mich so lange nicht bei ihm gemeldet habe.

Therapeut: Das sind berechtigte Bedenken. Wie ist es denn jetzt gerade? Spüren Sie, dass irgendwas in Ihrem Körper passiert? Unangenehme Gefühle?

Klient: Ja, schon. Hab so was wie einen Schmerz unten im Bauch.

Therapeut: Wie fühlt sich der an?

Klient: Eng oder so.

Therapeut: Eng? Und welche Form und Größe hat er?

Klient: Wie eine Kugel (*beschreibt mit dem Zeigefinger einen Kreis um seinen Unterbauch*).

Therapeut: Wie würden Sie das Gefühl denn nennen?

Klient: Tja, Angst oder so?

Therapeut: Angst. Nun, das war zu erwarten. Während wir darüber sprechen, dass Sie etwas in Ihrem Leben ändern, um eine neue Zukunft aufzubauen, werden wahrscheinlich eine Menge schwierige Gedanken und Gefühle auftauchen.

(*Der Therapeut führt den Klienten durch eine eineinhalb Minuten dauernde Version von »Ein Name für die Emotion«, um ihm zu helfen, seine Angst zu akzeptieren. Anschließend wendet er sich der Suche nach Gründen, keine Veränderungen vorzunehmen, zu.*)

Therapeut: Wir haben ja schon darüber gesprochen, dass der Kopf ständig nach Gründen sucht, und deshalb wird Ihr Kopf allerhand Gründe dafür nennen, dass Sie sich nicht bei Ihrem Freund melden sollten. Könnten Sie wohl einige davon aufschreiben?

Klient: Klar.

(*Nun wird der Klient dabei unterstützt, diesen Vorgang zu identifizieren, mit Fragen wie »Wie versucht Ihr Kopf, Ihnen das auszureden?«*

und »Wovor warnt Ihr Kopf Sie, was schiefgehen könnte?« Der Klient notiert alle Gründe auf einem Blatt Papier, was ca. drei Minuten dauert. Die Gedanken lauten unter anderem: »Ich will nicht darüber sprechen, was passiert ist; Inzwischen hat er bestimmt andere Freunde; Er hat doch keine Zeit für mich; Wir sind zu verschieden; Bestimmt will er sowieso nicht mit mir reden; Ich bin zu kaputt dafür; Ich habe nichts zu sagen; Er hat ein Leben, und ich habe keines; Ich habe nichts zu bieten; Ich bin ein reines Nichts; Ich stecke in einer Sackgasse.«)

Therapeut: Na bitte! Da schlägt Ihr Kopf aber ganz schön zu, nicht wahr? »Ich habe nichts zu bieten, ich bin ein reines Nichts, ich stecke in der Sackgasse.« Und ich vermute, dass es da nicht nur um Jake geht, wahrscheinlich würde Ihr Kopf das bei praktisch allen Leuten sagen, bei denen Sie sich melden wollen.

Klient: Das stimmt.

Therapeut: Tja, das Thema hat zwar ein paar kleine Variationen, aber im Grunde lautet es: »Ich bin nichts, ich habe nichts, man will nichts mit mir zu tun haben, ich rede nicht gern mit anderen ...«

Klient: Ja, so in ungefähr.

Therapeut: (*deutet auf das Blatt Papier*) Und wie wollen Sie sich davon lösen?

Klient: Hm ... Wie wär's, wenn ich es die Geschichte »Tu's nicht!« nenne?

Therapeut: Hört sich gut an. Schreiben Sie das bitte auf die Rückseite?

(Der Therapeut bittet den Klienten, auf die Rückseite des Blatts in großen Buchstaben zu schreiben: Aha! Da ist sie wieder! Die Geschichte »Tu's nicht!« Danke, lieber Kopf. Ich weiß, du versuchst, mich vor Schmerzen zu bewahren, aber das ist nicht nötig, ich werde schon alleine damit fertig. Diese Technik kennt der Klient bereits aus früheren Sitzungen. Anschließend wird er gebeten, schweigend alle negativen Gedanken auf dem Blatt durchzulesen, wobei der Therapeut ihn auffordert: »Versuchen Sie, sich richtig darin zu verstricken!« Dann wird der Klient gebeten, das Blatt umzudrehen und die Sätze auf der Rückseite durchzulesen,

was er sehr hilfreich findet. Der Wert, den nun er auf der Fusionsskala [siehe Kapitel 10] angibt, sinkt von acht auf drei.)

Therapeut: Und das alles – diese Gedanken und Gefühle, Angst, Verlegenheit, Enge im Unterbauch, Selbstverurteilung – ich glaube, dass die immer wieder als Hindernisse auftauchen und versuchen werden, Sie davon abzuhalten, etwas zu tun, was Ihr Leben besser macht.

Klient: Da dürften Sie recht haben.

Therapeut: Haben Sie eine Ahnung, wovor Ihr Kopf Sie wohl beschützen will?

Klient: Hm, tja, vor Verlegenheit? Angst? Davor, zu versagen?

Therapeut: Genau. Angst, Verlegenheit, Versagen. Das heißt, Ihr Kopf tut mehr oder weniger das Gleiche wie meiner, weil er Sie beschützen will. Aber Sie haben hier die Wahl: Geben Sie auf, was wichtig ist, weil so viele schwierigen Gedanken und Gefühle vorhanden sind, oder schaffen Sie Raum dafür und tun, was Ihnen wirklich etwas bedeutet?

Klient: Also, aufgeben werde ich nicht.

Therapeut: Und was werden Sie tun?

Klient: Ich rufe ihn an.

Therapeut: Wissen Sie, mein Kopf sagt mir zwar, dass sich das kitschig anhört, aber es berührt mich wirklich sehr, was Sie da sagen. Mir ist völlig klar, wie schmerzhaft es für Sie ist, ich weiß, dass Sie eine unglaublich harte Zeit hinter sich haben und dass Ihr Kopf allerhand Gründe dafür anbringt, dass Sie aufgeben sollten. Aber dennoch sind Sie bereit weiterzumachen. Das ist beeindruckend.

Klient: Danke.

Therapeut: Also, was ist dann der allererste Schritt?

Klient: Äh, na ja, einfach zum Telefon zu greifen, denke ich.

Therapeut: Gut. Dann werde ich Sie jetzt ein bisschen in Zugzwang bringen. Ich werde Ihnen gleich eine Frage stellen, und bevor Sie antworten, nehmen Sie bitte einfach wahr, was Ihr Kopf dazu sagt und was für Gefühle in Ihrem Körper auftauchen. Alles klar? Also, die Frage lautet:

Wann werden Sie ihn anrufen? Nennen Sie mir einen Tag, ein Datum, einen Zeitpunkt. Nehmen Sie sich ein paar Sekunden Zeit, um wahrzunehmen, was Ihr Kopf sagt. Und spüren Sie, welche Empfindungen im Körper auftauchen.

Klient: Okay.

Therapeut: Was nehmen Sie im Körper wahr?

Klient: Äh, mein Bauch hat sich ein bisschen verkrampft. Und anderswo ist so was wie Nervosität.

Therapeut: Was sagt Ihr Kopf?

Klient: Der sucht gerade nach wer weiß was ... Wird Jake überhaupt da sein? Wird er das Telefon abnehmen? Was werden wir dann machen?

Therapeut: Können Sie das notieren, bitte? Wird Jake da sein? Wird er das Telefon abnehmen? Was werden wir dann machen? (*Klient schreibt alles auf.*) Und wie würden Sie dieses Gefühl benennen?

Klient: Äh, verunsichert.

Therapeut: Verunsichert? Wenn das jetzt in Ihnen auftaucht, obwohl wir nur darüber sprechen, ist mehr oder weniger zu erwarten, dass es das in der echten Situation ebenfalls tut.

Klient: Ja, wahrscheinlich.

Therapeut: Sind Sie bereit, Raum dafür zu schaffen?

Klient: Ja. Auf jeden Fall.

Therapeut: Prima. Dann planen wir es jetzt. Wann werden Sie den Anruf machen? Tag, Datum, Zeit?

Klient: Tja, sagen wir mal, am Mittwoch nach der Arbeit ... so gegen sechs.

Therapeut: Gut, dann machen wir jetzt ein Rollenspiel. Ich bin Jake. Sie greifen nach dem Telefon. Nur so als ob ... spielen wir einfach ein bisschen damit. Sie haben das Handy in der Hand, und ich bin Jake. (*Klient und Therapeut tun so, als ob sie in ihr Handy sprechen würden.*) Äh, hallo?

Klient: Hi, Jake, wie geht's dir?

Therapeut: Äh, wer ist da?

Klient: Ich bin's, Mark.

Therapeut: Mark ... Mark! Oha!

Klient: Na, Kumpel, was läuft so bei dir? Lang her, dass wir uns gesehen haben!

Therapeut: Puh, ja, ist wirklich lange her. Wieso hast du dich eigentlich nie gemeldet?

Klient: (*verlegen*) Äh ... tja ... also, ich ...

Therapeut: Okay, machen wir eine Pause. Was ist gerade los?

Klient: Na ja, ich bin ein bisschen verlegen, hab etwas Angst, weiß nicht recht, was ich sagen soll.

Therapeut: Gut. Und was hat Ihr Kopf tatsächlich gesagt, als Sie mit Jake gesprochen haben?

Klient: Äh, na ja, der hat gesagt: So ein Quatsch. Leg einfach auf.

Therapeut: Und das ist genau das, was Ihr Kopf bei dem richtigen Anruf sagen wird. Deshalb frage ich mich, ob es sich wohl lohnen würde, das ein bisschen zu proben ... um Sie darauf vorzubereiten, was Sie sagen wollen?

Klient: Ja, dann könnte ich ja, äh, dann könnte ich üben, was ich sage, zum Beispiel, wo ich inzwischen war und wieso ich mich nicht gemeldet habe.

Therapeut: Prima. Nehmen wir also an, Sie plaudern ein paar Minuten mit ihm, und dann ... was werden Sie ihn fragen? Wollen Sie beispielsweise vorschlagen, dass Sie sich treffen und was miteinander unternehmen?

Klient: Hm, ja ... mal sehen, ob er ein Bier trinken gehen will. Oder wir treffen uns im Park zum Basketballspielen.

(*Es folgt ein Rollenspiel für diesen Teil des geplanten Telefongesprächs. Wieder wird der Klient gebeten wahrzunehmen, was in ihm auftaucht, und wieder sind das Verlegenheit, Angst und der Gedanke, auf den Anruf zu verzichten.*)

Therapeut: Und Sie sind bereit, für das alles Raum zu schaffen, um im Einklang mit Ihren Werten zu handeln? Mit Mut, Selbstfürsorge und Freundschaft?

Klient: Ja, das bin ich.

Therapeut: Wie realistisch ist es denn auf einer Skala von null bis zehn, dass Sie die folgenden zwei Dinge tun werden: das Gespräch zu Hause noch einmal proben und planen, und tatsächlich am Mittwoch um sechs zum Telefon zu greifen?

Klient: Tja ... ich würde gern zehn sagen, aber realistisch liege ich wohl etwa bei acht.

In diesem Gespräch werden die beiden zentralen Themen dieses Kapitels deutlich: Werte in Ziele und Handeln umsetzen und die vier genannten Hindernisse überwinden. Wichtige Aspekte sind zudem die Verwendung eines Rollenspiels, um den Handlungsplan zu konkretisieren, und der wiederholte Rückgriff auf Defusion und Akzeptanz.

Zusätzliche Strategien für engagiertes Handeln

Bei traumatischen Störungen bestehen oft viele Hindernisse für engagiertes Handeln, weshalb wir im Normalfall multiple Strategien brauchen, um den Betreffenden zu helfen, das zu tun, was ihnen wirklich wichtig ist. Im folgenden Abschnitt erkunden wir mehrere Möglichkeiten; es geht darum, sie zusätzlich zu den bereits besprochenen Methoden anzuwenden.

Genießen und Wertschätzen

Im vorigen Kapitel ging es unter anderem um Würzen und Genießen. Man kann diese Übung kontinuierlich auf jede Form von engagiertem Handeln anwenden; indem man immer wieder Kontakt zu den zugrundeliegenden Werten aufnimmt und achtsam wahrnimmt, was dann geschieht. Das spielt eine große Rolle bei der Motivation. Zum Beispiel leiden viele Menschen mit traumatischen Störungen an starker sozialer

Phobie, vor allem an der Angst davor, negativ bewertet zu werden. Es ist daher verständlich, dass sie sich oft sozial zurückziehen, und wenn sie doch an gesellschaftlichen Zusammenkünften teilnehmen, empfinden sie großen Stress. Sie halten lediglich durch und überstehen das Ganze, ohne es befriedigend zu finden oder gar zu genießen. Anschließend bewerten sie das Ereignis – und ihre eigene soziale »Leistung« – meist extrem negativ: »Es war einfach furchtbar«; »Es war reine Zeitverschwendung«; »Ich habe jede Minute gehasst«; »Ich war zu nichts zu gebrauchen«; »Ich hab es nicht geschafft, mich mit irgendjemand zu unterhalten«; »Ich hab mich nur in der Ecke versteckt« und so weiter. Natürlich ist das eine schlechte Voraussetzung für zukünftige Geselligkeiten.

Wenn also eine Person, mit der wir arbeiten, an einer gesellschaftlichen Zusammenkunft teilnimmt, können wir ihr vorschlagen, dort alle kleinen Momente wahrzunehmen und zu würdigen, in denen es ihr gelingt, Blickkontakt aufzunehmen (selbst wenn das nur ganz flüchtig geschieht), anderen Menschen etwas Persönliches mitzuteilen oder ein Gefühl von Verbundenheit zu ihnen herzustellen. Selbst wenn die Situation also im Großen und Ganzen als stressig und unbefriedigend empfunden wird, werden dadurch Momente wahrgenommen, die Wertschätzung erfahren können. Während die Fertigkeiten der Person sich mit der Zeit verbessern, wird es wahrscheinlich mehr von diesen bedeutungsvollen Momenten geben. (Natürlich ist achtsame Wertschätzung eine Fertigkeit, die im Allgemeinen explizit geübt werden muss; mehr dazu in Kapitel 27.)

Kognitive Flexibilität und engagiertes Handeln

Wie bereits besprochen, hilft die ACT nicht nur dabei, sich von unproduktiven Kognitionen zu lösen, es werden auch neue, effektivere Denkweisen entwickelt. Werfen wir einen kurzen Blick auf drei Arten von flexiblem Denken, das in der TFACT vermittelt wird, um engagiertes Handeln zu unterstützen: Umdeuten, Uminterpretieren und motivierende Selbstgespräche.

UMDEUTEN

Umdeuten oder Reframing besagt, dass etwas aus einer anderen Perspektive betrachtet wird, wodurch sich die Reaktionsweise darauf verändert. Es wird in der TFACT häufig angewendet, vor allem da, wo es darum geht, was die Person unter Kontrolle hat und was nicht. Zum Beispiel stoßen wir gelegentlich auf eine Fusion mit Gedanken wie Ich werde scheitern und Es wird nicht funktionieren. Nachdem wir diese Gedanken normalisiert haben, lassen wir oft eine Umdeutung wie diese folgen: »Tatsächlich haben wir keine Kontrolle darüber, ob wir ein Ziel erreichen oder nicht, aber wir haben eine Menge Kontrolle darüber, was wir tun, um das Ziel womöglich zu erreichen. Selbst wenn es also keine Garantien gibt, können wir unser Bestes geben, und wenn wir scheitern, wissen wir wenigstens, dass wir es versucht haben. Wenn wir hingegen aufgeben, weil unser Kopf sagt, dass es ohnehin nicht klappen wird, bringt uns das offensichtlich nicht dem Leben näher, das wir führen wollen.«

Manchmal verstrickt die Person sich in das Narrativ »Das Leben, das ich will, kann ich doch nicht bekommen«. Oft begründet sie das mit unbestreitbaren Tatsachen aus ihrer Traumageschichte. In diesem Fall bestätigen wir, dass das Leben, das sie momentan hat, nicht das ist, was sie haben will; wir helfen ihr, Raum für die unvermeidlichen schmerzhaften Gefühle zu schaffen und Selbstmitgefühl zu praktizieren. Nach viel Validierung und mit großem Mitgefühl können wir ihr schließlich helfen, die Situation umzudeuten: »Was Sie durchgemacht haben, ist wirklich furchtbar. So etwas sollte niemand erleben. Aber die Frage ist, was nun? Wo geht es von hier aus hin? Sie kennen wahrscheinlich den alten Spruch ›Wir können nicht wählen, was das Leben uns vorsetzt, aber wir können wählen, wie wir damit umgehen‹.« Das heißt, die Person steht jetzt vor der Herausforderung, das Beste aus dem Leben zu machen, das sie hat, auch wenn es nicht das ist, was sie haben will.

In anderen Fällen konfrontiert man uns mit der Behauptung: »Es ist zu spät.« Eine nützliche Umdeutung richtet sich dann nach einem alten chinesischen Sprichwort: »Die beste Zeit, einen Baum zu pflanzen, war vor zwanzig Jahren; die nächstbeste Zeit ist jetzt.« Anders gesagt, wir stimmen zu, dass es besser gewesen wäre, früher anzufangen. Das steht jedoch nicht in der Macht der Person, aber sie hat die Möglichkeit, jetzt zu handeln. Hinzufügen können wir: »Ihr Kopf wird immer wieder sagen, dass es zu spät ist – und jedes Mal, wenn er das sagt, können Sie eine Entscheidung treffen.«

UMINTERPRETIEREN

Je schwieriger, herausfordernder oder bedrohlicher eine Situation ist, desto wahrscheinlicher löst sie eine Fusion mit Urteilen, Themen, Regeln, Begründungen, Schemata oder Kernüberzeugungen aus. Das wiederum beeinflusst die Art und Weise, wie die Situation interpretiert wird. Nur allzu oft ist die anfängliche automatische Interpretation wenig hilfreich, und zwar in dem Sinne, dass sie uns nicht dabei unterstützt, effektiv und von unseren Werten geleitet zu handeln. Stattdessen löst sie unproduktive Verhaltensmuster aus. Wenn die Person, mit der wir arbeiten, also vor solchen Situationen steht, animieren wir sie dazu, den Anker zu werfen und sich von der ersten Interpretation zu lösen, um dann über alternative Perspektiven nachzudenken, die eine bessere Reaktion ermöglichen. Dazu dient eine Frage wie: »Wie kann ich anders darüber denken, und zwar so, dass es mir hilft, wirksam zu handeln?«

Nehmen wir beispielsweise an, eine zu aggressivem Verbalverhalten neigende Klientin ist extrem nervös und wütend, weil ihre Partnerin schon vor drei Stunden von der Arbeit nach Hause hätte kommen sollen. Während sie den Anker wirft, kann sie zu sich sagen: Mein Kopf ist im Verurteilungsmodus oder Mein Kopf sagt mir, dass sie das absichtlich tut oder Da ist ja wieder das Thema »Es ist ihr egal!« Dadurch schafft sie Raum für ihren Ärger und ihre Ängste und erinnert sich an die Werte, an denen sie gearbeitet hat – freundlich, geduldig und verständnisvoll sein.

Als Nächstes sagt sie sich: Wenn ich zulasse, dass ich mich in dieses »Es ist ihr egal!« verstricke, weiß ich schon, was passieren wird. Sobald sie durch die Tür tritt, fange ich an zu brüllen und ihr Vorwürfe zu machen, und dann kommt es zu einem Riesenstreit. Das will ich nicht. Meine Werte sind Freundlichkeit, Geduld und Verständnis. Wie würde eine freundliche, geduldige und verständnisvolle Partnerin die Situation wohl interpretieren?

Und schließlich kann sie überlegen: Es ist ja wirklich nicht ihre Schuld, andere Leute haben das Projekt, an dem sie arbeitet, so vermasselt, dass es jetzt in Verzug geraten ist. Außerdem kommt sie normalerweise rechtzeitig nach Hause, und sie hat zweimal angerufen, um sich zu entschuldigen und mir alles zu erklären. Wenn ich ihr Vorwürfe mache und sie anbrülle, bin ich überhaupt nicht die Partnerin, die ich sein will. Deshalb werde ich das als Gelegenheit nutzen, meine neuen Fertigkeiten zu praktizieren. Ich werde den Anker werfen und die Übung mit den freundlichen Händen machen.

Hier bestehen Ähnlichkeiten zur Strategie der kognitiven Umstrukturierung in der kognitiven Verhaltenstherapie; die beiden großen Unterschiede sind jedoch, dass a) Kognitionen nicht infrage gestellt werden und dass b) nicht versucht wird, Emotionen zu entkommen, zu vermeiden oder zu kontrollieren. In der ACT lösen wir uns vielmehr von unproduktiven Kognitionen, akzeptieren unsere Emotionen und betrachten die Situation aus einer neuen Perspektive, um wirksam wertegeleitet handeln zu können. Damit keine Missverständnisse entstehen, spreche ich hier deshalb von »Uminterpretieren« statt von »Umstrukturieren«. In der ACT-Terminologie fällt dies unter den Oberbegriff des »flexiblen Perspektivenwechsels«.

Die Grundschritte dieser Strategie sind:

1. Den Anker werfen, sich von Gedanken lösen, Raum für Gefühle schaffen.

2. Überlegen: Welche Werte will ich ins Spiel bringen? Welche Ergebnisse will ich erzielen?

3. Überlegen: Wie kann ich das Thema auf eine andere Weise betrachten, die mir hilft, wirksam zu handeln?

Zu bedenken ist dabei, dass wir diese Reihenfolge nicht unbedingt einhalten müssen; der zweite und dritte Schritt sind austauschbar. Und wenn die Person nicht mit ihren Kognitionen und Emotionen kämpft, kann der erste Schritt ausgelassen werden.

MOTIVIERENDE SELBSTGESPRÄCHE

Es ist oft nützlich, wenn die Person im Voraus mehrere motivierende Sätze vorbereitet, das heißt kurze verbale Hinweise, die sie nutzen kann, um sich zum Handeln zu bringen, durchzuhalten und die eigene Bereitschaft zu stärken. Einige Beispiele:

- Das ist schwer, aber es ist wichtig.
- Jeder Schritt zählt.
- Rom wurde auch nicht an einem Tag erbaut.
- Fang einfach an; sobald die erste Schwelle überwunden ist, wird es leichter.
- Ich muss nicht perfekt sein, es ist in Ordnung, Fehler zu machen.
- Auch mit kleinen Schritten kommt man weit.
- Ich schaffe es, auch wenn es unangenehm ist.
- Ich will es zwar nicht tun, aber ich bin bereit dazu.
- Ich muss das nicht tun, aber ich habe mich dafür entschieden.
- Das ist eine Gelegenheit, nach meinen Werten zu leben.
- Durch Nachdenken allein kommt man nicht weiter.

Bestimmt fallen Ihnen viele weitere Sätze ein. Abgesehen davon gibt es allerhand bekannte Zitate und Sprüche, die für diesen Zweck genutzt werden können. Wenn ich zum Beispiel eine Schreibblockade habe, weil mein Kopf behauptet, es würde doch nur Mist herauskommen, rufe ich mir ein Zitat von Ernest Hemingway ins Gedächtnis: »Der erste Entwurf von allem ist Scheiße!« Und wenn mein Kopf mich kritisiert, weil ich nicht schnell genug schreibe, denke ich an Äsops Fabel von der Schildkröte und dem Hasen mit dem Fazit »Langsam und stetig kommt man auch ans Ziel«. Normalerweise hält so etwas mich in Gang. Damit motivierende Selbstgespräche sich im Einklang mit der ACT befinden, ist Folgendes nötig: a) Sie müssen realistisch sein; b) Sie dürfen nicht dazu verwendet werden, unerwünschte Gedanken und Gefühle loszuwerden; c) Man muss sich vergewissern, dass sie mit den eigenen Werten übereinstimmen.

»Ich weiß einfach nicht, wie ich das hinbekommen soll!«

Manchmal identifiziert die Person einen Wert, verschmilzt dann jedoch mit dem Gedanken Ich weiß nicht, wie ich das hinbekommen soll! Menschen, die dazu neigen, sich für andere aufzuopfern, es allen recht zu machen oder sich übermäßig verantwortlich zu fühlen, wollen vielleicht besser für sich sorgen, haben aber wenig oder gar keine Ahnung, wie das verhaltensmäßig aussehen könnte. Um ihnen dabei zu helfen, können wir …

- ihnen vorschlagen, in Filmen, Fernsehserien und Büchern darauf zu achten, wie die auftretenden Figuren sich um sich selbst kümmern, und dann zu überlegen, wie sie das auch im eigenen Leben tun können;
- ihnen Durchsetzungsvermögen vermitteln durch Psychoedukation über ihre Rechte und die Rechte von anderen sowie darüber, wie man Nein sagt und Grenzen setzt;

- ihnen vorschlagen, auf Google nach »Ideen zur Selbstfürsorge« zu suchen – dort werden sie zahlreiche Vorschläge finden;
- sie bitten, Arbeitsblätter zur Verfolgung der eigenen Aktivitäten auszufüllen und dabei jede Aktivität auf einer Skala von null bis zehn zu bewerten (zehn = sehr selbstfürsorglich, null = überhaupt nicht selbstfürsorglich);
- sie zu einem Rollentausch auffordern: »Wenn Sie für jemand anders sorgen würden, wie würde das dann aussehen/sich anhören? Und wie können Sie etwas Ähnliches für sich selbst tun?«

Zusätzlich brauchen solche Personen gute Akzeptanzfertigkeiten, weil Selbstfürsorge in ihnen große Ängste auslösen wird. Nötig sind zudem Defusionsfertigkeiten, um sich von Regeln wie »Ich muss immer zuerst an die anderen denken« und »Ich bin nichts wert« zu lösen. Übrigens bezieht das obige Beispiel sich zwar auf Selbstfürsorge, aber solche Strategien können für jeden Wert modifiziert und adaptiert werden, den die Person nicht in die Praxis umsetzen kann.

Ist Aufmerksamkeitstraining erforderlich?

Sie werden sich vielleicht erinnern, dass es im achten Kapitel unter anderem um die Bedeutung von Aufmerksamkeitstraining als Mittel gegen Ablenkbarkeit und mentale Abwesenheit ging. Wenn es der Person schwerfällt, sich auf eine neue wertebasierte Aktivität einzulassen oder zu konzentrieren, wird sie diese wahrscheinlich nicht besonders befriedigend finden; und wenn es sich um eine komplexe Aufgabe handelt, klappt diese vermutlich nicht gut. In solchen Fällen können wir Aufmerksamkeitsübungen (wie Achtsamkeit auf den Atem) einführen oder wiederaufgreifen und vorschlagen, sie regelmäßig zu praktizieren. Dabei geht es darum, Konzentrationsfähigkeit zu entwickeln und auf die neuen Aktivitäten anzuwenden.

Rückschläge sind zu erwarten

Engagiertes Handeln ist eine holprige Angelegenheit. Während die Menschen, mit denen wir arbeiten, ihr Leben erweitern, indem sie im Einklang mit ihren Werten handeln, werden sie Erfolge und Misserfolge erfahren, Durchbrüche und Rückschläge. Manchmal wird es besser laufen, als sie je erwartet hätten, und manchmal wird es furchtbar danebengehen.

Wenn es zu Rückschlägen kommt, besteht der erste Schritt darin anzuerkennen, wie weh das tut, Raum für die vorhandenen Gefühle zu schaffen und Selbstmitgefühl zu praktizieren. Dazu gehören sowohl Defusion von harschen Selbsturteilen (Das war totale Zeitverschwendung; Das zeigt mal wieder, wie verkorkst ich bin) als auch mitfühlende Selbstgespräche (Immerhin hab ich's versucht; Bei allen geht mal was daneben; Morgen ist auch noch ein Tag).

Der zweite Schritt ist Reflexion: Insgesamt ist es nicht gut gelaufen, aber gab es irgendwelche Momente – egal wie kurz –, in denen es gut lief oder in denen ich das Gefühl hatte, mehr wie die Person zu sein, die ich sein will? Kann ich irgendetwas daraus lernen? Was hat funktioniert? Was hat nicht funktioniert? Was könnte ich das nächste Mal mehr, weniger oder anders machen?

Durch solche Reflexionen werden nicht nur Rückschläge zu Lerngelegenheiten umgedeutet; sie dienen auch als Mittel gegen die erwähnten harschen Urteile. Außerdem ergeben sich dadurch oft neue Möglichkeiten für Hausaufgaben.

➔ BEGLEITMATERIAL: Im Kapitel 16 von *Trauma-Focused ACT: The Extra Bits* finden Sie Arbeitsblätter zum Setzen von SMART-Zielen, zu wertebasiertem Problemlösen, zur Überwindung der vier Hindernisse (unter dem Titel „HARD barriers") sowie zum Nachverfolgen und Terminieren von Aktivitäten.

Kernpunkte

Während die Person ihre Werte in Handeln umsetzt, unterstützen wir sie dabei, sich Ziele zu setzen, Handlungspläne aufzustellen, Probleme zu lösen und neue Fertigkeiten zu erlernen. Wir fördern einen flexiblen Kontakt zu wichtigen Aspekten des Lebens, die bislang vermieden wurden (aus praktischer Sicht ist das Exposition), und wir ermutigen die Person, mit neuen Verhaltensweisen zu experimentieren. Dabei überprüfen wir kontinuierlich, dass eine echte Bereitschaft vorliegt und dass die in den Blick gefassten Ziele realistisch sind. Es ist zu erwarten, dass die vier Hindernisse – Verstrickung, Vermeiden von Unangenehmem, mangelnder Kontakt zu Werten, zweifelhafte Ziele – wiederholt auftauchen. Um der Person zu helfen, diese Hindernisse zu überwinden, nutzen wir Defusion, Akzeptanz, den Kontakt zu Werten und das Setzen von SMART-Zielen.

17

Problematisches Verhalten reduzieren

Wie gehen wir in der TFACT um mit Substanzmissbrauch, Suizidalität, sozialem Rückzug, selbstverletzendem Verhalten, Aggression, Spielsucht, gefährlichem Risikoverhalten, Selbstvernachlässigung, mangelnder Hygiene, Lügen, Stehlen, Kontroll- und Reinigungszwang, Unterwürfigkeit, exzessivem Schlafen, Prokrastination … und praktisch jedem anderen problematischem Verhalten, das vorstellbar ist? Freut mich, dass Sie das fragen! In diesem Kapitel erkunden wir eine aus vier Schritten bestehende Methode, jede Art von problematischem, destruktivem und unproduktivem Verhalten zu schwächen. Sobald man damit umgehen kann, kann man herausbekommen, wie man die TFACT bei fast allen Phänomenen anwenden kann.

Es kommt auf die Funktion an

Bevor wir uns mit den vier Schritten beschäftigen, möchte ich Ihnen das Konzept vorstellen (oder Sie noch einmal damit vertraut machen), das zugrunde liegt – die funktionale Analyse. Sie zielt darauf ab, die »Funktionen« eines Verhaltens zu bestimmen, also welche Wirkungen es in einer bestimmten Situation hat oder was es erreicht. Wenn wir uns mit einem problematischen Verhalten beschäftigen, ist die funktionale Analyse der beste Ausgangspunkt, weil sie viele Möglichkeiten für spezifische, sorgfältig gezielte Interventionen eröffnet.

Um die Funktionen eines Verhaltens zu eruieren, müssen wir zweierlei wissen: a) wodurch es ausgelöst wird (die Bedingungen) und b) was die unmittelbaren Ergebnisse sind (die Konsequenzen). Zu den Bedingungen gehören Situationen, Kognitionen, Emotionen, Impulse, Körperempfindungen, Erinnerungen, alles, was man sehen, hören, berühren, schmecken und riechen kann, zudem physiologische Zustände wie Durst, Hunger, Krankheit und Erschöpfung. (Auf einer Zeichnung mit dem Punkt der Entscheidung kommen die Bedingungen immer ganz unten hin.) Im Grunde sind Bedingungen also alles in der Innen- und Außenwelt, was direkt das fragliche Verhalten auslöst, anders gesagt der Auslösereiz.

Wenn das unmittelbare Ergebnis darin besteht, dass das Verhalten sich fortsetzt oder zunimmt, bezeichnet man das als verstärkende Konsequenz oder Verstärker. Wird das Verhalten hingegen eingestellt oder vermindert, spricht man von einer bestrafenden Konsequenz oder einem Bestrafer. Das heißt, im einen Fall wird das Verhalten verstärkt, im anderen bestraft.

Sobald wir die Bedingungen und Konsequenzen für ein bestimmtes Verhalten kennen, wissen wir auch Bescheid über dessen Funktionen, das heißt über die Auswirkungen, die es in der betreffenden Situation hat. Nehmen wir zum Beispiel an, dass eine Person spätabends alleine in ihrer Wohnung sitzt und intensive Angstgefühle (Bedingung) hat, die das offene Verhalten auslösen, Marihuana zu rauchen. Nachdem sie sich einen Joint angesteckt hat, hat das zwei unmittelbare Ergebnisse: a) die Angstgefühle verschwinden, und b) die Person fühlt sich ruhig und entspannt. Diese Ergebnisse halten die Gewohnheit aufrecht, sie stellen also verstärkende Konsequenzen dar. Wir kennen nun mindestens zwei Funktionen davon, in dieser speziellen Situation Marihuana zu rauchen: Angstgefühle vermeiden und sich entspannt fühlen. Die folgende Abbildung demonstriert, wie wir das mit dem Punkt der Entscheidung darstellen können. Hier sieht die Person ihren Marihuanakonsum als »schlechte

Angewohnheit«, die sie ablegen will; daher kommt das neben den Pfeil für die Wegbewegung. Wenn man will, kann man die verstärkenden Konsequenzen in ein Kästchen mit dem Titel »Belohnungen« schreiben, wie links oben dargestellt.

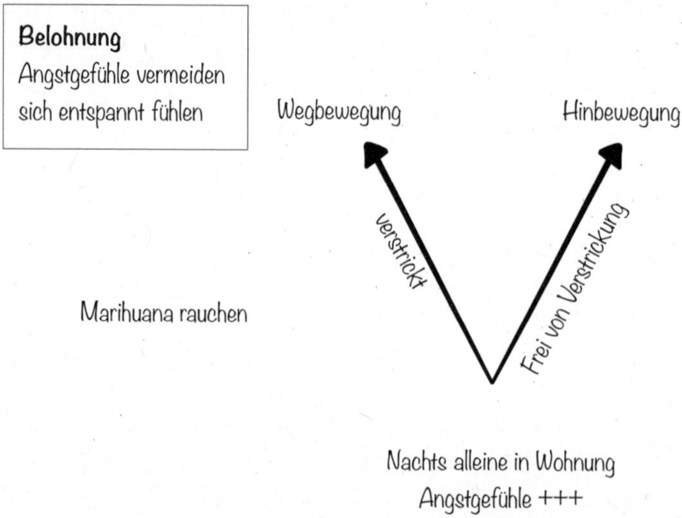

Betrachten wir nun die Funktionen von Marihuanakonsum bei einer anderen Person in einer anderen Situation. Nehmen wir einen sechzehnjährigen Jugendlichen, der eine Party besucht. Als er sieht, dass seine Freunde einen Joint kreisen lassen, empfindet er eine gewisse Erregung, ein angenehmes Gefühl von Risiko und Abenteuer sowie den Wunsch mitzumachen. Diese Gedanken und Gefühle bilden die Bedingung für das, was er als Nächstes tut: am Joint ziehen. Die unmittelbaren Ergebnisse sind das angenehme Gefühl, etwa Cooles und Abenteuerliches zu tun, sowie ein Gefühl von Kameradschaft und Gruppenzugehörigkeit. Diese Gefühle machen es wahrscheinlicher, dass er sich zukünftig in ähnlichen Situationen genauso verhalten wird, daher sind sie die verstärkenden Konsequenzen. Die Hauptfunktionen dieses Verhaltens sind also die Zugehörigkeit zu einer sozialen Gruppe und die von Risikobereitschaft ausgehende Erregung.

Auf der nächsten Abbildung ist dargestellt, dass die Person ihr Verhalten als etwas sieht, was sie fortführen will, weil es ihren Werten entspricht: soziale Verbundenheit, Spaß haben, abenteuerlich sein. Daher kommt es diesmal neben den Pfeil für die Hinbewegung.

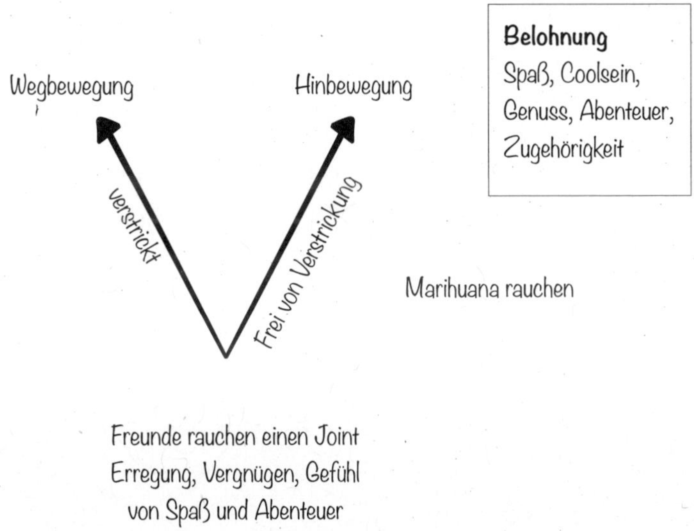

In den zwei Beispielen oben wird analysiert, was ein verstärkendes Verhalten darstellt. Wenn hingegen ein erwünschtes Verhalten immer weniger häufig ausgeführt wird, können wir analysieren, wodurch es bestraft wird. Auf der folgenden Abbildung wird der Punkt der Entscheidung im Hinblick auf Bedingungen, Verhaltensweisen und Konsequenzen dargestellt.

Vier Schritte, um jedes problematische Verhalten zu reduzieren

Wenn die Person ein problematisches Verhalten reduzieren oder einstellen will, durchlaufen wir im Regelfall einen aus vier Schritten bestehenden Prozess, bei dem wir die folgenden Fragen beantworten:

1. Was löst das Verhalten aus?
2. Worin bestehen Kosten und Nutzen?
3. Was ist eine gute Alternative?
4. Welche Fertigkeiten sind erforderlich?

Bevor wir diese Schritte erkunden, ein praktischer Hinweis: Wenn wir ein problematisches Verhalten schwächen wollen, müssen wir zuerst exakt bestimmen, woraus es besteht: Was sagt und tut die Person tatsächlich? Oder genauer: Was würde sie tun und sagen, wenn wir sie auf einer Videoaufnahme beobachten würden? (Verdecktes Verhalten wie Sich-Sorgen und Grübeln kann auf einem Video natürlich weder gesehen noch gehört werden, deshalb bezeichnen wir es als »Sorgen wegen XYZ« oder »Grübeln über ABC«.)

Bei einem Verhalten, das als »Drogen nehmen« bezeichnet wird, wollen wir also erfahren, welche Substanzen konsumiert werden, auf welche Weise, in welcher Menge und mit welcher Häufigkeit. Und bei einem als »sozialer Rückzug« bezeichneten Verhalten fragen wir: Bedeutet das, dass gesellschaftliche Zusammenkünfte in letzter Minute abgesagt werden, dass die Person zu Hause bleibt, wenn der Freundeskreis ausgeht, nimmt sie das Telefon nicht ab oder bleibt sie in ihrem Zimmer, um andere Menschen in Haus oder Wohnung zu vermeiden?

Im Allgemeinen ist es nötig, behutsam nachzufragen. Wenn die Person zum Beispiel sagt, sie wolle »damit aufhören, alles aufzuschieben«, fragen wir: »Was schieben Sie denn auf?« (Das heißt: Wird vermieden, die

Steuererklärung zu machen, ins Fitnessstudio zu gehen oder ein schwieriges Gespräch zu führen?) Unsere nächste Frage lautet: »Was tun Sie stattdessen? Was würde ich sehen und hören, wenn ich ein Video von Ihnen sehe, wie Sie etwas aufschieben?« (Das heißt: Starrt die Person an die Wand, macht sie einen Spaziergang, surft sie im Internet, spielt sie Videospiele, liest sie ein Buch, verbringt sie Zeit mit der Familie, bleibt sie im Bett?) Sobald wir über diese Informationen verfügen, haben wir keinen vagen, unspezifischen Begriff wie »alles aufschieben« mehr, sondern können mit einer spezifischen Beschreibung des Verhaltens arbeiten wie etwa »fernsehen, statt ins Fitnessstudio zu gehen«.

1. Frage: Was löst das Verhalten aus?

Nachdem wir das Verhalten exakt bestimmt haben, wollen wir erfahren, was die Bedingungen sind. Welche Situationen, Gedanken und Gefühle lösen es üblicherweise aus? Gibt es bestimmte Menschen, Orte, Ereignisse, Aktivitäten, Kognitionen, Erinnerungen, Emotionen, Körperempfindungen oder somatische Zustände, die das tun? (Wenn ein Verhalten durch viele verschiedene Situationen, Gedanken und Gefühle ausgelöst wird, konzentrieren wir uns auf die häufigsten Phänomene. Und wenn es sich bei den Auslösern um hauptsächlich private Erfahrungen handelt, konzentrieren wir uns im Regelfall eher auf die Kognitionen und Emotionen statt auf Situationen.)

Ist die Person nicht sicher, was ihr Verhalten auslöst, können wir ihr unter anderem vorschlagen, Tagebuch darüber zu führen, wann und wo es auftritt und was sie direkt vorher gefühlt und gedacht hat (ein Arbeitsblatt dafür findet sich im Begleitmaterial). Möglich ist es auch, der Person zu helfen, sich so lebhaft wie möglich an das letzte Mal zu erinnern, als sie sich so verhalten hat. Anschließend soll sie die Erinnerung zu dem Moment direkt vorher »zurückspulen« und versuchen, sich an die damals vorhandenen Gedanken und Gefühle zu erinnern.

Ein Selbstexperiment

Eine ideale Methode, sich die Strategien in diesem Kapitel anzueignen, wäre, sie selbst auszuprobieren. Wenn Sie dazu bereit sind, nehmen Sie bitte ein offenes Verhalten, das Sie reduzieren wollen; es ist leichter, anfangs mit offenen Verhaltensweisen zu arbeiten. Sie können dazu ein Arbeitsblatt verwenden (im Begleitmaterial) oder ein leeres Blatt Papier nehmen. Notieren Sie zuerst eine spezifische Beschreibung des Verhaltens und anschließend die Bedingungen.

2. Frage: Worin bestehen Kosten und Nutzen?

Jede Art Verhalten ist zugleich mit einem bestimmten Nutzen und mit Kosten verbunden. Den Nutzen zu identifizieren, ist zwar nicht unbedingt erforderlich, aber oft hilfreich, denn a) verschafft es der Person Einblicke darin, weshalb sie ständig so etwas tut, und b) trägt es dazu bei, das Verhalten zu validieren, was Selbstmitgefühl erleichtert. Im Grunde läuft der Nutzen jedes beliebigen Verhaltens auf einen der folgenden Punkte oder auf beide hinaus:

- Man entkommt einem aversiven Reiz (das heißt etwas, was man nicht will) oder vermeidet ihn.
- Man nähert sich einem appetitiven Reiz (das heißt etwas, was man will).

Wenn der Nutzen eines Verhaltens dazu führt, dass dieses fortgesetzt oder verstärkt wird, spricht man von den genannten verstärkenden Konsequenzen. Im Folgenden sind einige häufige Verstärker für problematische Verhaltensweisen aufgelistet.

Das Verhalten hilft uns:

- Personen, Orte, Situationen und Aktivitäten, die eine Herausforderung für uns darstellen, zu vermeiden oder ihnen zu entkommen
- unerwünschte Kognitionen, Emotionen, Erinnerungen und Körperempfindungen zu vermeiden oder ihnen zu entkommen
- unsere Bedürfnisse zu erfüllen
- Aufmerksamkeit zu erhalten
- Anerkennung zu erhalten
- andere dazu zu bringen, etwas zu tun, was wir wollen
- in den Augen anderer »gut auszusehen«
- uns in eine Gruppe einzufügen
- uns besser zu fühlen (z. B. entspannt, ruhig, glücklich, geborgen)
- das Gefühl zu haben, wir hätten recht (die anderen hingegen unrecht)
- das Gefühl zu haben, wir würden erfolgreich wichtige Regeln befolgen
- das Gefühl zu haben, wir würden intensiv an uns oder unseren Problemen arbeiten
- ein Gefühl von Sinn zu haben (z. B. was das Leben, die Welt, uns selbst oder andere angeht)
- uns wohlzufühlen, weil wir etwas Vertrautes tun.

Es gibt eine wahrhaft riesige Zahl an möglichen Verstärkern, aber die meisten passen in eine oder mehrere dieser breiten Kategorien (normalerweise in mehrere). Zur Identifikation können unter anderem folgende Fragen gestellt werden:

- Haben Sie eine Ahnung, was dieses Verhalten aufrechthält?
- Hat es irgendeinen Nutzen, den Sie identifizieren können?
- Hilft es Ihnen dabei, etwas zu bekommen, was Sie wollen?
- Trägt es dazu bei, Sie vor etwas zu beschützen, was Sie nicht wollen?

Wenn die Person diese Fragen nicht beantworten kann, haben wir drei Optionen. Erstens können wir genauer nachfragen: »Was passiert normalerweise in dem Moment, in dem Sie mit dem Verhalten anfangen? Haben Sie dann das Gefühl, etwas zu bekommen, was Sie wollen, oder von etwas wegzukommen, was Sie nicht wollen?«

Zweitens können wir der Person eine Liste mit häufig vorkommenden Verstärkern zeigen (siehe das Arbeitsblatt im Begleitmaterial).

Und drittens können wir zu Psychoedukation greifen: »Sich Sorgen zu machen, hat einen dreifachen Nutzen. Es hilft uns dabei, uns auf etwas Schlimmes vorzubereiten, was uns zustoßen könnte; es zieht uns in unsere Gedanken hinein, wodurch wir den Gefühlen in unserem Körper entkommen können; und es verschafft uns das Gefühl, dass wir hart an unseren Problemen arbeiten.«

Gelegentlich bekommen wir trotz aller Bemühungen einfach nicht heraus, was das Verhalten verstärkt – aber das macht nichts. Das verstärkende Element zu finden, ist zwar nützlich, aber nicht unverzichtbar; wir müssen den Nutzen eines Verhaltens nicht kennen, um es zu ändern. Wesentlich wichtiger ist es, sich über die Kosten des Verhaltens klar zu werden.

Wenn die Person darüber nachdenkt, ihr Verhalten zu ändern, ist sie sich einiger der Kosten bereits bewusst – weshalb sollte sie sonst etwas ändern wollen. Oft hat sie uns auch bereits einige davon mitgeteilt. Jetzt regen wir sie jedoch an, tiefer nachzudenken (genau wie bei der kreativen Hoffnungslosigkeit). Einige Beispiele:

- Sind Ihnen bereits irgendwelche Kosten oder Nachteile dieses Verhaltens aufgefallen? Irgendwelche unbeabsichtigten negativen Konsequenzen?
- Gibt es irgendetwas, was Sie verlieren oder versäumen, wenn Sie sich so verhalten?
- Führt Sie das zu etwas in Ihrem Leben, was Sie eigentlich nicht wollen?
- Hält es Sie von einer wichtigen Person oder etwas Wesentlichem zurück?
- Entfernt es Sie von irgendwelchen wichtigen Werten oder Zielen?

Wenn wir einen Bereich im Leben der Person erkennen, der durch ihr Verhalten negativ beeinflusst wird, die Person selbst das jedoch nicht erkennt, machen wir sie darauf aufmerksam. Zum Beispiel sagen wir: »Ich frage mich unwillkürlich, was das wohl für eine Wirkung auf die Beziehung zu Ihrem Partner/Ihrer Partnerin hat. Was meinen Sie?«

Nachdem wir die Kosten identifiziert haben, fassen wir sie mitfühlend und nicht wertend zusammen, wobei wir das Verhalten im Hinblick auf seine Praktikabilität betrachten. Das Grundschema sieht so aus: »Es hat also den Anschein, dass DEF (die Bedingungen) häufig G (das spezifische Verhalten) auslösen, was einen echten Nutzen hat wie etwa HIJ (die verstärkenden Konsequenzen), aber auch erhebliche Kosten wie etwa KLM (ungünstige Folgen). Ein Beispiel:

Therapeutin: Ich werde jetzt versuchen, das alles zusammenzufassen; bitte sagen Sie mir, wenn ich mich irren sollte. Es hat den Anschein, als würden in Ihnen abends oft viele angsterfüllte Gedanken und Gefühle auftauchen, außerdem diese ganzen schlimmen Erinnerungen. Und wenn Sie sich darin verstricken, greifen Sie zu Bier und Wein. Das hat einen echten kurzfristigen Nutzen, denn es lindert Ihren Schmerz und hilft Ihnen sich zu entspannen und zu vergessen. Auf lange Sicht wirkt es sich allerdings negativ auf Ihre Gesundheit und Ihr Wohlbefinden aus. Sie schlafen nicht gut und sind oft verkatert, was Ihre Arbeitsleistung beeinträchtigt. Ihre Angstgefühle werden schlimmer statt besser. Ihre Frau kommt damit ebenso wenig zurecht wie Ihre Kinder. Sie verpassen das Familienleben, das Sie haben wollen. Und Sie sind nicht so, wie Sie es als Ehemann und Vater sein wollen.

Ein Selbstexperiment

So, jetzt sind wieder Sie dran. Was sind Kosten und Nutzen des Verhaltens, das Sie für die vorige Übung ausgewählt haben? Bitte denken Sie sorgfältig darüber nach und identifizieren Sie möglichst viele Faktoren. Schreiben Sie alle auf und fassen Sie dann die bisher gesammelten Informationen wie oben demonstriert zusammen.

3. Frage: Was ist eine gute Alternative?

Beim dritten Schritt wird überlegt, welches neue, effektive Verhalten aufgenommen wird (statt dem alten, problematischen). Zum Beispiel:

- Wenn Sie Ihre Kinder nicht mehr anbrüllen, sobald die Ihnen auf die Nerven gehen, was werden Sie stattdessen tun?
- Wenn Sie keine Zigarette mehr auf dem Arm ausdrücken, wenn solche Erinnerungen wieder auftauchen, was werden Sie stattdessen tun?
- Wenn Sie sich nicht betrinken, nachdem Sie mit Ihrer Partnerin gestritten haben, was werden Sie stattdessen tun?

Damit schließt sich der Kreis zu den vorangegangenen beiden Kapiteln, denn hier geht es um neue, effektive Verhaltensweisen, die von Werten geleitet sind. Zum Beispiel kann die Person in Bezug auf die obigen Punkte folgende neue Verhaltensweisen wählen: a) Statt zu brüllen, setzt sie sich mit einer klaren Ansage durch, oder sie akzeptiert, was passiert ist und macht einen Scherz darüber, oder sie spricht ruhig und aufrichtig über ihre Gefühle. b) Statt sich mit glimmenden Zigaretten selbst zu verletzen, massiert sie sich fest beide Ober- und Unterarme, sie dehnt und streckt sich ein bisschen oder sie macht eine Selbstberuhigungsübung. c) Statt sich zu betrinken, trinkt sie nur ein oder zwei Gläser, macht eine Selbstmitgefühlsübung oder joggt eine Runde um den Block.

Ein Selbstexperiment

Jetzt sind wieder Sie dran. Wenn Sie sich beim Auftauchen schwieriger Phänomene nicht so verhalten wie sonst, was werden Sie stattdessen tun? Notieren Sie eine neue, wertegeleitete Verhaltensweise und überlegen Sie:

- Welchen Werten entspricht sie?
- Welche schwierigen Gedanken und Gefühle sind damit verbunden? Sind Sie bereit, Raum dafür zu schaffen?
- Erreichen Sie mindestens sieben von zehn Punkten auf der Skala hinsichtlich dessen, wie realistisch die Verhaltensweise ist? Wenn nicht, gestalten Sie diese einfacher und leichter, bis Sie mindestens sieben Punkte erzielen.

4. Frage: Welche Fertigkeiten sind erforderlich?

Jetzt müssen wir noch feststellen, welche Fertigkeiten die Person braucht, um flexibel auf a) die Bedingungen ihres alten Verhaltens und b) auf die »vier Hindernisse« (Kapitel 16) des neuen Verhaltens zu reagieren. Braucht sie zum Beispiel Fertigkeiten hinsichtlich Defusion? Akzeptanz? Selbstmitgefühl? Urge Surfing? Ankerwerfen? Kontakt zu den eigenen Werten? Falls die betreffenden Fertigkeiten bereits vorhanden sind, erkunden wir, wie sie angewendet werden. Fehlen sie jedoch, bieten wir Unterstützung dabei, sie zu entwickeln.

Ein Selbstexperiment

Nun sind ein letztes Mal Sie dran: Welche Fertigkeiten brauchen Sie, um mit den Bedingungen Ihres problematischen Verhaltens umzugehen und die »vier Hindernisse« für Ihr neues, wirksames Verhalten zu überwinden? Wie werden Sie diese Fertigkeiten anwenden?

→ BEGLEITMATERIAL: In Kapitel 17 von *Trauma-Focused ACT: The Extra Bits* finden Sie a) ein allgemeines Arbeitsblatt zur funktionalen Analyse, b) ein Arbeitsblatt zur funktionalen Analyse mit dem Punkt der Entscheidung, und c) ein Arbeitsblatt zum Schwächen von problematischem Verhalten.

Kernpunkte

In diesem Kapitel haben wir uns mit vier Schritten zur Reduzierung von problematischem Verhalten beschäftigt. Unter anderem kamen die folgenden vier Fragen zur Anwendung:

1. Was löst das Verhalten aus?
2. Worin bestehen Kosten und Nutzen?
3. Was ist eine gute Alternative?
4. Welche Fertigkeiten sind erforderlich?

Diese Schritte sind keine Vorschriften, sondern Richtlinien. Das heißt, wir müssen sie nicht immer alle durchlaufen, und wir können ohne weiteres die Reihenfolge ändern, wenn das erforderlich sein sollte. Ich hoffe und vertraue darauf, dass Sie mit diesen Richtlinien jetzt herausfinden können, wie Sie die TFACT bei praktisch jedem problematischen Verhalten anwenden können, auf das Sie stoßen.

18 Hindernisse überwinden, Veränderungen aufrechterhalten

Schieben Sie momentan irgendwelche wichtigen Aufgaben auf? Gibt es etwas, was Sie tun könnten und was eindeutig Ihr Leben verbessern würde – aber Sie tun es nicht? Natürlich trifft beides zu, weil Sie menschlich sind. Das ist etwas, was wir mit allen Menschen gemein haben, die in unsere Praxis kommen. Wenn die Person also berichtet, dass sie ihre Hausaufgabe nicht gemacht hat, wäre eine gute Reaktion: »So geht es mir auch oft!« Worauf wir unserem verblüfften Gegenüber erklären: »Tja, wir verhalten uns alle so. Wir sagen alle: ›Ja, ich werde X und Y und Z tun‹, und dann tun wir es nicht. Das ist völlig normal.« Dann stellen wir fest, ob die Person mit Selbstverurteilung verschmolzen ist oder mit Scham- oder Angstgefühlen kämpft. Und wenn das der Fall ist, gehen wir zum Ankerwerfen, zu Defusion, Akzeptanz oder Selbstmitgefühl über, je nachdem, was erforderlich ist.

Anschließend setzen wir das betreffende Thema auf das Programm der Sitzung. Wenn die Person sich dagegen sträubt, können wir sagen: »Ich weiß, Sie wollen, dass Ihr Leben besser wird. Sie haben Dinge wie (einige der besprochenen Therapieziele) erwähnt, und das können Sie nur erreichen, wenn Sie solche Aufgaben außerhalb unserer Sitzungen wirklich durchziehen. Das Problem ist: Was Sie jetzt davon abgehalten hat, die Hausaufgaben zu machen, wird Sie wahrscheinlich immer wieder davon abhalten, falls wir nicht herausbekommen, wie Sie es überwinden können. Wie wäre es also, wenn wir uns die nächsten paar Minuten damit beschäftigen, was für ein Hindernis das ist, und nach einer Strategie suchen, es zu überwinden?«

Die häufigsten Hindernisse für engagiertes Handeln

Wenn die Person zwischen den Sitzungen kein engagiertes Handeln erkennen lässt, müssen wir genau hinsehen, was … wir damit zu tun haben! Sehr oft hält die Person sich nicht an das, was besprochen wurde, weil wir wichtige Schritte ausgelassen haben. Vielleicht haben wir das betreffende Verhalten nicht genau bestimmt, es nicht mit Werten in Verbindung gebracht, die Bereitschaft zur Arbeit daran nicht überprüft, mögliche Hindernisse nicht antizipiert, keinen Alternativplan vorbereitet oder nicht dafür gesorgt, dass auf der Skala für eine realistische Verwirklichung nicht mindestens ein Wert von sieben erreicht wurde.

Überlegen müssen wir auch: Ist die therapeutische Allianz stark genug? Wenn nicht, müssen wir daran arbeiten, sie zu verbessern.

Und schließlich überlegen wir, ob irgendwelche der »vier Hindernisse« (Kapitel 16) vorliegen. Ist die Person in etwas verstrickt, will sie etwas Unangenehmes vermeiden, hat sie keinen Kontakt zu ihren Werten, verfolgt sie zweifelhafte Ziele? Trifft etwas davon zu, greifen wir zu den geeigneten Gegenmitteln: sich aus der Verstrickung lösen, unangenehme Gefühle akzeptieren, Kontakt zu den eigenen Werten aufnehmen, SMART-Ziele setzen.

Veränderungen aufrechterhalten: Sieben Tipps

Mit einer neuen, das Leben verbessernden Verhaltensweise zu beginnen, ist das eine, sie aufrechtzuerhalten, ist eine ganz andere Aufgabe. Wie können wir die Menschen, mit denen wir arbeiten, also dabei unterstützen, ihre neuen Verhaltensmuster zu bewahren? Bei dieser Herausforderung helfen uns zahlreiche Methoden, die wir jedoch praktisch alle zu sieben Tipps zusammenfassen können: Gedächtnisstützen, Dokumentieren, Belohnungen, Routinen, Beziehungen, Reflexion und die Umgebung umstrukturieren.

Erinnerungen

Es gibt allerhand einfache Methoden, sich an ein neues Verhalten zu erinnern. Ein Beispiel wäre ein Pop-up-Fenster oder ein Bildschirmschoner auf dem Computer oder dem Smartphone mit einem Schlüsselwort, einem Satz oder einem Symbol. Eine weitere Möglichkeit ist die bekannte Technik, die Erinnerung auf ein Kärtchen zu schreiben, das man an den Badezimmerspiegel oder den Kühlschrank klebt. Es kann sich um ein einzelnes Wort handeln wie »Atmen«, »Pause«, »Geduld« und »Loslassen« oder um eine Kombination wie »Fürsorglichkeit und Mitgefühl«. Alternativ kann man auch einen farbigen Aufkleber auf dem Uhrarmband oder der Computertastatur anbringen, um davon bei jeder Verwendung an das neue Verhalten erinnert zu werden. Und außerdem gibt es Apps für das Smartphone wie den »ACT Companion«, der den Tag über kurze Nachrichten über verschiedene Aspekte der ACT verschickt. Nützlich sind diese Strategien übrigens auch für Personen, die »vergessen«, ihre Hausaufgaben zu machen.

Dokumentieren

Hier geht es darum, das neue Verhalten den Tag über zu dokumentieren, indem man notiert, wann und wo man es verwirklicht hat und was der Nutzen war. Dienen kann dazu jede Art Tagebuch oder Notizbuch auf Papier, dem Computer oder dem Smartphone. Auch Arbeitsblätter sind nützlich.

Belohnungen

Im Einklang mit den eigenen Werten zu handeln, ist an sich schon belohnend, im Allgemeinen wenigstens. Fördern können wir das noch, indem wir die Person anregen, das mit Achtsamkeit und Wertschätzung zu erleben. Um das neue Verhalten zu verstärken, sind jedoch zusätzliche Belohnungen von Nutzen, beispielsweise durch freundliche, ermutigende Selbstgespräche, indem man sich etwa sagt: Gut gemacht! Du hast es geschafft! Belohnend wirkt es auch, den eigenen Erfolg und Fortschritt mit einer nahestehenden Person zu teilen, die vermutlich positiv reagieren wird. Manche Menschen ziehen jedoch materielle Belohnungen vor. Dann kann man sich vornehmen: Wenn ich das neue Verhalten eine ganze Woche lang durchziehe, darf ich mir etwas kaufen oder etwas tun, was ich wirklich mag, zum Beispiel mir eine Massage gönnen oder ein Buch kaufen.

Routinen

Wir können erklären: »Wenn Sie jeden Morgen zur selben Zeit aufstehen, um ein paar Übungen oder Yoga zu machen, wird das mit der Zeit zu einer Routine, die ganz von allein kommt. Dann müssen Sie nicht mehr so angestrengt daran denken, es zu tun; es erfordert weniger Willenskraft und wird Teil Ihres regelmäßigen Tagesablaufs.« Anschließend regen wir die Person an, mit Möglichkeiten zu experimentieren, das neue

Verhalten mit einer Routine oder einem regelmäßigen Ritual zu verknüpfen, damit es Teil ihres Alltags wird. Ein Beispiel: Wenn die Person jeden Abend mit dem Auto von der Arbeit nach Hause fährt, nimmt sie sich vor, direkt vor dem Aussteigen zwei Minuten lang den Anker zu werfen und dann zu überlegen, welche Werte sie ins Spiel bringen will, sobald sie ihr Haus oder ihre Wohnung betritt.

Beziehungen

So wie man gemeinsam leichter lernt, kann man leichter üben, wenn man dabei einen Partner oder eine Partnerin hat. Wir können daher vorschlagen, eine freundliche, fürsorgliche und ermutigende Person zu suchen, die das neue Verhalten unterstützen kann. (Manchmal sind allerdings wir die einzige Person, die diese Rolle spielen kann.) Im Idealfall ist man regelmäßig in Kontakt (persönlich, per Textnachricht oder E-Mail), um über den eigenen Fortschritt zu berichten. Die andere Person kann aber auch als Gedächtnisstütze dienen, indem sie zum Beispiel gebeten wird: »Wenn ich laut werde, kannst du mich dann bitte daran erinnern, den Anker zu werfen?«

Reflexion

Hier denkt die Person regelmäßig darüber nach, wie sie sich verhält und welche Wirkung das hat. Geschehen kann das schriftlich (z. B. beim Dokumentieren) oder im Gespräch (z. B. mit der Person, die als Übungspartnerin oder -partner dient). Es kann aber auch als mentale Übung während des Tages oder vor dem Einschlafen geschehen. In jedem Fall geht es darum, sich einige Momente Zeit zu nehmen, um zu reflektieren: Wie läuft es momentan? Inwieweit funktioniert das, was ich tue? Was funktioniert nicht? Was kann ich öfter, weniger oft oder anders tun?

Die Umgebung umstrukturieren

Oft kann die Umgebung so umstrukturiert werden, dass das neue Verhalten leichter fällt. Gehört zu diesem beispielsweise eine gesunde Ernährung, kann die Küche anders organisiert werden, indem man den ungesunden Kram wegwirft oder versteckt, um Kühlschrank und Regale dann mit gesunden Lebensmitteln zu füllen. Besteht das neue Verhalten darin, abends Wasser und Tee zu trinken statt Bier oder Wein, wird kein Alkohol mehr eingekauft. Und wenn es darum geht, morgens das Fitnessstudio aufzusuchen, kann man die Sportsachen schon abends in eine Tasche packen und diese neben das Bett oder an einen anderen geeigneten Ort stellen, damit schon beim Aufstehen alles bereit ist. Dabei dient der Anblick der Tasche natürlich auch als Gedächtnisstütze.

Das wären also die sieben Tipps: Erinnerungen, Dokumentieren, Belohnungen, Routinen, Beziehungen, Reflexion und die Umgebung umstrukturieren. Dabei muss kreativ vorgegangen werden, weshalb wir der Person helfen, diese Methoden zu kombinieren, um eigene Strategien für eine dauerhafte Veränderung zu schaffen.

→ BEGLEITMATERIAL: In Kapitel 18 von *Trauma-Focused ACT: The Extra Bits* finden Sie eine Handreichung zu den sieben Tipps, die Sie der Person mitgeben können.

Kernpunkte

Wenn die Person es nicht geschafft hat, ihre Hausaufgaben zu machen oder ihr neues Verhalten aufrechtzuerhalten, machen wir das zu einer Priorität für die aktuelle Sitzung. Im Allgemeinen können wir die vorhandenen Hindernisse schnell identifizieren und nützliche Methoden vermitteln, sie zu überwinden – vor allem die sieben obigen Tipps.

19

Wenn etwas schiefgeht

Im Jahre 1877 schrieb der britische Ingenieur Alfred Holt, ein Pionier der Dampfschifffahrt, in einem Bericht: »Es ist festzustellen, dass alles, was auf See schiefgehen kann, im Allgemeinen früher oder später tatsächlich schiefgeht.« Das wurde später mit dem amerikanischen Ingenieur Edward Murphy in Verbindung gebracht und ist daher als Murphys Gesetz bekannt: »Alles, was schiefgehen kann, wird auch schiefgehen.« (Na bitte; jetzt können Sie eindeutig nicht mehr sagen, Sie hätten aus diesem Buch nichts gelernt!)

Murphys Gesetz ist für die Psychotherapie ebenso relevant wie für die Dampfschifffahrt – wenn man sich etwas vorstellen kann, was in der TFACT danebengeht, wird es das wahrscheinlich früher oder später tun. Dieses Kapitel dient daher dazu, sich darauf vorzubereiten. Ich habe es in fünf Abschnitte gegliedert: 1. Fehlgeschlagene Experimente – wenn Interventionen scheitern oder nachteilige Reaktionen auslösen; 2. Sitzungsbremsen – wenn die Person sich so verhält, dass die Sitzung gestört oder unterbrochen wird; 3. Probleme beim Teamwork – zwischenmenschliche Spannungen zwischen Klientin/Klient und Therapeutin/Therapeut; 4. An uns selbst arbeiten – um unsere eigene Neigung zu Fusion und Vermeidung in der Sitzung zu überwinden; 5. Vorbereitung auf eine schwierige Sitzung.

Fehlgeschlagene Experimente

Alles, was wir in der Therapie tun, ist ein Experiment; wir wissen nie genau, was geschehen wird. Selbst eine simple Frage oder ein harmloser Kommentar können gelegentlich eine extrem ungünstige Reaktion auslösen. Daher wird unsere Erfahrungsarbeit unweigerlich manchmal scheitern, in große Schwierigkeiten kommen oder unerwünschte negative Folgen haben.

Drei häufige Gründe für das Fehlschlagen von Experimenten sind:

- Wir haben keine mit der ACT übereinstimmenden Ziele für die Therapie gesetzt.
- Wir verknüpfen die Erfahrungsarbeit – vor allem Achtsamkeits- und Akzeptanztechniken – nicht klar mit den ACT-kongruenten Therapiezielen der Person.
- Wir ermuntern die Person, über traumatische Ereignisse zu sprechen, beschränken uns jedoch auf reflektierendes Zuhören und unterstützende Beratung, statt der Person zu helfen, neue Fertigkeiten zum flexiblen Reagieren zu entwickeln.

Bitte achten Sie auf diese Fehler (die sich leicht einstellen, wenn man sich gerade erst mit der TFACT vertraut macht) und korrigieren Sie sie, sobald Sie sie erkennen.

Wenn etwas in der Sitzung schiefläuft, sollten wir reagieren, indem wir TFACT-Prozesse modellieren, einleiten und verstärken. Im Allgemeinen gehören dazu einige oder alle folgenden Aspekte:

- Anker werfen
- Erforschen und validieren
- Klientin oder Klient danken
- Sich entschuldigen
- Klären
- Eine Lerngelegenheit schaffen

Gehen wir das kurz durch.

Den Anker werfen

Wir sitzen im selben Boot wie die Menschen in unserer Praxis; wenn etwas schiefläuft, erleben wir allerhand unangenehme Gedanken und Gefühle, vor allem Ängste und Beklommenheit. Daher werfen wir selbst den Anker und helfen unseren Klientinnen und Klienten, das ebenfalls zu tun. Wenn sie eine starke unerwünschte Reaktion zeigen wie etwa Fusion, extreme Über- oder Untererregung oder einen dissoziativen Zustand, so durchlaufen wir den AKE-Prozess (die innere Welt anerkennen, eine Verbindung zum Körper herstellen, sich bewusst einlassen auf das, was man gerade tut), damit sie in ihrem Flexibilitätsfenster bleiben. Und während der Therapieprozess fortschreitet und sie sich immer mehr Fertigkeiten wie Defusion, Akzeptanz und Selbstmitgefühl aneignen, ziehen wir auch diese heran.

Erforschen und validieren

Wenn etwas schiefläuft, erkundigen wir uns nach den Gedanken und Gefühlen der Person und validieren, was auftaucht. Anschließend erforschen wir mit Offenheit und Interesse: »Das ist eindeutig nicht so gelaufen wie beabsichtigt. Was ist da passiert?« Wir wollen herausbekommen: Hat die Person das Ziel missverstanden? Sind wir zu schnell vorgegangen oder war die Übung zu schwer? War die Person nicht wirklich bereit, sie zu machen? Hat die Übung schmerzhafte innere Erfahrungen ausgelöst, zum Beispiel traumatische Erinnerungen, starke Emotionen oder harsche Selbsturteile? Haben wir etwas getan, was respektlos, gefühllos oder abwertend war?

Oder hat die Übung einfach eine andere Wirkung gehabt, als beabsichtigt war? Zum Beispiel führt jede Defusionstechnik gelegentlich zu Fusion, und jede Übung für Selbstmitgefühl löst gelegentlich Selbstverurteilung aus.

Klientin oder Klient danken

Wenn die Person uns mitteilt, dass etwas schiefgelaufen ist, danken wir ihr dafür, selbst wenn es sich um einen scharfen oder aggressiven Kommentar handelt wie etwa »Was für ein Quatsch« oder »Verdammt, das funktioniert einfach nicht!« So können wir sagen (wobei wir offensichtlich absolut authentisch und aufrichtig sein müssen): »Danke, dass Sie ehrlich zu mir sind. Es ist gut, das zu erfahren, denn wenn etwas aus Ihrer Sicht nicht funktioniert, müssen wir das klären, und zwar sofort.«

Sich entschuldigen

Wenn das Experiment wegen eines Irrtums oder einer Fehleinschätzung unsererseits schiefgelaufen ist, ist eine Entschuldigung angebracht. Zum Beispiel so: »Es tut mir leid. Ich merke jetzt, dass ich Ihnen den Zweck nicht richtig erklärt habe.« Oder: »Es tut mir wirklich leid. Ich hätte nicht erwartet, dass so was passiert.« Oder: »Es tut mir sehr leid. Ich glaube, ich habe Sie zu etwas gedrängt, wozu Sie noch nicht bereit waren.« Wenn wir das aufrichtig tun, dienen wir als Modell für Authentizität, Offenheit und die Bereitschaft, Verantwortung zu übernehmen – während wir zugleich den Schaden wiedergutmachen.

Klären

Liegt das Problem an einem Missverständnis? Vielleicht haben wir den Zweck der Übung nicht deutlich erklärt oder die Person hat ihn missverstanden (weil sie zum Beispiel erwartet hat, dadurch unerwünschte Gefühle loszuwerden) – oder beides. Wenn dem so ist, sollten wir ruhig und offen erklären, was wir gemeint oder beabsichtigt haben. Vielleicht müssen wir dabei nochmals auf Übungen wie Hände als Gedanken und Ein Blatt Papier wegschieben zurückkommen; falls es um die Verankerungsübung geht, muss eventuell daran erinnert werden, dass ein Anker den Sturm nicht kontrolliert. In anderen Fällen muss die Verwendung bestimmter Begriffe klargestellt werden: »Tut mir leid. Als ich den Begriff ›Geschichte‹ benutzt habe, war damit nicht gemeint, dass das, was Sie erzählt haben, nicht stimmen würde oder dass Sie es erfunden hätten. Das ist nur eine einfachere Ausdrucksweise, statt einen Fachbegriff wie ›Kognition‹ zu nehmen. Aber ich werde das Wort bestimmt nicht wiederverwenden.«

Eine Lerngelegenheit schaffen

Kann die Person aus dieser ebenso unerwarteten wie unerwünschten Erfahrung etwas lernen? Die Antwort lautet normalerweise Ja – vorausgesetzt, wir fördern Offenheit und Interesse. In diesem Sinne können wir sagen: »Offensichtlich wollten wir beide nicht, dass so etwas passiert, aber nachdem es nun doch passiert ist, frage ich mich, ob man etwas Nützliches daraus lernen könnte.« Gelernt werden könnten unter anderem Fertigkeiten zu Defusion, Akzeptanz und Selbstmitgefühl, eine flexible Reaktion auf schwierige Emotionen sowie die Fähigkeit zu akzeptieren, wenn etwas schiefläuft, und trotzdem mit dem weitermachen, was wichtig ist.

Wir müssen nicht immer alle genannten Schritte durchlaufen, womöglich sind einer oder zwei ausreichend. Am wichtigsten ist es, präsent zu bleiben und mit Offenheit, Interesse und Mitgefühl zu reagieren. Als

Teil solcher Gespräche erkundigen wir uns immer nach den Gedanken und Gefühlen der Person, was übrigens auch für Sitzungsbremsen und Probleme beim Teamwork gilt. Eine Möglichkeit wäre: »Solche Gespräche sind für die meisten Leute ziemlich problematisch, deshalb wüsste ich gern, was dabei in Ihnen auftaucht.« Oft reicht es aus, die Reaktion der Person zu validieren, aber manchmal müssen wir an Defusion oder Akzeptanz arbeiten oder den Anker werfen.

Sitzungsbremsen

Von Zeit zu Zeit haben wir Menschen vor uns, die sich während der Sitzungen »problematisch« verhalten. Zum Beispiel reden sie ohne Punkt und Komma über ihre Probleme, ohne uns zu Wort kommen zu lassen, sie beschuldigen alle Menschen in ihrem Umfeld, ohne je ihre eigene Rolle bei den vorhandenen Auseinandersetzungen in Betracht zu ziehen, oder sie wiederholen Woche für Woche ohne offenkundigen Zweck die gleichen Geschichten. Sie stecken in intellektuellen Interpretationen und einer »Analyse-Paralyse« fest. Sie fallen uns ins Wort oder springen rasch von einem Thema zum anderen, ohne so lange bei einem zu bleiben, dass ein Handlungsplan erstellt werden könnte.

Seien wir ehrlich – haben wir nicht alle gelegentlich zähneknirschend versucht, ein solches Verhalten auszuhalten und die Sitzung zu überstehen, statt es offen anzusprechen? Wenn wir das tun, liegt das im Allgemeinen daran, dass wir in unsere eigenen Ängste und Begründungszwänge verstrickt sind: Es wäre unhöflich von mir, jetzt zu unterbrechen; Wenn ich es anspreche, regt die Person sich auf; Es ist gut für sie, Luft abzulassen; Vielleicht braucht sie das einfach.

Eine gute Intervention ist hier oft die in Kapitel 4 erwähnte Pause: »Darf ich mal einen Moment auf Pause drücken? Ich merke, dass gerade etwas passiert, worauf ich Sie unbedingt aufmerksam machen möchte.

Mein Kopf sagt mir, dass Sie sich über das, was ich sagen werde, ärgern oder sich davon angegriffen fühlen werden, deshalb nehme ich im Körper eine starke Beklemmung wahr und den Drang, einfach dazusitzen und nichts zu sagen. Aber ich fühle mich verpflichtet, Sie dabei zu unterstützen, ein möglichst gutes Leben aufzubauen. Wenn ich also nur dasitzen und den Mund halten würde, dann würde ich meiner Aufgabe und meiner therapeutischen Rolle nicht gerecht. Deshalb werde ich tun, worauf es jetzt ankommt, obwohl ich Herzklopfen habe – ich werde Ihnen sagen, was ich wahrnehme.«

Wenn wir uns so ausdrücken, stellen wir ein Modell für fünf der sechs Kernprozesse dar: Kontakt mit dem gegenwärtigen Moment, Defusion, Akzeptanz, Werte und engagiertes Handeln. Außerdem werden wir bestimmt die ganze Aufmerksamkeit unseres Gegenübers haben!

Eine kürzere Version wäre: »Darf ich einen Moment auf Pause drücken? Ich würde gern über etwas sprechen, was meiner Meinung nach gerade vor sich geht. Mein Kopf sagt mir zwar, dass ich als unhöflich oder unsensibel rüberkommen könnte, aber davon will ich mich nicht abbringen lassen, weil ich es für wirklich wichtig halte. Ist es daher in Ordnung, wenn ich Ihnen sage, was gerade eventuell passiert?«

Anschließend können wir mit einer offenen, interessierten Haltung (indem wir uns von allen negativen Urteilen lösen) zugleich mitfühlend und respektvoll die Strategien Wahrnehmen, Benennen, Normalisieren, Zweck, Praktikabilität anwenden. Wenn wir ein Verhalten wahrnehmen und benennen, muss die Beschreibung unbedingt nicht wertend sein. Zum Beispiel sagen wir nicht »Sie sind aber gerade ziemlich aggressiv«, weil das ein Urteil über das betreffende Verhalten wäre, was uns die Person übelnehmen könnte – oder sie behauptet, sie sei doch »überhaupt nicht aggressiv.« Eine nicht wertende Beschreibung wäre hingegen: »Ich nehme wahr, dass Ihre Stimme lauter wird; Sie ballen die Fäuste und runzeln die Stirn.«

Wenn das erledigt ist, können wir das Verhalten normalisieren, über seinen Zweck nachdenken und es im Hinblick auf seine Praktikabilität betrachten. Im folgenden Beispiel geht es um eine Klientin, die ständig von einem Problem zu anderen springt:

Therapeut: (*wahrnehmen und benennen*) Also, mir ist ein Muster aufgefallen – wir fangen an, über ein Problem oder ein Thema zu reden, aber bevor wir die Chance haben, eine wirksame Strategie zu entwickeln, gehen Sie zu einem anderen Thema über. Haben Sie das auch schon bemerkt?

Klientin: Ja, klar. Das liegt daran, dass ich mich mit derart vielen Problemen herumschlagen muss!

Therapeut: (*normalisieren*) Natürlich, und das ist völlig normal. Mein Kopf tut das auch. Wenn wir eine Menge Probleme haben, springt unser Kopf automatisch vom einen zum anderen. (Erkundung des Zwecks) Anders gesagt, passt Ihr Kopf auf Sie auf; er sagt: »Sieh mal, du musst dich mit all diesen Dingen herumschlagen. Du darfst nichts davon vernachlässigen. Du musst unbedingt an alles denken.«

Klientin: Stimmt. Das macht er tatsächlich immer.

Therapeut: (*Praktikabilität*) Es ist nur so – wenn wir zulassen, dass Ihr Kopf das während unserer Sitzungen tut, wird die Therapie Ihnen nicht viel bringen. Wenn wir wollen, dass die Sitzungen etwas bewirken, damit Sie ... (*nennt mehrere Ziele der Klientin*) ..., dann müssen wir bei der Stange bleiben und uns so lange auf ein Problem konzentrieren, dass wir uns einen Plan, eine Strategie oder eine praktische Maßnahme ausdenken können.

Solche Gespräche zu führen, ist oft nervenaufreibend, aber es fördert eine authentische, mutige therapeutische Interaktion. Und falls die Person an irgendeinem Punkt negativ reagieren sollte – indem sie aggressiv wird, dichtmacht, weint und so weiter –, reagieren wir so, wie oben unter »fehlgeschlagene Experimente« dargestellt.

Der nächste Schritt für beide Beteiligten besteht darin, gemeinsam das problematische Verhalten immer dann wahrzunehmen und zu unterbrechen, wenn es auftritt. Zu diesem Zweck können wir vereinbaren, dass beide das Verhalten in diesem Moment »melden« können, worauf eine Pause von einigen Sekunden eingelegt wird. In der Fortsetzung des obigen Dialogs sähe das so aus:

Therapeut: Wie wäre es also, wenn wir Folgendes versuchen: Wir einigen uns darauf, uns jeweils nur auf ein Thema zu konzentrieren und so lange dabeizubleiben, bis wir eine Strategie entwickelt haben – etwas Praktisches, das wir aufschreiben, damit Sie es mitnehmen und zu Hause üben können. Und falls dann noch Zeit ist, können wir uns einem anderen Thema zuwenden. Wäre das okay? Und wenn Ihr Kopf irgendwann versucht, uns von unserer Aufgabe abzubringen und das Thema zu wechseln, können wir beide das melden. Fällt Ihnen ein, wie wir das nennen könnten, wenn wir es bemerken?

Klientin: Hm, nein, eigentlich nicht.

Therapeut: Wir wäre es, wenn wir einfach »Wechsel« sagen, um auszudrücken, dass Ihr Kopf versucht, das Thema zu wechseln?

Klientin: Sollen Sie das sagen? Oder ich?

Therapeut: Wir beide. Am Anfang werde das vermutlich meistens ich tun, aber nach einer Weile werden Sie bestimmt lernen, Ihren Kopf dabei zu ertappen, und es selbst melden. Aber egal – sobald wir merken, dass so etwas passiert, sagen wir »Wechsel«. Dann machen wir einige Sekunden Pause, zum Beispiel um durchzuatmen oder uns zu strecken, bevor wir uns wieder dem ursprünglichen Thema zuwenden.

Diese Strategie kann fortlaufend dazu genutzt werden, die Wahrnehmung eines problematischen Verhaltens zu fördern. Außerdem wird dadurch die Fähigkeit der Person gefördert, einerseits dieses Verhalten zu unterbrechen und sich andererseits wieder auf die aktuelle Aufgabe zu konzentrieren. Übrigens müssen wir uns natürlich nicht an das vereinbarte Signalwort halten, wir können auch zu spielerischen Kommentaren greifen wie »Da ist es wieder!« oder »Haben Sie's gemerkt?«

Während die Therapie fortschreitet, lassen wir die Strategie allmählich auslaufen und fragen stattdessen einfach: »Was nehmen Sie jetzt gerade wahr?« oder »Was passiert da gerade?« Anschließend erforschen wir: »Wo führt das hin?«, »Wenn wir so weitermachen, nutzen wir unsere Zeit dann gut?« oder »Hilft uns das, als Team zusammenzuarbeiten?«

Ein weiteres Beispiel:

Therapeutin: (*Wahrnehmen und Benennen*) Mir ist aufgefallen, dass Sie mich manchmal unterbrechen, wenn ich rede. Haben Sie das auch schon bemerkt?

Klient: (*überrascht*) Nein, hab ich nicht. Ich rede so mit Ihnen wie mit allen anderen.

Therapeutin: (*Normalisieren*) Na ja, wir fallen uns natürlich alle ab und zu ins Wort. (*Den Zweck erforschen*) Aber ich vermute, dass Sie das tun, weil Sie über so vieles sprechen und deshalb dafür sorgen wollen, dass wir nichts auslassen.

Klient: Das stimmt. Was ist dann das Problem? Geht es bei der Therapie denn nicht gerade darum? Über so Zeug zu reden? Bisher hat noch niemand ein Problem damit gehabt.

Therapeutin: (*Praktikabilität*) Tja, es ist einfach so – damit wir ein erfolgreiches Team bilden können, müssen wir umsichtig und respektvoll miteinander umgehen, und das bedeutet …

Klient: Soll das heißen, dass ich Sie nicht respektiere?

Therapeutin: Merken Sie, dass Sie mir gerade wieder ins Wort gefallen sind? Jedes Mal, wenn Sie das tun, fühlt es sich ein bisschen wie eine Ohrfeige an. Damit senden Sie mir die Botschaft, dass das, was ich sage, nicht wichtig ist und nicht wert, es sich anzuhören. Und das ist ziemlich verletzend; es hindert uns daran, zu einem starken Team zu werden.

Klient: Oh (*verstummt, blickt nachdenklich drein*).

Therapeutin: Und ich bin wirklich dankbar dafür, was Sie jetzt gerade tun. Statt mir ins Wort zu fallen, hören Sie zu. Das fühlt sich ganz anders an, viel einfühlsamer und respektvoller.

Klient: (*unsicher*) Ach ja?

Therapeutin: Ich möchte noch mal sagen, wie dankbar ich bin, dass Sie mich reden lassen. Es ist nämlich sehr unangenehm für mich, so etwas anzusprechen, und es bedeutet mir viel, dass Sie mich nicht unterbrechen. Ich habe schon jetzt das Gefühl, dass wir dadurch ein stärkeres Team sind. Können wir das also zu einer von unseren Aufgaben hier machen? Das heißt, wir achten auf Verhaltensmuster, die einem guten, effektiven Teamwork im Weg stehen – und wenn wir welche erkennen, legen wir eine Pause ein und versuchen etwas anderes. Einverstanden?

Viele der Menschen, mit denen wir arbeiten, weisen problematische zwischenmenschliche Verhaltensmuster auf, die sich auch in ihrer Beziehung zu uns manifestieren. Nachdem wir darauf aufmerksam gemacht haben wie in dem obigen Dialog, können wir explizit darauf verweisen, welche Relevanz sie für die Therapieziele haben, zum Beispiel für den Aufbau besserer Beziehungen. Dazu sprechen wir zuerst offen über die Wirkung, die sie auf die therapeutische Allianz haben, um dann zu erkunden, ob sie sich auch in anderen Beziehungen zeigen – und welche Wirkung das gegebenenfalls hat. Anschließend vereinbaren wir, sie wahrzunehmen, sobald sie in einer Sitzung auftauchen, auf Pause zu drücken und dann etwas Praktikableres zu versuchen. Was das angeht, können wir die Person beispielsweise anregen, mit aktivem Zuhören zu experimentieren, das heißt, interessiert auf Gesicht, Mund und Stimme des Gegenübers zu achten und den Impuls, ihm ins Wort zu fallen, wahrzunehmen, ohne ihm nachzugeben.

Probleme beim Teamwork

Sigmund Freud spricht von Übertragung und Gegenübertragung; ich spreche lieber einfach von Problemen bei der Teamarbeit, wenn es um Verhaltensmuster geht, durch die die therapeutische Allianz geschwächt wird. (Ob Freud damit einverstanden wäre, weiß ich nicht, aber jedem das Seine.) Wenn solche Probleme auftauchen, werfen wir zuerst einen intensiven, aufrichtigen Blick auf uns selbst: Inwieweit trägt das, was ich sage und tue, dazu bei, die Spannung zu verursachen oder zu verschärfen? Waren wir zum Beispiel arrogant, respektlos, unsensibel, aufdringlich, streitlustig, herablassend – oder auch nur allzu eifrig, was den ACT-Prozess angeht? (Ich jedenfalls habe mich gelegentlich all dieser Dinge schuldig gemacht!)

Was die Person angeht, mit der wir arbeiten, strengt sie sich vielleicht zu sehr an, es uns recht zu machen, und stimmt allem zu, was wir sagen. Sie könnte aber auch alles, was wir sagen, anzweifeln oder bestreiten. Vielleicht beschimpft sie uns sogar oder verunglimpft unseren Beruf, sie verwendet rassistische, sexistische oder homophobe Ausdrücke, sie kommt zu spät zur Sitzung oder sagt diese wiederholt im letzten Moment ab, sie ist übertrieben mit der Bezahlung im Verzug. Und so weiter.

Probleme beim Teamwork an- und besprechen

Wir sprechen solche Probleme auf dieselbe Weise an wie Sitzungsbremsen (und falls es negative Reaktionen gibt, handeln wir wie bei fehlgeschlagenen Experimenten). Zum Beispiel sagen wir: »Ich weiß nicht, ob Sie sich daran erinnern, aber bei unserer ersten Sitzung habe ich gesagt, dass es hier unser Ziel ist, als Team zusammenzuarbeiten. Nun habe ich den Eindruck – und ich bin neugierig, ob Sie das genauso empfinden –, dass wir momentan kein starkes Team sind. Können wir darüber sprechen, was dem im Weg steht, und wie wir das verbessern könnten?«

Anschließend führen wir ein offenes, aufrichtiges Gespräch, wobei wir uns die größte Mühe geben, respektvoll und verständnisvoll, aber auch entschieden zu sein. Hilfreich ist ein umsichtiger Einsatz von Selbstenthüllung:

- Wenn Sie für Frauen Bezeichnungen wie »Tusse« verwenden, fühle ich mich richtig unwohl.
- Wenn Sie Dinge sagen wie »Eigentlich bin ich Ihnen doch egal«, fühle ich mich ein bisschen verletzt, denn selbst wenn Sie das vielleicht nicht glauben, sind Sie mir keineswegs egal. Ich will nämlich, dass unsere Arbeit hier nützlich ist und Ihnen hilft, ein besseres Leben aufzubauen, und wenn das nicht gelingt, wird es mich traurig machen.
- Wenn Sie ständig sagen »Das ist doch alles Quatsch«, macht mich das beklommen; mein Kopf sagt mir dann, dass ich meinen Job nicht richtig mache.
- Wenn Sie Ihre Rechnungen nicht bezahlen, fühle ich mich ein bisschen ärgerlich und auch ein bisschen verlegen, weil ich Ihnen eigentlich nicht damit auf die Nerven gehen will.

Wir hören uns die Perspektive der Person an, validieren ihre Gefühle, und treffen dann – wie bei Sitzungsbremsen – die Vereinbarung, das problematische Verhalten gemeinsam zu »erwischen« und zu unterbrechen.

Wie tragen wir zu Problemen beim Teamwork bei?

Wie schon erwähnt, sollten wir immer unsere eigene Rolle bei solchen Problemen im Blick behalten und gegebenenfalls bereit sein, uns zu entschuldigen. Zu diesem Zweck können wir fragen: »Ich habe darüber nachgedacht, was mein Anteil an der Sache ist, und ich frage mich – kommt irgendetwas, was ich sage oder tue, nicht gut bei Ihnen an?«

Wenn die Person darauf nicht reagiert, können wir nachhaken: »Ich frage mich, ob ich eventuell zu XYZ war – oder vielleicht zu ABC?« Wird unser Verdacht bestätigt, erklären wir: »Dafür will ich mich aufrichtig entschuldigen. Ich kann mir gut vorstellen, wie unangenehm das für Sie war. Von nun an werde ich es anders machen. Und falls ich mich je wieder so verhalten sollte, machen Sie mich bitte gleich darauf aufmerksam!«

Was können wir aus solchen Problemen lernen?

Wenn das Verhalten unseres Gegenübers die therapeutische Beziehung auf die Probe stellt, ist das eine ausgezeichnete Gelegenheit, etwas daraus zu lernen – weil es im Allgemeinen auch in anderen Beziehungen Probleme schafft. Nutzbringend erforschen können wir oft folgende Punkte:

- Was erhofft sich die Person, wenn sie so etwas sagt oder tut?
- Hat es die Wirkung, die die Person erhofft hat? Welche Wirkung hat es auf die therapeutische Beziehung?
- Was ist die Geschichte der Verhaltensweise? Wie lange reicht sie zurück? Ist sie als Reaktion auf ein Trauma oder eine Notlage entstanden? Hat sie in früheren Beziehungen einem nützlichen Zweck gedient, hat sie also dazu beigetragen, die Person zu beschützen oder ihre Bedürfnisse zu erfüllen?
- Kommt die Verhaltensweise heute auch in anderen Beziehungen zum Zug? Welche Wirkung hat sie dort?

Die Informationen, die wir durch solche Fragen sammeln, sind oft extrem nützlich für den Umgang mit Beziehungsproblemen; mehr dazu in Kapitel 28.

An uns selbst arbeiten

Die therapeutische Beziehung ist in der TFACT von zentraler Bedeutung. Wir streben an, jede Person, mit der wir arbeiten, wie einen Regenbogen zu betrachten – wie eine einzigartige Naturerscheinung, die sich vor uns entfaltet und eine ganz besondere Begegnung darstellt, die wir auskosten und wertschätzen können. Wenn wir einen Regenbogen sehen, sagen wir ja nicht: »Ach, wie enttäuschend – wenn das Indigoblau da nur ein bisschen intensiver wäre!« Wir bewundern den Regenbogen, und egal, wie schwach er sein mag, ist es etwas Besonders für uns, ihn zu erleben. Dieselbe Haltung wollen wir auf die Therapie anwenden. Das heißt, wir wollen dabei im Einklang mit unseren Werten sein, uns von Urteilen lösen und alles mit Offenheit, Neugier und Mitgefühl beobachten. (Diese Metapher ist eine Hommage an Carl Rogers, der gesagt hat: »Menschen sind genauso wunderbar wie Sonnenuntergänge, wenn man sie so sein lässt, wie sie sind. Wenn wir einen Sonnenuntergang betrachten, sagen wir schließlich nicht: ›Das Orange da in der rechten Ecke sollte ein bisschen heller sein.‹ Wir versuchen nicht, einem Sonnenuntergang unseren Willen aufzuzwingen, sondern beobachten mit Ehrfurcht, während er sich entfaltet.«)

Wenn die Allianz stark ist, wenn unser Gegenüber motiviert ist und wenn die Sitzung glatt verläuft, ist es leicht, die Person als Regenbogen zu sehen. Nicht so leicht ist das, wenn die Person feststeckt, wenn sie Fusion und Vermeidung erkennen lässt und negativ auf unsere Interventionen reagiert. Geschieht das, produziert unser Kopf meist am laufenden Band abwertende Urteile.

Ich habe mehrere Tausend Kollegen und Kolleginnen gebeten, mir die negativ wertenden Gedanken mitzuteilen, die sie während schwieriger Sitzungen hatten. Mit am häufigsten waren diese: Eigentlich will sie gar nicht, dass es ihr besser geht; Ich mag ihn einfach nicht; Sie ist ein hoffnungsloser Fall; Dieser Typ ist ein Arschloch; Sie versucht es gar nicht wirklich; Was zum Teufel soll ich nur mit ihm anfangen?; Das ist eindeutig eine Borderlinerin; Der muss ein Narzisst sein; Wenn er bloß den Mund halten würde!; O je, jetzt fängt es wieder an; Der macht mich noch verrückt; Wenn die Sitzung nur schon vorbei wäre; Wie werde ich ihn nur los?; Ich sollte ihn an jemand anders verweisen; Das ist reine Zeitvergeudung; Warum kommst du eigentlich immer wieder an, obwohl wir doch nichts erreichen?; Hältst du jetzt mal die Klappe, damit ich auch was sagen kann?; Merkst du nicht, dass das dein eigener Fehler ist?; Warum machst du das eigentlich ständig?

Solche Gedanken haben wir alle gelegentlich. Wir entscheiden uns nicht bewusst, sie zu haben, sie tauchen einfach auf, vor allem, wenn es hart auf hart kommt. Nun ist es eigentlich kein Problem, solche Gedanken zu haben; das ist normal, natürlich und zu erwarten. Aber wenn wir damit verschmelzen, ist es ein Problem, denn dann ist die uns gegenübersitzende Person kein Regenbogen, sondern eine Barriere! Wir sehen sie als Hindernis, das sich uns in den Weg stellt und uns aufhält, als ein Problem, das wir lösen müssen. Für die Sitzung verheißt das natürlich nichts Gutes.

Bei meiner Umfrage habe ich mich auch erkundigt, welche Wegbewegungen unsere Kolleginnen und Kollegen machen, wenn sie sich während einer schwierigen Sitzung in ihre Gedanken und Gefühle verstricken. Häufig wurde unter anderem Folgendes genannt: Ich nicke einfach mit dem Kopf, höre zu und warte auf das Ende der Sitzung; Ich werde direktiv und aggressiv und sage der Person, was sie tun muss; Ich klappe meinen Werkzeugkasten auf und suche nach Werkzeugen und Techniken; Ich beende die Sitzung vorzeitig; Ich schlage vor, woanders eine Therapie zu machen; Ich spreche lauter und schneller; Ich werde penetrant und kontrollierend; Ich klinke mich aus; Ich gebe auf, therapeutisch zu arbeiten, und wir plaudern nur miteinander; Ich gehe in die Defensive; Ich fange an, eine Metapher nach der anderen aufzutischen; Ich werde bissig oder ungeduldig.

Anders gesagt: Wenn unser Gegenüber feststeckt, tun wir das normalerweise auch. Daher ist es notwendig, die ACT auf uns selbst anzuwenden. Das bedeutet, uns von unproduktiven Kognitionen zu lösen, Raum für unsere Emotionen zu schaffen, Kontakt zu unseren Werten herzustellen und in der Sitzung ganz präsent zu sein. Je mehr wir die ACT auf uns selbst anwenden, desto besser sind wir in der Lage, das auch in unserer therapeutischen Praxis zu tun. Fangen wir damit deshalb gleich an!

Eine Übung zur Selbstentwicklung

Ihr Aufgabe – falls Sie sich entscheiden, sie zu akzeptieren – besteht darin, Ihre eigenen Wegbewegungen in Therapiesitzungen zu identifizieren und einen Plan zu entwickeln, daran zu arbeiten. Am besten wäre es, wenn Sie das schriftlich auf dem Arbeitsblatt im Begleitmaterial tun. Wenn Sie es jedoch nicht schriftlich machen wollen, denken Sie bitte wenigstens ganz sorgfältig darüber nach. (Allerdings wirkt es viel stärker, wenn man es aufschreibt … aber bitte.) Sie können entweder einen breiten Fokus nehmen (das heißt, sich mit einem breiten Spektrum an Gedanken, Gefühlen und Verhaltensweisen beschäftigen, die bei der Arbeit mit vielen verschiedenen Personen auftreten) oder einen engen Fokus, indem Sie nur eine bestimmte Person aus Ihrer Praxis nehmen.

Worin verstricken Sie sich oft?

Notieren Sie die Verhaltensweisen, die Sie in der therapeutischen Praxis am schwierigsten finden. Darunter schreiben Sie alle schwierigen Gedanken und Gefühle, die in Ihnen dadurch auftauchen (Frustration, Beklommenheit, Schuldgefühle, Langeweile, Hoffnungslosigkeit), kritische Urteile über Ihr Gegenüber (wie die oben aufgeführten) sowie kritische Urteile über sich selbst (Ich bin ein miserabler Therapeut/eine elende Therapeutin; Ich schaffe das einfach nicht) und über das Modell (Die TFACT funktioniert nicht!). Vielleicht verstricken Sie sich auch in Perfektionismus oder andere starre Regeln: Ich muss es richtig machen; Ich darf das nicht falsch verstehen; Ich habe nicht genug Erfahrung, um das zu machen; Ich darf nicht zugeben, dass ich keine Antwort weiß. Oder in Begründungen wie: Ich kann diese Erfahrungsübung jetzt nicht einsetzen, weil sie die Person zu sehr mitnehmen würde; Ich bin zu nervös, um diese Übung anzuleiten.

Was sind Ihre Wegbewegungen?

Notieren Sie, zu welchen nicht mit Ihren Werten übereinstimmenden, ineffektiven Verhaltensweisen Sie neigen, wenn Sie mit den betreffenden Gedanken und Gefühlen verschmolzen sind oder sie vermeiden.

Was sind Ihre Hinbewegungen?

Notieren Sie mehrere Ihrer wichtigsten beruflichen Werte (wie etwa Mitgefühl, Respekt, Authentizität). Denken Sie vorher über die folgenden beiden Fragen nach:

1. Angenommen, ich interviewe eine Person, die bei Ihnen gerade in Therapie ist, und frage: »Was sind die besten Eigenschaften Ihrer Therapeutin/Ihres Therapeuten?« Welche Antwort würden Sie sich da wünschen?
2. Als Nächstes frage ich: »Als es Ihnen am allerschlimmsten ging und Sie wirklich gelitten haben, wie ist Ihre Therapeutin/Ihr Therapeut da mit Ihnen umgegangen?« Welche Antwort würden Sie sich da wünschen?

Notieren Sie nun, welche Hinbewegungen Sie bereits machen als Reaktion auf die schwierigen Gedanken und Gefühle, die in Ihnen auftauchen, wenn das Verhalten der Person Sie herausfordert.

Und notieren Sie schließlich noch alle Hinbewegungen, die Sie gerne in Zukunft machen würden. Dazu gehören Fertigkeiten zum Lösen von Fusion (Werkzeuge, Techniken und Übungen) sowie jede Kombination von Defusion, Akzeptanz, Kontakt zum gegenwärtigen Moment, Selbstmitgefühl und Selbst-als-Kontext.

Wenn Sie fertig sind, heben Sie Ihre Aufzeichnungen bitte gut auf. Ich schlage vor, dass Sie regelmäßig einen Blick darauf werfen und sie als Leitfaden für die kontinuierliche Arbeit an sich selbst nutzen.

Vorbereitung auf eine schwierige Sitzung

Für die folgende Übung braucht man nur zwei Minuten. Besonders nützlich ist sie direkt vor einer Sitzung mit einer Person, deren Verhalten man als schwierig empfindet. Wenn Sie also einen Namen in Ihrem Terminkalender sehen und dabei ein banges Gefühl, Angst oder einen Gedanken wie Hoffentlich sagt er/sie ab haben – machen Sie die Übung bitte, bevor die Sitzung beginnt.

Mitgefühl für Klient oder Klientin

Nehmen Sie sich einen Moment Zeit, an die Person zu denken.

Überlegen Sie: Was von dem, was sie in der Sitzung sagt oder tut, stellt für Sie eine Herausforderung dar? Welche schwierigen Gedanken und Gefühle tauchen als Reaktion darauf in Ihnen auf?

Erkennen Sie an: Es ist schwer für Sie, mit dieser Person umzugehen. Es ist schmerzhaft. Es ist mühsam. Es ist stressig. Erkennen Sie daher an, dass es schwer ist, und gehen Sie freundlich mit sich um.

Überlegen Sie: Das »schwierige« Verhalten resultiert aus Fusion oder Vermeidung. Die Person hat nicht die Absicht, Ihnen das Leben schwer zu machen. Sie steckt fest. Wie es wohl für sie ist, so zu leben? So festzustecken? So von ihren Gedanken und Gefühlen herumgezerrt zu werden wie eine Marionette? Wieder und wieder zu problematischen Verhaltensmustern verleitet zu werden und dadurch zu leiden?

Überlegen Sie: Sie sind jeweils nur kurz mit dieser Person zusammen, und zwischen zwei Sitzungen liegen Tage oder Wochen. Dennoch stellt es selbst in dieser kurzen Zeit eine Herausforderung für Sie dar. Wie läuft es also vermutlich in den anderen Beziehungen der Person – im Freundes- und Familienkreis, bei der Arbeit? Wie viele Spannungen, Konflikte und Gefühle von Ausgeschlossensein treten da wohl auf? Und wie schmerzhaft muss das sein?

Können Sie das Verhalten dieser Person außer Betracht lassen und das menschliche Wesen dahinter sehen, das feststeckt und sich quält? Genau wie Sie will diese Person lieben und geliebt werden, für andere sorgen und umsorgt werden, andere verstehen und verstanden werden. Momentan ist all das allerdings schwer für sie. Aber Sie können ihr helfen. Sie können die Beziehung anders gestalten, als es viele andere Beziehungen der Person sind. Sie können daraus eine geschützte und heilsame Beziehung machen, in der das schwierige Verhalten der Person auf Zuwendung, Verständnis und Mitgefühl stößt. Unterschätzen Sie nicht, welchen Wert das hat; es ist ein großes Geschenk.

Nehmen Sie nun noch einmal einen Moment Zeit, an die Person zu denken – und deren Mühen und Leiden wirklich anzuerkennen. Spüren Sie zugleich in Ihr Herz hinein und greifen Sie auf Ihren tiefsten Vorrat an Wärme, Freundlichkeit und Fürsorglichkeit zu. Halten Sie sich dann an Ihrem Mitgefühl fest und treten Sie der Person mit warmem, offenem Herzen entgegen.

➔ BEGLEITMATERIAL: In Kapitel 19 von *Trauma-Focused ACT: The Extra Bits* finden Sie das erwähnte »Practitioner's Barriers Worksheet« und eine MP3-Datei mit der Übung *Mitgefühl für Klient oder Klientin.*

Kernpunkte

Wenn unser Gegenüber Verhaltensweisen an den Tag legt, die wir schwierig finden, können wir nicht verhindern, dass kritische Gefühle in uns auftauchen. Wir können uns aber von unseren Urteilen lösen, uns auf unsere Werte besinnen, unser Mitgefühl ins Spiel bringen und achtsam mit der Person umgehen. Und wenn etwas schiefläuft, können wir eine mutige, offene, authentische Haltung einnehmen und aufrichtig über das Problem sprechen. Oft vermeiden wir solche Gespräche, weil wir Angst davor haben oder verlegen sind. In solchen Fällen müssen wir deshalb die ACT auf uns selbst anwenden und fragen: Sind wir bereit, Raum für unsere eigenen unangenehmen Gefühle zu schaffen, um im Einklang mit unseren beruflichen Werten zu handeln?

20

Exposition mit Mitgefühl und Flexibilität

Eine kurze Erinnerung: In der ACT wird Exposition definiert als »systematischer Kontakt mit das Verhaltensrepertoire einschränkenden Reizen, um Reaktionsflexibilität zu fördern«. Einfach ausgedrückt heißt das, »in Kontakt mit schwierigen Dingen zu treten, um wirksamere Reaktionsmöglichkeiten zu erlernen«. Egal, worin die Exposition konkret besteht – ob stärkere körperliche Nähe, eine Verbindung zum Körper oder der Umgang mit traumatischen Erinnerungen –, eines ist gewiss: Sie ist unangenehm. Schließlich ruft sie allerhand schwierige Kognitionen, Emotionen und Körperempfindungen hervor. Weshalb um alles in der Welt würde also jemand so etwas machen wollen?

Wertebasierte Exposition

Wie bereits in Kapitel 13 besprochen, steht Exposition in der TFACT immer im Dienst von Werten und wertebasierten Zielen, wobei die Motivation beiden Beteiligten klar sein muss. Welchen Werten und mit ihnen übereinstimmenden Zielen dient das? Was wird die Person anschließend anders machen können?

Die folgende Abbildung mit dem Punkt der Entscheidung demonstriert die Ziele von Exposition im Sinne der TFACT:

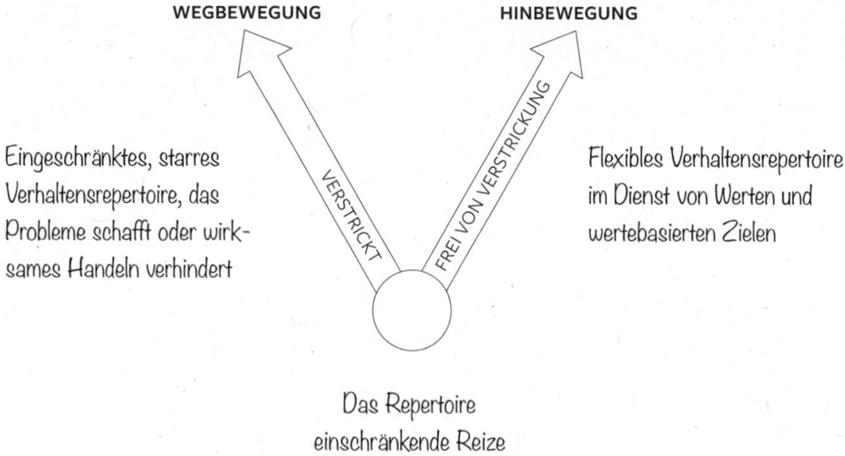

Die Ziele von Exposition können wir in der Sitzung so erklären: »Diese Übung zu machen/diese Fertigkeit zu lernen, soll dafür sorgen, dass Sie das nächste Mal, wenn Sie auf bestimmte Dinge stoßen wie etwa *(das Repertoire einschränkende Reize)*, sich davon lösen/besser damit umgehen/wirksamer darauf reagieren können. Statt *(durch die betreffenden Reize ausgelöste Wegbewegungen)* können Sie dann *(mit Werten übereinstimmende Ziele)* machen.«

Vor, während und nach der Exposition kommen wir wiederholt auf diese Motivation zu sprechen, zum Beispiel so: »Nehmen wir uns einen Moment Zeit, eine Verbindung zu dem herzustellen, worum es geht …« Anschließend erwähnen wir die mit den Werten der Person übereinstimmenden Ziele, zum Beispiel eine liebevolle Mutter sein, ins Berufsleben zurückkehren, Unabhängigkeit wiedererlangen, für Partnerin oder Partner da sein, beruflich aufsteigen, mutiger sein und so weiter. (In manchen

Fällen ist es anfangs besser, bei der Exposition anfangs eher vage Ziele zu nehmen wie »Selbstfürsorge« oder »ein besseres Leben aufbauen«, aber während die Therapie fortschreitet, sollten wir spezifischer werden.)

Was messen wir?

Weil das primäre Ziel von Exposition in der TFACT nicht darin besteht, Belastung oder Ängste zu reduzieren, sondern die emotionale, kognitive und verhaltensbezogene Flexibilität zu fördern, ist es nicht nötig, die Belastung der Person mit der Subjective Units of Distress Scale (SUDS, Subjektive Belastungsskala) zu messen. Stattdessen können wir die drei Skalen verwenden, die bereits erwähnt wurden – zu Präsenz, zur Kontrolle über körperliches Handeln und zu der vorhandenen Bereitschaft. Eine kurze Auffrischung:

PRÄSENZ-SKALA

»Auf einer Skala von null bis zehn, wobei zehn bedeutet, dass Sie ganz präsent und bei mir sind – engagiert, konzentriert und wirklich eingestellt auf das, was wir tun –, während null bedeutet, dass Sie völlig abgedriftet sind, irgendwo in Ihrem Kopf stecken und völlig aus dem Auge verloren haben, was wir tun – also von null bis zehn, wie präsent sind Sie momentan?«

SKALA ZUR KONTROLLE ÜBER KÖRPERLICHES HANDELN

»Auf einer Skala von null bis zehn, wobei zehn bedeutet, dass Sie die volle Kontrolle über Ihr körperliches Handeln haben – also über das, was Sie mit Armen und Beinen, Händen und Füßen tun –, während null bedeutet, dass Sie völlig erstarrt sind und sich überhaupt nicht bewegen können – also von null bis zehn, wie viel Kontrolle haben Sie momentan über das, was Sie mit dem Körper tun?«

BEREITSCHAFTS-SKALA

»Auf einer Skala von null bis zehn, wobei zehn bedeutet, dass Sie vollständig bereit sind, diese schwierigen Gedanken und Gefühle zu haben – also sie da sein zu lassen ohne den Versuch, dagegen anzukämpfen oder ihnen zu entkommen –, während null bedeutet, dass Sie überhaupt nicht dazu bereit sind, und alles in Ihrer Macht Stehende tun werden, damit diese Dinge verschwinden –, also von null bis zehn, wie bereit sind Sie momentan, diese Gedanken und Gefühle zu haben?«

Wie lange dauern solche Übungen?

Expositionsaktivitäten können so lange dauern, wie die Person bereit ist, sie fortzusetzen. Kann jedoch an irgendeinem Punkt kein hoher Grad an Bereitschaft aufrechterhalten werden, hören wir sofort damit auf. (Würden wir dann weitermachen, würde das Ganze nur zu einer weiteren Gelegenheit für Fusion oder Erlebensvermeidung werden.)

Die meisten Expositionsübungen in diesem Buch dauern zehn bis dreißig Minuten; bei einigen habe ich eine ungefähre Dauer angegeben. Sie können jedoch auch wesentlich kürzer sein. Oft entschieden wir gemeinsam mit der Person vorher, wie lange die Übung dauern wird. Hat die Person zum Beispiel große Bedenken, vereinbaren wir anfangs, uns auf eine Minute zu beschränken. Nachdem die Minute vergangen ist und wir die Übung nachbesprochen haben, können wir eventuell vorschlagen, dasselbe noch einmal zwei bis drei Minuten lang zu versuchen. Und wenn danach noch immer Bereitschaft besteht, können wir beim dritten Mal vier bis fünf Minuten nehmen.

Machen wir jedoch eine längere Expositionsübung, müssen wir unter Umständen nicht die gesamte vereinbarte Zeit verbrauchen. Wenn wir einen Punkt erreichen, an dem die Person auf allen drei Skalen einen hohen Wert erreicht, ist die Aufgabe erfüllt, und wir können aufhören.

Exposition und Reaktionsflexibilität

In der TFACT betonen wir den Zusammenhang von Exposition und flexiblem Reagieren. Es soll erkannt werden, dass immer Wahlmöglichkeiten bestehen; es gibt viele verschiedene Optionen, auf bestimmte Reize zu reagieren. Daher erklären wir der Person nicht, was sie nicht tun kann; vielmehr ermutigen wir sie, flexiblere Reaktionen anstelle ihrer älteren, unflexibleren Verhaltensweisen zu wählen.

Besonders gilt das für Sicherheitsverhalten, das heißt für offene oder verdeckte Verhaltensweisen, zu denen die Person während der Exposition greift, um Angst oder Disstress zu vermeiden. Zum Beispiel geschieht das, indem die Person versucht, bis hundert zu zählen oder an etwas anderes zu denken; oder sie atmet bewusst langsam und tief, um sich zu entspannen. Auf ein solches Sicherheitsverhalten achten wir sorgfältig, und wenn es uns auffällt, machen wir darauf aufmerksam. Dabei weisen wir behutsam darauf hin, dass es den Lernprozess behindert, und ermutigen die Person, sich wieder auf die Zielreize zu konzentrieren.

Bitte behalten Sie die folgenden Strategien im Blick, um Ihren Klientinnen und Klienten zu helfen, während der Exposition Reaktionsflexibilität aufzubauen.

Für Sicherheit sorgen

Alle im vierten Kapitel besprochenen Strategien sind von Bedeutung, vor allem eine nichtverbale Geste, mit der »auf Pause gedrückt« werden kann. Außerdem müssen wir regelmäßig überprüfen, ob die Person tatsächlich bereit für eine Übung ist, statt diese einfach »auszusitzen« oder uns einen Gefallen zu tun. Und natürlich ist es immer unser Ziel, dass die Person in ihrem Flexibilitätsfenster bleibt. Kommt sie uns also irgendwann überfordert oder abwesend vor, muss der Anker geworfen werden.

Den Fokus verlagern

Bei der Exposition tauchen allerhand schwierige private Erfahrungen auf, die wir in die fünf Begriffe Gedanken, Bilder, Erinnerungen, Emotionen und Körperempfindungen fassen können. Je nach den Erfordernissen können wir den Fokus flexibel von einem dieser Phänomene auf ein anderes verlagern.

Nehmen wir beispielsweise an, wir beschäftigen uns mit einer traumatischen Erinnerung, und die Person verstrickt sich in Selbstverurteilung. Dann verlagern wir den Fokus, um eine Defusion von diesen selbstkritischen Kognitionen zu erreichen. Wenn gewünscht, können wir den Erfolg mit der in Kapitel 10 erwähnten Defusionsskala von null bis zehn überprüfen.

Sobald die Person sich von diesen Gedanken gelöst hat, konzentrieren wir uns wieder auf die Erinnerung. Wenn die Person nun eine Minute später in einen dissoziativen Zustand abgleitet, helfen wir ihr dabei, den Anker zu werfen – wobei wir ihren Grad an Präsenz und kontinuierlicher Aufmerksamkeit im Blick behalten. Ist die Person zentriert, wenden wir uns wieder der Erinnerung zu.

Kurze Zeit später wird die Person von großer Traurigkeit erfasst. Daraufhin arbeiten wir an Akzeptanz und Selbstmitgefühl, wobei wir die vorhandene Bereitschaft im Blick behalten. Sobald die Traurigkeit akzeptiert wird, können wir uns wieder mit der Erinnerung befassen.

Die folgende Abbildung veranschaulicht diesen Prozess. An jedem Punkt der Sitzung können wir der Person helfen, mit einem der rund um das Dreieck angeordneten Prozesse auf jede im Dreieck dargestellte Erfahrung zu reagieren. Dabei können wir den Fokus frei von einer privaten Erfahrung auf eine andere verlagern. (Im Begleitmaterial finden Sie eine Datei mit der Abbildung und ein Blatt zum Dokumentieren des Expositionsprozesses.)

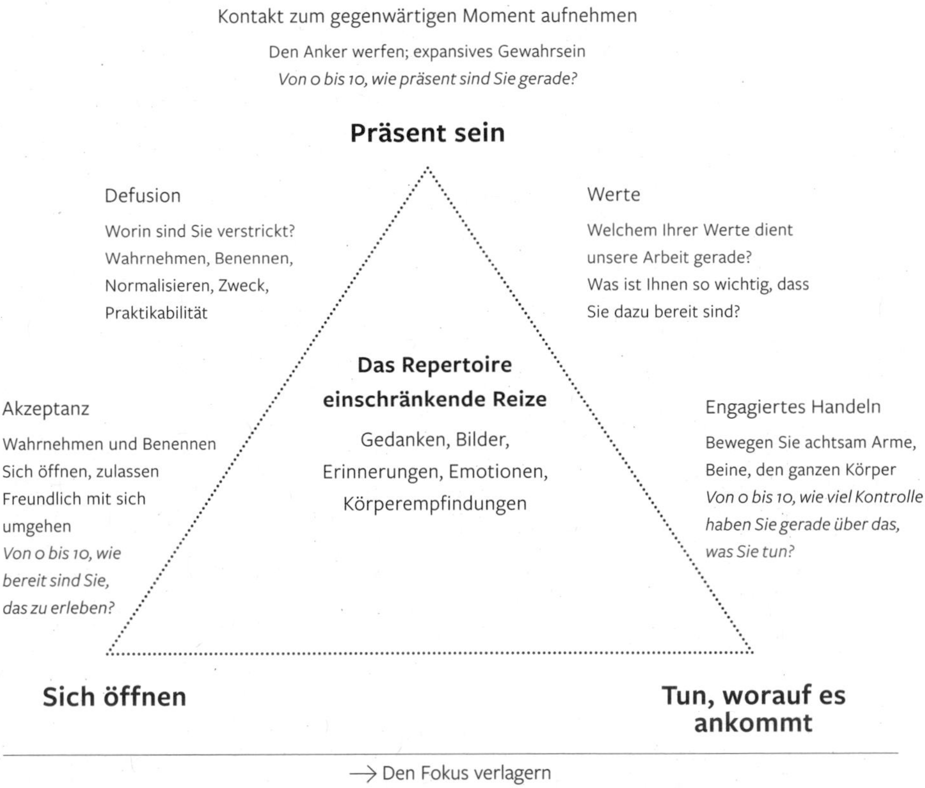

Umgang mit schwierigen Dingen

Mit jeder der in Kapitel 13 behandelten Methoden können wir der Person helfen, in Kontakt mit schwierigen Dingen zu kommen – zum Beispiel sich lebhaft an etwas Schmerzhaftes zu erinnern, sich ein schwieriges zukünftiges Ereignis vorzustellen, sich herausfordernde Ziele zu setzen, etwas Dranghaftes an die Oberfläche zu bringen, eine bislang vermiedene Aufgabe anzugehen oder mit antizipatorischer Angst umzugehen. Drei zusätzliche Methoden sind:

UNANGENEHME KÖRPEREMPFINDUNGEN ERZEUGEN

Oft lösen unangenehme Körperempfindungen – wie Schwindel, Kurzatmigkeit und der Eindruck, keine Luft zu bekommen – im Alltag der Person Ängste aus. Mit etwas Kreativität können wir ihr helfen, diese Empfindungen in der Sitzung absichtlich zu erzeugen. Zum Beispiel können wir der Person vorschlagen zu hyperventilieren, also schnell zu atmen und für jeden ganzen Atemzug nicht mehr als etwa zwei Sekunden zu brauchen. Im Allgemeinen ruft das Empfindungen wie Schwindel, Benommenheit, Enge in der Brust und Kribbeln in den Fingern hervor.

Bei einer anderen Methode atmet man dreißig bis sechzig Sekunden mit zugedrückten Nasenlöchern durch einen Strohhalm, was meist ein Gefühl von Atemnot oder Ersticken hervorruft. Erstickungsgefühle werden auch erzeugt, wenn man eine Minute lang wiederholt schluckt und die dabei entstehenden Empfindungen bewusst wahrnimmt.

Die betreffenden Aktivitäten werden im Allgemeinen etwa eine Minute lang fortgeführt, nachdem die erste unangenehme Empfindung aufgetaucht ist. Fachsprachlich wird diese Technik als interozeptive Exposition bezeichnet.

SICH DIE GRÖSSTEN ÄNGSTE VORSTELLEN

Mit der Technik der imaginativen Exposition wird die Person aufgefordert, sich lebhaft vorzustellen, was sie fürchtet. Bei PTBS wird das wahrscheinlich das Wiedererleben des ursprünglichen Traumas oder etwas Ähnliches sein. Wie besprochen, können traumatische Ereignisse jedoch das ganze Spektrum an Angststörungen hervorrufen, die jeweils mit charakteristischen Ängsten verbunden sind. Zum Beispiel treten bei einer Panikstörung typischerweise Ängste auf, verrückt zu werden, die Kontrolle zu verlieren oder einen Herzanfall zu bekommen; bei sozialer Phobie sind es Ängste, lächerlich gemacht, blamiert oder zurückgewiesen zu werden; bei einer Zwangsstörung fürchtet man, sich aggressiv, unanständig oder blasphemisch zu verhalten. In jedem Fall regen wir die Person an, sich lebhaft die Ereignisse vorzustellen, vor denen sie am meisten Angst haben.

IN-VIVO-EXPOSITION

In vivo bedeutet auf Latein »im Lebendigen«; bei der so bezeichneten Expositionsform geht es darum, Kontakt aufzunehmen, wovor man im Alltag Angst hat. Das kann eine Situation, eine Aktivität oder ein Gegenstand sein. Seit es Online-Therapie gibt, ist die In-vivo-Exposition wesentlich leichter als früher. Zum Beispiel war einer meiner Klienten überfallen worden, während er vor einer Bank an einem Geldautomaten stand. Anschließend hatte er Banken und Geldautomaten gemieden, da sie starke Angstgefühle in ihm auslösten. Bei einer unserer Sitzungen saß ich in meiner Praxis, während er sich woanders befand und mit mir per Mobiltelefon kommunizierte. Ich unterstützte ihn dabei, sich einer Bank erst zu nähern und sie dann zu betreten, während er seine Ängste wahrnahm und sich davon löste. Indem wir per Handy, Tablet oder Laptop miteinander in Verbindung stehen, können wir unseren Klientinnen und Klienten helfen, sich während der Sitzung allen Arten von gefürchteten und vermiedenen Situationen, Aktivitäten und Gegenständen anzunähern.

Exposition und Panikattacken

In der folgenden Abbildung mit dem Punkt der Entscheidung wird zusammengefasst, wie wir in der TFACT mit Panikattacken umgehen. Die aufgeführten Wegbewegungen sind Verhaltensweisen, die während einer solchen Attacke häufig auftreten; sie dienen primär dazu, unerwünschte Gedanken und Gefühle zu vermeiden oder loszuwerden. Die Person lernt, den Anker zu werfen, sich von Gedanken wie Ich werde sterben/in Ohnmacht fallen/verrückt werden/einen Herzanfall haben zu lösen, die vorhandenen somatischen Empfindungen und Angstimpulse zu akzeptieren, im Einklang mit den eigenen Werten zu handeln und sich auf eine wertegeleitete Aktivität zu konzentrieren. Wenn sie so reagiert, hat sie eventuell weiterhin Angstgefühle, aber keine Panikattacken mehr.

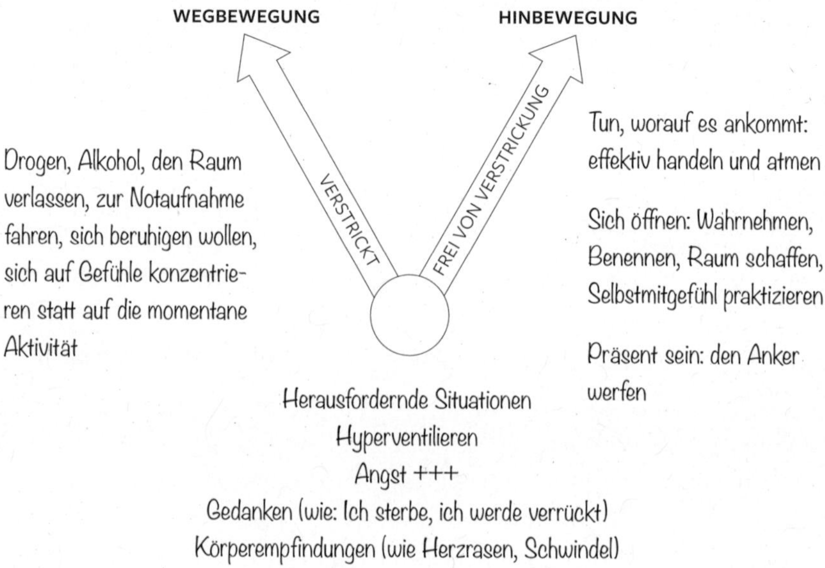

Wie Exposition in der TFACT bei Personen mit Panikattacken eingesetzt wird, möchte ich an einem Fall aus meiner Praxis demonstrieren. Es geht um Sergio, 34 Jahre alt, alleinstehend und im gehobenen Management eines großen produzierenden Unternehmens tätig. Er kam mit typischen Symptomen von PTBS und Panikstörung zu mir. Entstanden waren diese durch einen neun Monate zurückliegenden Wanderunfall, bei dem Sergios bester Freund auf einem schmalen Bergpfad abgerutscht und durch den Sturz zu Tode gekommen war. Wir werden uns hier Ausschnitte aus der sechsten Sitzung ansehen. Inzwischen war Sergio relativ geschickt darin, den Anker zu werfen, und hatte zudem Grundfähigkeiten in Defusion und Akzeptanz erworben. Gegen Selbstmitgefühl leistete er noch Widerstand.

Die nächste Abbildung demonstriert Sergios Gedanken, Gefühle, Körperempfindungen und Impulse (unter dem Punkt der Entscheidung), seine problematischen Reaktionen (als Wegbewegungen) und die neuen, effektiveren Reaktionen, die er sich durch Exposition erarbeitet hatte (als Hinbewegungen).

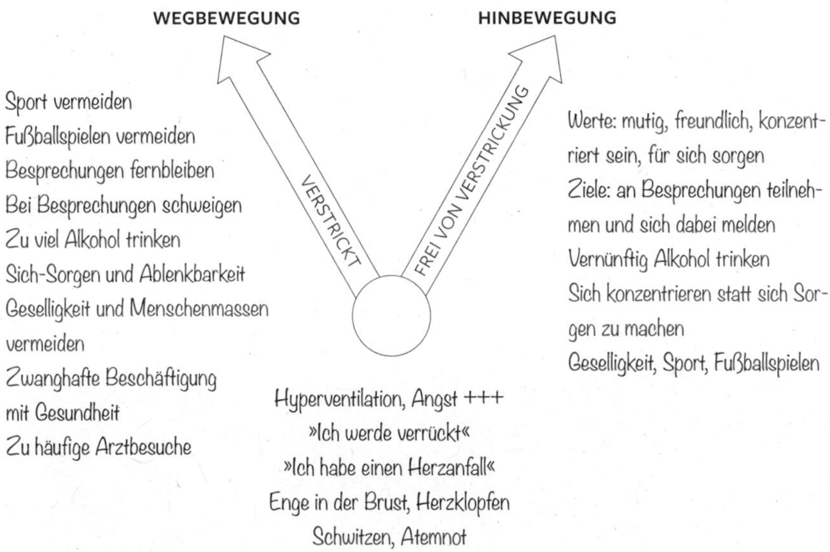

Motivation

Sergios wertebasierte Motivation dafür, mit Exposition zu arbeiten, steht rechts neben dem Pfeil für Hinbewegungen. Während der Exposition komme der Therapeut wiederholt auf die genannten Werte zu sprechen, um Sergio an den Zweck dieser anstrengenden Arbeit zu erinnern.

Psychoedukation zu Panikattacken

Der Exposition geht immer eine Psychoedukation über Ursachen und Wesen von Panikattacken voraus. Sie hat drei Hauptaspekte, die alle mit Sergio besprochen werden:

1. ANGST WIRD VERSTÄRKT, WENN MAN GEGEN SIE ANKÄMPFT

Zuerst wird der Kampf-Schalter aus Kapitel 12 eingeführt, um zu demonstrieren, wie Ängste durch den Kampf dagegen verstärkt werden. Dann geht es so weiter:

> **Therapeut:** Deshalb wird schon durch eine winzige Spur Angst – und sogar durch Körperempfindungen, die nichts mit Angst zu tun haben, wie wenn sich der Herzschlag beim Sport beschleunigt – der Kampf-Schalter umgelegt. Dadurch wird die vorhandene Angst augenblicklich verstärkt, und schon beginnt der Teufelskreis, indem Sie Angst wegen Angst wegen Angst haben, was schließlich mit einer ausgewachsenen Panikattacke endet.

2. WARUM ATEMPROBLEME AUFTRETEN

Die meisten Menschen fühlen sich während einer Panikattacke nicht in der Lage, normal zu atmen. Daher erklären wir:

> **Therapeut:** Dabei läuft Folgendes ab: Sie hyperventilieren, das heißt, Sie atmen so schnell ein und aus, dass Ihre Lunge keine Zeit hat, sich zu leeren. Es dauert nämlich einige Sekunden, bis alle Luft draußen ist, und so viel Zeit lassen Sie der Lunge nicht. Deshalb ist die noch immer halb voll, wenn Sie mit dem nächsten Atemzug beginnen – und das bedeutet, dass es Ihnen sehr schwer fällt einzuatmen, weil sich schon so viel Luft in der Lunge befindet. Wenn Sie also das Gefühl haben, Sie könnten nicht richtig einatmen, müssen Sie genau das Gegenteil

von dem tun, was Ihr Kopf Ihnen sagt. Sie müssen ganz langsam und sanft ausatmen, damit die Lunge sich leert. Und dann sind Sie auch wieder in der Lage einzuatmen.

3. DIE BEI HYPERVENTILATION AUFTRETENDEN KÖRPEREMPFINDUNGEN SIND UNANGENEHM, ABER HARMLOS

Therapeut: Wenn Sie hyperventilieren, passiert aber noch etwas anders. Sie atmen massenhaft Kohlendioxid aus, wodurch der Kohlendioxidgehalt im Blut stark unter den Normalwert sinkt. Das wiederum löst eine komplexe biochemische Kettenreaktion aus, durch die die Durchblutung in verschiedenen Körperbereichen sich ändert. Es strömt mehr Blut ins Gesicht, das rot wird, und weniger in die Finger und ins Gehirn, sodass die Finger kribbeln und Ihnen womöglich schwindlig wird. Nun ist es so, dass sich das zwar sehr unangenehm anfühlt, aber eigentlich harmlos ist. Da aber Ihr Kopf denkt, es wäre gefährlich, bekommen Sie noch mehr Angst.

Defusion

Bei Sergio lässt der Therapeut auf die Psychoedukation eine kurze Defusionspraxis folgen. Dabei nimmt Sergio seine störendsten Gedanken wahr und benennt sie folgendermaßen: »Ich werde verrückt« und »Ich habe einen Herzanfall«. Diese Gedanken werden vom Therapeuten normalisiert (Wir stellen uns alle vor, dass etwas Schlimmes passieren könnte) und hinsichtlich ihres Zwecks betrachtet (Dadurch versucht Ihr Kopf, Sie zu beschützen).

Als Nächstes stellt der Therapeut heraus: »Diese Gedanken werden bestimmt wiederkommen. Ihre Ärztin hat Sie zwar von Kopf bis Fuß untersucht, die Blutwerte waren gut, das EKG war völlig normal, Ihr

Herz funktioniert bestens – und jedes Mal, wenn Sie in der Notaufnahme waren, hat man Ihnen erklärt, dass alles in Ordnung sei. Das hat Ihren Kopf allerdings nicht davon abgehalten, Ihnen weiterhin mitzuteilen, Sie hätten einen Herzanfall. Mit der Idee, Sie könnten verrückt werden, ist es dasselbe. Es ist noch nie dazu gekommen, aber obwohl Sie das wissen und obwohl man Ihnen von ärztlicher Seite versichert hat, dass keine Gefahr dafür besteht, tauchen solche Gedanken weiterhin auf. Dafür gibt es einen Grund, denn man kann sie nicht richtig widerlegen. Keine Ärztin und kein Therapeut können Ihnen je hundertprozentig garantieren, dass Sie keinen Herzanfall bekommen oder verrückt werden; und Sie selbst wissen zwar logisch und rational, dass das extrem unwahrscheinlich ist, aber eine Garantie gibt es nicht. Dadurch hat Ihr Kopf den Spielraum zu sagen: Es könnte ja trotzdem passieren.«

Den Ratschlägen in einem populären Selbsthilfebuch folgend, hat Sergio diese Gedanken immer wieder infrage gestellt und sich gesagt: Das stimmt nicht; Das wird nicht passieren; Schließlich bin ich noch nie verrückt geworden; Man hat mein Herz untersucht, und es ist kerngesund. Aber trotzdem sind sie weiterhin aufgetaucht. Daher fragt der Therapeut jetzt: »Angesichts der Tatsache, dass solche Gedanken immer wiederkommen und dass Ihre übliche Reaktion darauf Sie von dem Leben wegbringt, das Sie führen wollen – was von den Dingen, die wir hier schon gemacht haben, könnte da von Nutzen sein?«

Sergio entscheidet sich für die von ihm favorisierte Defusionstechnik: Aha! Da ist das Thema Panik wieder. Tja, lieber Kopf, ich weiß, dass du auf mich aufpasst, aber das musst du nicht, ich komme schon zurecht. Der Therapeut regt an, diese Technik bei zwei der »klebrigsten« Gedanken zu benutzen, indem er erst mit ihnen verschmilzt und sich dann wieder von ihnen löst. Sergio ist einverstanden, diese Methode während der Exposition anzuwenden, falls das nötig werden sollte.

Exposition: Der Anfang

Da Sergio gut damit zurechtkommt, den Anker zu werfen, beginnt die Expositionssitzung mit einer einmütigen Version von AKE (die innere Welt anerkennen, eine Verbindung zum Körper herstellen, sich bewusst einlassen). Dann wird er aufgefordert zu hyperventilieren. Schon nach einer Minute spürt er Schwindel, Hitze, Angst und Enge in der Brust.

Während der Therapeut Sergio ermuntert, weiter zu hyperventilieren (noch eine Minute), stellt er fest, inwieweit Präsenz, Aufmerksamkeit und Bereitschaft vorhanden sind.

Therapeut: Auf einer Skala von null bis zehn, wie präsent sind Sie gerade?

Klient: Da liege ich etwa bei acht.

Therapeut: Und von null bis zehn, wie viel Kontrolle haben Sie jetzt über Ihre Körperbewegungen? Strecken Sie sich bitte mal und bewegen Sie Arme und Beine, um das festzustellen.

Klient: (*streckt und bewegt sich*) Da bin ich ungefähr bei neun.

Therapeut: Prima. Und von null bis zehn, wie bereit sind Sie gerade, diese Gefühle zu haben?

Klient: Nicht besonders. Da bin ich etwa bei drei.

Exposition und Akzeptanz

Anschließend geht der Therapeut zur Arbeit an Akzeptanz über. Seine wichtigsten Bemerkungen sind (ohne die Reaktionen von Sergio) unten aufgeführt. Drei Pünktchen stehen für eine Pause von etwa fünf Sekunden.

Therapeut: Welches von diesen Gefühlen belastet Sie nun am meisten? ... Gut, dann versuchen Sie bitte, sich zu öffnen und Raum dafür zu schaffen ... Beobachten Sie es mit Interesse ... Betrachten Sie es aus allen Blickwinkeln, von oben und unten ... Stellen Sie fest, welche Form und Größe es hat ...

Müssen Sie wirklich mit diesem Gefühl kämpfen oder davor davonlaufen? Oder können Sie Frieden mit ihm schließen, obwohl Sie es nicht mögen? ... Schauen Sie, ob Sie zulassen können, dass es da ist ... Geben Sie das Kämpfen auf, öffnen Sie sich, lassen Sie es da sein ... Jetzt ist es nicht mehr nötig zu hyperventilieren, Sie können normal weiteratmen ...

Sagt Ihr Kopf jetzt vielleicht etwas, was nicht hilfreich ist? Ja? Gut, dann nehmen Sie die Gedanken wahr, geben Sie ihnen einen Namen und kehren Sie zu dem Gefühl von vorher zurück ... und beobachten Sie es wie ein neugieriger Wissenschaftler, der noch nie auf so etwas gestoßen ist ...

Stellen wir zwischendrin wieder fest, wie es mit unseren Skalen steht, jeweils von null bis zehn, wie präsent sind Sie? Acht, okay. Kontrolle über den Körper? Acht, okay. Bereitschaft, so ein Gefühl zu haben? Fünf, vorher waren es nur drei. Prima. Ist es in Ordnung, wenn wir noch ein bisschen weitermachen? Wunderbar ...

Dann nehmen Sie das Gefühl jetzt wieder mit Interesse wahr ... und lassen Sie es da sein ... erinnern Sie sich daran, warum Sie das hier tun – weil es Ihnen um Mut geht, um Selbstfürsorge, um Freiheit und darum, Ihr Leben in seiner ganzen Fülle zu entdecken ... Sind Sie bereit, Raum für dieses Gefühl zu schaffen, damit Sie die Dinge tun können, die Sie tun wollen? ... Dann öffnen Sie sich, schaffen Sie Raum, lassen Sie das Gefühl da sein, obwohl Sie es nicht mögen ... Und wenn Ihr Kopf sich einmischt, nehmen Sie die auftauchenden Gedanken wahr, benennen Sie sie und kehren Sie dann zu dem Gefühl zurück ... Öffnen Sie sich ... Lassen Sie es da sein ...

Jetzt noch einmal die Skalen – präsent? Neun. Kontrolle über den Körper? Neun. Und Bereitschaft? Sieben, toll! ... Das ist wirklich gut gelaufen. Deshalb – aber wirklich ganz ohne Druck – wären Sie wohl bereit, es noch einmal zu machen?

Egal, welche Skalen wir nutzen, die Werte sollten mindestens bei sieben liegen, bevor wir zum nächsten Expositionsdurchgang kommen. Wenn die Person bereit ist weiterzumachen, wiederholen wir die Übung, konzentrieren uns nun jedoch auf eine andere Körperempfindung. Mit Sergio haben vier Durchgänge stattgefunden, die insgesamt zwanzig Minuten dauerten. Bei jedem Durchgang stand eine andere Empfindung im Fokus: Schwindel, Herzklopfen, Enge in der Brust, ein Kloß im Hals. Am Ende des letzten Durchgangs wurde eine Minute lang der Anker geworfen.

Können Körperbewegungen eine Ablenkung darstellen?

Wenn an irgendeinem Punkt der Exposition die Fähigkeit, den Körper zu beherrschen, unter einen Wert von sieben absinkt, fordern wir die Person auf, sich zu dehnen und zu strecken, die Sitzhaltung zu ändern, die Hand auszustrecken, um nach einem Gegenstand zu greifen und so weiter, bis der Wert wieder bei sieben oder höher liegt. Dabei besteht natürlich das Risiko, dass die Bewegungen ablenkend wirken, weswegen wir die Aufmerksamkeit schnell wieder auf den Zielreiz lenken:

Therapeut: Okay, fünf ist ein bisschen niedrig; sehen wir mal, ob Sie wieder einen guten Kontakt zum Körper herstellen können. Dehnen und strecken Sie sich ausgiebig ... ändern Sie die Sitzposition ... bewegen Sie die Arme, wackeln Sie mit den Fingern ... und klopfen Sie mit den Füßen auf den Boden ... Ja, genau so ... Nun, wo stehen Sie jetzt? Bei sieben? Prima. ... Dann nehmen Sie jetzt bitte wieder das Gefühl von vorhin wahr, es ist ganz da, und machen Sie sich klar, dass Sie selbst dann, wenn so ein Gefühl vorhanden ist, Kontrolle darüber haben, was Sie mit dem Körper tun ... weshalb Sie tun können, worauf es ankommt ... Konzentrieren Sie sich wieder ganz auf das Gefühl ...

Was ist mit Atemübungen?

Wenn Ängste auftauchen, bringen wir die Person dazu, den Anker zu werfen, Raum für Körperempfindungen und Impulse zu schaffen, sich von ihren Gedanken zu lösen, im Einklang mit ihren Werten zu handeln und sich auf das einzulassen, was sie gerade tut. (Genau das hat der Therapeut auch Sergio vermittelt.) Wenn die Person das alles tut, wird sie zwar weiterhin Angst empfinden – aber sie wird keine Panikattacke haben.

Wenn die Person zum Erreichen von Akzeptanz eine Atemtechnik nutzt (zum Beispiel, indem sie in ein Gefühl hinein und darum herum atmet, um sich ihm zu öffnen, Raum dafür zu schaffen und es da sein zu lassen), ist das völlig in Ordnung. Atmet sie jedoch auf bestimmte Weise, um ihre Angst zu verringern, ist das riskant. Weshalb? Weil sie dadurch leicht wieder zu Erlebensvermeidung und Emotionskontrolle und damit zu dem verleitet wird, was die Panikattacke überhaupt erst ausgelöst hat. Deshalb sollte in diesem Fall davon abgeraten werden, sich durch Atemtechniken zu entspannen.

Natürlich hat Hyperventilation unangenehme Nebenwirkungen wie Schwindelgefühle, Kribbeln und Gesichtsröte – und wir können der Person vermitteln, wie man diese rückgängig macht, indem man langsam und sanft ausatmet, in eine Papiertüte atmet oder ein Atemfeedbackgerät verwendet. Falls wir das aber tun, müssen wir absolut deutlich machen, dass a) solche Empfindungen zwar unangenehm sind, Hyperventilation aber harmlos ist, und dass b) diese Techniken nicht dazu gedacht sind, Angstgefühle zu verringern; ihr Zweck besteht lediglich darin, die harmlosen, aber unangenehmen physiologischen Wirkungen von Hyperventilation rückgängig zu machen.

Wenn wir auf diese unentbehrliche Information verzichten, führt das wahrscheinlich zu Verwirrung, und die Person wird solche Techniken vermutlich zu dem Versuch nutzen, Angst zu vermeiden.

Lernergebnisse und Erwartungsverletzung

Laut dem Konzept des inhibitorischen Lernens kann die Wirkung von Exposition gesteigert werden, indem die Erwartungsverletzung maximiert wird, das heißt, der Unterschied zwischen dem, was man erwartet, und dem, was tatsächlich geschieht. Je größer der Unterschied, desto mehr wird gelernt. Vor Beginn einer Exposition wird die Person daher gefragt: »Was meinen Sie, was passieren wird, wenn wir das machen? Was ist Ihre größte Angst?«

Sergios Antwort auf diese Frage war: »Ich glaube, es wird wirklich schwierig werden. Vielleicht drehe ich sogar durch. Auf jeden Fall wird es richtig hart. Ich weiß nicht, ob ich es schaffe oder dabei ausraste.«

Wir versuchen an diesem Punkt nicht (wie in anderen Modellen üblich), die Person zu beruhigen, ihre Sorgen zu zerstreuen oder ihr zu realistischeren Vorhersagen zu verhelfen – denn das würde den Grad an Erwartungsverletzung reduzieren. Stattdessen fördern wir Offenheit und Neugier: »Gut, dann registrieren wir, dass es das ist, was Ihr Kopf erwartet. Sehen wir mal, was tatsächlich passiert.«

Nach der Übung stellen wir fest, was neu erlernt wurde. Dazu dienen Fragen wie:

- Ihr Kopf hat also vorhergesagt, dass X, Y, Z passieren würde. Inwieweit hat das gestimmt?
- Was war anders, als Sie es erwartet haben?
- War es so schwierig/herausfordernd/schwer, Raum dafür zu schaffen, wie Sie erwartet haben?
- Was haben Sie daraus gelernt? Wie könnte das, was Sie neu gelernt haben, nützlich für Sie sein?

Sergio hat auf diese Fragen unter anderem so geantwortet:

- »Tja, hart war es schon, aber durchgedreht bin ich nicht. Und ausgerastet auch nicht.«
- »Also, bei jedem Durchgang ist es ein bisschen leichter geworden. Es war immer noch schwer, aber ein kleines bisschen leichter … und ich konnte den Kampf-Schalter schneller umlegen.«
- »Na gut, das Gefühl hab ich weiterhin nicht gemocht, aber ich hab gemerkt, dass es da sein darf, ohne dass ich dagegen ankämpfe.«
- »Ich habe gelernt, dass ich kontrollieren kann, was ich mit dem Körper tue, auch wenn Angst vorhanden ist.«

Wichtig ist, dass wir uns in der Nachbesprechung weder auf den irrigen Inhalt von Gedanken konzentrieren noch dafür plädieren, diese infrage zu stellen. Wir konzentrieren uns vielmehr darauf, was während der Exposition geschehen ist und wie es war, Kontakt zu den Zielreizen aufzunehmen und sich für sie zu öffnen. Dabei weisen wir auf die Diskrepanz zwischen dem hin, was der »Kopf« vorhergesagt hat und was tatsächlich passiert ist – und wir nutzen das als Gelegenheit, früher eingeführte Metaphern wie die von der Denkweise des Höhlenmenschen oder der übertrieben hilfreichen Freundin zu untermauern. Wir bestätigen: »Ihr Kopf wird sich auch weiterhin so verhalten und Sie vor Dingen warnen, die verletzend wirken könnten. Manchmal wird er mit seinen Prognosen durchaus recht haben, aber oft wird er völlig danebenliegen. Das ist normal. Das ist ein ganz normaler menschlicher Kopf, der seine wichtigste Aufgabe erfüllt – er versucht, Sie zu beschützen.«

Oft ist es an diesem Punkt nützlich, kurz das Kernkonzept Praktikabilität zu rekapitulieren – dass der Kopf zwar von Natur aus überall Gefahren sieht, wir jedoch die Wahl haben, wie wir darauf reagieren wollen. Wir können die betreffenden Gedanken wahrnehmen und überlegen: Wenn wir davon unser Handeln leiten lassen, bringt uns das dann dem

Leben näher, das wir führen wollen, oder entfernt es uns davon? Und wenn Letzteres zutrifft, können die erlernten Fertigkeiten zum Lösen aus Verstrickungen angewandt werden.

Fortführung der Exposition

Nach der Exposition in der Therapiesitzung können wir die Person ermuntern, ähnliche Übungen zu Hause fortzuführen. Ideal wäre eine tägliche, fünfzehn bis zwanzig Minuten lange Praxis (am Stück), aber da müssen wir flexibel sein; jede Praxis ist besser als nichts. Deshalb könnte mit einmal täglich zehn Minuten, zweimal täglich je fünf Minuten oder dreimal pro Woche je drei Minuten begonnen und dann mit der Zeit gesteigert werden. (Erst die leichten Gewichte, dann die schweren.) Nützlich sind dafür das Arbeitsblatt mit dem Titel »Hausaufgabe« im Begleitmaterial.

Manche Menschen entwickeln schnell die Fähigkeit, flexibel auf die bei der Exposition auftretenden Phänomene zu reagieren. Bei anderen ist ein langsamer Fortschritt zu beobachten, weshalb Geduld nötig ist. Sergio gehörte zur ersten Kategoire. Er übte gewissenhaft zehn bis fünfzehn Minuten täglich, wodurch seine emotionale Flexibilität innerhalb zwei Wochen signifikant zunahm. Dadurch war er wesentlich besser in der Lage, Angstgefühle zu akzeptieren und sich davon zu lösen, während er präsent blieb und die Kontrolle über sein körperliches Handeln beibehielt. Angst erlebte er zwar weiterhin, hatte jedoch keine Panikattacken mehr.

Der nächste Schritt besteht darin, bisher vermiedene Aktivitäten wiederaufzunehmen und dabei flexibel auf alle Schwierigkeiten zu reagieren, die auftauchen. Bei Sergio gehörte dazu, Fußball zu spielen, an Besprechungen teilzunehmen und dabei das Wort zu ergreifen sowie gesellige Ereignisse mit vielen Menschen zu besuchen.

Eine Expositionshierarchie erstellen

Mit eier Expositionshierarchie wird eine Anzahl von Schritten festgelegt, denen die Person folgt. Sie reicht von nicht allzu schwierigen bis hin zu extrem schwierigen Aufgaben. Wir müssen eine solche Hierarchie zwar nicht unbedingt erstellen, aber es ist oft nützlich, weil es einen klaren Weg vorwärts aufzeigt.

Wird beispielsweise vermieden, den Arbeitsplatz aufzusuchen, weil sich dort ein traumatischer Vorfall abgespielt hat, kann die Expositionshierarchie damit beginnen, dass die Person am Arbeitsplatz vorüber und dann wieder nach Hause fährt. (Sollte selbst das eine zu große Herausforderung darstellen, kann auch nur die halbe Strecke bis zum Arbeitsplatz gefahren werden.) Nachdem das ein oder zwei Tage geschehen ist, kann der nächste Schritt darin bestehen, zum Arbeitsplatz zu fahren, sich mit dem Auto auf den Parkplatz zu stellen, dort einige Minuten zu bleiben und dann wieder heimzufahren. Nachdem das ein paarmal getan wurde, betritt man als Nächstes das Gebäude und trinkt mit einer Person aus dem Kollegenkreis, der man vertraut, in der Cafeteria eine Tasse Kaffee, bevor man nach Hause fährt. Beim folgenden Schritt geht man ins eigene Büro, setzt sich an den Schreibtisch, beantwortet einige E-Mails und fährt nach etwa fünf Minuten wieder heim. In diesem Sinne geht es weiter, bis man schließlich wieder wie gewohnt zur Arbeit kommen kann.

Auf der folgenden Abbildung ist der obere Teil eines Arbeitsblatts zur Expositionshierarchie zu sehen. In die erste Zeile werden die Werte und die darauf basierenden Ziele eingetragen, durch die die Exposition motiviert wird. Die erste Spalte ist der Bereitschaft gewidmet, in die zweite kommen die spezifischen geplanten Handlungen, und in die dritte wird der erwartete Schwierigkeitsgrad der jeweiligen Handlung eingetragen.

<table>
<tr><td colspan="3">MOTIVATION
Ich widme mich dieser herausfordernden Aufgabe im Dienst von:</td></tr>
<tr><td colspan="3">1. Spalte: Sind Sie bereit, Raum für schwierige Gedanken, Bilder, Erinnerungen, Emotionen, Körperempfindungen und Impulse zu schaffen, um zu tun, worauf es ankommt? J für ja, N für nein.
2. Spalte: Was werden Sie tun? Wie lange? Wie oft?
3. Spalte: Erwarteter Schwierigkeitsgrad: 0 = überhaupt nicht schwierig, 10 = extrem schwierig</td></tr>
<tr><td>Bereit? J/N</td><td>Handlungen (das, was ich sagen und tun werde): wann, wo, wie lange, wie oft</td><td>Schwierigkeit? 0–10</td></tr>
</table>

→ Oberster Teil eines Arbeitsblatts zur Expositionshierarchie

Gehen wir nun die Schritte durch, mit denen das Arbeitsblatt ausgefüllt wird.

1. Schritt: Brainstorming und Bewertung

Bevor das Arbeitsblatt ausgefüllt wird, führen wir mit Klientin oder Klient gemeinsam ein Brainstorming durch. Dabei geht es um eine Reihe von Handlungen (üblicherweise etwa zehn bis fünfzehn), die die Person tun könnte, um sich den betreffenden Aspekt ihres Lebens zurückzuerobern. Die erwartete Schwierigkeit wird auf einer Skala von null bis zehn bewertet. Am besten findet das Brainstorming mithilfe eines leeren Blatts Papier statt, weil es meist etwas chaotisch verläuft. Oft ändert die Person ihre Meinung, was die Schwierigkeit angeht, und wenn dann eine Zahl durchgestrichen und durch eine neue ersetzt wird, ändert sich auch die Reihenfolge in der Hierarchie. Sobald der Prozess abgeschlossen ist, übertragen wir die vorgesehenen Handlungen auf das Arbeitsblatt, nach ihrem Schwierigkeitsgrad angeordnet. Um Zeit zu sparen, können wir die Person auch bitten, das nach der Sitzung zu tun. Übrigens macht es nichts, wenn mehrere Aktivitäten mit demselben Schwierigkeitsgrad bewertet werden oder wenn nicht für jeden Grad eine Aktivität eingetragen wird.

Sehen wir uns nun ein Beispiel mit einer Klientin an, deren Zielproblem in der Vermeidung von Intimität besteht.

Sophie, 43 Jahre alt und Krankenschwester, befindet sich in einer gleichgeschlechtlichen Beziehung. Zu ihrer Traumageschichte gehören sexueller Missbrauch durch ihren Bruder in der Kindheit, physischer und verbaler Missbrauch während zwei kurzen heterosexuellen Beziehungen in ihren Zwanzigern sowie ein sexueller Übergriff durch einen Mann, der ihr in einem Nachtclub Drogen ins Getränk gekippt hatte. Ihre derzeitige Beziehung hat vor neun Monaten begonnen und ist die längste, die sie je hatte. Es kommt jedoch nur zu sehr wenig körperlicher Intimität, weil das extreme Angstgefühle auslöst, die Sophie vermeiden will. Inzwischen hat sie Grundfertigkeiten erworben, was Defusion, Akzeptanz, Ankerwerfen und Selbstmitgefühl angeht. Vor dem Brainstorming erklärt die Therapeutin:

Therapeutin: Erinnern Sie sich daran, wie wir darüber gesprochen haben, dass man im Fitnessstudio zuerst die leichten Gewichte nimmt, bevor man zu den schweren übergeht? Für die meisten Leute, die mit solchen Themen zu mir kommen, ist Sex das schwerste Gewicht überhaupt, während Händchenhalten ihnen leichter fällt. Können wir uns also eine Reihe von Aktivitäten überlegen, von denen manche leicht, manche schwer und manche in der Mitte sind? Allerdings ist es so – wenn man auch nur über die Möglichkeit spricht, so etwas zu tun, kann das allein schon starke Emotionen oder schmerzhafte Erinnerungen auslösen. Falls es dazu kommen sollte, wissen Sie doch, was Sie dann tun, oder?

Klientin: Den Anker werfen?

Therapeutin: Genau!

Beim anschließenden Brainstorming ergeben sich fünfzehn verschiedene Aktivitäten mit einem unterschiedlichen Grad an körperlicher Nähe; Sophie bewertet jede nach ihrem Schwierigkeitsgrad. Auf der folgenden Liste sind nur zehn davon dargestellt.

Bereit? J/N	Handlungen (das, was ich sagen und tun werde): wann, wo, wie lange, wie oft	Schwierigkeit? 0–10
	Auf dem Bett liegen, küssen, streicheln, wenig oder nicht bekleidet	10
	Auf dem Bett liegen, küssen, streicheln, Oberkörper nackt	9,5
	Auf dem Bett liegen, küssen, streicheln, ganz bekleidet	9
	Auf dem Sofa liegen, küssen, streicheln, Oberkörper nackt	8
	Auf dem Sofa liegen, küssen, streicheln, ganz bekleidet	7
	Auf dem Sofa sitzen, umarmen, küssen, streicheln, ganz bekleidet	6,5
	Auf dem Sofa sitzen, umarmen und küssen, ganz bekleidet	5
	Auf dem Sofa eng beieinandersitzen, Arme umeinander, bekleidet	4
	Auf dem Sofa eng beieinandersitzen, Händchen halten, bekleidet	3
	Nebeneinander auf dem Sofa sitzen, Händchen halten, bekleidet	2

→ Teil einer Expositionshierarchie für körperliche Intimität

Mit ausreichend Erfahrung dauert es üblicherweise etwa eine Viertelstunde, eine solche Hierarchie mit zehn bis fünfzehn Punkten zu erarbeiten. Manchmal braucht man allerdings wesentlich länger. Wenn das der Fall ist, müssen wir nicht innerhalb der Sitzung fertigwerden; die Person kann das auch als Hausaufgabe tun. Für das obige Beispiel wurden etwa dreißig Minuten aufgewendet, weil das Gespräch über die genannten Aktivitäten wie erwartet starke Angstgefühle auslöste. Deshalb musste mehrfach eine Pause eingelegt werden, damit die Klientin den Anker werfen, sich von ihren Gefühlen lösen und Raum dafür schaffen konnte.

Zum Schluss hat die Therapeutin erklärt: »Wir wollen also nicht mit den richtig schweren Dingen anfangen, also solchen mit einem Grad von sieben oder mehr, aber wir müssen auch nicht mit etwas ganz Leichtem beginnen. Wenn Sie sich die Liste ansehen, womit wären Sie denn bereit anzufangen?« Daraufhin entschied Sophie sich für »Auf dem Sofa eng beieinandersitzen, Arme umeinander, bekleidet«, was sie hinsichtlich der Schwierigkeit mit einer Vier bewertet hatte.

2. Schritt: Dauer und Häufigkeit festlegen

Bei diesem Schritt wird festgelegt, wie oft die Person die Aktivität ausführen wird und für welche Zeitdauer. Auch diese Information kommt auf das Arbeitsblatt. Sophie notierte:

Auf dem Sofa eng beieinandersitzen, Arme umeinander, bekleidet 4
(10 Minuten, 3-mal pro Woche)

3. Schritt: Überprüfen der Bereitschaft

Beim letzten Schritt wird die Bereitschaft festgestellt. Eine gute Methode dafür ist, die Person zu bitten, sich lebhaft die betreffende Aktivität außerhalb der Sitzung vorzustellen. Als Beispiel hier ein Auszug aus der Therapiesitzung mit Sophie:

Therapeutin: Nehmen Sie sich jetzt einen Moment Zeit, sich vorzustellen, wie Sie das tun, und zwar so lebhaft, wie es geht ... Nehmen Sie wahr, was Sie sehen, hören, berühren und schmecken können ... als ob es jetzt gerade passieren würde ... Was taucht in Ihnen auf, wenn Sie das tun?

Klientin: Ich habe Angst.

Therapeutin: Und wo spüren Sie das?

Klientin: In der Brust – da ist es total eng.

Therapeutin: Noch irgendwo anders?

Klientin: In der Kehle.

Therapeutin: Und was sagt Ihr Kopf dazu?

(*Die Therapeutin unterstützt die Klientin einige Minuten dabei, die vorhandenen Gefühle durch weitere Exposition zu akzeptieren. Als Abschluss dient die Übung »Freundliche Hände«. Dann geht es weiter.*)

Therapeutin: Wenn solche Gefühle schon jetzt auftauchen, wo Sie sich alles nur vorstellen, ist praktisch zu erwarten, dass die in der wirklichen Situation noch stärker sind. Sind Sie bereit, Raum für diese Gefühle zu schaffen, um zu tun, was Sie sich vorgenommen haben?

Klientin: Ja, das bin ich. Es ist wirklich wichtig für mich.

Therapeutin: Wie wird Ihr Kopf wohl versuchen, es Ihnen auszureden?

Klientin: Ach, wie üblich: Das ist zu beängstigend. Tu's nicht, sonst wirst du verletzt werden.

Therapeutin: Sind Sie bereit, Raum für diese Gedanken zu schaffen?

Klientin: Ja.

Therapeutin: Gut, dann schreiben wir das rein (*schreibt J für »ja« in die linke Spalte*).

Sollte die Person überhaupt nicht bereit sein, etwas Bestimmtes zu tun, erkennen wir das mitfühlend und respektvoll an: »Okay. Danke, dass Sie so ehrlich zu mir sind. Ich fände es nämlich gar nicht gut, wenn Sie sich zu etwas zwingen würden, wozu Sie nicht wirklich bereit sind.« Anschließend regen wir an, sich eine leichtere Aufgabe auszusuchen.

Die Fähigkeit, sich ganz auf die momentane Aktivität zu konzentrieren – und die Aufmerksamkeit erneut darauf zu richten, wenn man abgeschweift ist –, stellt einen bedeutsamen Erfolgsfaktor dar, während die Person sich solchen Herausforderungen stellt. Daher sollte die Verwendung dieser Fertigkeit hervorgehoben werden; wenn sie noch nicht vorhanden ist, wird sie vermittelt. Zum Beispiel hat Sophie bei der Arbeit an der obigen Hierarchie festgestellt, dass sie oft durch Angstgefühle oder schmerzhafte Erinnerungen abgelenkt wurde, die sie aus der gewünschten intimen Verbindung herausholten. Daher hat sie diese Phänomene jedes Mal wahrgenommen und benannt, bevor sie sich wieder ihrer Partnerin zuwandte. (Natürlich tauchen bei so etwas auch die »vier Hindernisse« auf, mit denen wir so umgehen, wie in Kapitel 16 erläutert.)

Was aber ist, wenn die Person eine von ihr erwünschte wichtige Aktivität vermeidet, weil diese traumatische Erinnerungen auslöst? Zum Beispiel wenn die Person mit Partnerin oder Partner sexuell aktiv werden will, das jedoch vermeidet, weil sie weiß, dass dabei wahrscheinlich schmerzhafte Erinnerungen an sexuellen Missbrauch auftauchen werden. Ist das der Fall, beschäftigen wir uns zuerst mittels Exposition mit diesen Erinnerungen, wie in Kapitel 29 und 30 aufgezeigt. Anschließend nutzen wir die intime Aktivität für weitere Exposition wie oben.

Eine Anmerkung zu sexuellen Problemen

Die obige Expositionshierarchie konzentriert sich auf zunehmende körperliche Nähe, ohne bis zum Sexualverkehr zu reichen, weil die Klientin den an diesem Punkt der Therapie für »ausgeschlossen« hielt. Viele Personen mit Trauma leiden an sexuellen Problemen wie Vaginismus, Anorgasmie, Dyspareunie, erektiler Dysfunktion, vorzeitiger oder verzögerter Ejakulation und niedriger Libido. Aus Scham oder Verlegenheit erwähnen sie solche Probleme oft nicht, obwohl sie ihnen tiefe und ständige Qualen bereiten. Es handelt sich jedoch um häufige Hindernisse für körperliche Intimität, die aus Angst vermieden wird, weil sie zu sexueller Aktivität führen könnte. Das wiederum würde die erwähnten Probleme ans Tageslicht bringen – und alle damit verbundenen schwierigen Emotionen, Kognitionen und Erinnerungen.

Da Fusion, Erlebensvermeidung und Über- oder Untererregung meist eine wichtige Rolle bei sexueller Dysfunktion spielen, verbessert sich die sexuelle Funktion erfreulicherweise oft, wenn die psychische Flexibilität im Lauf der Therapie zunimmt. Bleiben die sexuellen Probleme jedoch bestehen, ist eine behaviorale Sexualtherapie erforderlich. Sehr nützlich ist zum Beispiel das ursprünglich von Masters und Johnson (1967) entwickelte Sensualitätstraining (Sensate Focus). Es umfasst eine strukturierte Reihe Achtsamkeitsübungen zur Förderung von Intimität, die man als Paar gemeinsam macht, um die Verbundenheit zu vertiefen, sich auf den eigenen Körper einzulassen und empfänglicher für die eigenen körperlichen, emotionalen und sexuellen Bedürfnisse sowie jene von Partnerin oder Partner zu werden. Wird zuerst die TFACT durchlaufen, ergänzen und unterstützen die dabei erworbenen Achtsamkeitsfertigkeiten eine Sexualtherapie, falls diese später erforderlich sein sollte.

Variable Exposition

Zum Abschluss dieses Kapitels möchte ich auf das befreiende Konzept der variablen Exposition zu sprechen kommen. In älteren Modellen wird vermittelt, man müsse sich strikt an die Reihenfolge der Expositionshierarchie halten und die jeweilige Aktivität müsse wiederholt werden, bis der SUDS-Wert um 40 bis 50 Prozent gesunken sei, bevor man zur nächsten Stufe weitergehe. Die Inhibitory Learning Theory weist jedoch darauf hin, dass neues Lernen mit größerer Wahrscheinlichkeit stattfindet, wenn man keiner strikten Progression folgt, sondern die Exposition stattdessen variabel gestaltet. Das heißt, man bewegt sich in der Hierarchie ohne Rücksicht auf den Schwierigkeitsgrad frei auf und ab. So kann man zum Beispiel an einem Tag eine mit fünf bewertete Aufgabe ausführen, am nächsten Tag eine mit acht bewertete und am übernächsten eine mit drei bewertete. Es ist allerdings ratsam, mit einem geringen Schwierigkeitsgrad zu beginnen, um Vertrauen aufzubauen und zu verhindern, dass die Behandlung abgebrochen oder verweigert wird.

Aus der Perspektive der TFACT gilt: Wenn die Person sich frei entscheidet, im Einklang mit ihren Werten zu handeln, und wenn sie bereit ist, Raum für alle schwierigen Gedanken und Gefühle zu schaffen, die dabei entstehen – dann können wir sie ermutigen, entsprechend zu verfahren. Anders gesagt, ist es dann in Ordnung, von einem mit zwei bewerteten Punkt direkt zu einem zu springen, der mit neun bewertet wurde, ohne die Punkte mit den Werten drei bis acht zu durchlaufen.

➔ BEGLEITMATERIAL: In Kapitel 20 von *Trauma-Focused ACT: The Extra Bits* finden Sie eine Grafik zum Abschnitt »Den Fokus verlagern« (hier als »Move with the TIMES« bezeichnet), ein Protokoll für Exposition, ein Arbeitsblatt für die Übung zu Hause und eines für die Expositionshierarchie.

Kernpunkte

Die in der TFACT geltenden Prinzipien für Exposition gelten für alle das Repertoire einschränkenden Reize sowohl innerer Art (wie Kognitionen, Emotionen, Impulse, Körperempfindungen) wie äußerer Art (wie bestimmte Menschen, Orte, Gegenstände, Situationen, Aktivitäten). Zu einer mitfühlenden, flexiblen Exposition gehört es, sich diesen Reizen auszusetzen und zu lernen, im Dienst von wertebasierten Zielen flexibel darauf zu reagieren.

21

Das flexible Selbst

Wir besitzen alle ein Selbstkonzept oder ein konzeptualisiertes Selbst, eine Sammlung von Narrativen, Meinungen, Urteilen und Überzeugungen darüber, wer und was wir sind, wie wir so geworden sind, was unsere Stärken und Schwächen darstellt, was unsere »guten« und »schlechten« Eigenschaften sind, was wir tun und nicht tun können und so weiter. Ein Selbstkonzept ist nützlich, aber wie bei jedem kognitiven Inhalt gilt, dass es zu Problemen kommt, wenn wir damit verschmelzen. Bei den Menschen in unserer Praxis ist am häufigsten eine Fusion mit einem negativen Selbstkonzept erkennbar. Da heißt es dann: Ich bin kaputt, beschädigt, mit Mängeln behaftet, wertlos, unfähig, unzulänglich, nicht liebenswert und vieles mehr. Gelegentlich verschmelzen sie jedoch auch mit einem positiven Selbstkonzept, was zu Problemen wie Narzissmus, Arroganz, Egoismus, übermäßigem Selbstbewusstsein, Größenwahn und Anspruchsdenken führt.

Die Fusion mit dem Selbstkonzept kann sich als Ereigniszentralität darstellen, das heißt als Auffassung, ein bestimmtes traumatisches Ereignis sei ein zentraler Bestandteil der eigenen Identität. Je mehr die eigene Identität auf der Traumageschichte basiert, desto stärker sind die Symptome und desto schlechter ist die Prognose (Boals u. a. 2010). Daher wollen wir der Person helfen, sich von diesem traumazentrierten Narrativ zu lösen, und zu erfahren, dass sie und ihr Leben aus wesentlich mehr bestehen als nur aus den traumatischen Ereignissen der Vergangenheit.

Wenn sie so in ihrem Selbstkonzept verstrickt bleibt, dass es sie im Leben zurückhält (»Ich bin zu deprimiert, um das zu tun«; »Ich habe kein besseres Leben verdient«), und wenn Defusionsinterventionen nicht so wirksam waren wie erwünscht, kann das Selbst-als-Kontext den entscheidenden Unterschied machen.

In Kapitel 13 haben wir uns damit beschäftigt, wie das Selbst-als-Kontext (das wahrnehmende Selbst) durch Metaphern wie Der Himmel und das Wetter die Akzeptanz fördern kann. Nun geht es darum, wie es die Defusion vom konzeptualisierten Selbst möglich macht.

Zwei Arten von Intervention für das Selbst-als-Kontext

Vereinfacht gesagt, stehen uns bei der Arbeit mit dem Selbst-als-Kontext (im Sinne des »wahrnehmenden Selbst«) zwei Arten von Intervention zur Verfügung: a) Metaphern, die eine Defusion von selbstreferenziellen Narrativen fördern, indem sie die Botschaft »du bist nicht identisch mit deinen Gedanken« vermitteln, und b) Achtsamkeitstechniken zur Entwicklung der Fähigkeit, die Beobachterperspektive einzunehmen, das heißt, einen Schritt zurückzutreten und die vorhandenen Kognitionen zu beobachten, ohne sich darin zu verstricken.

Metaphern für das Selbst-als-Kontext

Beliebte Metaphern für das Selbst-als-Kontext sind unter anderem Das Schachbrett (Hayes u. a. 2014) und Die Bühnenshow des Lebens (Harris 2014b). Hier folgt meine Lieblingsübung, der Dokumentarfilm über mich selbst (Harris 2013).

Der Dokumentarfilm über mich selbst

Am Anfang der Metapher werden Dokumentationen über das Land angesprochen, in dem die Person lebt.

Therapeutin: Wahrscheinlich haben Sie schon eine ganze Menge Dokumentarfilme über die USA gesehen, im Internet oder im Fernsehen?

Klient: Ja, natürlich.

Therapeutin: Und worum ging es dabei?

Klient: Na ja, in letzter Zeit um die Präsidentschaftswahlen. Um Donald Trump und Joe Biden.

Therapeutin: Ah ja. Und worum sonst noch?

Klient: Äh, ja, ich glaube, um so was wie »Me Too« und »Black Lives Matter«.

Therapeutin: Klar. Haben Sie auch was über berühmte Ereignisse aus der Vergangenheit gesehen?

Klient: Ja, über Kriege. Wie den in Vietnam ... den Golfkrieg ... Pearl Harbor.

Therapeutin: Okay. Und über noch weiter zurückliegende Dinge?

Klient: Über den Bürgerkrieg. Abraham Lincoln.

Therapeutin: Gut, dann zurück in die Gegenwart. Ging es noch um andere bekannte Personen, abgesehen von Trump und Biden?

Klient: Ach, ich hab allerhand über Filmstars und Sportler gesehen ... und über Prinz Harry und Meghan Markle.

Therapeutin: Was ist mit Filmen über die Natur oder Reisen?

Klient: Ja, natürlich, über den Grand Canyon ... Monument Valley ... Mount Rushmore ... das Empire State Building ...

Therapeutin: Und über Tiere?

Klient: Ja, über Grizzlybären ... und den Weißkopfseealder.

Therapeutin: Aha. Das heißt, Sie haben ein paar ziemlich positive Dokumentarfilme über die USA gesehen, aber auch ein paar ziemlich negative. Aber welche Sorte Film stellt die wahren USA dar, die positive oder die negative?

Klient: Na, beide.

Therapeutin: Mir ist schon klar, wieso Sie das sagen. Aber wissen Sie, wie voreingenommen solche Filme sind? Da nimmt das Kamerateam viele Stunden Film auf, das wird dann auf einige Minuten mit den dramatischsten Szenen zusammengeschnitten, und schließlich wird es so aufbereitet, dass es eine extrem parteiische Geschichte erzählt, die nur die Perspektive und die Vorurteile der Filmemacher darstellt.

Klient: Tja, da ist was dran.

Therapeutin: Ich meine, wenn ich Ihnen jetzt tausend Stunden lang die tollsten Dokumentarfilme über die USA zeigen würde, wäre das dann dasselbe wie die USA?

Klient: Äh, nein.

Therapeutin: Was ist mit hunderttausend Stunden solche Filme? Wäre das dasselbe wie die USA?

Klient: Auch nicht.

Therapeutin: Genau. Sie würden nämlich Bilder sehen, die manche Aspekte der USA darstellen, und Sie würden die Meinungen von Leuten über bestimmte Dinge hören, die momentan ablaufen, aber der Realität käme das nicht einmal nahe – also der Erfahrung, tatsächlich durch den Grand Canyon zu wandern, die Gischt der Niagarafälle auf dem Gesicht zu spüren oder in New York in einen Hotdog zu beißen.

Klient: (*verzieht das Gesicht*) Also, auf Hotdogs stehe ich gar nicht!

Therapeutin: Na bitte – einen Hotdog im Film zu sehen und einen im realen Leben zu essen sind zwei sehr unterschiedliche Erfahrungen, nicht wahr?

Klient: Auf jeden Fall.

Therapeut: Nun ist der menschliche Geist der größte Dokumentarfilmproduzent, den man sich vorstellen kann. Er filmt ohne Unterlass, vierundzwanzig Stunden täglich, hundertachtundsechzig Stunden pro Woche, fast neuntausend Stunden im Jahr. Wenn man dreißig wird, hat der Geist bereits mehr als eine Viertelmillion Stunden gefilmt.

Klient: Nicht schlecht!

Therapeutin: Und wie viel Prozent dieses Films werden im Langzeitgedächtnis gespeichert?

Klient: Ein Prozent?

Therapeutin: Bei Weitem nicht. Nur ein winziger Bruchteil von einem Prozent. Ich meine, an wie viel erinnern Sie sich noch von gestern? Von letzter Woche? Oder vom letzten Monat?

Klient: (*nickt*) Da ist wieder was dran.

Therapeutin: Da macht Ihr Geist – oder sagen wir lieber, Ihr Kopf – also diesen unglaublich einseitigen Dokumentarfilm darüber, wer Sie sind, indem er neunundneunzig Komma neun Prozent von allem herausschneidet, was Sie im Leben getan haben, und dann sagt er: »Das bist du. Das ist, wer du bist.« Und der Untertitel des Films lautet: »Du bist nicht gut genug.«

Klient: Hmmm.

Therapeutin: Tja. Aber wenn ein Dokumentarfilm über die USA nicht die USA ist, dann ist einer über Sie auch nicht das, was Sie sind. Und egal, was in dem Film auftaucht, ob es jetzt wahr oder falsch ist, positiv oder negativ, lange her oder ganz frisch, ob es Fakten sind oder Meinungen ... auf jeden Fall ist der Film nie dasselbe wie Sie.

Klient: So habe ich noch nie darüber gedacht.

Therapeutin: Und wissen Sie, wie Sie sehen können, dass der Film nicht dasselbe ist wie Sie?

Klient: Wie denn?

Therapeutin: Indem Sie einen Schritt zurücktreten und ihn sich ansehen. Wenn Sie den Dokumentarfilm ansehen können, dann sind Sie eindeutig nicht der Film.

Diese Metapher baut auf früheren Defusionstechniken auf, in denen es um das Wahrnehmen und Benennen von Kognitionen ging, und auf Übungen zur Beobachtung von Kognitionen wie Blätter auf einem Fluss. Als Hausaufgabe können wir anregen, mit der Metapher zu spielen: »Danke, lieber Kopf. Du lässt mal wieder meinen Dokumentarfilm laufen« oder »Aha! Da ist er wieder, der Film mit dem Titel Ich bin kaputt«.

Wie in früheren Kapiteln zum Thema Akzeptanz und Defusion besprochen, reichen Metaphern allein allerdings nicht aus, um neue Fertigkeiten zu entwickeln.

Achtsamkeitstechniken für das Selbst-als-Kontext

Um Fertigkeiten rund um das Selbst-als-Kontext vollständig zu entwickeln, müssen wir den einschlägigen Metaphern aktive Achtsamkeitsübungen folgen lassen, durch die das Erleben des »wahrnehmenden Selbst« gefördert wird. Nach einem Gespräch wie dem obigen können Sie also sagen: »Wären Sie dann wohl bereit, jetzt eine Übung zu machen? Es geht darum zu lernen, wie man einen Schritt zurücktritt und den Film ansieht, ohne sich darin zu verstricken.« Anschließend wird eine Achtsamkeitsübung wie die folgende gemacht.

Das transzendente Selbst

Die Übung mit dem transzendenten Selbst – auch bezeichnet als »beobachtendes« oder »bleibendes Selbst« (Hayes u.a. 2014) wirkt auf Überlebende von Trauma oft ermächtigend und befreiend. Weil sie ziemlich lange dauert, heben wir sie uns gern bis später in der Therapie auf, wenn bereits Achtsamkeitsfertigkeiten erworben wurden. Aus Platzgründen finden Sie die Anleitung im Begleitmaterial. Hier fasse ich zusammen, worum es geht, und demonstriere mit zwei Auszügen die Grundidee.

Das Ziel der Übung ist es, der Person ein Gefühl für Transzendenz zu vermitteln. Anders ausgedrückt, soll sie erleben: Egal, welches Trauma sie durchgemacht, und egal, welchen körperlichen, emotionalen oder psychischen Schaden sie dabei erlitten hat, hat ein sehr wichtiger Teil von ihr, das »wahrnehmende Selbst«, diese Ereignisse transzendiert und sie unbeschädigt überstanden.

Nehmen wir an, mein Körper ist furchtbar vernarbt oder deformiert worden, dann ist der Teil von mir, der die Narben oder Deformationen wahrnimmt, nicht beschädigt worden. Wenn ich schreckliche Erinnerungen und schmerzhafte Emotionen habe, ist der Teil, der diese Erinnerungen und Emotionen wahrnimmt, unbeschädigt geblieben. Und wenn ich schmerzhafte Kognitionen habe wie Ich bin kaputt, beschädigt, wertlos; Ich kann nie das Leben führen, das ich mir einmal gewünscht habe, ist der Teil von mir, der diese Kognitionen wahrnimmt, nicht beschädigt worden. Also hat ein Teil von mir das Trauma transzendiert.

Wenn wir jetzt allerdings versuchen, unser Gegenüber davon zu überzeugen, den Vorgang logisch zu erklären oder einen Vortrag darüber zu halten, wird das wahrscheinlich danebengehen. Die Person wird eventuell widersprechen, unsere Aussage bestreiten, sie zu sehr analysieren oder sich sogar missachtet fühlen. Daher helfen wir ihr stattdessen, eine entsprechende Einsicht durch eigene, direkte Erfahrung zu gewinnen, und zwar mit Achtsamkeitsübungen wie der folgenden.

Üblicherweise besteht die Übung aus mehreren Teilen, die alle auf denselben fünf Anweisungen basieren:

1. Nehmen Sie X wahr.
2. Da ist X – und da sind Sie und nehmen X wahr.
3. Wenn Sie X wahrnehmen können, können Sie nicht X sein.
4. X ist ein kleiner Teil von Ihnen, der nicht bestimmt, wer Sie sind. Sie sind sehr viel mehr als X.
5. X verändert sich. Der Teil von Ihnen, der X wahrnimmt, verändert sich nicht.

Mit jedem Teil der Übung ändert sich X. Normalerweise fängt man mit dem Atem an und geht dann zu Gedanken, Emotionen, Erinnerungen, dem Körper und den Rollen, die man spielt, über. Ein Beispiel:

Therapeutin: Treten Sie einen Schritt zurück und nehmen Sie wahr, wo Ihre Gedanken gerade sind ... An welcher Stelle im Körper scheinen sie sich zu befinden? ... Bewegen die Gedanken sich oder nicht? ... Sind es Bilder oder Wörter? (*Fünf Sekunden Pause.*)

Und während Sie Ihre Gedanken wahrnehmen, registrieren Sie bitte bewusst, dass Sie das tun ... Da sind Ihre Gedanken ... und da sind Sie und nehmen die Gedanken wahr. (*Fünf Sekunden Pause.*)

Wenn Sie Ihre Gedanken wahrnehmen können, dann können Sie nicht dasselbe wie die Gedanken sein. (*Fünf Sekunden Pause.*)

Diese Gedanken sind ein Teil von Ihnen, bestimmen jedoch nicht, wer Sie sind, und Sie sind sehr viel mehr als diese Gedanken. (*Fünf Sekunden Pause.*)

Ihre Gedanken verändern sich ständig ... manchmal sind sie wahr und manchmal falsch ... manchmal positiv und manchmal negativ ... manchmal glücklich und manchmal traurig ... aber der Teil von Ihnen, der Ihre Gedanken wahrnimmt, verändert sich nicht. (*Fünf Sekunden Pause.*)

Und in der Kindheit waren Ihre Gedanken ganz anders, als sie es heute sind ... aber das Ich, das Ihre Gedanken als Kind wahrgenommen hat, ist dasselbe Ich, das sie jetzt als Erwachsener wahrnimmt. (*Fünf Sekunden Pause.*)

Anschließend durchlaufen wir dieselben Schritte mit den Emotionen und Erinnerungen der Person, mit ihrem Körper und mit den Rollen, die sie spielt. Zum Abschluss sagen wir:

Therapeutin: Also war Ihr wahrnehmendes Selbst die ganze Zeit vorhanden ... und es ist auch jetzt gerade da, es nimmt wahr, was ich sage und wie Sie darauf reagieren ... es nimmt wahr, wie Sie empfinden, was ich

> sage, und ob Sie dem zustimmen oder nicht … Sie können Ihre Gedanken und Gefühle immer mehr aus diesem Blickwinkel betrachten und sehen, dass Sie viel mehr sind als diese Gedanken und Urteile und Geschichten darüber, wer Sie sind … und dass Sie auch viel mehr sind als Ihre Erinnerungen, Emotionen und Impulse … und viel, viel mehr als Ihr Körper und die verschiedenen Rollen, die Sie spielen … deshalb können Sie dieses größere Ich-Empfinden immer mehr in Ihr Leben einbringen … um dieses Leben reicher und sinnvoller zu machen.

Wie bei jedem Kernprozess der ACT gibt es viele verschiedene Werkzeuge, Techniken, Metaphern und Übungen, die wir für das Selbst als Kontext (als das wahrnehmende Selbst) nutzen können. Falls weitere Arbeit daran nötig sein sollte, haben wir also eine Menge Optionen. Mit am liebsten verwende ich die Übung zum guten/schlechten Selbst (Harris 2020). Dabei verschmilzt die Person erst sowohl mit den negativen Elementen des Selbstkonzepts (dem »schlechten Selbst«) als auch mit dessen positiven Elementen (dem »guten Selbst«), um sich anschließend davon zu lösen. Dadurch wird erlernt, alle Aspekte des konzeptualisierten Selbst gewissermaßen »leichtzunehmen«.

Noch ein kurzer Tipp: Wenn Sie auf Google nach »Das Gasthaus« und »Rumi« suchen, finden Sie ein wunderschönes Gedicht von Rumi, einem persischen Dichter des 13. Jahrhunderts. Es vermittelt die Vorstellung vom Selbst-als-Kontext ebenso elegant wie tiefgründig durch die Metapher eines Gasthauses, in dem Gedanken und Gefühle als Gäste kommen und gehen. Nachdem Sie sich in der Therapie mit dem Selbst-als-Kontext beschäftigt haben, könnten Sie Klientin oder Klient ja eine Kopie überreichen.

Das verarmte Selbst

Manche Menschen, vor allem solche mit komplexem Trauma, haben ein derart verarmtes Selbstempfinden – eine so eingeschränkte Vorstellung davon, wer sie sind, was sie wollen und was ihnen wichtig ist –, dass wir ihnen helfen müssen, überhaupt erst ein Selbstkonzept zu entwickeln. An diesem Prozess sind mehrere Arbeitsstränge beteiligt.

Am Anfang muss die Person Zugang zu ihren Gefühlen bekommen, was oft achtsame Körperarbeit (siehe Kapitel 22) und die Fähigkeit erfordert, die eigenen Gefühle zu beobachten, zu beschreiben und zuzulassen (siehe Kapitel 13). Notwendig ist zudem die Fähigkeit, bewusst die eigenen Kognitionen wahrzunehmen (siehe Kapitel 10). Sobald die Person auf ihre Gedanken und Gefühle zugreifen und sie beobachten kann, öffnet sich ihr eine ganz neue Welt des Selbsterkennens. Sie kann nun anfangen, bewusst zu erkennen, was sie mag und was nicht, was sie will und nicht will und wie sie wirklich hinsichtlich verschiedener Dinge denkt und fühlt.

Von großem Nutzen sind zudem Arbeitsblätter zur Aktivitätsverfolgung (Kapitel 15) sowie Fertigkeiten zur achtsamen Wertschätzung (Kapitel 22). Mit Ersteren erfährt die Person mehr darüber, was sie mag und will, Letztere helfen ihr, Aspekte des Lebens zu schätzen, die sinnvoll und angenehm sind. Und falls überhaupt keine Ahnung vorhanden ist, was man mag oder will, hilft es normalerweise, konkret angenehme Aktivitäten zu planen (Kapitel 16) und Selbstberuhigungstechniken (Kapitel 23) anzuwenden.

Abgesehen davon ist es im Allgemeinen nötig, Selbstbehauptungsfähigkeiten zu erwerben – vor allem, wie man Nein sagt, um etwas bittet und Grenzen setzt (siehe Kapitel 28). Schließlich fällt es schwer zu wissen, was man will oder braucht, wenn man keine Vorstellung von den eigenen Rechten hat oder ständig damit beschäftigt ist, die Bedürfnisse anderer zu erfüllen.

Nachdem das alles geschehen ist, können wir beim Thema Werte meist wesentlich mehr in die Tiefe gehen. Während die Person dann ein Gefühl dafür bekommt, wofür sie im Leben stehen will, was ihr wirklich etwas bedeutet und wie sie mit sich und anderen umgehen will, ist sie besser in der Lage, ihr Selbstkonzept auszugestalten.

➔ BEGLEITMATERIAL: In Kapitel 21 von *Trauma-Focused ACT: The Extra Bits* finden Sie a) Erläuterungen und eine Audiodatei zu der Übung zum transzendenten Selbst, b) Hinweise, wie das Selbst-als-Kontext in jeder Achtsamkeitspraxis gefördert werden kann, c) Erläuterungen und eine Animation für die Schachbrett-Metapher und d) Anweisungen für die Übung zum guten/schlechten Selbst.

Kernpunkte

Erfahrungsarbeit mit dem Selbst-als-Kontext (im Sinne des wahrnehmenden Selbst) erleichtert die Defusion vom Selbstkonzept. Das ermöglicht ein flexibleres Selbstempfinden, das nicht mehr von selbstreferenziellen Urteilen und Narrativen bestimmt oder eingeschränkt wird. Zudem wird Transzendenz gefördert, also das Gefühl, sich über die eigene Traumageschichte zu erheben. Und schließlich bahnt es den Weg für zu einer systematischeren Exposition mit traumatischen Erinnerungen. Die Person ist eher bereit, diese herausfordernde Aufgabe anzugehen, wenn sie ihre Gedanken, Gefühle und Erinnerungen quasi als Dokumentarfilm sehen kann und weiß, dass sie nicht verletzt werden kann, indem sie diese Phänomene beobachtet.

22

Mit dem Körper arbeiten

Wenn man den Kontakt zum eigenen Körper verliert, empfindet man im Allgemeinen ein unangenehmes Gefühl der Leblosigkeit. Die Betroffenen berichten, sie würden sich taub, leer, hohl und innerlich tot fühlen, wie eine leere Hülle, wie ein Zombie und dergleichen mehr. Es ist ein Zustand, der das exakte Gegenteil von Vitalität darstellt.

Nicht von ungefähr stammt der Begriff »Vitalität« von dem lateinischen Wort vita für »Leben«; er bezieht sich auf Lebenskraft, Energie, Schwung und Leidenschaft, also darauf, sich ganz lebendig zu fühlen und vollständig an der Welt teilzunehmen. Unser Körper erhält uns am Leben, und unsere Gefühle erinnern uns daran, dass wir lebendig sind. Wenn wir den Kontakt zu ihnen verlieren, gilt das zwangsläufig auch für unser Gefühl von Vitalität. Eines der Hauptziele in der TFACT ist es, den Menschen in unserer Praxis zu helfen, ihre Vitalität wiederzuerlangen, und die Verbindung zum eigenen Körper (die somatisches Gewahrsein und interozeptive Exposition einschließt) ist unerlässlich für diesen Zweck.

Warum soll man eine Verbindung zum Körper herstellen?

Bei der Supervision stoße ich oft auf das Problem, dass meine Kolleginnen und Kollegen viel über Trauma gelesen habe und daher wissen, wie nützlich es ist, sich achtsam mit dem Körper zu verbinden. Daher ermuntern sie ihre Klientinnen und Klienten natürlich dazu. Die meisten Betroffenen verfügen jedoch nicht über dieses Wissen und empfinden die einschlägigen Übungen daher als sinnlos, merkwürdig und als »therapeutischen Blödsinn«. Außerdem fürchten sie, dass die Verbindung zum Körper sie in Kontakt mit unangenehmen Körperempfindungen, Emotionen oder Erinnerungen bringen wird, also mit Erfahrungen, die sie bisher mühevoll vermieden haben. Auf jeden Fall sind sie oft unwillig, die damit verbundene Arbeit zu tun.

Aus diesen Gründen müssen wir klar herausstellen, auf welche Weise die Verbindung zum Körper der Person hilft, ihre Therapieziele zu erreichen. Überspringen wir das oder tun es nur unzureichend, sind Verwirrung oder Widerstand zu erwarten. Eine Erklärung können wir so beginnen: »Unsere Emotionen werden durch Nervensignale erzeugt, die hauptsächlich von Muskeln und inneren Organen stammen und nach oben ins Gehirn wandern. Wenn wir eine sehr intensive Emotion empfinden wie Wut, Furcht oder Liebe, dann spüren wir das im Körper. Je mehr wir aber vom Körper abgeschnitten sind, desto weniger nehmen wir unsere Gefühle wahr.« Das verdeutlichen wir mit einem für die Person zutreffenden Beispiel – wie Herzrasen, Enge in der Brust oder ein Knoten im Magen – und weisen dann auf jene von den folgenden neun Punkten hin, die eindeutig relevant für die vereinbarten Therapieziele sind.

1. Vitalität/Lebendigkeit

Manche Personen klagen, sie würden sich tot, leblos, taub, leer, erstarrt fühlen. Unter Umständen greifen sie sogar zu selbstverletzendem Verhalten wie Ritzen oder dem Konsum von Aufputschmitteln, um »etwas zu spüren«. In solchen Fällen können wir sagen: »Wenn Sie lernen, sich wieder mit dem Körper zu verbinden, wird Ihnen das ein Gefühl von Lebendigkeit vermitteln, das Gefühl, ins Leben zurückzukehren und wieder ganz menschlich zu sein.«

2. Freude und Vergnügen

Dazu können wir erklären: »Sich vom Körper abzutrennen, hilft dabei, schmerzhafte Gefühle zu vermeiden, aber es schottet uns auch von angenehmen Gefühlen wie Freude und Glück ab. Wenn Sie lernen, sich wieder mit Ihrem Körper zu verbinden, bekommen Sie Zugang zur vollen Bandbreite von Emotionen, schmerzhaften wie angenehmen. Dann sind Sie fähig, Vergnügen, Liebe und Freude zu erleben, ebenso wie Traurigkeit, Wut und Angst.«

3. Kontrolle über das eigene Handeln

Hier können wir sagen: »Je weniger wir unsere Emotionen wahrnehmen, desto weniger Kontrolle haben wir auch über unser Handeln – über das, was wir sagen und tun, und darüber, wie wir reagieren. Wenn wir uns unserer Gefühle nicht bewusst sind, lassen sie uns herumzappeln wie eine Marionette.« Um das zu verdeutlichen, eignet sich die Metapher von den Kindern im Klassenzimmer (Harris 2015a).

Kinder im Klassenzimmer

Therapeutin: Erinnern Sie sich an Ihre Zeit in der Grundschule? Daran, was passiert ist, wenn die Lehrerin zwischendrin mal das Klassenzimmer verlassen hat? Dann war der Teufel los, nicht wahr? Mit unseren Emotionen ist es das Gleiche. Unser Gewahrsein ist wie die Lehrerin, und unsere Emotionen sind wie die Schulkinder. Wenn wir uns unserer Gefühle nicht bewusst sind, spielen sie verrückt und stiften Chaos. Je weniger wir sie wahrnehmen, desto stärker kontrollieren sie, was wir tun; sie lassen uns herumstrampeln wie eine Marionette und ziehen uns schnell in problematische Verhaltensmuster hinein. Wenn die Lehrerin wieder ins Klassenzimmer kommt, beruhigen die Kinder sich sofort. So ist es auch, wenn wir bewusst unsere Gefühle wahrnehmen; dann verlieren sie ihre Wirkung und ihre Fähigkeit, uns zappeln zu lassen. Sie sind zwar noch vorhanden, aber sie kontrollieren uns nicht.

4. Kluge und gute Entscheidungen

Dazu können wir erklären: »Um gute Entscheidungen zu treffen und um im Leben ganz allgemein eine kluge Wahl zu treffen, brauche wir Zugang zu unseren Gefühlen. Je mehr wir jedoch von unserem Körper abgetrennt sind, desto weniger ist das der Fall, weshalb wir mit größerer Wahrscheinlichkeit unkluge Entscheidungen treffen.«

5. Intuition, Vertrauen, Sicherheit

Gemeinsam mit der Person können wir erkunden, wie stark unsere Intuition vom Zugang zu unseren Gefühlen abhängig ist. Initiieren können wir das so: »Denken Sie mal an die sogenannten Bauchgefühle, also darüber, ob Sie jemandem trauen können oder nicht. Wenn wir den Körper nicht wahrnehmen, haben wir auch keinen Zugang zu irgendwelchen Bauchgefühlen. Noch wichtiger ist, dass die Gefühle im Körper uns oft auf Bedrohungen und Gefahren aufmerksam machen, die unser Bewusstsein nicht registriert. Ohne Zugang zu solchen Informationen bringen wir uns daher eventuell unwissentlich in Gefahr.« Dabei stellen wir explizit einen Zusammenhang mit der individuellen Situation her, zum Beispiel, dass die Person wiederholt in gefährliche Situationen gerät oder Beziehungen zu nicht vertrauenswürdigen Menschen hat.

6. Sicherheit im eigenen Körper

Wir können erklären: »Wenn Sie sich im eigenen Körper sicher fühlen wollen, müssen Sie damit anfangen, ihn zu erforschen und bessere Möglichkeiten zu entdecken, wie Sie mit den schwierigen Gefühlen umgehen können, die ›in Ihnen drin‹ sind. Solange Sie das nicht tun, werden Sie sich nie sicher in Ihrem Körper fühlen; der wird Ihnen wie eine dunkle Höhle voller Monster vorkommen, die Sie um jeden Preis vermeiden wollen.«

7. Erfolg im Leben

Dazu kann erklärt werden: »Es gibt einen direkten Zusammenhang zwischen dem Erfolg im Leben und dem, was man in der Psychologie als emotionale Intelligenz bezeichnet. Im Grunde bedeutet das, sich der eigenen Emotionen bewusst zu sein, wahrzunehmen, wie sie unser Verhalten beeinflussen, und zu lernen, wie man effektiver damit umgeht. Die Forschung hat gezeigt: Wenn man erfolgreicher in praktisch jedem Lebensbereich sein will – als Elternteil, in der Partnerschaft, im Beruf und in der Freizeit –, dann gelingt das umso besser, je größer die emotionale Intelligenz ist. Und wahrscheinlich können Sie Ihre emotionale Intelligenz am schnellsten verbessern, wenn Sie lernen, in den Körper hineinzuspüren und Zugang zu Ihren Emotionen zu finden.«

8. Beziehungen

Hier können wir erklären: »Wenn wir starke, gesunde Beziehungen zu anderen Menschen aufbauen wollen – zu Partnerin oder Partner, im Freundeskreis, zu den eigenen Kindern, innerhalb der Familie und so weiter –, dann sind wir extrem im Nachteil, wenn wir keinen richtigen Zugang zu der vollen Bandbreite unserer Emotionen haben. Gute Beziehungen erfordern nämlich emotionale Intelligenz, wobei es nicht nur um die eigenen Gefühle geht, sondern auch um die Fähigkeit, sich in die von anderen hineinzuversetzen und damit umzugehen.«

Zur Verdeutlichung eignet sich diese Metapher: »Haben Sie sich schon mal ein Stück von einem Film angesehen, als der Fernseher stumm geschaltet war? So was ist nicht gerade befriedigend. Auch wenn die Bilder toll sind, geht ohne Musik, Dialog und Soundeffekte viel von der Erfahrung verloren. Wenn man aufmerksam hinschaut, kann man zwar einigermaßen mitverfolgen, was passiert, das aber leicht missverstehen. So ist es auch, wenn wir mit anderen Menschen umgehen, während wir von unseren Gefühlen abgeschnitten sind. Wie missverstehen leicht, was sie wollen und nicht wollen – ihre Absichten, ihre Gefühle –, und wir verlieren schnell den Überblick darüber, wie unser Verhalten sich auf sie auswirkt.« Anschließend stellen wir eine Verbindung zwischen der Metapher und relevanten Beispielen für die zwischenmenschlichen Probleme der Person her.

9. Liebe und Nähe

Dieser letzte Punkt ist für viele Menschen mit Beziehungsproblemen von Bedeutung. Ansprechen können wir ihn so: »Wenn wir eine liebevolle, fürsorgliche Beziehung haben und Momente echter Nähe und Verbundenheit erleben, dann entstehen dadurch meist sehr angenehme Gefühle. Die können wir aber nicht genießen, wenn wir von unserem Körper abgeschnitten sind. Stattdessen fühlen wir uns taub oder leer, was jede

Nähe und Verbundenheit unangenehm werden lässt, und das verstärkt wiederum unser Gefühl von Isolation und Einsamkeit. Weil das unangenehm ist, vermeiden wir Nähe oft bewusst. Dadurch schotten wir uns aber nicht nur von unserem Schmerz ab, sondern auch von der Liebe.«

Die Gründe, die wir für die Verbindung zum Körper anführen, variieren je nach der individuellen Situation, aber mindestens einige der genannten Punkte werden für die meisten Personen relevant sein. Von entscheidender Bedeutung ist es in jedem Fall, immer einen klaren, direkten Bezug zu den vereinbarten Therapiezielen herzustellen.

In den Körper hineinspüren

In der TFACT arbeiten wir von Anfang an daran, somatisches Gewahrsein zu entwickeln, das heißt die Fähigkeit, achtsam in den Körper hineinzuspüren. Das beginnt damit, den Anker zu werfen (mit den beiden Phasen, Gefühle anzuerkennen und eine Verbindung zum Körper herzustellen), und wird durch die Arbeit an Akzeptanz, Selbstmitgefühl und interozeptiver Exposition weiterentwickelt. Oft müssen wir jedoch zusätzliche Schritte unternehmen, vor allem bei Personen mit emotionaler Taubheit.

Um in den Körper hineinzuspüren und eine Verbindung zu ihm herzustellen, gibt es primär vier Möglichkeiten:

- Achtsames Bewegen und Dehnen
- Achtsamer Bodyscan
- Achtsamkeit auf die Körperhaltung
- Achtsame Selbstberührung

Bevor wir uns näher damit beschäftigen, eine Erinnerung an den Prozess der abgestuften Exposition: Am Anfang helfen wir der Person, sich auf »unverfängliche« Bereiche des Körpers zu konzentrieren und innerhalb dieser Bereiche unverfängliche Empfindungen wahrzunehmen. Ist sie dann bereit, können wir in der Expositionshierarchie zu Bereichen und Empfindungen übergehen, die eine größere Herausforderung darstellen. Und wenn sich schwierige Kognitionen, Emotionen und Körperempfindungen einstellen, unterstützen wir die Person dabei, in ihrem Flexibilitätsfenster zu bleiben, indem sie die erworbenen Fertigkeiten hinsichtlich Ankerwerfen, Defusion, Akzeptanz und Selbstmitgefühl anwendet.

Achtsames Bewegen und Dehnen

In der Sitzung können wir zu kurzen Achtsamkeitsübungen anregen, in denen es darum geht, sich zu bewegen und zu dehnen. In der zweiten Phase der Verankerungsübung (Verbindung zum Körper) ist das bereits ansatzweise enthalten; wir können es jedoch erheblich ausweiten, und zwar so:

Therapeutin: Behalten Sie die Dehnung jetzt bei ... und nehmen Sie wahr, wie das ist ... spüren Sie hinein ... registrieren Sie, wie es sich anfühlt, sich zu dehnen, als wären Sie ein neugieriges Kind, das so etwas noch nie erlebt hat ... Wo sind die Gefühle am stärksten? ... Verändern sie sich irgendwie? ... Nehmen Sie irgendein Kribbeln, Pulsieren, Vibrieren wahr? ... Oder dass es irgendwo wärmer wird? ... Und können Sie spüren, was in den angrenzenden Körperbereichen passiert? ... Passen Sie jetzt bitte auf, dass Sie sich nicht verletzten, aber sind Sie bereit, ein bisschen mehr in die Dehnung zu gehen? ... Ja, genau so ... Nehmen Sie das Gefühl wahr, wie sich etwas öffnet ... wie die Muskeln länger werden ... und wie die Empfindungen sich ständig verändern ...

Zusätzlich können wir die Beschäftigung mit östlichen achtsamkeitsbasierten Übungswegen wie Yoga und Tai-Chi anregen, bei denen Bewegung und Körperhaltung im Zentrum stehen. Ein guter Hinweis ist auch, bei sportlichen Aktivitäten achtsam in den Körper hineinzuspüren, vor allem, wenn man sich dabei dehnt. Ein weiterer Tipp: Wenn man spürt, dass ein Muskel sich verspannt, verknotet oder steif wird, kann man den betroffenen Bereich achtsam dehnen oder massieren.

Tipp für die Praxis

In Kapitel 13 habe ich einen Aspekt von Akzeptanz erwähnt, bei dem man sich die Energie einer Emotion zunutze macht, indem man sie in eine gezielte Aktivität umwandelt. Wenn die Person in der Sitzung sehr nervös ist, fängt sie womöglich an zu zittern oder unruhig und zappelig zu werden. Solche Phänomene können wir als Nebenwirkungen der Kampf-oder-Flucht-Reaktion erklären: »Das ist Ihr Nervensystem, das den Körper zum Handeln vorbereitet.« Anschließend wird die Person aufgefordert, die vorhandene Energie in körperliche Bewegung umzuwandeln.

Ist die Person fit und gesund, liegen also keine chronischen Schmerzen, physischen Verletzungen oder anderen bewegungseinschränkenden Faktoren vor, können wir ihr vorschlagen, auf der Stelle zu laufen oder Kniebeugen zu machen. Was den Oberkörper angeht, können die Arme geschwenkt werden, oder man klatscht über dem Kopf in die Hände. Für fitte, kräftige Personen bieten sich sogar Liegestütze an. Wir fordern die Person auf, das achtsam zu tun, bis sie das Gefühl hat, dass »die ganze aufgestaute Energie verbraucht ist«. Im Allgemeinen dauert das nur einige Minuten. Es fördert einerseits die Akzeptanz der vorhandenen Nervosität, und andererseits ist die Person am Ende der Übung normalerweise ruhiger; ihr Zittern oder Zappeln ist signifikant reduziert oder hört ganz auf.

Achtsamer Bodyscan

Was ein achtsamer Bodyscan ist, erklärt sich weitgehend von selbst. Es geht darum, in einige Körperbereiche oder den ganzen Körper hineinzuspüren, um achtsam die vorhandenen Empfindungen wahrzunehmen, sie anzuerkennen und zuzulassen. Wie bei jeder Achtsamkeitspraxis kann das sehr unterschiedlich lange dauern, von dreißig Sekunden bis zu dreißig Minuten. Im Allgemeinen ist es am besten, mit kürzeren Übungen von drei bis vier Minuten anzufangen und die Dauer mit der Zeit zu steigern. Das kann zu Hause mithilfe von schriftlichen Anleitungen oder Audioaufnahmen fortgeführt werden. Später können wir uns dafür entscheiden, die Sitzungen mit einem kurzen Bodyscan zu beginnen statt damit, den Anker zu werfen.

Ein warnender Hinweis: Im Einklang mit traumasensitiver Achtsamkeit, von der bereits die Rede war, müssen wir in Betracht ziehen, wie die Person darauf reagiert, längere Zeit mit geschlossenen Augen still dazuliegen. Für viele ist das kein Problem, für manche jedoch durchaus. Um auf Nummer sicher zu gehen, können wir anfangs mit einer Form des Bodyscans arbeiten, bei der man die Augen offen lässt und sich bewegt. Empfehlenswert ist hierzu unter anderem die Progressive Muscle Mindfulness (»progressive Muskelachtsamkeit«, PMM). Sie weist viele Ähnlichkeiten mit der progressiven Muskelentspannung (PME) auf, aber es gibt einen entscheidenden Unterschied. Das primäre Ziel der PME ist es, sich zu entspannen. In der PMM liegt die Betonung nicht auf Entspannung; das Wort »entspannen« wird überhaupt nicht verwendet. Stattdessen geht es ausschließlich darum, die Empfindungen im Körper wahrzunehmen und sie so zuzulassen, wie sie sind.

Eine typische Anweisung in der PME lautet zum Beispiel:

Therapeut: Richten Sie die Aufmerksamkeit auf Ihre Füße. Spannen Sie die Muskeln dort an, indem Sie die Zehen einrollen. Halten Sie die Spannung aufrecht und nehmen Sie wahr, wie sich das anfühlt. (*Fünf*

Sekunden Pause.) Und jetzt entspannen Sie sich. Lassen Sie los und nehmen Sie das Gefühl der Entspannung wahr.

In der PMM lautet die Anweisung hingegen:

Therapeut: Richten Sie die Aufmerksamkeit auf die Füße. Spannen Sie die Muskeln dort an, indem Sie die Zehen einrollen. Halten Sie die Spannung aufrecht und nehmen Sie wahr, welche Empfindungen das auslöst ... auf der Oberseite der Füße und der Unterseite ... und in den Zehen. (*Fünf Sekunden Pause.*) Und versuchen Sie, die Spannung jetzt ganz, ganz langsam loszulassen ... Spüren Sie, was in den Füßen passiert, während Sie das tun ... und lassen Sie die Empfindungen so, wie sie sind, ohne irgendwie zu versuchen, sie zu verändern ... und falls sie sich von selbst verändern, nehmen Sie einfach die neuen Empfindungen wahr, die auftauchen.

Anders gesagt, bedeutet PMM, achtsam vom Kopf bis zu den Zehen durch den Körper zu wandern, während man die Muskulatur anspannt, aber ohne zu versuchen, sich zu entspannen (obgleich das oft ein Nebeneffekt ist).

Tipp für die Praxis

Falls die Person dazu neigt, leicht in einen dissoziativen Zustand zu geraten (vor allem, wenn sie »erstarrt«), sollte man ihr raten, PMM im Stehen zu üben statt im Sitzen oder Liegen.

Achtsamkeit auf die Körperhaltung

Es gibt viele Möglichkeiten, achtsam mit der Körperhaltung zu arbeiten. Zum Beispiel kann man wahrnehmen, welche Haltung man gerade einnimmt, und erforschen, wie sich das anfühlt. Wir können der Person auch Feedback zu den Signalen geben, die ihre Haltung vermittelt. Oder wir schlagen ihr vor, mit unterschiedlichen Haltungen und Positionen zu experimentieren und dabei zu erkunden, welche Wirkung das auf sie (und auf uns) hat. Aus Platzgründen kann ich hier nicht näher auf dieses wichtige Thema eingehen.

Achtsame Selbstberührung

Diese Technik stellt eine sehr wirkungsvolle Methode dar, sich wieder mit dem Körper zu verbinden. Am Anfang werden durch die Kleidung hindurch »unverfängliche« Körperteile berührt, angetippt, gestreichelt oder massiert. Mit »unverfänglich« meine ich, dass die Berührung wahrscheinlich keine Emotionen, Kognitionen, Erinnerungen oder Körperempfindungen auslöst, zu denen die Person noch nicht bereit ist. Falls beispielsweise eine sexuelle Traumatisierung vorliegt, werden sexuell konnotierte Körperbereiche vermutlich nicht »unverfänglich« sein. Natürlich variiert das von einer Person zur anderen, weshalb wir unsere Empfehlungen immer individuell anpassen müssen; für den Anfang eignen sich jedoch oft die Ober- und Unterarme, die Schultern sowie Hals und Nacken.

Manche Personen ziehen es vor, mit einer festen Tiefengewebsmassage anzufangen, bei der sie die Finger tief in die Muskulatur drücken, andere massieren sich lieber sanfter. Wieder andere klopfen lieber mit den Fingerspitzen auf die betreffenden Körperteile oder streicheln sie behutsam. Da das individuell ganz unterschiedlich ist, dürfen wir nicht annehmen, wir wüssten, was am besten geeignet ist. Vielmehr müssen wir uns immer erkundigen, welche Methode die Person vorzieht, und sie dazu anregen, mit mehreren Möglichkeiten zu experimentieren.

Am Anfang berührt die Person »unverfängliche« Körperbereiche in der Sitzung also zuerst durch die Kleidung hindurch. Das geschieht etwa fünf Minuten lang, während wir sie darauf hinweisen, die entstehenden Empfindungen wahrzunehmen.

Anschließend kann eine Expositionshierarchie für die Arbeit zu Hause erstellt werden. Dazu kann gehören, mit einigen oder allen folgenden Punkten zu experimentieren. Sie sind in aufsteigendem Schwierigkeitsgrad aufgelistet (jedenfalls dürfte das für die meisten Fälle gelten):

- Selbstberührung durch Kleidung hindurch, »unverfängliche« Teile des Körpers
- Selbstberührung auf bloßer Haut, »unverfängliche« Teile des Körpers
- Selbstberührung durch Kleidung hindurch, allmähliche Erweiterung auf normalerweise vermiedene Bereiche
- Selbstberührung auf bloßer Haut, allmähliche Erweiterung auf normalerweise vermiedene Bereiche

Wenn eine Partnerbeziehung zu einer Person besteht, die sich unterstützend verhält und zu der mehr körperliche Nähe aufgebaut werden soll, können die beiden damit experimentieren, sich gegenseitig zu berühren. Dazu geeignet sind besonders strukturierte Übungen aus dem in Kapitel 20 erwähnten Sensualitätstraining (Sensuate Focus).

Hausaufgabe

Jede der hier vorgestellten Übungen eignet sich zur Praxis zu Hause. Bei Personen, die schon lange emotional taub und zutiefst abgetrennt von ihrem Körper sind, ist Geduld unerlässlich. Manche Menschen lernen zwar schnell, in den Körper hineinzuspüren und wieder eine Verbindung zu ihm und zu ihren Gefühlen herzustellen, andere machen jedoch nur langsame Fortschritte. Dann brauchen sie viel Selbstmitgefühl.

➔ BEGLEITMATERIAL: In Kapitel 22 von *Trauma-Focused ACT: The Extra Bits* finden Sie a) eine Anleitung zu einem traditionellen Bodyscan, b) den Link zu einem E-Book über die Arbeit mit der Körperhaltung und c) eine Anleitung für Progressive Muscle Mindfulness (PMM).

Kernpunkte

Achtsam mit dem Körper zu arbeiten, ist ein zentraler Aspekt der TFACT, der eine wesentliche Bedeutung für Akzeptanz, Selbstmitgefühl, das Ankerwerfen und die interozeptive Exposition hat. Oft steigen wir jedoch tiefer in die Körperarbeit ein, wobei wir den achtsamen Bodyscan, Achtsamkeit für die Körperhaltung und achtsame Selbstberührung nutzen. Wir müssen jedoch immer einen klaren Zusammenhang zwischen somatischer Achtsamkeit, deren Nutzen und den vereinbarten Therapiezielen herstellen. Tun wir das nicht, sind Verwirrung oder Widerstand zu erwarten.

23 Schlaf, Selbstberuhigung und Entspannung

Viele Klientinnen und Klienten wissen nicht, wie sie eine gesunde Schlafroutine etablieren, sich beruhigen und trösten, wenn sie bekümmert sind, und wie sie sich entspannen. In diesem Kapitel geht es darum, diese essenziellen Lebensfertigkeiten zu entwickeln, was ein wichtiger Teil von engagiertem Handeln ist.

Schlaf

Schlafstörungen treten bei Trauma extrem häufig auf. Sie können zu verstärkter Reizbarkeit oder Depression, zu Schläfrigkeit bei Tag, verminderter Arbeitsleistung, einem Mangel an Energie und dergleichen mehr führen. Unter Umständen sträuben sich die Betroffenen dagegen, ins Bett zu gehen, weil sie Angst vor Albträumen haben oder vermeiden wollen, sich die Nacht über ruhelos im Bett herumzuwälzen. Viele nehmen Zuflucht zu Drogen, Alkohol oder verschreibungspflichtigen Medikamenten, um besser schlafen zu können, was das Problem auf lange Sicht jedoch oft verschlimmert.

- Wenn wir der Person also helfen können, ihre Schlafqualität zu verbessern, hat das positive Auswirkungen auf andere klinische Probleme.

Die wichtigsten Bestandteile einer Schlafhygiene sind diese:

- Reduktion von Stimulanzen
- Regelmäßige Schlafzeiten beibehalten
- Einschlafrituale
- Vermeidung von Licht und Geräuschen im Schlafzimmer
- Sich vor dem Zubettgehen möglichst wenig blauem Licht (von Mobiltelefonen, Computerbildschirmen, Fernsehern) aussetzen
- Die Aktivitäten im Bett auf vier Dinge beschränken: Sex, Schlaf, Achtsamkeit und Entspannung

Wenn die Schlafroutine verändert wird, tauchen natürlich alle vier Hindernisse aus Kapitel 16 auf, mit denen wir umgehen, wie dort besprochen. Absolut deutlich machen müssen wir zudem, welchen Zweck Achtsamkeitsübungen (wie Blätter auf einem Fluss, achtsames Atmen, Freundliche Hände, Bodyscan) im Bett haben:

Therapeutin: Haben Sie schon mal versucht, sich zum Einschlafen zu zwingen? Und was ist da passiert? Je mehr Sie versucht haben, das zu erzwingen, desto weniger hat es gewirkt, nicht wahr? Daher ist es sehr wichtig, nicht weiter in diese Falle zu geraten. Wach im Bett zu liegen und sich zum Einschlafen zu zwingen, kann gar nicht funktionieren. Man kann die Zeit jedoch sinnvoll nutzen. Statt sich im Bett herumzuwälzen und sich Sorgen zu machen, können Sie einfach die Fertigkeiten üben, an denen wir gearbeitet haben. Dadurch lernen Sie etwas Nützliches, was Ihnen auch bei vielen anderen Problemen helfen wird. Und erfreulicherweise wirken solche Übungen ausgesprochen beruhigend und erholsam – natürlich nicht so sehr wie Schlaf, aber doch wesentlich mehr, als sich gestresst herumzuwälzen. Aber das ist noch nicht alles; wenn Sie das im Bett üben, werden Sie oft nach einer Weile einschlafen. Wenn das passiert, können Sie sich darüber freuen, und wenn nicht, genießen Sie wenigstens die anderen Vorteile.

Viele traumatisierte Menschen haben Albträume. Um deren Häufigkeit und Intensität zu reduzieren, bietet sich die Imagery Rehearsal Therapy (IRT) an, eine Form der kognitiven Verhaltenstherapie. Dabei werden zuerst Einzelheiten über den Inhalt, die Häufigkeit und die emotionale Intensität der Albträume gesammelt, und dann hilft man der Person dabei, diese »umzuschreiben«, also die Details so zu verändern, dass sie weniger bedrohlich werden. Die umgeschriebenen Albträume werden mental geprobt, zuerst in der Therapiesitzung und dann täglich zu Hause. Dadurch nehmen Häufigkeit und Intensität der Albträume im Verlauf mehrerer Wochen normalerweise ab, wenn sie sich nicht gar in unproblematische Träume verwandeln. Die IRT passt wunderbar zur TFACT.

Selbstberuhigung und Selbsttröstung

Wenn man sich beruhigt und tröstet, lindert man die eigenen Schmerzen. Man kann lernen, das selbst zu tun, statt sich dafür auf andere zu verlassen. Dabei gibt es viele Berührungspunkte mit Selbstmitgefühl.

Schmerzen sind eine Last, die man gerne lindern will. In vielen Modellen zielen Selbstberuhigungsstrategien daher auf Vermeidung ab; im Zentrum steht, den Schmerz zu reduzieren, zu beseitigen oder sich davon abzulenken. Achtsamkeitsbasierte Techniken bieten jedoch eine radikal andere Methode, unseren Schmerz zu lindern: Wir geben den Kampf damit auf, schaffen Raum dafür und behandeln uns mit Mitgefühl.

In der TFACT geht es bei Selbstberuhigung und Selbsttröstung daher nicht darum, Schmerz zu vermeiden oder loszuwerden. Vielmehr beruhigen und trösten wir uns, indem wir a) zuerst unseren Schmerz akzeptieren und auf freundliche, fürsorgliche Weise mit uns umgehen, und b) uns anschließend beruhigenden, wertegeleiteten Aktivitäten widmen.

Ist vermeidungsorientierte Selbstberuhigung etwas Schlechtes?

Es ist nichts »falsch« oder »schlecht« daran, sich vermeidungsorientiert selbst zu beruhigen, das heißt, etwas zu tun, um Schmerz zu lindern, zu vermeiden oder sich davon abzulenken. Zweifellos kann so etwas hilfreich sein. Deshalb stehen wir Erlebensvermeidung in der TFACT nur dann kritisch gegenüber, wenn diese so exzessiv, rigide oder unangemessen ist, dass sie problematisch wird – anders gesagt, wenn sie ein Hindernis für ein reiches, erfülltes Leben darstellt.

Besteht der Hauptzweck von Selbstberuhigung allerdings darin, Schmerz zu vermindern, zu vermeiden oder loszuwerden, wird das gelegentlich schlicht nicht funktionieren. In diesem Sinne ist akzeptanzbasierte Selbstberuhigung tatsächlich überlegen, weil wir sie unabhängig davon anwenden können, ob sie den Schmerz nun lindert oder nicht. Natürlich wird Schmerz im Allgemeinen auch durch Akzeptanz und Selbstmitgefühl signifikant reduziert, aber das ist nicht das Ziel, sondern eine hübsche Zugabe, über die man sich freuen kann, wenn sie eintritt.

Wann ist vermeidungsorientierte Selbstberuhigung problematisch?

Viele selbstdestruktive Verhaltensweisen, darunter unangemessener oder exzessiver Konsum von Drogen und Alkohol, Esssucht, Glücksspiel und (in bestimmten Zusammenhängen) Selbstverletzung, können als vermeidungsorientierte Versuche betrachtet werden, sich zu beruhigen oder zu trösten. Daher bestätigen wir in der Sitzung natürlich die adaptiven Funktionen solchen Verhaltens: »Das hat Ihnen in der Vergangenheit tatsächlich geholfen. Es waren gute Strategien in dem Sinne, dass sie Ihnen geholfen haben, alles Schlimme zu überstehen, was passiert ist, und mit Ihren schmerzhaften Gefühlen umzugehen.« Anschließend weisen wir mitfühlend auf die Kosten hin, sich weiter so zu verhalten, und sobald die Person das als unpraktikabel erkannt hat, erkunden wir Alternativen.

Methoden zur Selbstberuhigung

Der erste Schritt zur Selbstberuhigung besteht schlicht darin, die im Augenblick vorhandene Wahrheit oder Realität anzuerkennen – das Leben ist schmerzvoll, und wir leiden daran. Als nächster Schritt folgt Akzeptanz mit jeder beliebigen Technik, die man bevorzugt. Und nachdem die emotionalen Schmerzen akzeptiert wurden, besteht der dritte Schritt darin, etwas Beruhigendes zu tun.

Diesem Zweck kann jede achtsamkeitsbasierte Tätigkeit dienen, vor allem wenn sie sich auf die fünf Sinne konzentriert. Daher bitten wir die Person, etwas zu wählen, was sie tröstlich oder beruhigend findet. Das kann etwas sein, was man ansieht, anhört, riecht, schmeckt, isst oder trinkt, was man berührt oder wovon man berührt wird, oder etwas, was man körperlich tut. Immer geht es jedoch darum, sich auf die entsprechenden Aspekte der momentanen Erfahrung zu konzentrieren und einzulassen und sie aktiv auszukosten.

Sehen: Hier können wir fragen: »Was wirkt beruhigend auf Sie, wenn Sie es ansehen?« Hinweisen können wir dabei auf Filme, Gemälde, Skulpturen, Architektur, Modeartikel, den Himmel und das Wetter, Tiere, Pflanzen, die freie Natur, Theater, Tanz und vieles mehr. Anschließend fragen wir: »Was können Sie aktiv tun, um sich damit zu beruhigen? Wie wäre es zum Beispiel, wenn Sie einen Film ansehen, eine Kunstausstellung besuchen oder in der Natur spazieren gehen?«

Hören: Hier lautet die Frage: »Was finden Sie beruhigend, wenn Sie es anhören?« Das können Musikstile, Lieblingslieder, Naturgeräusche, die Stimmen von bestimmten Menschen, Gebete oder Mantras, religiöse Hymnen und mehr sein. Anschließend fragen wir: »Wie können Sie sich damit aktiv beruhigen? Wäre es beispielsweise sinnvoll, sich Ihre Lieblingsmusik anzuhören, einem Chor beizutreten, Ihre Lieblingslieder zu singen, zu beten oder zu chanten?«

Riechen: Hier bieten sich Essen, Getränke, Düfte, Aromen, Räucherstäbchen, Parfüm, frisch gebackenes Brot oder frisch gerösteter Kaffee, die frisch gewaschenen Haare der eigenen Kinder, Waldblumen, frisches Heu und mehr an. Sich beruhigen und trösten kann man sich mit Gerüchen, indem man etwa ein Räucherstäbchen anzündet, sich mit einer angenehm duftenden Creme massiert, sich ein Bad mit Badesalz gönnt, Brot backt, einen Spaziergang in der Natur macht und an Blumen schnuppert.

Schmecken: Hier können wir anregen, mit Nahrungsmitteln und Getränken zu experimentieren – natürlich nur mit solchen, die nicht selbstdestruktiv wirken. Beruhigen kann man sich, indem man langsam und achtsam ein Lieblingsgericht oder -getränk zu sich nimmt und das Erlebnis wirklich auskostet (statt etwas schnell und achtlos zu konsumieren).

Berühren: Hier kommt sowohl infrage, sich selbst zu berühren, als auch, sich von anderen berühren zu lassen. Zum Beispiel kann man sich die Haare bürsten, sich massieren, eine Katze oder einen Hund streicheln, mit einer geeigneten Person kuscheln, sie umarmen oder sich an sie schmiegen, sich den Rücken massieren oder den Kopf streicheln lassen, barfuß über den Strand gehen, sich warm duschen, sich in die Badewanne legen oder sich eine Massage gönnen.

Körperliche Aktivitäten: Schließlich kann auch an Dinge gedacht werden, die man mit dem Körper tut, zum Beispiel Yoga, Meditation, Gebet, Tanzen, Singen, ein heißes Bad, Sport, Kunsthandwerk, Holzarbeiten, Dinge im Haus und am Auto reparieren, Schreiben, Lesen, Schauspielern, in der Natur unterwegs sein, Körperübungen, Kochen, Museen und Kunstausstellungen besuchen, Gärtnern. Experimentieren, sich einlassen, auskosten. Wenn sich bei dem Gespräch über die genannten Punkte herausstellt, dass die Person nur wenig oder keine Erfahrung damit hat, sich selbst zu beruhigen und zu trösten, können wir sie anregen, mit verschiedenen Aktivitäten zu experimentieren und bewusst wahrzunehmen, was dabei innerlich passiert. Hervorheben sollten wir: Damit etwas wirklich beruhigend wirkt, muss man sich voll darauf einlassen, dem Erleben also die ganze Aufmerksamkeit widmen und es aktiv auskosten, die vorhandenen Gefühle jedoch so zulassen, wie sie sind.

Wenn sich Vermeidung einschleicht

Trotz unserer besten Absichten werden viele der Menschen, mit denen wir arbeiten, doch etwas Selbstberuhigendes tun, um etwas zu vermeiden. Vor allem dürfte es darum gehen, Schmerz zu vermeiden, ihm zu entkommen oder sich davon abzulenken. Problematisch wird das dann, wenn die Person sich a) beklagt, es würde einfach nicht funktionieren, und wenn sie b) so angestrengt versucht, Schmerz zu vermeiden, dass sie sich nicht auf die Aktivität einlässt.

Im Falle des ersten Problems sollten wir immer fragen, was damit gemeint ist, dass die Methode »nicht funktioniert«. Im Allgemeinen bekommen wir zu hören, dass der Schmerz nicht geringer wird oder verschwindet, was darauf hinweist, dass die Technik zur Vermeidung gebraucht wird. Dann erklären wir: »Wenn wir uns selbst beruhigen, nimmt der Schmerz zwar durchaus oft ab, aber eben nicht immer. Wir tun so etwas jedoch, um uns inmitten unseres Schmerzes zu unterstützen, zu trösten und freundlich mit uns umzugehen. Wird der Schmerz gelindert, was oft geschieht, sollten Sie das unbedingt genießen, aber bitte machen Sie es nicht zu Ihrem Hauptziel, sonst werden Sie bald enttäuscht sein.«

Bei dem zweiten Problem beschäftigen wir uns noch einmal mit kreativer Hoffnungslosigkeit und damit, das Kämpfen aufzugeben.

Entspannungstechniken

Wenn die Person nicht weiß, wie sie sich auf gesunde, lebensbereichernde Weise entspannen kann, ist das ein signifikanter Mangel. Daher unterstützen wir sie dabei, im Dienst von Werten wie Selbstfürsorge, Selbstunterstützung und Selbstpflege gesunde Entspannungsfertigkeiten zu erwerben. Geeignet ist jede Methode, die wir schätzen, von progressiver Muskelentspannung und geführter Imagination (Guided Imagery) bis zu langsamem Atmen und Biofeedback.

Wenn wir nach mehreren TFACT-Sitzungen Entspannungstechniken einführen, kann das jedoch zu Verwirrung wegen vermeintlich widersprüchlicher Botschaften führen. Daher müssen wir absolut klar kommunizieren, worum es geht. Wir erklären also, dass solche Techniken a) ein ganz anderes Ziel haben als alle Achtsamkeits- und Akzeptanzfertigkeiten und dass sie b) wahrscheinlich nur in nicht zu herausfordernden und bedrohlichen Situationen wirken. Nützlich ist dabei die Metapher vom Schweizer Taschenmesser.

Die Metapher vom Schweizer Taschenmesser

Therapeutin: Diese Fertigkeit hat ein anderes Ziel als alle anderen. Wenn wir das mit einem Schweizer Taschenmesser vergleichen, sind die Fertigkeiten, mit denen wir uns bisher beschäftigt haben, wie die Klingen, während diese wie der Korkenzieher ist. Sie dient einem Zweck, aber einem anderen.

Klient: Wie meinen Sie das?

Therapeutin: Nun, bei allen anderen Fertigkeiten ist es das Ziel, die Gedanken und Gefühle so sein zu lassen, wie sie sind. Das heißt, wir erkennen an, dass sie vorhanden sind, wir öffnen uns ihnen und geben ihnen Raum, wir lassen sie so kommen und gehen, wie sie wollen; wir versuchen nicht, sie zu kontrollieren. Bei Entspannungstechniken tun wir jedoch das Gegenteil; wir zielen aktiv darauf ab, Gefühle von Ruhe und Entspannung zu fördern. Daher muss man sich unbedingt klarmachen, dass das wahrscheinlich nur in Situationen funktioniert, die nicht zu herausfordernd, zu bedrohlich und zu stressig sind. In wirklich schwierigen, bedrohlichen und extrem stressigen Situationen wird es eher nicht funktionieren.

Anschließend führen wir Beispiele für beide Arten von Situation an. Dabei betonen wir noch einmal, dass Entspannungstechniken in herausfordernden, bedrohlichen und anspruchsvollen Situationen fast sicher versagen werden, weshalb man in solchen Fällen auf Ankerwerfen, Defusion, Akzeptanz und Selbstmitgefühl zurückgreifen sollte.

Wie steht es mit Ablenkung?

Ablenkung kann wie viele psychologische Begriffe auf verschiedene Weise verstanden werden, aber im Allgemeinen bezieht sie sich auf eine Kategorie von Verhaltensweisen, die der Erlebensvermeidung dienen. Das heißt, man lenkt die Aufmerksamkeit absichtlich von unerwünschten Kognitionen und Emotionen ab, um emotionales Leiden zu reduzieren.

Flexibel die Aufmerksamkeit zu verlagern, ist daher etwas anderes, als sich abzulenken. Zum Kontakt mit dem gegenwärtigen Augenblick gehört es, die Aufmerksamkeit flexibel zu verengen, zu erweitern, aufrechtzuhalten oder zu verlagern. Nur wenn die Aufmerksamkeit mit Erlebensvermeidung als Hauptziel verlagert wird, sprechen wir von Ablenkung.

Wird Ablenkung maßvoll, flexibel und angemessen angewendet, so kann sie hilfreich sein. Bekanntlich nutzen wir sie alle. Wird sie jedoch exzessiv, unflexibel und unangemessen eingesetzt, gilt das Gleiche wie für jede Form von Erlebensvermeidung – sie wird zu einem großen Problem. Überlegen Sie in diesem Zusammenhang einmal: Wie viel wertvolle Zeit haben Sie damit vergeudet, sich von Ihren Gefühlen abzulenken? Und was waren die Kosten, wenn Sie Ablenkung exzessiv oder unangemessen eingesetzt haben?

Wenn wir zuerst unsere Gefühle akzeptieren und dann etwas tun, was sinnvoll und wertebasiert ist (und worauf wir uns ganz einlassen), so ist das ein Beispiel für eine flexible Aufmerksamkeitsverlagerung. Im Allgemeinen wird das wesentlich befriedigender sein, als genau dasselbe ohne Akzeptanz zu tun, um uns von unerwünschten Gefühlen abzulenken. Das liegt an den paradoxen Wirkungen von Erlebensvermeidung. Versuchen wir beispielsweise, uns von unerwünschten Gedanken und Gefühlen abzulenken, ohne dass diese sich genügend vermindern (oder wenn sie vorübergehend verschwinden, dann jedoch wiederkehren), so empfinden wir wahrscheinlich Frustration und Enttäuschung nach dem Motto: »Ich fühle mich trotzdem überhaupt nicht besser!« Oder es fällt uns schwer, uns auf das, was wir tun, einzulassen, weil wir ständig unsere Gefühle dahingehend überprüfen, ob die Ablenkung funktioniert. Natürlich passiert das nicht immer, aber je intensiver der emotionale Schmerz ist, dem wir entkommen wollen, desto wahrscheinlicher tritt es ein.

Wenn Sie einer Person, mit der Sie gerade arbeiten, trotz alledem Ablenkungsfertigkeiten vermitteln wollen, können Sie das natürlich tun. Wird so etwas im Dienst von Werten (wie Selbstfürsorge) erlernt, fällt es unter die Rubrik »engagiertes Handeln«. Bevor Sie sich jedoch dafür entscheiden, sind drei Dinge in Betracht zu ziehen:

- Die vor Ihnen sitzende Person verfügt bereits über viele Methoden, sich abzulenken, und wie wir in Zusammenhang mit kreativer Hoffnungslosigkeit gesehen haben, werden damit auf lange Sicht nicht die erwünschten Ergebnisse erzielt. Daher besteht die echte Gefahr, wieder exakt das Gleiche zu vermitteln.
- Wenn geschickt und flexibel der Anker geworfen und akzeptanzbasierte Selbstberuhigung praktiziert wird, ist keine Ablenkung erforderlich, um mit emotionalem Leiden umzugehen. (Ich praktiziere nun schon seit beinahe zwanzig Jahren ACT und musste bisher noch keiner einzigen Person Ablenkungsfertigkeiten vermitteln.)
- Wie bei Entspannung besteht die Gefahr von Verwirrung und widersprüchlichen Botschaften. Wir müssen daher verdeutlichen, inwiefern Ablenkung sich von anderen Fertigkeiten wie Defusion, Akzeptanz und Anker werfen unterscheidet. Dabei ist wieder die Metapher vom Schweizer Taschenmesser von Nutzen.

→ BEGLEITMATERIAL: In Kapitel 23 von *Trauma-Focused ACT: The Extra Bits* finden Sie Handouts zu Selbstberuhigung und Schlafhygiene, außerdem Informationen zur Imagery Rehearsal Therapy bei Albträumen.

Kernpunkte

Viele Klientinnen und Klienten profitieren davon, Fertigkeiten zu Schlafhygiene, Selbstberuhigung und Entspannung zu erlernen. Ablenkung ist in der TFACT zwar nicht »verboten«, wird jedoch nur selten benötigt, falls überhaupt. Während wir Entspannung und Ablenkung vermitteln, müssen wir klar darstellen, auf welche Weise sich die betreffenden Techniken von Achtsamkeits- und Akzeptanzfertigkeiten unterscheiden, sonst kann es zu Verwirrung führen.

24
Mit Schamgefühlen umgehen

Vielen von uns hat man beigebracht, Scham würde demotivierend wirken, weil sie dazu führe, dass man sich verschließt und vermeidet, effektiv mit den eigenen Problemen umzugehen. Schuldgefühle hingegen seien motivierend, weil wir dadurch erkennen würden, dass wir falsch gehandelt haben, was uns dazu bringe, das wiedergutzumachen.

In der TFACT vertreten wir eine etwas andere Haltung. Aus dieser Perspektive ist keine Emotion von Natur aus »gut oder »schlecht«, »positiv« oder »negativ«. Probleme treten nicht wegen der Emotionen selbst auf, sondern weil wir auf diese unflexibel reagieren. Wenn eine Person, mit der wir arbeiten, also unflexibel auf Schuldgefühle reagiert, das heißt mit Fusion und Vermeidung, wird sie davon wahrscheinlich demotiviert und abgehalten, im Einklang mit ihren Werten zu leben. Hingegen können Schamgefühle eine kraftvolle, wirksame Motivation für eine lebensbereichernde Veränderung sein, sobald die Person gelernt hat, flexibel darauf zu reagieren. Das ist das Hauptthema dieses Kapitels.

Erste Schritte

Die fünfteilige Strategie *Wahrnehmen, Benennen, Normalisieren, Zweck, Praktikabilität* ist ein nützlicher Ausgangspunkt für den Umgang mit jeder schwierigen Emotion. Die ersten drei Punkte bedürfen auch in diesem Kontext keiner weiteren Erläuterung, weshalb wir uns hier auf Zweck und Praktikabilität beschränken.

Zweck

Wenn wir flexibel auf Schamgefühle reagieren, kann uns das dazu motivieren, sozialen Schaden wiedergutzumachen und Verhaltensweisen, die andere Menschen verprellen, aufzugeben. Außerdem kann es uns klarmachen, wie wichtig es ist, andere gut zu behandeln, zu einer Gruppe zu gehören und zu kommunizieren, dass man gescheitert oder unterlegen ist. Statt Schamgefühle also als etwas Feindliches zu betrachten, können wir in der Sitzung erforschen, wie sie der Person in der Vergangenheit geholfen haben. Oft waren sie zumindest in einigen der folgenden Punkte von Nutzen:

Verminderung von Feindseligkeit: Wenn andere Menschen merken, dass wir uns schämen, vermindert das oft ihren Grad an Feindseligkeit, Aggression, Kritik, Bestrafungswillen und Verurteilung.

Hervorrufen von Unterstützung oder Freundlichkeit: Wenn andere wissen, dass wir uns schämen, kann das bei ihnen Mitgefühl, Freundlichkeit, Unterstützung und Vergebung hervorrufen.

Vermeidung von Schmerz: Wenn wir uns schämen, vermeiden wir oft Menschen, Orte, Situationen, Ereignisse und Aktivitäten, die schwierige Gedanken, Gefühle und Erinnerungen auslösen, vor allem aus Angst vor negativer Bewertung, Ablehnung oder Bestrafung. Auf kurze Sicht helfen uns Schamgefühle also dabei, Schmerz zu entkommen oder zu vermeiden.

Praktikabilität

Wie bei jeder Emotion wollen wir erforschen:

- Was tut die Person üblicherweise, wenn Schamgefühle in ihr aufsteigen?
- Inwieweit ist das praktikabel im Hinblick auf das Leben, das sie führen will?

Wenn Schamgefühle auftauchen, reagieren Menschen in manchen Situationen mit Fusion und in anderen mit Vermeidung. Mit den kognitiven Aspekten von Scham – Ich bin ein schlechter Mensch, Ich bin wertlos, Ich verdiene es, bestraft zu werden – zu verschmelzen, führt im Allgemeinen zu sozialem Rückzug, Selbstbestrafung oder kritischem Grübeln über die eigenen Mängel und Schwächen.

Wird hingegen mit Erlebensvermeidung reagiert, kommen oft die üblichen Verdächtigen zum Zug, von Drogen und Alkohol bis zu Ablenkung und Selbstverletzung. Interessanterweise nutzen manche Personen Wut und Aggression, um Schamgefühle zu vermeiden. Das ist keine bewusste Strategie, wirkt jedoch sehr verstärkend, weil man sich dadurch stark und machtvoll fühlt, was eine rasche Flucht aus dem durch Scham hervorgerufenen Gefühl von Schwäche und Unzulänglichkeit ermöglicht.

Aufbau von Fertigkeiten

Üblicherweise vermitteln wir als erste Fertigkeit, den Anker zu werfen, was sofort dazu verhilft, sich aus dem Klammergriff der Scham zu lösen. Anschließend gehen wir zu anderen zentralen Fertigkeiten der ACT über, zu Defusion von harscher Selbstverurteilung, Akzeptanz von Körperempfindungen und Impulsen sowie zu dem idealen Mittel gegen Scham: Selbstmitgefühl.

Neben dem Aufbau von Fertigkeiten sind Psychoedukation und Beschäftigung mit den individuellen Werten von großer Bedeutung.

Psychoedukation

Defusion, Selbstakzeptanz und Selbstmitgefühl können gefördert werden, indem wir einen Blick auf die Geschichte der Betroffenen werfen. Haben Bezugspersonen oder jene, von denen sie missbraucht oder attackiert wurden, etwas gesagt, was Schamgefühle hervorgerufen hat wie »Du hast es ja verdient«, »Du bist eine Schlampe«, »Du bist selbst daran schuld«, »Du solltest dich dafür schämen«? Falls Missbrauch in der Kindheit durch eine Bezugsperson vorliegt, ist die folgende Psychoedukation erforderlich:

Therapeutin: Es ist ja so, dass ein Kind eine positive Einstellung zu seinen Bezugspersonen beibehalten muss, egal, was diese falsch machen, weil sie gewissermaßen sein Lebenserhaltungssystem darstellen. Natürlich denkt das Kind darüber nicht bewusst nach; es ist ein automatischer, unbewusster Selbstschutzmechanismus. Denn wenn das Kind bewusst verstehen würde, dass sein Lebenserhaltungssystem eine Quelle von Bedrohung und Gefahr ist, wäre das einfach zu furchterregend. Wenn es von Bezugspersonen also missbraucht oder vernachlässigt wird, macht seine Psyche es automatisch und unbewusst selbst dafür verantwortlich: Es ist meine Schuld. Dadurch wird das Kind von seiner Psyche vor einer zugleich erschreckenden und schmerzhaften Wirklichkeit geschützt.

Speziell bei sexuellem Missbrauch muss sich die Psychoedukation auch mit dem Thema Lust befassen. Manche Menschen sind zutiefst beschämt, weil sie während des Missbrauchs Lust empfunden haben oder sexuell erregt wurden. Das falsche Narrativ geht von Aussagen wie »Ich habe es genossen« oder »Ich muss es wohl gewollt haben« aus und führt zu Annahmen wie »Es war meine Schuld« oder »Ich bin nicht normal«. In manchen Fällen wird bei einem sexuellen Übergriff sogar ein Orgasmus erlebt, obwohl die Betroffenen Schmerzen, furchtbare Angst und Abscheu empfinden. Dann erklären wir, dass es sich dabei um unwillkürliche physiologische Reaktionen des Körpers handelt, die nichts mit Verlangen, Genuss oder damit zu tun haben, dass man »es will«.

Therapeutin: Unsere Sexualorgane sind so strukturiert, dass sie erregt werden oder Lustempfinden vermitteln, wenn sie auf bestimmte Weise stimuliert werden. Darüber haben wir keine Kontrolle. Lust zu empfinden oder erregt zu werden, heißt nicht, dass man etwas genießt oder will. Das liegt daran, dass der Körper so reagiert, wie er gebaut ist. Zum Beispiel sind manche Leute extrem kitzelig und hassen es, wenn sie gekitzelt werden, aber wenn man sie kitzelt, lachen sie trotzdem, obwohl es ihnen zuwider ist und sie inständig bitten, dass man aufhört. Ähnlich ist es mit Schwitzen; man kann nicht beeinflussen, wie stark der Körper schwitzt, das ist eine physiologische Reaktion, die man nicht unter Kontrolle hat. Daher bedeuten diese automatischen Reaktionen in keiner Weise, dass Sie es damals genossen, gewollt oder gar herbeigeführt haben.

Häufig kommt es außerdem vor, dass die Person während ihres traumatischen Erlebnisses »erstarrt« ist und sich jetzt schämt, weil sie sich nicht gewehrt oder die Flucht ergriffen hat. Sehr wirkungsvoll ist hier eine kurze Psychoedukation über die Erstarrungs- oder Unterwerfungsreaktion. Anschließend erklären wir: »Dass Sie darüber jetzt Bescheid wissen, wird Sie zwar nicht von Vorstellungen wie ›Es war meine Schuld‹ und ›Ich bin ein schlechter Mensch‹ befreien, denn die werden weiter auftauchen. Aber wenigstens kennen Sie jetzt die Fakten.« Anschließend können wir Narrative wie »Ich bin schlecht« oder »Es ist meine Schuld« als

»alte Programmierung« bezeichnen, um die Defusion davon zu erleichtern: »Da taucht mal wieder die alte Programmierung auf!«

Arbeit an Werten

Schamgefühle können sich auf etwas beziehen, was die Person erlitten hat, aber auch auf etwas, was sie anderen zugefügt hat. In beiden Fällen befinden sich direkt unter der Oberfläche normalerweise wichtige Werte, die wir durch behutsames Nachfragen schnell hervorlocken können. Zum Beispiel so:

Was sagt dieses Gefühl Ihnen darüber …

- was Ihnen zutiefst wichtig ist?
- wogegen Sie eintreten wollen?
- wofür Sie eintreten wollen?
- was Sie in Zukunft anders machen wollen?
- wie Sie im Idealfall mit sich und anderen Menschen umgehen wollen?
- womit Sie sich beschäftigen und was Sie konfrontieren müssen?

Alle solchen Fragen können zu einem ergiebigen Gespräch führen, bei dem Werte zum Vorschein kommen, die dann einen Ausgangspunkt für neue, effektive Handlungsweisen darstellen. Durch diese Prozesse können Schamgefühle zu einer kraftvollen Motivation für wertegeleitetes Verhalten werden. Das hat eine sehr aufbauende Wirkung, denn wir können die Vergangenheit zwar nicht ändern, aber aus ihr lernen, und die dadurch gewonnenen Erkenntnisse sind eine nützliche Ressource.

Emotionen zerknüllen

Wir beenden das Kapitel mit einer meiner Lieblingsübungen: Emotionen zerknüllen (aus Harris 2015a). Sie konzentriert sich zwar auf Schamgefühle, kann jedoch für jede schmerzhafte Emotion adaptiert werden, um Akzeptanz, Selbstmitgefühl und die Verbindung mit Werten zu fördern. Wie Ein Blatt Papier wegschieben ist sie allerdings nicht geeignet, wenn man Probleme mit Hals, Schultern oder Armen hat. In dem folgenden Protokoll zeigen drei Pünktchen jeweils eine Pause von drei bis fünf Sekunden an.

1. Schritt: Schreiben

Die Person identifiziert eine Scham auslösende Erinnerung, mit der sie sich beschäftigen will. Auf ein Blatt Papier im Format A4 schreibt sie dann einige Wörter (höchstens einen Satz), mit denen sie die Erinnerung zusammenfasst.

2. Schritt: Zerknüllen

Therapeut: Und jetzt zerknüllen Sie das da – die Erinnerung und alle Gedanken und Gefühle, die damit verbunden sind. Machen Sie es so klein wie irgend möglich. Zerknüllen Sie es richtig fest, nur keine halben Sachen ... Ja, genau so ... Nehmen Sie es jetzt zwischen die Handflächen und setzen Sie beide Arme und Hände ein, um es noch kleiner zu machen ... Drücken Sie so fest wie möglich ... immer weiter.

3. Schritt: Zusammenquetschen

Therapeut: Halten Sie den Druck aufrecht, quetschen Sie es zusammen ... so fest Sie können ... machen Sie es so klein, wie es nur geht ... und nehmen Sie wahr, wie das ist ... Wie ermüdend ist es? ... Wie sehr lenkt es Sie ab? ... Wie schwer ist es, dabei etwas zu tun, worauf es ankommt, oder sich darauf einzulassen, was Sie gerade tun? ... Wie viel Zeit und Energie haben Sie in Ihrem Leben schon damit verbracht, so etwas zu versuchen? … Ist das nicht erschöpfend? … Und da es im Gehirn keine Löschtaste gibt, keine Möglichkeit, das einfach verschwinden zu lassen, wären Sie wohl offen dafür, etwas anderes zu versuchen? … Das wären Sie? Prima!

4. Schritt: Es behutsam halten

Therapeut: Halten Sie es jetzt, als wäre es ein weinendes Baby, ein winselndes Hündchen oder die Hand eines geliebten Menschen, der tiefen Kummer spürt … Nehmen Sie den Unterschied wahr, der sich dadurch ergibt … Finden Sie es ein bisschen erleichternd? … Wirkt es weniger ablenkend, weniger erschöpfend? … Registrieren Sie, wie viel mehr Energie Sie jetzt haben, Dinge zu tun, die Ihnen etwas bedeuten …

5. Schritt: Was sagt es Ihnen?

Therapeut: Halten Sie es weiter so, und überlegen Sie: Was sagt es Ihnen über die Dinge, die Ihnen wichtig sind? … An welche Werte erinnert es Sie? … Und überlegen Sie auch … dass Sie zwar die Vergangenheit nicht ändern, aber die Zukunft beeinflussen können … Was wollen Sie also zukünftig in der Welt tun, um sie zu einem besseren Ort zu machen? … Um dazu beizutragen, dass so etwas, wie es Ihnen widerfahren ist, nie wieder passiert?

6. Schritt: Wertschätzen

Therapeut: Nehmen Sie wahr, dass diese Emotion Ihre Verbündete sein kann, wenn Sie so mit ihr umgehen … indem sie Sie an Ihre Werte erinnert … Sie dazu motiviert, sich wie die Person zu verhalten, die Sie sein wollen … Und obwohl sie höllisch wehtut, liefert sie Ihnen wertvolle Informationen … Diese Emotion entsteht, indem Kopf und Körper zusammenwirken, um auf Sie aufzupassen … Versuchen Sie also, ob Sie das nur einen Moment lang wertschätzen können, obwohl es wehtut.

7. Schritt: Zusammenquetschen, dann loslassen

Therapeut: Versuchen Sie jetzt nur ein paar Augenblicke, das Papier wieder zusammenzuquetschen ... Drücken Sie wieder fest zu, mit beiden Händen und Armen, so fest Sie irgend können ... Halten Sie den Druck aufrecht, mit voller Kraft, und nehmen Sie wahr, wie erschöpfend das ist ... Und jetzt halten Sie es wieder ganz sanft ... wie ein weinendes Baby, ein winselndes Hündchen oder die Hand eines geliebten Menschen, der Kummer hat ... Nehmen Sie den Unterschied wahr ... Umschließend Sie es behutsam mit den gewölbten Händen ... und stellen Sie sich vor, dass sich der Raum darum herum mit Wärme, Fürsorge und Freundlichkeit füllt.

8. Schritt: Selbstmitgefühl

Therapeut: Und erkunden Sie, ob Sie sich dieselbe Wärme, Fürsorge und Freundlichkeit senden können ... Stellen Sie sich das als eine Art Energie vor ... die aus Ihren gewölbten Händen strömt ... in die Arme und ins Herz hinein ... und von dort strömt sie nach oben und unten in den ganzen Körper ... Überall, wo Schmerz, Anspannung oder Taubheit sind, strömt diese warme, freundliche Energie hinein ... und lässt diese Bereiche weicher und lockerer werden.

(*Nun wird die Person dabei unterstützt, sich auf spezifische Bereiche zu konzentrieren, in denen Schmerzen, Spannung oder Taubheit spürbar sind, und damit so umzugehen wie in anderen Übungen zu Akzeptanz und Selbstmitgefühl – indem der Schmerz anerkannt und mit Freundlichkeit reagiert wird.*)

9. Schritt: Den Anker werfen und Nachbesprechung

Die Übung endet, indem eine Minute der Anker lang geworfen wird. Anschließend besprechen wir sie, wobei wir die Wirkung von Akzeptanz und Selbstmitgefühl erforschen und die vorhandenen Werte hervorlocken.

Kernpunkte

Die TFACT kann bei jeder schwierigen Emotion dazu genutzt werden, um diese von einem feindlichen in ein verbündetes Element zu verwandeln. In diesem Kapitel geht es zwar in erster Linie um Schamgefühle, doch dieselben Strategien sind auch auf Wut und Ärger, Traurigkeit, Angst, Beklommenheit, Schuldgefühle, Eifersucht und mehr anwendbar.

25
Moralische Verletzung

Wenn wir aus dem einen oder anderen Grund wiederholt erleben, wie unser moralisches Gewissen verletzt wird (zum Beispiel, wenn ein Soldat den Befehl erhält, auf Zivilisten zu schießen, wenn eine Angestellte hilflos systemische Schikane und Diskriminierung an ihrem Arbeitsplatz beobachtet, oder wenn ein junger Mann seine Freunde nicht davon abhalten kann, eine völlig unschuldige Person zu verprügeln), kann das erhebliche Auswirkungen auf die Psyche haben.

Moralische Verletzung bezieht sich auf den psychischen Schaden, den man erleidet, wenn man eine Handlung begeht, miterlebt oder nicht verhindern kann, die den eigenen moralischen Prinzipien zuwiderläuft. Zuerst beobachtet wurde sie beim amerikanischen Militär, als im Vietnamkrieg eingesetzte Soldaten mit traumatischen Symptomen heimkehrten, die nicht zur Diagnose PTBS passten. Statt Angst und Reizbarkeit wiesen sie starke emotionale Reaktionen von Scham und Schuld auf. Seither ist moralische Verletzung in ärztlichen, pflegerischen und schulischen Berufen beschrieben worden, aber auch in vielen anderen Bereichen. Sie kann jedoch auch durch traumatische Ereignisse entstehen, die nichts mit der beruflichen Situation zu tun haben, zum Beispiel wenn man es unterlässt, einen beobachteten sexuellen Übergriff anzuzeigen. In diesem Kapitel werden wir uns damit beschäftigen, wie die TFACT die Wirkung von moralischer Verletzung lindern kann.

Schmerz versus Verletzung

In vielen Veröffentlichungen zur moralischen Verletzung werden die verwendeten Begriffe etwas unscharf definiert. Der Klarheit halber sind hier einige mit dem ACT-Jargon übereinstimmende Definitionen aufgeführt:

Werte: erwünschte Verhaltenseigenschaften (ohne irgendeine Beurteilung als »richtig« oder »falsch«).

Moral: Prinzipien oder Maßstäbe für »richtiges« und »falsches« beziehungsweise »gutes« und »schlechtes« Verhalten.

Moralische Werte: Werte, die von der eigenen Gesellschaft oder Gemeinschaft als richtig und gut beurteilt werden, auch als Tugenden bezeichnet. Zum Beispiel gelten in vielen Gesellschaften und Gemeinschaften Werte wie Ehrlichkeit, Fairness, Respekt, Freundlichkeit und Integrität als »richtig«, »gut« und »tugendhaft«.

Moralischer Schmerz: Schmerzhafte Kognitionen und Emotionen (vor allem Scham- und Schuldgefühle), die entstehen, wenn die eigenen moralischen Prinzipien verletzt werden.

Moralische Verletzung: Psychischer, spiritueller oder sozialer Schaden, der durch eine unflexible Reaktion auf moralischen Schmerz entsteht.

Eine normale Reaktion

Moralischer Schmerz ist eine normale, natürliche Reaktion darauf, dass die eigenen moralischen Werte verletzt werden. Wir haben alle schon erlebt, welchen Stress und welche Beklemmung ein moralisches Dilemma hervorrufen kann: »Was ist jetzt das Richtige?« Und wir kennen alle die angstvollen Gefühle, die sich melden, wenn wir nicht das »Richtige« tun.

Wenn wir gegen unsere eigenen moralischen Maßstäbe verstoßen, empfinden wir Schuld, Scham oder Bedauern.

Zudem haben wir in der therapeutischen Rolle alle schon moralischen Schmerz verspürt, wenn wir wussten, dass unser Gegenüber ein Opfer von Ungerechtigkeit war, vom »System« missbraucht oder von anderen Menschen schlecht behandelt wurde, wir jedoch aus dem einen oder anderen Grund nicht eingreifen konnten.

Je nachdem, was vorgefallen ist und welche moralischen Prinzipien verletzt wurden, sind eine ganze Reihe an schmerzhaften Emotionen zu erwarten, darunter Wut, Traurigkeit, Schuld, Scham, Kummer, Bedauern, Furcht, Angst, ja selbst Ekel oder Verachtung. Entsprechend tauchen wahrscheinlich auch quälende Gedanken auf; dabei geht es im Allgemeinen um Themen wie Ungerechtigkeit, Verrat, Unfairness, Vorwürfe, Selbstkritik und Kritik an anderen sowie um Fragen von richtig oder falsch. Solche schmerzhaften Emotionen und Kognitionen sind normale, berechtigte Reaktionen, die Akzeptanz, Defusion und Selbstmitgefühl erfordern. Wenn wir flexibel darauf reagieren, entsteht keine moralische Verletzung. Diese tritt nur auf, wenn wir unflexibel auf unseren Schmerz reagieren, das heißt mit Fusion, Erlebensvermeidung und unpraktikablem Handeln.

Formen von moralischer Verletzung

Wie jede andere traumatische Störung kann moralische Verletzung in mannigfaltiger Form auftreten, von Depression und Suizidalität bis hin zu zwischenmenschlichen Problemen und Substanzmissbrauch. Insbesondere stoßen wir oft auf:

- Verlust von Vertrauen zu sich selbst und anderen
- Verlust von Glauben/Überzeugungen (besonders in religiöser Hinsicht)
- Verlust von Sinn oder Zweck im Leben

- Fatalismus und Nihilismus
- eine spirituelle/existenzielle Krise
- Zweifel, Verwirrung und Hinterfragen hinsichtlich moralischer Maßstäbe
- Komplizierte Trauer
- Verbitterung und Schuldzuweisung
- Verlust von Fürsorglichkeit
- das Gefühl, von der Vergangenheit »verfolgt« zu werden
- das Gefühl, betrogen worden zu sein
- Schwierigkeiten, anderen zu vergeben
- Selbstverurteilung

Durch ihre existenziellen und humanistischen Grundlagen ist die TFACT gut zum Umgang mit all diesen Themen geeignet.

Wie TFACT bei moralischer Verletzung helfen kann

Unsere Arbeit mit moralischer Verletzung beginnt erwartungsgemäß damit, die emotionalen und kognitiven Reaktionen der Person – vor allem die meistens vorherrschenden Scham- und Schuldgefühle – ausgiebig zu normalisieren und zu validieren. Es folgt die Vermittlung von Defusion, Akzeptanz und Selbstmitgefühl.

Oft wird exzessiv über viele der genannten Themen nachgegrübelt: So etwas sollte einfach nicht passieren! So sollte die Welt nicht sein! Warum stoßen guten Menschen schlimme Dinge zu? Wie kann Gott das zulassen?

Wie konnte ich mich nur so verhalten? Warum habe ich nicht den Mund aufgemacht oder etwas getan? Was sagt das über mich aus? Wenn wir mit Defusion beginnen, können wir daher etwas sagen wie:

Therapeutin: Der menschliche Geist ist wie eine sinnproduzierende Maschine. Er versucht, in allem Sinn zu finden und alles zu erklären, damit wir einem eindeutigen Weg folgen können. Wenn ihm das jedoch nicht gelingt, spielt er ein bisschen verrückt; er dreht sich ständig im Kreis, während er versucht, alle Puzzleteile zusammenzufügen und alles am richtigen Ort unterzubringen. Das Problem ist, dass das Leben oft unordentlich, verwirrend, chaotisch ist. Schlimme Dinge geschehen, Dinge, die wir nie erwartet hätten. Auch guten Menschen können schlimme Dinge zustoßen, und gute Menschen können schlimme Dinge tun. Man kann etwas Schlimmes tun und damit davonkommen, und man kann etwas Gutes tun und dafür leiden. Unser Kopf – unser Verstand – kommt damit nur schwer zurecht, denn das passt einfach nicht dazu, wie wir uns die Welt wünschen. Es gefällt der sinnproduzierenden Maschine nicht, weshalb sie sich immer weiter im Kreis dreht.

Anschließend können wir der Person helfen, ihre Grübeleien zu unterbrechen; besprochen haben wir die einschlägigen Methoden in Kapitel 11. Da wir die vorhandenen Gedanken jedoch nicht abtun oder ignorieren wollen, erkunden wir sie wie folgt.

Festgefahren, nicht gebrochen

Die Menschen, die zu uns kommen, denken oft, ihr Moralempfinden sei irreparabel beschädigt. Der klassische ACT-Spruch, jemand sei »festgefahren, aber nicht gebrochen«, ist hier besonders relevant.

Therapeutin: Ihr moralischer Kompass ist nicht zerbrochen. Die Tatsache, dass Sie so sehr leiden, sagt mir, dass er noch vorhanden ist und funktioniert. Sonst würden Sie nicht diesen ganzen Schmerz empfinden; was da passiert ist, wäre Ihnen egal. Es ist nur so, dass Sie sich in all diese Gedanken und Gefühle verstricken, und die wirken wie Scheuklappen, sodass Sie den Kompass nicht sehen können. Wenn Sie sich aber aus der Verstrickung lösen, verschwinden die Scheuklappen und Sie sehen den Kompass wieder.

Klient: Meinen Sie?

Therapeutin: Tja, das könnten wir mit einem kleinen Experiment herausbekommen. Wären Sie bereit, gleich jetzt eine Übung zu machen, um festzustellen, ob Sie die Scheuklappen entfernen und Ihren Kompass dadurch wieder erkennen können?

Anschließend bietet sich eine Übung zur Klärung von Werten an. Zum Beispiel können wir der Person helfen, Kontakt zu ihrem emotionalen Schmerz aufzunehmen, und dann erforschen: »Was sagt dieser Schmerz darüber aus, was Ihnen wirklich wichtig ist? Inwiefern erinnert er Sie an das, wofür und wogegen Sie stehen wollen?« Dabei gehen wir ganz ähnlich vor wie bei der Übung Emotionen zerknüllen aus Kapitel 24.

Trauer, Vergebung und Mitgefühl für andere

Wie bei vielen anderen traumabezogenen Phänomenen bestehen bei moralischer Verletzung oft Probleme mit Schuldgefühlen, Verbitterung, Groll und komplizierter Trauer. In solchen Fällen helfen wir der Person, auf gesunde Weise zu trauern, Vergebung zu praktizieren sowie Mitgefühl für sich und für andere zu entwickeln (mehr dazu in Kapitel 31).

Sinn und Kontrollüberzeugung

Im Kern geht es bei der Auseinandersetzung, die die Person mit ihrer moralischen Verletzung führt, oft um existenzielle Themen. Die beiden Aussagen, mit denen in diesem Zusammenhang am häufigsten gerungen wird, lauten:

- Angesichts der Weite von Zeit und Raum sind wir klein, unbedeutend und machtlos.
- Das Leben ist von Natur aus sinnlos.

Indem wir auf Werte zu sprechen kommen, beschäftigen wir uns mit beiden Aussagen. Zum einen verleihen wir unserem Leben Sinn, indem wir uns mit unseren Werten verbinden und im Einklang mit ihnen handeln. Und das Mittel gegen Bedeutungslosigkeit und Machtlosigkeit ist engagiertes Handeln in dem Bereich, über den wir Kontrolle haben. Wir konzentrieren uns auf das, was wir tun können, was wir beeinflussen können, was wir durch wertegeleitetes Handeln beitragen können. Die Vergangenheit können wir nicht ändern, aber wir können zu dem Leben in der Gegenwart beitragen und unsere Rolle dabei spielen, die Welt zu einem besseren Ort zu machen. Und wenn wir selbst einen Fehler gemacht haben, können wir das ebenfalls nicht ändern, aber wir können dafür Abbitte leisten und ihn wiedergutmachen. Wie? Indem wir unsere moralischen Werte ins Spiel bringen – in unseren Beziehungen, unserem Beruf und anderen Bereichen, die etwas bedeuten.

Religion und Spiritualität

Zusätzlich zur Therapie finden viele Betroffene es nützlich, mit Geistlichen zu sprechen oder sich mit religiösen oder spirituellen Texten zu beschäftigen, von denen sie früher inspiriert wurden. Andere hingegen wenden sich von ihrer religiösen oder spirituellen Weltanschauung ab, was ebenfalls eine völlig berechtigte Reaktion darstellt.

Auf jeden Fall ist es oft nützlich, sich mit den religiösen, philosophischen und spirituellen Überzeugungen zu beschäftigen, sofern sie für die in diesem Kapitel behandelten Themen von Bedeutung sind. Dabei sollten wir eine flexible Perspektive zu diesen Überzeugungen fördern: Helfen sie der Person dabei, mit dem Geschehenen zurechtzukommen, zu heilen und zu wachsen – oder bewirken sie das Gegenteil? Wenn Letzteres zutrifft, erforschen wir die Unterschiede zwischen »Regeln« und »Werten« und helfen der Person dann dabei, die drei Strategien zur Defusion von starren Regeln aus Kapitel 11 anzuwenden.

Kernpunkte

Moralischer Schmerz ist eine normale Reaktion, wenn die eigenen moralischen Prinzipien verletzt werden. Wird darauf unflexibel reagiert – mit Fusion, Vermeidung und unpraktikablem Handeln –, entsteht eine moralische Verletzung. Als existenzielle, humanistische Therapieform ist die TFACT gut geeignet, mit allen Aspekten von moralischer Verletzung umzugehen, darunter die existenziellen Fragen, die oft zutage treten.

26
Suizidalität

Suizidalität bedeutet, über einen Suizid nachzudenken, ihn zu planen, ihn anzudrohen oder zu versuchen. Für uns in der therapeutischen Rolle stellt er eine große Herausforderung dar. Aus Platzgründen kann ich dieses komplexe Thema lediglich kurz ansprechen. Wenn Sie mehr darüber erfahren wollen, empfehle ich die Lektüre des Clinical Manual for Assessment and Treatment of Suicidal Patients von Chiles, Strosahl und Roberts (2018). In diesem schmalen, aber ausgezeichneten Fachbuch, an das sich dieses Kapitel anlehnt, sprechen die Autoren von drei selbsteinschränkenden Perspektiven, mit der die Betroffenen ihren Schmerz betrachten:

Unerträglich: Ich kann diesen Schmerz nicht länger ertragen.

Unaufhörlich: Der Schmerz ist immer vorhanden und wird niemals enden.

Unentrinnbar: Alles, was mir kurzfristig Erleichterung von meinem Schmerz verschafft, führt auf längere Sicht nur zu weiteren Problemen oder macht mein Leben noch schlimmer.

Aus der Perspektive dieser drei Punkte erscheint das Leben unerträglich, und wenn die Betroffenen nicht in der Lage sind, wirksame Lösungen zur Linderung ihres Leidens zu finden, bietet der Suizid einen Ausweg.

Daher finden wir unterhalb der Suizidalität meist eine wirkstarke Kombination aus kognitiver Fusion, Erlebensvermeidung und ineffektivem Problemlösen.

Risikoeinschätzung

Wer therapeutisch mit Trauma arbeitet, sollte unbedingt wissen, wie eine Risikoeinschätzung durchgeführt wird. Dieses Thema würde den Rahmen sprengen; wenn es Ihnen hier also an Fertigkeiten oder Wissen mangelt, empfehle ich zuerst den Aufsatz »Scientizing and Routinizing the Assessment of Suicidality in Outpatient Practice« von Joiner u. a. (1999). Die Autoren schlagen eine Risikoeinschätzung auf der Basis dieser sieben Bereiche vor: früheres suizidales Verhalten, die aktuellen suizidalen Symptome, aktuelle Stressfaktoren, allgemeine Symptomatik (darunter eine verzweifelte oder hoffnungslose Stimmung), Impulsivität und mangelnde Selbstkontrolle, verschiedene andere Prädispositionen, Schutzfaktoren. Falls die Person, die Sie behandeln, ein signifikantes Suizidrisiko aufweist, sollten Sie die Richtlinien Ihres Berufsverbands und Ihrer Beschäftigungsstelle befolgen. Zusätzlich zu diesen Richtlinien (aber nicht an deren Stelle) soll Ihnen dieses Kapitel einige Ideen dafür vermitteln, wie die TFACT in solchen Fällen angewendet werden kann.

Strategien zum Umgang mit Suizidalität

Suizidales Verhalten hat multifaktorielle Ursprünge, und sämtliche Kernprozesse der ACT sind relevant und geeignet, es abzumindern. Als gute erste Maßnahme kann der Anker geworfen werden. Hilfreich sind wahrscheinlich zudem vier weitere Strategien:

- Defusion von Hoffnungslosigkeit und suizidalen Gedanken
- Werte nutzen, um Gründe zu finden, weiterzuleben
- Akzeptanz und Selbstmitgefühl praktizieren, um mit dem vorhandenen Schmerz umzugehen
- Engagiert und mit einer Betonung auf Problemlösung handeln

Defusion von Hoffnungslosigkeit und suizidalen Gedanken

Damit die Person sich von Hoffnungslosigkeit und Suizidgedanken löst, vermitteln wir wie üblich die Strategie Wahrnehmen, Benennen, Normalisieren, Zweck, Praktikabilität.

WAHRNEHMEN, BENENNEN, NORMALISIEREN

Wenn wir wahrnehmen und benennen, können wir von »suizidalen Gedanken«, »problemlösendem Denken« oder davon sprechen, dass »der Kopf versucht herauszufinden, wie er dem Schmerz ein Ende bereiten kann«. Wir können die Person aber auch anregen, eigene Benennungen zu finden wie etwa »Todesgedanken« oder »das Thema, mich umzubringen«. Zum Zweck der Normalisierung ist es nützlich, die Statistik zu Suizidalität (Chiles u. a. 2018) anzuführen:

Therapeutin: Wie die Forschung zeigt, hat jeder zweite Mensch irgendwann im Leben konkret suizidale Gedanken, und zwar zwei Wochen lang oder länger. Denken Sie bitte einen Moment über diese Statistik nach – das ist eine von zwei Personen, eine von zweien in Ihrem Freundeskreis und Ihrer Familie, einer von zwei Menschen auf der Straße und an Ihrer Arbeitsstelle, vom Personal in dem Supermarkt, wo Sie einkaufen gehen …

ZWECK

Als Nächstes betrachten wir den Zweck der vorhandenen Suizidgedanken; es handelt sich um eine Form von Problemlösen. Daher lautet unsere Frage etwa: »Welches Problem ist so schmerzhaft, dass Sie sich umbringen wollen, um es zu lösen?« Egal, was genannt wird, können wir erwidern: »Das ist ein Problem, das unglaublich wehtut. Daher versucht Ihr Kopf, es zu lösen und den Schmerz zu unterbinden. Und eine mögliche Lösung ist Suizid.«

Anders gesagt, erkennen wir an, dass Suizidalität eine verständliche Reaktion auf die drei anfangs genannten Perspektiven ist. Überlegen Sie bitte kurz: Wenn Sie sehr leiden und Ihren Schmerz als wahrhaft unerträglich, unaufhörlich und unentrinnbar empfinden würden, würden Sie dann wohl daran denken, sich zu töten? Wenn nicht, befinden Sie sich in der Minderheit; die meisten Menschen würden das zumindest in Betracht ziehen. Und in dem Moment, in dem man denkt Ich könnte mich umbringen, dann hätte dieser ganze Schmerz ein Ende, empfindet man normalerweise sofort eine Art Erleichterung. Dazu hat Friedrich Nietzsche bemerkt: »Der Gedanke an den Selbstmord ist ein starkes Trostmittel: mit ihm kommt man gut über manche böse Nacht hinweg.«

In diesem Sinne können wir erklären: »Jetzt im Moment kommt Ihr Leid Ihnen unerträglich, unaufhörlich und unentrinnbar vor, und da würden praktisch alle an Ihrer Stelle Suizidgedanken haben. Der Kopf ist eben eine Problemlösemaschine, und jedes Mal, wenn er solche Gedanken erzeugt, erfüllt er seine Aufgabe – er versucht, Ihre Probleme zu lösen und Sie vor Schmerz zu retten.« Ausgesprochen hilfreich ist diese Umdeutung nicht zuletzt für Personen, die sich wegen ihrer suizidalen Gedanken mit Schuldgefühlen und Ängsten quälen (»Warum habe ich nur solche Gedanken?«, »Das ist gegen den Willen Gottes«, »Das bedeutet, dass ich meine Kinder nicht liebe«); sie ermöglicht Akzeptanz, Defusion und Selbstmitgefühl.

Neben Erlebensvermeidung wird Suizidalität oft durch weitere Faktoren verstärkt. Darauf eingehen können wir so: »Ich überlege gerade … meinen Sie, Ihr Kopf versucht vielleicht auch noch auf andere Weise, Ihnen zu helfen?«

Bei einer von Mitgefühl geleiteten Erkundung kommen häufig Verstärker zum Vorschein wie:

- Offenes Vermeidungsverhalten (wie etwa Flucht aus schwierigen Situationen)
- Vermindertes Verantwortungsgefühl (wodurch weniger von der Person erwartet wird)
- Suche nach Aufmerksamkeit, Fürsorge, Unterstützung, Hilfe oder Vergebung durch andere
- Ablenkung von anderen quälenden Problemen
- Andere Personen (wie etwa pflegende Angehörige) werden bestraft, verletzt, oder man rächt sich an ihnen
- Man will verhindern, verlassen zu werden (zum Beispiel von Partnerin oder Partner)
- Flucht vor oder Verminderung von Bestrafung
- Zugehörigkeit zu einer Gruppe
- Identifikation mit einem Idol

Sobald solche Verstärker erkennbar geworden sind, bestätigen wir sie: »Auch hier versucht Ihr Kopf wieder, diese Dinge zu tun/zu bekommen/zu vermeiden.«

PRAKTIKABILITÄT

Nachdem die gefundenen Verstärker validiert wurden, wird in einem letzten Schritt erkundet, wie praktikabel die Verhaltensweisen sind:

Therapeut: Wenn Ihr Kopf also mit dem Thema »Ich will mich umbringen« anfängt, hat es kurzfristig einen echten Nutzen, diesen Gedanken zu folgen und sich von ihnen leiten zu lassen. Aber wie funktioniert das auf lange Sicht, wenn es darum geht, was Sie wirklich mit Ihrem Leben anfangen wollen, zum Beispiel um A und B und C?

Die Buchstaben A, B und C stehen für die Werte und die wertebasierten Ziele der Person. Wenn wir noch nicht über die entsprechenden Informationen verfügen, können wir die allgemeine Formulierung »ein besseres Leben aufbauen« verwenden, um anschließend die Werte zu klären, wie nachfolgend dargestellt.

Strategien auswählen

Der nächste Schritt besteht darin, eine oder mehrere der besprochenen Defusionsstrategien einzusetzen. Besonders nützlich bei Suizidgedanken sind die in Kapitel 11 erläuterten Methoden zur Unterbrechung von Grübeln und Sich-Sorgen.

Mithilfe von Werten Gründe finden weiterzuleben

Werte können dabei helfen, Gründe fürs Weiterleben zu finden, obgleich das Leben unerträglich scheint. Ein guter Anfang ist die Frage: »Was hat Sie bisher denn davon abgehalten, sich umzubringen?« Oft wird dann eine geliebte Katze oder ein Hund genannt, die eigenen Kinder, die Eltern, Partnerin oder Partner. Dann können wir die betreffenden Beziehungen erkunden und dabei die vorhandenen Werte hervorlocken. Drei Beispiele:

Therapeutin: Was hat Sie bisher denn davon abgehalten, sich umzubringen?

Klientin: Meine Hündin Mira.

Therapeutin: Mira?

Klientin: Ja. Sie ist die Einzige, die mich lieb hat.

Therapeutin: Was für eine Rasse ist das?

Klientin: Ein Dobermann.

Therapeutin: Haben Sie ein Foto von ihr dabei?

Klientin: Ja. Bitte sehr (*zeigt das Bild auf ihrem Handy*).

Therapeutin: Die ist aber schön. Wie alt ist sie?

Klientin: Erst drei.

Therapeutin: Obwohl Sie so sehr leiden, bleiben Sie also am Leben, weil Mira Ihnen wichtig ist. Was tun Sie denn am liebsten mit ihr? (*Damit leitet die Therapeutin zur Übung »Ein schöner Moment« aus Kapitel 15 über.*)

Therapeut: Was hat Sie denn bisher davon abzuhalten, sich umzubringen?

Klientin: Dass ich das meinen Kindern nicht zumuten will.

Therapeut: Warum nicht?

Klientin: Weil es sie total durcheinanderbringen würde.

Therapeut: Obwohl Sie also so sehr leiden, bleiben Sie am Leben, weil Ihnen Ihre Kinder etwas bedeuten?

Therapeut: Was hat Sie denn bisher davon abgehalten, sich umzubringen?

Klient: Dass ich so ein Versager bin. Wahrscheinlich würde ich das auch noch vermasseln.

Therapeut: Was würde denn passieren?

Klient: Ich würde wohl im Rollstuhl landen oder so.

Therapeut: Das heißt, Ihr Leben wäre noch schlimmer, als es jetzt ist?

Klient: Genau.

Therapeut: Merken Sie es? Trotz all dem Leiden ist irgendwo in Ihnen drin ein Teil, der auf Sie aufpasst und versucht, Sie zu beschützen – und weil Sie diesem Teil etwas bedeuten, will er verhindern, dass Ihr Leben noch schlimmer wird, als es jetzt schon ist.

Von hier aus können wir zu anderen Strategien zur Klärung von Werten übergehen. Die Werte und wertebasierten Ziele, die dabei ans Tageslicht kommen, werden dann zugleich zu Gründen weiterzuleben und zu Hilfsmitteln für die Defusion: »Da ist also ein fürsorglicher Teil von Ihnen, dem Dinge wie D und E und F wirklich wichtig sind, und da ist ein immer wieder auftauchender Teil mit dem Thema ›Ich will mich umbringen‹. Weshalb Sie eine Entscheidung treffen müssen: Wenn Sie ein besseres Leben aufbauen wollen, von welchem dieser beiden Teile wollen Sie sich dann leiten lassen?«

Akzeptanz und Selbstmitgefühl zum Umgang mit Schmerz

Wer suizidal ist, leidet gewaltig. Daher ist es eine unserer obersten Prioritäten, solchen Personen zu vermitteln, wie sie Raum für ihren Schmerz schaffen, mit Freundlichkeit darauf reagieren und sich beruhigen und trösten können. Das lindert ihr Leiden und schwächt die Erlebensvermeidung, die sich immer im Kern von Suizidalität befindet. Manche werden natürlich Widerstand dagegen leisten, vor allem, wenn sie mit Regeln wie »Ich verdiene es nicht zu leben«, »Ich verdiene keine Freundlichkeit« und »Ich habe es verdient zu leiden« verschmolzen sind. Damit gehen wir um, wie in Kapitel 14 dargestellt.

Engagiertes Handeln mit einem Schwerpunkt auf Problemlösung

Bei Suizidalität mangelt es der Person meist an Problemlösungsfertigkeiten, oder diese werden nicht angewandt. Wie in Kapitel 16 erwähnt, helfen wir dann entweder dabei, die entsprechenden Fertigkeiten zu erwerben oder – wenn diese bereits vorhanden sind – sie wirksamer anzuwenden. Dazu können wir erklären: »Eigentlich ist Ihr Kopf eine wahre

Problemlösungsmaschine. Aber momentan ist er so von Ihrem ganzen Schmerz und Leiden überwältigt, dass er immer wieder auf dieselbe Lösung zurückkommt – sich umzubringen, um dem Leiden ein Ende zu bereiten. Damit Sie das überwinden und anfangen können, ein besseres Leben aufzubauen (obwohl Ihr Kopf behauptet, das sei unmöglich), müssen wir Ihre Fähigkeit zur Problemlösung stärken. Dann werden Sie Lösungen finden, die Ihnen helfen, Ihr Leben zu verbessern, statt es zu beenden. Können wir damit gleich jetzt beginnen?«

Chronische Suizidalität und Rückfälle

Damit chronisch suizidale Personen Zugang zu engagiertem Handeln finden, ist es zusätzlich zu den genannten Punkten im Allgemeinen nötig, mit ihnen kontinuierlich die folgenden Fertigkeiten zu üben:

- Soziale Unterstützung suchen
- Selbstfürsorge
- Krisenbewältigung
- Impulskontrolle
- Interpersonelle Effektivität (zum Beispiel hinsichtlich Selbstbehauptung, Kommunikation, Verhandeln, Konfliktlösung)

Unerlässlich sind ferner Rückfallkonzepte; mehr dazu in Kapitel 32.

Kernpunkte

Solange die Person ihr Leiden als unerträglich, unaufhörlich und unentrinnbar empfindet, wird die Suizidalität wahrscheinlich weiterbestehen. Wir legen die TFACT jedoch nicht gewissermaßen auf Eis, bis dieser Zustand nachlässt. Vielmehr wird suizidales Verhalten zum zentralen Fokus, auf den wir sämtliche Kernprozesse der ACT anwenden.

27

Den Schatz finden

Bei allen Achtsamkeitstechniken geht es im Kern um den Prozess, den man in der ACT als »Kontakt zum gegenwärtigen Moment aufnehmen« bezeichnet. In den bisher beschriebenen Sitzungsprotokollen habe ich ihn als Methode herausgestellt, Leiden zu verringern – zum Beispiel durch Ankerwerfen und den achtsamen Bodyscan. Er kann jedoch auch genutzt werden, um Freude und Erfüllung im Leben zu fördern, indem bedeutsame und angenehme Augenblicke achtsam wahrgenommen und wertgeschätzt werden. Schließlich gibt es selbst inmitten von großem Leiden Zeiten, in denen uns das Leben schenkt, was wir uns wünschen. Allzu oft versäumen wir jedoch die potenzielle Freude und Zufriedenheit über solche Erlebnisse; da wir in unseren Gedanken verloren sind, nehmen wir sie nicht wahr, oder wir halten sie für selbstverständlich, weil wir wie auf Autopilot durchs Leben gehen.

Achtsame Wertschätzung

Wenn wir die achtsame Wertschatzung zu früh in der Therapie einführen, kann das leicht fehlschlagen oder Verstimmung hervorrufen, und zwar aus zwei guten Gründen. Erstens ist es schwer, überhaupt etwas wertzuschätzen, wenn man emotional betäubt oder zu stark mit dem eigenen

Leiden verschmolzen ist. Zweitens kann es den Eindruck erwecken, dass wir nur Sprüche aus dem positiven Denken verwenden wie »Sei dankbar für das, was du hast«, »Alles ist schwer, bevor es leicht wird« und »Halt inne und riech an den Rosen«.

Ein weiteres Problem tritt auf, wenn die Person noch mit dem Wunsch nach Emotionskontrolle verschmolzen ist, das heißt, wenn sie sich nach Kräften bemüht, unerwünschte Gefühle zu vermeiden, und sich nach angenehmen Gefühlen sehnt oder sich daran klammert – alles im Dienste ihres primären Ziels, sich »gut zu fühlen«. Die neuen Fertigkeiten würde sie dann wahrscheinlich ebenfalls zu diesem Zweck nutzen und sich bald beklagen, sie würden nicht funktionieren. Wenn die Person also klagt, sie würde sich betäubt, leer oder ständig niedergeschlagen fühlen, ist es nicht ratsam, zu früh mit Übungen zur achtsamen Wertschätzung zu beginnen. Im Allgemeinen müssen wir dann erst an Akzeptanz, Selbstmitgefühl und Achtsamkeit für den Körper arbeiten.

Später in der Therapie, wenn die Person nach ihren Werten lebt, ihren Gefühlen bereitwillig Raum gibt und freundlich mit sich umgeht, ist die Lage anders. Dann können wir achtsame Wertschätzung so einführen:

Therapeut: Inzwischen haben Sie viel daran gearbeitet, sich von schwierigen Gedanken zu lösen, Raum für schmerzhafte Gefühle zu schaffen, freundlich mit sich umzugehen, nach Ihren Werten zu leben, den Anker zu werfen und so weiter … und ich glaube, es ist jetzt vielleicht an der Zeit, dass wir uns mit etwas beschäftigen, was ein bisschen anders ist.

Klientin: Womit denn?

Therapeut: Nun, in Ihrem Leben gibt es so viel Schmerz und Leid, so viele Probleme und Schwierigkeiten. Aber inmitten dieses ganzen Leids entstehen oft kleine, kostbare Momente, die Sie würdigen können. Die meisten von uns merken nicht einmal, dass so etwas vorhanden ist, weil wir wie auf Autopilot sind, weil wir uns in unseren Gedanken verlieren oder mit unseren Gefühlen kämpfen. Deshalb können wir eine bestimmte Technik nützen, um solche Schätze zu entdecken und sie zu genießen – denn wenn wir das tun, ist es ein echter Gewinn für unser Leben.

Klientin: Ich weiß nicht recht, was Sie meinen.

Therapeut: Tja, zum Beispiel – Sie haben erzählt, dass Ihre Schwester Sie oft unterstützt hat. Gab es mal einen Moment, wo Sie ganz stark gespürt haben, dass sie für Sie da war?

Klientin: Ja, bei der Trauerfeier. Da hab ich geheult wie ein Schlosshund. Und sie (*bekommt feuchte Augen*) ... sie hat mich in die Arme genommen ... hat mich schier ewig festgehalten, während ich geweint und geweint hab, und sie hat mich umarmt und mir den Rücken gestreichelt. (*An ihren Wangen laufen Tränen herab, ihr Gesichtsausdruck ist weich und warm.*)

Therapeut: Also haben Sie da ihre Liebe richtig gespürt ... und ihre Freundlichkeit? (*Klientin nickt.*) Genau das habe ich vorher gemeint – Augenblicke, in denen inmitten des ganzen Leidens etwas geschieht, was wir wertschätzen können.

Klientin: Na ja ... so was kommt nicht gerade oft vor.

Therapeut: Klar, das kann gut sein, aber ich frage mich, ob Sie heute vielleicht offen für ein paar kurze Übungen sind. Es geht darum, einige Dinge in Ihrem Leben zu entdecken, die Sie für selbstverständlich oder nicht sonderlich befriedigend halten, und dann festzustellen, was passiert, wenn Sie sich auf solche Erlebnisse einstellen und sie aktiv würdigen.

Klientin: Na gut. Ich will's versuchen.

Wichtig ist hier, dass der Therapeut in keiner Weise suggeriert, es gehe darum, den vorhandenen Schmerz loszuwerden oder sich davon abzulenken. Das Ziel ist vielmehr, kostbare Momente »inmitten dieses ganzen Leids« zu würdigen, weil diese »ein echter Gewinn für unser Leben« sind. In manchen Fällen müssen wir das deutlicher formulieren: »Das ist keine Methode, Ihre Gefühle zu kontrollieren; es geht darum, mehr Zufriedenheit im Leben zu finden, indem Sie Aspekte wertschätzen, die Ihnen normalerweise entgehen.«

Erklären müssen wir außerdem:

Therapeut: Die meisten Leute stellen fest: Je mehr sie in ihren Gedanken und Gefühlen verfangen sind, desto schwerer fällt es ihnen, die einfachen Freuden des Lebens zu genießen, wie Essen, Trinken, mit Freundinnen und Freunden Zeit zu verbringen. Haben Sie das auch schon erlebt? (*Der Therapeut bringt den Klienten dazu, ein oder zwei solche Fälle zu beschreiben.*) Wenn wir also etwas tun und dabei abgelenkt, abwesend oder unkonzentriert sind, finden wir es nicht befriedigend, egal, ob wir ein Spiel spielen, etwas essen oder Musik hören ... egal was. Wenn wir uns jedoch aus der Verstrickung in unsere Gedanken und Gefühle lösen und uns dem widmen können, was wir gerade tun, verschafft uns das viel mehr Befriedigung.

Einige kurze Übungen

Damit die Person Wertschätzung für den gegenwärtigen Moment empfindet, können wir sie bitten, während der Sitzung achtsam verschiedene Dinge zu tun – ein Stück Schokolade essen, einen Schluck kaltes Wasser trinken, ein Musikstück ihrer Wahl anhören, ein schönes Ornament betrachten oder sogar draußen einen kleinen Spaziergang machen, um wahrzunehmen, was es dort zu sehen und zu hören gibt. Zur Einführung dienen Hinweise wie:

Therapeutin: Die Herausforderung besteht darin, allem, was Sie tun, und allem, was um Sie herum geschieht, wirklich Aufmerksamkeit zu schenken – so als wären Sie ein neugieriger Wissenschaftler, dem so etwas noch nie begegnet ist.

Klient: Okay.

Therapeutin: Während Sie das tun, werden vermutlich allerhand Gedanken und Gefühle auftauchen. Die können leicht Ihre Aufmerksamkeit beanspruchen und Sie von der jeweiligen Aufgabe wegziehen. Es geht also darum, sich ganz auf das zu konzentrieren, was Sie tun. Immer wenn Sie merken, dass Ihre Aufmerksamkeit abgeschweift ist, nehmen Sie sich einen Moment Zeit wahrzunehmen, worin Sie sich verstrickt haben, um sich dann behutsam wieder zu konzentrieren.

Klient: Alles klar.

Meine beiden Lieblingsübungen für diesen Zweck sind *Nehmen Sie Ihre Hand wahr* und *Achtsam essen.* Erstere besteht aus einer fünfminutigen achtsamen Erforschung von Handfläche und -rücken, wobei die vorhandenen Formen, Farben, Strukturen, Bewegungen und mehr beobachtet werden. Eine ausführliche Anleitung für die Übung und die Nachbesprechung findet sich in *ACT leicht gemacht,* Neuausgabe, S. 341–344 (Harris 2020). Die meisten Leute erwarten anfangs, die Übung werde langweilig, ermüdend und schwierig sein, aber am Ende stellen sie doch fest, dass sie die große Komplexität ihrer Hände und die unverzichtbare Rolle, die diese im Leben spielen, besser würdigen können.

Bei der anderen Übung bekommen wir und unser Gegenüber etwas Kleines zu essen, was wir beide achtsam verzehren. Auch das finden die meisten Leute am Anfang langweilig oder schwierig, stellen jedoch erstaunt fest, wie viel Geschmack so ein kleiner Bissen hat. Jon Kabat-Zinn (1982) verwendet dazu Rosinen, aber wir können natürlich jedes beliebige Nahrungsmittel nehmen. Die folgenden Anweisungen können wie immer gern modifiziert werden. Machen Sie zwischen den einzelnen Punkten bitte drei bis fünf Sekunden Pause.

Achtsam essen

Betrachten Sie die Rosine da zuerst so wie ein neugieriger Wissenschaftler/eine neugierige Wissenschaftlerin, der/die so etwas noch nie gesehen hat. Nehmen Sie die Form, die Farbe, deren unterschiedliche Schattierungen, die Konturen und die winzige Vertiefung wahr, wo früher der Stängel befestigt war.

Nehmen Sie das Gewicht in Ihrer Hand wahr und wie sich die Haut der Rosine in Ihren Fingern anfühlt, welche Struktur und Temperatur sie hat.

Halten Sie die Rosine an die Nase und atmen Sie ein ... und nehmen Sie den Duft wahr.

Führen Sie die Rosine an die Lippen und halten Sie einen Moment inne, bevor Sie sie in den Mund stecken. Nehmen Sie wahr, was in Ihrem Mund passiert ... den Speichel, der sich bildet ... den Drang, in die Rosine zu beißen ...

Beißen Sie nun die Hälfte der Rosine langsam ab und nehmen Sie wahr, wie Ihre Zähne die Haut der Frucht durchtrennen und in deren Fleisch sinken ... Behalten Sie eine Hälfte in der Hand und lassen Sie die andere auf die Zunge fallen ... und nehmen Sie wahr, wie süß sie schmeckt.

Lassen Sie die halbe Rosine auf der Zunge liegen ... und nehmen Sie den Drang wahr zu kauen ... und zu schlucken ...

Fangen Sie nun ganz langsam an zu kauen ... nehmen Sie den Geschmack wahr ... und die Konsistenz.

Nehmen Sie die Bewegung Ihres Kiefers wahr ... die Kaugeräusche ... wie das Fleisch der Rosine zerfällt ...

Spüren Sie, wie Ihre Zunge das Essen formt ... und spüren Sie den Drang, es zu schlucken ...

Und jetzt schlucken Sie es so langsam wie möglich herunter ... nehmen Sie die Geräusche und die Bewegung in Ihrer Kehle wahr ...

Nehmen Sie wahr, wie der Geschmack allmählich verschwindet … und wie die Zunge die Zähne reinigt.

Nehmen Sie jetzt den Drang wahr, die zweite Hälfte zu essen.

Jetzt höre ich auf zu reden, und dann wollen wir beide schweigend die verbliebene Hälfte unserer Rosine auf genau dieselbe Weise essen.

Nachbesprechung und Hausaufgabe

Nützliche Fragen nach jeder Art Übung zur achtsamen Wertschätzung sind unter anderem:

- Was haben Sie wahrgenommen?
- Inwiefern hat sich das davon unterschieden, wie Sie so etwas normalerweise tun?
- Was hat Ihnen die Übung gebracht?
- In welche Gedanken und Gefühle haben Sie sich verstrickt? Haben Sie es geschafft, sich daraus zu lösen und sich wieder zu konzentrieren?
- Wie können Sie das auf andere Aktivitäten in Ihrem Leben anwenden?

Auf solche Fragen hin wird üblicherweise berichtet, man habe Staunen oder Interesse empfunden, Freude oder Zufriedenheit, das Gefühl, ganz in die Tätigkeit versunken oder darin aufgegangen zu sein. Berichtet wird auch, wie sich das alles in Luft auflöst, wenn man sich in Gedanken und Gefühle verstrickt, und wie es sich wieder einstellt, wenn man sich aus der Verstrickung löst und erneut konzentriert. Anschließend erforschen wir die Relevanz für Lebensbereiche, die verbessert werden sollen, wie etwa Beziehungen: Was passiert, wenn alles mit voller Aufmerksamkeit wahrgenommen wird? Und was passiert, wenn man sich in etwas verstrickt und abschaltet?

Als Hausaufgabe regen wir an, mehrfach täglich solche Übungen zu machen. Dazu können Sie gerne eigene erfinden.

Tätigkeiten auskosten, die Freude machen

Wählen Sie jeden Tag eine einfache, angenehme Tätigkeit aus – idealerweise eine, die Sie für selbstverständlich halten oder automatisch tun – und versuchen Sie, sie möglichst intensiv auszukosten. Die Möglichkeiten sind grenzenlos: einen lieben Menschen umarmen, Ihre Katze streicheln, mit dem Hund spazieren gehen, mit Ihren Kindern spielen, ein Glas kaltes Wasser oder eine Tasse warmen Tee trinken, zu Mittag oder zu Abend essen, Ihre Lieblingsmusik anhören, ein warmes Bad oder eine warme Dusche nehmen, im Park spazieren gehen. (Versuchen Sie das allerdings nicht mit Tätigkeiten, die erfordern, dass Sie sich in Ihren Gedanken verlieren wie etwa ein Buch lesen oder ein Kreuzworträtsel machen). Nutzen Sie, während Sie das tun, alle fünf Sinne, um ganz präsent zu sein. Nehmen Sie wahr, was Sie sehen, hören, berühren, schmecken und riechen können – und kosten Sie jeden Aspekt davon aus.

Wertschätzung für andere Menschen

Wählen Sie jeden Tag eine Person aus und nehmen Sie deren Gesicht so wahr, als hätten Sie es noch nie gesehen: die Farbe von Augen, Zähnen und Haaren, das Muster der Fältchen auf der Haut und die Art und Weise, wie die Person sich bewegt, geht und spricht. Nehmen Sie auch ihr Mienenspiel, ihre Körpersprache und ihren Tonfall wahr, und versuchen Sie, die Emotionen der Person zu deuten und sich darauf einzustimmen, was sie fühlt. Wenn sie mit Ihnen spricht, hören Sie aufmerksam zu, als wäre das der faszinierendste Vortrag, den Sie je gehört und für den Sie viel Geld bezahlt hätten. Und am wichtigsten: Registrieren Sie, was durch diese achtsamere Interaktion passiert.

➔ BEGLEITMATERIAL: In Kapitel 27 von *Trauma-Focused ACT: The Extra Bits* finden Sie eine Audioaufnahme der Übung *Nehmen Sie Ihre Hand wahr* und ein Arbeitsblatt zum Thema *Wertschätzung des Lebens*.

Kernpunkte

Achtsame Wertschätzung führen wir normalerweise erst später in der Therapie ein, weil sie am Anfang leicht fehlschlagen oder zur Emotionskontrolle missbraucht werden kann. Sie ist jedoch von großer Bedeutung für uns alle, weil wir dazu neigen, das Leben für selbstverständlich zu halten und automatisch durch den Tag zu gehen. Wenn wir achtsam wertschätzen, was wir haben, ist das Leben wesentlich reicher und erfüllender.

28

Bessere Beziehungen aufbauen

In seinen Briefen an einen jungen Dichter schreibt Rainer Maria Rilke: »Liebhaben von Mensch zu Mensch: das ist vielleicht das Schwerste, was uns aufgegeben ist, das Äußerste, die letzte Probe und Prüfung, die Arbeit, für die alle andere Arbeit nur Vorbereitung ist.«

Dem kann man nur zustimmen. Selbst wenn das Leben gut läuft, stellen enge, vertraute Beziehungen eine Herausforderung dar. Nach einer traumatischen Erfahrung nehmen die vorhandenen Schwierigkeiten jedoch massiv zu, weshalb wir einen Blick darauf werfen wollen, wie die TFACT da helfen kann. Ich habe das Kapitel in vier Abschnitte unterteilt:

- Verstehen, was in Beziehungen falsch läuft
- Die TFACT auf Beziehungsprobleme anwenden
- Beziehungsfertigkeiten entwickeln
- Das Thema Vertrauen

Verstehen, was in Beziehungen falsch läuft

Es ist zu erwarten, dass bei praktisch jeder Person, mit der wir arbeiten, zwischenmenschliche Probleme der einen oder anderen Art zum Thema werden. Vor allem Vermeidungsverhalten in Form von Drogen- oder Alkoholmissbrauch, Selbstverletzung, sozialem Rückzug und mehr hat oft eine extrem negative Wirkung auf Beziehungen. Zusätzlich sind oft zu beobachten:

- Konflikte, Feindseligkeit, Aggression
- Rückzug, mentale Abwesenheit, Vermeiden von Nähe
- Besitzansprüche, Eifersucht
- Übertriebenes Streben nach Unterstützung, Beruhigung oder Zustimmung
- Passivität, Gefügigkeit, Unterwürfigkeit
- Täuschung, Unehrlichkeit, Manipulation

Die Liste lässt sich weiterführen; beinahe jedes durch Fusion oder Vermeidung motivierte Verhalten wirkt sich negativ auf Beziehungen aus, sobald es exzessiv wird. Wenn wir uns mit einem zwischenmenschlichen Problem beschäftigen, wollen wir natürlich Bescheid über den Kontext wissen: Was ist die Geschichte der Beziehung? Wodurch wird sie besser? Wodurch verschlechtert sie sich? Was sind die Stärken und Schwächen der beiden Beteiligten? Wie tragen beide zum Problem bei?

Ergiebig sind daher folgende konkrete Fragen:

- Was will die Person von der betreffenden Beziehung? Welche Bedürfnisse und Wünsche sind vorhanden?
- Was wird in der Beziehung als am bedrohlichsten empfunden? Was sagt oder tut die andere Person in solchen Augenblicken?
- Womit soll die andere Person in der Beziehung anfangen oder aufhören? Welche Strategien wurden angewandt, um das zu erreichen? Und was waren die Ergebnisse?

- Was will die Person zur Beziehung beitragen? Wie will sie sich darin verhalten? Nach welchen Werten will sie leben? Wie will sie die andere Person behandeln?
- Welche eigenen Verhaltensweisen werden als konstruktiv beziehungsweise als nicht konstruktiv empfunden? Welche würde man gerne einstellen oder reduzieren? Und mit welchen würde man gerne beginnen oder sie öfter anwenden?

Geben und Nehmen

Verständlicherweise interessieren sich die meisten Menschen dafür, was sie von der Beziehung wollen und wie die andere Person sich ändern soll. Oft haben sie nicht einmal darüber nachgedacht, was sie selbst beitragen, nach welchen Werten sie leben und inwiefern sie ihr eigenes Verhalten ändern wollen. Es ist daher notwendig, das anzusprechen und zu erforschen, denn eine gesunde Beziehung erfordert Geben und Nehmen.

Manche Menschen sind übertrieben darauf bedacht, anderen etwas Gutes zu tun oder ihnen zu gefallen, ohne sich um sich selbst zu kümmern. Das ist offensichtlich nicht gesund. Ihnen helfen wir daher, Werte wie Selbstfürsorge, Selbstmitgefühl, Selbstunterstützung, Mut, Unabhängigkeit und Durchsetzungsvermögen zu erkunden. Ist man jedoch übertrieben darauf bedacht, sich zum Nachteil für andere um die eigenen Bedürfnisse zu kümmern, ist das auch nicht zuträglich. In solchen Fällen helfen wir dabei, eine Verbindung mit Werten wie Fürsorglichkeit, Großzügigkeit, Fairness, Dankbarkeit und dergleichen herzustellen.

Validierung und Psychoedukation

Ein Kindheitstrauma zu erleben, hat häufig eine negative Wirkung auf die Beziehungen im späteren Leben. Mithilfe der Bindungstheorie können wir nachvollziehen, wie und weshalb das so ist. Die Hauptpunkte werden in Kapitel 14 unter der Überschrift »Die Bindungstheorie in Kürze« dargestellt. Wir können das in der Sitzung praktisch Wort für Wort referieren, um das Wichtigste zu vermitteln, und das so begründen: »Ich spreche darüber, weil die Art unseres Bindungsverhaltens eine Art Richtschnur für die Beziehungen darstellt, die wir später im Leben eingehen. Wenn wir also ein bisschen darüber Bescheid wissen, kann uns das verständlich machen, warum wir uns in unseren Beziehungen so verhalten, wie wir es tun.«

Um mit der Bindungstheorie zu arbeiten, brauchen wir keine gründlichen Informationen über die Kindheit der Person, ein Überblick reicht vollkommen aus. Abgesehen davon erinnern sich manche Menschen nicht an ihre Kindheit oder weigern sich, darüber zu sprechen. Das ist völlig in Ordnung; wir können ihr Bindungsverhalten auch betrachten, ohne etwas darüber zu wissen, wie es entstanden ist.

BINDUNGSTYPEN

Die folgenden Erläuterungen über die verschiedenen Bindungstypen und deren mögliche Auswirkung auf Beziehungen sind als kurze Einführung in dieses komplexe Thema gedacht.

Sichere Bindung

Die Bindungsperson (das heißt die Bezugsperson) reagiert positiv, prompt und verlässlich auf die Signale des Kindes, weshalb dieses sich in der Beziehung sicher fühlt. Dadurch entsteht ein Modell für positive, gesunde, von Nähe geprägte Beziehungen im späteren Leben.

Grundhaltung: »Ich liebe dich, du bist mir wichtig, und damit bin ich einverstanden. Ich kann mit ein bisschen Spannung oder Konflikt in der Beziehung umgehen, weil ich weiß, dass das zu einer liebevollen Beziehung gehört.«

Unsicher-ambivalente Bindung

Die Bindungsperson verhält sich sehr inkonsequent. Oft reagiert sie positiv auf die kindlichen Signale, aber ebenso oft ignoriert sie diese. Daher ist das Kind unsicher und ängstlich; es weiß nicht, ob seine Bedürfnisse erfüllt werden oder nicht. Im späteren Leben führt das oft dazu, dass man sich in Beziehungen nach Aufmerksamkeit sehnt sowie zu Klammern, Vereinnahmung oder Eifersucht neigt.

Grundhaltung: »Ich mache mir Sorgen, dass du mich vielleicht nicht liebst oder im Stich lassen könntest, und ich weiß nicht, ob ich mich auf dich verlassen kann. Deshalb muss ich unbedingt wissen, dass du mich liebst und mich nicht verlassen wirst.«

Unsicher-vermeidende Bindung

Die Bindungsperson reagiert nur selten positiv auf die kindlichen Signale; meist verhält sie sich distanziert und desinteressiert und ignoriert die vorhandenen Bedürfnisse. Daher ist das Kind ebenfalls emotional distanziert; es erwartet, dass seine Bedürfnisse nicht erfüllt werden und gibt es oft auf, sie überhaupt auszudrücken. Als Erwachsene vermeiden solche Menschen häufig, in Beziehungen nach Unterstützung, Nähe und Fürsorge zu suchen und sind daher oft einsam. Oft ziehen sie es sogar vor, gar keine engen Beziehungen zu haben.

Grundhaltung: »Ich will keine tiefe Zuneigung zu dir empfinden oder zu große Nähe zu dir aufbauen, sonst werde ich nur enttäuscht, verletzt oder einsam werden.«

Desorganisierte Bindung

Die Bindungsperson reagiert nur selten positiv auf die kindlichen Signale; meist ist sie aggressiv und feindselig. Daher ist das Kind verwirrt und weiß nicht, wie es seine Bedürfnisse erfüllt bekommen soll. Während das Kind in der Nähe der Bindungsperson ist, wirkt es häufig wachsam, ängstlich oder benommen. Später im Leben fällt es solchen Personen schwer, anderen zu vertrauen; sie fürchten, verletzt zu werden, und Nähe verursacht ihnen große Angst. Deshalb haben sie oft Schwierigkeiten, Beziehungen zu bilden, und falls sie welche haben, sind diese oft kurz.

Grundhaltung: »Ich weiß nicht, was ich will. Dir nahezukommen, macht mir Angst. Manchmal will ich dich lieben, und manchmal will ich dich verlassen.«

BINDUNGSTYPEN KÖNNEN SICH VERÄNDERN

In verschiedenen Beziehungen kann ein unterschiedlicher Bindungsstil vorhanden sein. Zum Beispiel kann ein Kind zum einen Elternteil eine sichere, zum anderen jedoch eine unsicher-ambivalente Bindung haben. Außerdem kann sich der Bindungstyp im Laufe des Lebens ändern, entweder indem wir verschiedene Beziehungen haben oder dadurch, dass wir durch Therapie oder Coaching aktiv an unserem Verhalten arbeiten.

Mit einem Handout wie dem erwähnten können wir gemeinsam mit unserem Gegenüber erforschen, was das für eine bestimmte Beziehung bedeutet. Dazu dienen Fragen wie:

- Welcher von diesen Bindungstypen passt am besten zu Ihnen?
- Wie wirkt sich das in Ihrer Beziehung aus?

Anschließend ist es oft nützlich, sich auf zwei Bereiche zu konzentrieren, in denen häufig Schwierigkeiten auftreten: Bedrohungen und Bedürfnisse. Wenn die Person mit diesen Begriffen nichts anfangen kann, bieten sich Alternativen wie »schwierig«, »beängstigend« und »stressig« an. Herausfinden wollen wir:

- Was wird in der betreffenden Beziehung als bedrohlich empfunden?
- Welche Bedürfnisse werden in der Beziehung nur schwer erfüllt?

- Welche schwierigen Kognitionen und Emotionen tauchen auf, wenn die Person sich bedroht fühlt oder wenn ihre Bedürfnisse nicht erfüllt werden?
- Was tut die Person als Reaktion auf diese Kognitionen und Emotionen, und wie wirkt sich ihr Verhalten auf die Beziehung aus?

GRÜNDE FÜR DIE VERWENDUNG DER BINDUNGSTHEORIE

Wir müssen die Bindungstheorie nicht unbedingt ins Spiel bringen, sie kann jedoch aus drei Gründen nützlich sein: Erstens verstärkt sie das Selbstgewahrsein (und kann dann zum Wahrnehmen und Benennen eingesetzt werden: »Aha! Da kommt wieder mal mein unsicherer Bindungstyp zum Zug.«)

Zweitens hilft es der Person, sich mehr zu akzeptieren, zu vergeben und mit mehr Mitgefühl zu behandeln, weil sie erkennt, dass sie ihre emotionalen und kognitiven Reaktionen nicht bewusst wählt, sondern dass diese aus Kindheitsereignissen resultieren, über die damals keine Kontrolle bestand. In Bezug auf die Vorgeschichte ergeben diese Verhaltensweisen jedoch vollkommen Sinn, denn in der Vergangenheit haben sie dazu gedient, die Person zu beschützen oder in schwierigen Situationen deren Bedürfnisse zu erfüllen.

Drittens hilft die Bindungstheorie der Person dabei, eigene Verhaltensweisen zu verstehen, die diese selbst merkwürdig oder verwirrend findet; sie gibt Antwort auf Fragen wie: »Warum tue ich das immer wieder?« Zum Beispiel sehnen viele Menschen sich nach Intimität und Nähe, doch sobald eine Beziehung tiefer wird, ziehen sie sich körperlich oder emotional zurück, oder sie üben auf Partner oder Partnerin auf verschiedene Weise Druck aus (etwa indem sie sich überarbeiten, Affären haben oder sich übermäßig kritisch verhalten). Dann unterstützen wir sie dabei zu sehen, dass sie Intimität und Nähe wegen ihrer Vorgeschichte bedrohlich finden, weshalb es sie beunruhigt, sobald eine Beziehung sich vertieft. Durch ihr Verhalten vermeiden sie dann die Bedrohung durch Nähe, indem sie Abstand schaffen. Natürlich können wir das alles auch vermitteln, ohne die Bindungstheorie zu erwähnen, aber durch diese ergibt sich eine zusätzliche Verständnisebene.

DREI WARNENDE HINWEISE

Wenn wir explizit auf die Bindungstheorie zu sprechen kommen, können drei potenzielle Probleme auftreten. Erstens können die Sitzungen zu analytisch und intellektuell werden. In Maßen ist einsichtsorientierte Arbeit sinnvoll, aber im Allgemeinen ist es klug, Gespräche über die Bindungstheorie kurz und bündig zu halten und schnell zum Aufbau von praktischen Fertigkeiten überzugehen. Wenn die Person Interesse hat, kann sie sich ja später alleine eingehender informieren. Verständnis und Einsicht spielen bei Verhaltensänderungen nur eine kleine Rolle; in erster Linie geht es darum, neue Reaktionsweisen auf schwierige Gedanken und Gefühle zu erlernen und mit den erworbenen Verhaltensmustern zu experimentieren.

Das zweite Problem besteht darin, dass manche Leute denken: Tja, wenn das mein Bindungstyp ist, kann ich ja nichts daran ändern. Daher müssen wir in jedem Fall klarmachen, dass solche Verhaltensmuster selbst dann änderbar sind, wenn sie bereits lange etabliert und tief verwurzelt sind. Natürlich erfordert das Arbeit, aber machbar ist es definitiv.

Drittens: Womöglich erkennt die Person plötzlich die destruktiven Wirkungen, die ihr Bindungstyp auf ihr eigenes Verhalten und auf ihre Kinder hat, was Ängste und harsche Selbstverurteilung auslöst. Geht man gut mit dieser Reaktion um, bietet sich eine Gelegenheit zu Wachstum. Geeignete erste Maßnahmen sind Akzeptanz, Defusion und Selbstmitgefühl. Anschließend können wir die vorhandenen Werte erkunden und sie in neue Handlungsmuster übertragen, die im Einklang damit sind, wie die Person wirklich sein will. Von Nutzen ist dabei oft die Übung Emotionen zerknüllen aus Kapitel 24.

Die TFACT auf Beziehungsprobleme anwenden

Es gibt hauptsächlich vier Möglichkeiten, wie wir die TFACT bei Beziehungsproblemen einsetzen können. Die Person kann dabei lernen:

- für sich selbst zu sorgen und besser mit den schmerzhaften Gedanken und Gefühlen umzugehen, die unweigerlich auftauchen, wenn eine Beziehung unbefriedigend ist,
- zu ändern, was sie in der Beziehung sagt und tut, damit weniger Schaden entsteht und bessere Ergebnisse erzielt werden,
- das Verhalten von Partnerin oder Partner konstruktiv zu beeinflussen, also so, dass es zuträglich für die Beziehung ist (zum Beispiel mithilfe von Durchsetzungsvermögen und guter Kommunikation),
- die Beziehung zu beenden und eine neu aufzubauen.

Tipp für die Praxis

Wenn über Probleme in mehreren Beziehungen geklagt wird, muss zuerst der Fokus eingeengt werden. Wir bitten die Person, eine dieser Beziehungen auszuwählen, hören uns mitfühlend an, welche Schwierigkeiten darin bestehen und validieren Sorgen und Enttäuschung. Anschließend setzen wir Verhaltensziele fest:

Therapeutin: Offenbar bestehen in dieser Beziehung allerhand Probleme, und Sie leiden sichtlich darunter. Prinzipiell gibt es vier Themen, an denen wir arbeiten können, damit die Lage sich verbessert (geht kurz die vier obigen Optionen durch). Welche von diesen Möglichkeiten kommt Ihnen am sinnvollsten vor?

Manche Kolleginnen und Kolleginnen haben Widerstände dagegen, die vier Optionen aufzuzählen; sie fühlen sich unwohl dabei oder meinen, das sei zu direktiv. Wenn die Person sich aber nur immer weiter über die

Probleme in der Beziehung auslässt und damit die gesamte Sitzung in Anspruch nimmt, entwickelt sie weder psychische Flexibilität, noch lernt sie neue zwischenmenschliche Fertigkeiten. Daher müssen wir unserem eigenen Unbehagen Raum lassen und aktiv einige klare Ziele etablieren, sonst kommen wir nie weiter.

Die nötigen Werkzeuge

Unabhängig davon, um welche Beziehungsprobleme es sich handelt und ob sie mit dem Bindungsverhalten zu tun haben oder nicht, verfügen wir jetzt über alle Werkzeuge, die gebraucht werden, um:

- neue zwischenmenschliche Verhaltensweisen zu initiieren und zu verstärken (Kapitel 16),
- problematische Verhaltensweisen zu schwächen (Kapitel 17),
- psychische Hindernisse dafür zu schwächen, dass neue Verhaltensweisen über längere Zeit beibehalten werden (Kapitel 18),
- das Vermeiden von Nähe durch mitfühlende, flexible Exposition zu überwinden (Kapitel 20),
- durch die achtsame Wertschätzung von anderen Menschen die Zufriedenheit in Beziehungen zu steigern und die Verbundenheit zu vertiefen (Kapitel 27),
- mit den in allen Beziehungen unvermeidlichen schmerzhaften Kognitionen und Emotionen umzugehen – durch Anker werfen, Defusion, Akzeptanz, Selbstmitgefühl und das Selbst-als-Kontext.

Zusätzlich zu den genannten Werkzeugen haben wir noch den Punkt der Entscheidung. Wie auf der folgenden Abbildung dargestellt, können wir ihn verwenden, um schnell alle zwischenmenschlichen Probleme (ob bindungsbezogen oder nicht) zu verdeutlichen.

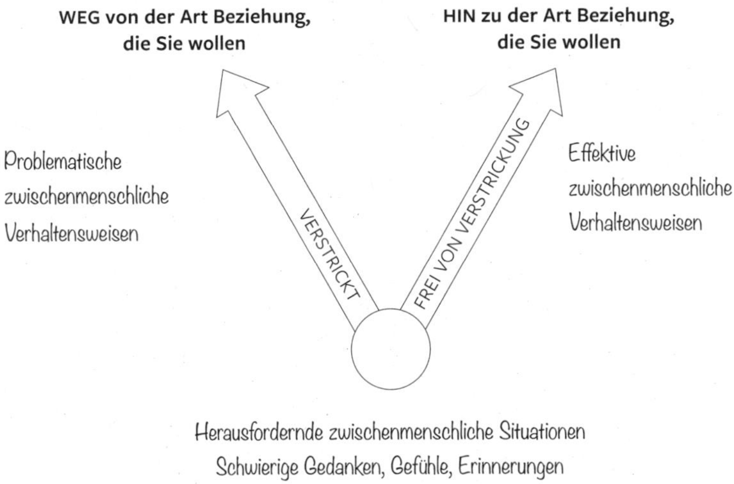

Wie bei anderen Themen fangen wir im Allgemeinen unten am Punkt der Entscheidung an. Wir identifizieren die schwierige zwischenmenschliche Situation, um die es geht, und die Gedanken, Gefühle, Erinnerungen und Impulse, die dabei auftauchen. Dann:

Therapeut: Als Nächstes wollen wir einen Eindruck davon bekommen, was Sie sagen und tun, wenn das da (deutet auf die Zeichnung) auftaucht. Und dann fragen wir uns, ob das Hinbewegungen sind, mit denen Sie die Beziehung, die Sie wollen, verbessern, oder Wegbewegungen, durch die die Beziehung schlechter wird.

Anschließend beschäftigen wir uns mit den adaptiven Funktionen des problematischen zwischenmenschlichen Verhaltens: Wie hat es in neuerer Zeit und in der Vergangenheit dazu beigetragen, die Person zu beschützen und auf verschiedene Weise ihre Bedürfnisse zu erfüllen? Wie erwähnt, ist das von besonderer Bedeutung, wenn wir es mit komplexem Trauma zu tun haben, weil die betreffenden Verhaltensweisen oft ihren Ursprung in der Kindheit haben, als sie dazu dienten, Missbrauch oder Vernachlässigung zu überleben.

Am Ende schreiben wir neben den Pfeil für Hinbewegungen jene neuen zwischenmenschlichen Verhaltensweisen (wertebasierte Ziele und Handlungen), die der Person helfen, die gewünschte Art Beziehung aufzubauen. Als nützlich erweist sich dabei die Herausforderungsformel.

Die Herausforderungsformel

Die Herausforderung kann auf jede Art Beziehung angewandt werden, auf die zu Partnerin oder Partner, zu den eigenen Kindern, zum Freundes- und Kollegenkreis und mehr. Sie stellt drei Optionen vor:

- Die Beziehung verlassen.
- Bleiben und im Einklang mit den eigenen Werten leben; dabei das Mögliche tun, die Beziehung zu verbessern und mit dem unvermeidlichen Schmerz umzugehen.
- Bleiben und Dinge tun, die nichts nützen oder die Situation verschlimmern.

Wenn wir diese Formal mit Mitgefühl und Respekt vorstellen, wird in den meisten Fällen Option b gewählt. Entscheidet die Person sich jedoch für die erste Option, was manchmal vorkommt, so unterstützen wir sie dabei, die Beziehung so zu verlassen, dass sie achtsam und im Einklang mit ihren Werten handelt. Erforderlich ist dazu meist sehr viel Akzeptanz und Vergebung (Kapitel 31). Soll die Beziehung zumindest vorläufig aufrechterhalten werden, sind b und c natürlich die einzigen Alternativen.

Die dritte Option wird nur selten gewählt; wenn das geschieht, weist es praktisch immer auf starke Erlebensvermeidung und auf eine Fusion mit Hoffnungslosigkeit hin. Auch in solchen Fällen erkennen wir die Entscheidung an, validieren sie und arbeiten an der Entwicklung von

TFACT-Fertigkeiten (darunter viel Selbstmitgefühl), bis die Person genug psychische Flexibilität erworben hat, um Option a oder b zu wählen.

Was aber ist, wenn wir zur Antwort bekommen: »Ich weiß einfach nicht, ob ich bleiben oder gehen soll?« Das ist eine heikle Situation. Bis das Dilemma gelöst ist, können wir vorschlagen: »Vielleicht werden Sie sich eines Tages also tatsächlich entscheiden, sich zu trennen, aber bis dahin sind Sie weiterhin in der Beziehung. Und an jedem Tag, den Sie bleiben, haben Sie zwei Möglichkeiten, b und c. Fragen Sie sich daher jeden Morgen beim Aufwachen: Welche Option will ich für heute wählen? Wenn Sie die Entscheidung nicht für den ganzen Tag treffen können, tun Sie das eben nur für den halben oder auch nur für die nächste Stunde. Fragen Sie sich dann: Welche Option wähle ich für die nächsten sechzig Minuten? Und wenn die Zeit vorbei ist, treffen Sie eine neue Entscheidung.«

Übrigens: Wenn in der Beziehung Missbrauch oder Gewalt stattfindet, sind offensichtlich andere Strategien angebracht, aber das würde den Rahmen dieses Buchs sprengen.

»Aber es ist doch nicht mein Fehler! Die anderen müssen sich ändern!«

Manche Menschen reagieren anfangs negativ auf die Vorstellung, sich mit ihrem eigenen zwischenmenschlichen Verhalten zu beschäftigen. Sie sagen etwa »Aber es liegt doch an ihm! Er ist das Problem, nicht ich. Warum sollte ich mich ändern müssen?« oder »Zuerst muss sie sich ändern. Wenn sie einfach mit XYZ aufhören würde, wäre alles in Ordnung« oder »Sie/er muss mich doch nur so annehmen, wie ich bin!«

In solchen Fällen validieren wir zuerst die Reaktion, um uns anschließend mit dem Thema Kontrolle zu beschäftigen. Zum Beispiel so:

Therapeutin: Da haben Sie recht. Das Verhalten Ihres Partners macht Ihnen Probleme, und wenn er es ändern würde, wäre es wesentlich leichter für Sie. Hätten Sie daher Interesse zu lernen, wie das geschehen kann? (*Klientin stimmt zu.*) Prima. Also, wir können andere Menschen zwar nicht kontrollieren, aber wir können beeinflussen, wie sie sich verhalten. Und das tun wir durch das, was wir sagen und wie wir handeln.

Klientin: Ach, das hab ich schon versucht. Es funktioniert einfach nicht.

Therapeutin: Das hört sich sehr frustrierend an. Wenn ich an Ihrer Stelle wäre, würde ich mich auch so fühlen. Es ist jedoch kein guter Anfang. Gehen wir doch mal alles durch, was Sie versucht haben, ohne dass es funktioniert hat, damit wir uns ein paar neue Strategien überlegen können, die Sie noch nicht versucht haben.

Als Nächstes wenden wir uns dem Thema Praktikabilität zu. Wir lassen uns sämtliche Strategien berichten, die versucht wurden, um das Beziehungsproblem zu lösen. Wir validieren und normalisieren sie und fordern die Person auf, sie im Hinblick darauf zu betrachten, welche Wirkungen sie auf die Beziehung hatten: Haben sie eine Verbesserung oder Verschlechterung bewirkt? Dann fassen wir zusammen: »Sie haben also hart an dieser Beziehung gearbeitet, und die meisten Strategien, die Sie benutzt haben, sind extrem beliebt – es sind Dinge, die wir alle gern sagen und tun, um andere zu beeinflussen. Offenbar funktionieren sie manchmal kurzfristig und sorgen dafür, dass Ihre Bedürfnisse erfüllt werden – aber auf längere Sicht tragen sie nicht zu der Beziehung bei, die Sie führen wollen. Wären Sie wohl offen dafür, etwas anderes zu versuchen?«

Lautet die Antwort nein, können wir noch einmal auf die Herausforderungsformel zurückkommen und mit viel Mitgefühl klarstellen: »Ich verstehe Ihr Zögern vollkommen, und ich werde mich auf jeden Fall nach Ihren Wünschen richten. Wir müssen uns nur beide völlig im Klaren darüber sein, dass Sie Option c wählen: in der Beziehung bleiben und Dinge tun, die nichts nützen oder die Situation verschlimmern.«

Ist die Person jedoch bereit, etwas anderes zu versuchen, ergibt sich die Möglichkeit, neue Fertigkeiten zu vermitteln, zum Beispiel Durchsetzungsvermögen, Kommunikationsfähigkeit und Verhandlungsgeschick. Klargestellt werden muss aber unbedingt: »Das sind Fertigkeiten, mit denen man das Verhalten von anderen Menschen beeinflussen, aber nicht kontrollieren kann. Dadurch erhöht sich zwar deutlich die Chance, das zu bekommen, was man will, und das zu verhindern, was man nicht will, aber eine Garantie gibt es nicht. Erwarten Sie also bitte keine Zauberei; manchmal werden Sie nicht erreichen, was Sie sich erhoffen, und das wird offensichtlich sehr unangenehm sein. Daher geht es für Sie hier auch darum zu lernen, mit dem Schmerz umzugehen, der auftaucht, wenn diese Fertigkeiten Ihnen nicht das verschaffen, was Sie wollen.«

Beziehungsfertigkeiten entwickeln

Als Faustregel gilt: Je komplexer und zahlreicher die Beziehungsprobleme sind, desto notwendiger ist es, zwischenmenschliche Fertigkeiten zu trainieren. Wir sollten fähig sein, die folgenden grundlegenden Beziehungsfertigkeiten zu vermitteln:

- Durchsetzungsvermögen – unter anderem, wie man Nein sagt, um etwas bittet, aufrichtig die eigene Meinung ausdrückt und Grenzen setzt
- Effektive Kommunikation – durch Wortwahl, Gesichtsausdruck, Tonfall, Körperhaltung
- Feedback geben und empfangen, egal, ob positiv oder negativ
- Verhandeln, Kompromisse schließen, Gegenseitigkeitsprinzip
- Konfliktlösung – unter anderem, wie man sich entschuldigt und Wiedergutmachung leistet
- Empathie und Mitgefühl für andere Menschen entwickeln, die Dinge aus deren Perspektive sehen und sich vorstellen, wie sie denken und fühlen

- Erwünschtes Verhalten bei anderen Personen verstärken, wenn es sich einstellt (zum Beispiel, indem man es aktiv wahrnimmt und Wertschätzung oder Dankbarkeit ausdrückt)

Angesichts der zentralen Bedeutung, eine starke Beziehung aufzubauen, sind dies alles grundlegende Fertigkeiten, weshalb wir einigermaßen vertraut damit sein sollten. Leider ist hier nicht genügend Raum, sie ausführlich darzustellen, aber Sie finden mehr darüber in meinem Selbsthilfebuch über ACT für Beziehungsprobleme, das den passenden Titel ACT der Liebe trägt (Harris 2015a). Ein weiterer Tipp wäre das (englischsprachige) Fachbuch Acceptance and Commitment Therapy for Borderline Personality Disorder von Patricia Zurita Ona (2019).

Wohl die beste Methode, solche Fertigkeiten zu vermitteln, ist ein Rollenspiel in der Sitzung. Anfangs übernimmt die Person, mit der wir arbeiten, die Rolle der anderen Partei, während wir ihre Rolle spielen und dabei die neue Fertigkeit darstellen. Anschließend findet ein Rollentausch statt, worauf wir die andere Partei vertreten, während die Person sich selbst spielt und mit der Fertigkeit experimentiert. Dann geben wir Feedback, die Person reflektiert, was sie entdeckt hat, und dann folgt ein neuer Versuch. So geht es immer weiter, bis ein Grundverständnis erreicht ist.

Neue Fertigkeiten zu erlernen, stellt natürlich eine Herausforderung dar, weshalb wir die Person unterstützen, zum Zweck der Motivation ihre Werte ins Spiel zu bringen, ferner die »vier Hindernisse« zu überwinden und mit Selbstmitgefühl zu reagieren, wenn es schlecht läuft.

Das Thema Vertrauen

Wenn wir stark verletzt, bedroht, betrogen oder missbraucht wurden, fällt es uns oft schwer, anderen Menschen wieder Vertrauen entgegenzubringen. Wir verschmelzen dann leicht mit der Regel »Vertraue niemandem, sonst wirst du nur verletzt!« Problematisch daran ist, dass wir ohne Vertrauen keine tiefen, bedeutungsvollen Beziehungen aufbauen können. Damit die Person mit diesem Problem umgehen lernt, greifen wir auf die drei Strategien bei starrem Befolgen von Regeln aus Kapitel 11 zurück:

1. Defusion von der Regel,
2. die zugrundeliegenden Werte entdecken und flexible Möglichkeiten erkunden, sie zu leben, und
3. Raum für den Schmerz schaffen und freundlich zu sich sein.

Gehen wir diese drei Punkte kurz durch.

Defusion von der Regel »Vertraue niemandem!«

Zur Anwendung kommt hier wieder die Strategie Wahrnehmen, Benennen, Normalisieren, Zweck, Praktikabilität. Die Regel, mit der die Person verschmilzt, ist im Allgemeinen leicht wahrzunehmen und zu benennen: »Ich kann XYZ nicht vertrauen, denn wenn ich das tue, passiert etwas Schlimmes, und ich werde verletzt.« Solche Regeln normalisieren wir so: Wir alle folgen ihnen in einem gewissen Grad, und ihr Zweck besteht darin, uns zu beschützen. Was die Praktikabilität angeht, haben sie kurzfristig einen großen Nutzen; sie vermindern die innere Unruhe sowie die Angst, verletzt zu werden, und sie vermitteln ein Gefühl von Sicherheit und Selbstschutz. Diese Vorteile sollten wir validieren: »Wenn die Menschen in Ihrer Umgebung gefährlich oder unzuverlässig sind, sorgt das Befolgen dieser Regel dafür, dass Ihnen nichts passiert. In der Vergangenheit hat Sie das beschützt.«

Anschließend erkunden wir mitfühlend die Kosten dafür, die Regel in der Gegenwart rigide zu befolgen: Einsamkeit und Isolation, Mangel an Nähe, Verbundenheit und Tiefe in engen Beziehungen, ständige Konflikte, weil man andere Menschen beargwöhnt, sie ausfragt oder ihnen nicht glaubt. Manchmal führt das zu einem Dialog wie diesem:

Klientin: Wollen Sie mir damit sagen, ich soll allen Leuten einfach vertrauen?

Therapeut: Nein, ganz und gar nicht. Das würde nur dafür sorgen, dass Sie verletzt, missbraucht und betrogen werden. Ich bitte Sie nur, die Möglichkeit in Betracht zu ziehen, dass Sie diese Regel auch auf andere Weise anwenden können. Statt sie als Gesetz zu betrachten, das Sie immer und unter allen Umständen befolgen müssen, könnten Sie darin einen Ratschlag sehen, dem man in manchen Situationen strikt nachkommen sollte, während man ihn in anderen nicht beachtet.

An dieser Stelle ist im Allgemeinen etwas Psychoedukation über den Unterschied zwischen »blindem Vertrauen« und »achtsamem Vertrauen« nötig (Harris 2015a).

BLINDES VERTRAUEN UND ACHTSAMES VERTRAUEN

Blindes Vertrauen bedeutet, anderen Menschen vollständig zu vertrauen, ohne sich Zeit für die Einschätzung zu nehmen, ob sie Vertrauen verdienen oder nicht. Achtsames Vertrauen hingegen bedeutet, sorgfältig das Verhalten von anderen zu beobachten, bevor man entscheidet, ob man ihnen vertraut oder nicht – und sie, falls man ihnen vertraut, weiterhin sorgfältig zu beobachten. Zu diesem Zweck kann man fünf Faktoren in den Blick nehmen:

- Ist die betreffende Person rücksichtsvoll? (Berücksichtigt und respektiert sie unsere Gefühle, Wünsche, Bedürfnisse und Ansichten?)
- Ist sie aufrichtig? (Meint sie, was sie sagt?)
- Ist sie zuverlässig? (Tut sie das, was sie angekündigt hat?)
- Ist sie verantwortungsbewusst? (Überlegt sie, welche Folgen ihr Handeln hat? Und wenn sie Fehler macht oder andere enttäuscht, bekennt sie sich dazu, entschuldigt sie sich und leistet sie Wiedergutmachung?)

- Ist sie kompetent? (Ist sie in der Lage zu tun, was sie ankündigt?)
- In diesem Sinne können wir der Person vorschlagen, dass sie sich Zeit nimmt, andere Menschen kennenzulernen. Dabei kann sie mit kleinen Vertrauensakten experimentieren und sorgfältig beobachten, wie ihr Gegenüber sich verhält: Neigt es dazu, rücksichtsvoll, aufrichtig, zuverlässig, verantwortungsbewusst und kompetent zu sein?
- Im Lauf der Zeit kann das Experiment mit größeren Vertrauensakten fortgeführt werden (im Sinne der abgestuften Exposition), wobei die Folgen weiter sorgfältig beobachtet werden. Was die fünf genannten Punkte angeht, ist offensichtlich niemand perfekt; gelegentlich machen wir alle Fehler. Aber diese Eigenschaften bieten zumindest eine gewisse Grundlage dafür, vorsichtig Vertrauen zu entwickeln. Und falls sie wenig oder überhaupt nicht erkennbar sind, ist das ein deutlicher Hinweis darauf, dass man der betreffenden Person kein Vertrauen schenken sollte.

Die zugrundeliegenden Werte entdecken und sie flexibel anwenden

Hinter der Regel »Vertraue niemandem!« ist im Allgemeinen ein Wert wie Selbstschutz zu finden. Daher helfen wir der Person, sich flexibel zu schützen, zugleich jedoch auch im Einklang mit ihrem Wert zu leben, vertrauensvoll zu sein. Zur Verdeutlichung können wir ein Mengendiagramm mit zwei sich überschneidenden Kreisen zeichnen, die für »Vertrauen« beziehungsweise für »Selbstschutz« stehen. In den äußeren Bereich des einen Kreises kommen Verhaltensweisen, die vertrauensvoll, aber nicht selbstschützend sind, in den äußeren Bereich des anderen Kreises Verhaltensweisen, die selbstschützend, aber nicht vertrauensvoll sind. Und der sich überschneidende Bereich enthält Verhaltensweisen, die beides sind. Anschließend können wir erforschen, wann, wo, wie und in welchem Maße die Person Verhaltensweisen aus dem mittleren Bereich nutzen kann, um bedeutungsvolle Beziehungen aufzubauen. Auch hier kommt wieder abgestufte Exposition zum Zug, indem mit kleinen Vertrauensakten begonnen wird, die man langsam ausbaut.

Fakt ist jedoch, dass jeder Akt des Vertrauens ein gewisses Risiko beinhaltet. Wenn man sich absolut sicher sein will, dass man in einer bedeutungsvollen Beziehung nicht verletzt wird, kann man dafür nur sorgen, indem solche Beziehungen vermieden werden. Falls die Person, mit der wir arbeiten, sich ernsthaft dafür entscheiden sollte, würden wir das respektieren. Allerdings habe ich noch nie gehört, dass eine psychisch flexible Person diese Option gewählt hätte; wenn wir zu hören bekommen, man bleibe lieber allein, als verletzt zu werden, liegt das fast sicher an Fusion und Vermeidung. In solchen Fällen können wir daran arbeiten, in anderen Lebensbereichen psychische Flexibilität aufzubauen – um später auf das Thema Beziehungen zurückzukommen.

Raum für Schmerz schaffen und mit Freundlichkeit reagieren

Wenn man nach früheren Verletzungen wieder Vertrauen wagt, tauchen viele unangenehme Gedanken, Gefühle und Erinnerungen auf. Falls enge, bedeutungsvolle Beziehungen also wichtig für die Person sind, ist sie dann bereit, Raum für den unvermeidlich entstehenden Schmerz zu schaffen? Für Beklemmung und Unsicherheit? Für alle Ängste, verletzt, betrogen oder enttäuscht zu werden?

Während wir über Vertrauensakte viel Kontrolle haben, können wir Gefühle überhaupt nicht kontrollieren. Gefühle von Vertrauen sind schwer zu beschreiben; sie haben mit Geborgenheit, Trost, Zuversicht, Sicherheit und Ruhe zu tun. Ist man in früheren engen Beziehungen verletzt oder missbraucht worden, melden sich daher wenig und selten Gefühle von Vertrauen, wenn wir neue Beziehungen eingehen, während oft Angst,

Zweifel, Unsicherheit und Verwundbarkeit empfunden werden.

Wenn die andere Person in der Beziehung sich weiterhin vertrauenswürdig verhält, entstehen mit der Zeit vielleicht Gefühle von Vertrauen. Das ist jedoch etwas, was wir nicht unter Kontrolle haben. Daher müssen wir zwei Fragen stellen: Sind Sie bereit, Raum für unvermeidlich auftretende schwierige Gedanken und Gefühle zu schaffen, um neue Beziehungen aufzubauen? Und können Sie anerkennen, wie schmerzhaft, schwierig und beängstigend das ist – und dabei freundlich mit sich umgehen?

➔ BEGLEITMATERIAL: In Kapitel 28 von *Trauma-Focused ACT: The Extra Bits* finden Sie ein Handout zu Bindungstypen (»Attachment Styles«) und ein Arbeitsblatt mit dem Titel »Difficult Dilemmas«.

Kernpunkte

Die TFACT eignet sich gut für alle Beziehungsprobleme, und es ist dabei oft nützlich, auf die Bindungstheorie zu verweisen. Psychische Flexibilität trägt zwar zum Aufbau besserer Beziehungen bei (wir kommen besser mit anderen Menschen aus, wenn wir präsent und offen sind und unsere Werte leben), aber oft ist es zusätzlich nötig, zwischenmenschliche Fertigkeiten einzuüben. Nach traumatischen Erfahrungen treten häufig Vertrauensprobleme auf, weshalb es ein wichtiger Aspekt unserer Arbeit ist, den Unterschied zwischen blindem und achtsamem Vertrauen zu vermitteln.

Übrigens: Ich gratuliere! Sie haben es bis zum Ende des dritten Teils geschafft, in dem es um den Hauptteil unserer Arbeit in der TFACT ging – unseren Klientinnen und Klienten zu helfen, in der Gegenwart ein sinnvolles Leben zu führen. Im vierten Teil beschäftigen wir uns mit der Heilung der Vergangenheit, was beim Umgang mit Trauma von immenser Bedeutung ist.

TEIL 4

Die Vergangenheit heilen

29

Das »jüngere Ich« unterstützen

Vielen Erwachsenen fällt es anfangs schwer, Mitgefühl für die Person zu empfinden, die sie heute sind. Oft finden sie es leichter, sich vorzustellen, mitfühlend zu einer kindlichen Version von sich zu sein. Daher verwenden wir in der TFACT oft die Arbeit mit dem inneren Kind im Sinne von Imagery Rescripting als Weg zu Selbstmitgefühl. Bei den einschlägigen Übungen nimmt man Kontakt zu einer schmerzhaften Kindheitserinnerung auf und stellt sich vor, als erwachsenes Ich, das man heute ist, in die Vergangenheit zu reisen und das »jüngere Ich« – das Kind, das man damals war – zu trösten. Dabei zeigt man Empathie für dieses Ich, validiert und unterstützt es, ist auf freundliche und beschützende Weise für es da und hilft ihm zu begreifen, was damals geschehen ist.

Tipp für die Praxis

Ich spreche hier zwar vom »inneren Kind«, empfehle jedoch, diesen Begriff bei der therapeutischen Arbeit nicht zu verwenden, und zwar aus zwei guten Gründen. Zum einen wird er oft mit New-Age-Praktiken und unwissenschaftlichen Therapiemodellen assoziiert. Und zum anderen arbeiten wir häufig mit Erinnerungen, die nicht aus der Kindheit stammen, sondern aus der Adoleszenz oder der Postadoleszenz.

Das Bild des inneren Kindes

In der großen, weiten Welt der TFACT gibt es viele Möglichkeiten, im Rahmen von Imagery Rescripting mit dem inneren Kind umzugehen; modifizieren Sie die folgenden Vorschläge also bitte nach Belieben. Damit eine sichere Basis vorhanden ist, sollte die Person, mit der Sie arbeiten, gut den Anker werfen können (falls es zu unerwünschten Reaktionen kommt) und im Sinne der abgestuften Exposition vorgehen, das heißt, mit weniger herausfordernden Erinnerungen anfangen und sich allmählich zu schwierigeren vorarbeiten. Dafür sorgen müssen wir auch, dass eindeutig ein »erwachsenes Ich« (die heutige Person) vorhanden ist und ein »jüngeres Ich«, also das Kind, der/die Jugendliche oder der/die junge Erwachsene aus der Erinnerung. (Zum Zweck der Vereinfachung verwende ich im Folgenden einfach das Wort »Kind«.) Achten Sie darauf, dass die Person immer durch die Augen ihres erwachsenen Ichs blickt und aus dieser Perspektive das Kind sieht. Das ist ausgesprochen wichtig. Wir fordern die Person nicht auf, sich vorzustellen, dass sie das Kind ist, weil das leicht zu großer Verwirrung führen könnte. Daher muss immer eine Identifikation mit dem erwachsenen Ich vorhanden sein und das Kind durch dessen Augen gesehen werden.

Interaktiv vorgehen

Während der Übungen bleiben wir im Gespräch mit der Person. Wir fragen sie immer wieder, was das Kind tut und sagt, wie es aussieht und reagiert. Was das erwachsene Ich zu dem Kind sagt, sollte nicht sklavisch dem folgenden Beispiel entsprechen. Vielmehr unterstützen wir die Person dabei, eigene Worte und Gesten im Umgang mit dem Kind zu finden. Manchen Menschen fällt es schwer, sich unterstützende, fürsorgliche Worte und Handlungen auszudenken, vor allem wenn sie in ihrer Familie so etwas nie erlebt haben. Ist das der Fall, können wir so direktiv sein wie nötig und das erwachsene Ich aktiv dabei coachen, was es sagt und tut, um das Kind zu unterstützen.

Häufig verschmilzt die Person mit Aussagen wie »Es ist meine Schuld« oder »Ich hätte mich dagegen wehren sollen«, vor allem, wenn es um sexuellen Missbrauch geht. Bei der Arbeit mit dem inneren Kind taucht jedoch oft spontan ein alternatives, von Selbstmitgefühl geprägtes Narrativ auf, indem die Person ohne unsere Hilfe zu dem Kind sagt: »Es war nicht deine Schuld«. Falls das jedoch nicht spontan geschieht, regen wir es an: »Hält das Kind immer noch an dem Satz ›Es ist meine Schuld‹ fest? Wie fühlt es sich, wenn es mit dieser Überzeugung durchs Leben geht? Möchten Sie vielleicht etwas sagen oder tun, um ihm zu helfen, sich davon zu lösen?«

Falls notwendig, unterstützen wir die Person dann dazu, mitfühlend zu sprechen und zu handeln, um die körperlichen, emotionalen und psychischen Bedürfnisse des Kindes anzuerkennen und zu erfüllen. Unter anderem raten wir, dem Kind kurz wichtige psychoedukative Informationen zu vermitteln, zum Beispiel, warum es erstarrt ist oder Lust empfunden hat, obwohl ihm das, was geschah, zuwider war.

In der folgenden Übung geht es darum, das Kind zu fragen, ob es etwas braucht, und es ihm dann zu geben. Außerdem behandelt man es mit Freundlichkeit, Mitgefühl und Unterstützung, man vermittelt ihm, dass man da sein wird, um ihm zu helfen, man überreicht ihm ein Geschenk.

Mitgefühl für das jüngere Ich

Sie werden jetzt eine Visualisierungsübung machen. Manche Leute sehen dabei lebhafte, farbige Bilder wie auf einem Fernseher, bei anderen sind es vage, verschwommene, unscharfe Bilder, während wieder andere überhaupt keine Bilder sehen, sondern sich auf Worte und Ideen beschränken. Was Sie tun, ist ganz Ihnen überlassen.

Sie werden sich vorstellen, in die Vergangenheit zu reisen und einer jüngeren Version von sich begegnen, an einem Punkt in Ihrem Leben, als Sie es schwer hatten und als die Menschen um Sie herum aus dem einen oder anderen Grund nicht in der Lage waren, Ihnen die Fürsorge und Unterstützung zukommen zu lassen, die Sie gebraucht hätten. Das kann in der Kindheit sein, in Ihrer Jugend oder auch etwas später.

Setzten Sie sich bequem hin und werfen Sie den Anker ... nehmen Sie wahr, was in Ihrer inneren Welt gerade vor sich geht ... nehmen Sie Kontakt zum Körper auf, indem Sie sich bewegen, sich dehnen und strecken, bewusst atmen ... und lassen Sie sich auch auf die Umgebung ein ... nehmen Sie wahr, was Sie sehen und hören, riechen und berühren können.

Schließen Sie jetzt entweder die Augen oder richten Sie den Blick auf eine Stelle und überlassen Sie sich Ihrer Imagination.

Stellen Sie sich vor, dass Sie in eine Zeitmaschine steigen. Die werde ich nicht beschreiben, sehen Sie sie bitte so vor sich, wie Sie wollen – als Tor, als helles Licht, als mechanischen Apparat oder einfach als unbestimmtes Gefühl von etwas, was Sie nicht sehen können. Sobald Sie sich darin befinden, stellen Sie sich vor, dass Sie in die Vergangenheit zurückreisen, um Ihr jüngeres Ich zu besuchen. Finden Sie es an einem Punkt in Ihrem Leben vor, als es eine schwere Zeit durchgemacht hat und als die Erwachsenen in seiner Umgebung ihm nicht die Zuwendung und Unterstützung zukommen ließen, die es gebraucht hätte.

Verlassen Sie jetzt die Zeitmaschine und nehmen Sie Kontakt mit dem jüngeren Ich auf. Sehen Sie sich das Kind (oder den/die Jugendliche usw.) gut an und nehmen Sie wahr, was es gerade durchmacht. Weint es? Ist es zornig oder verängstigt? Fühlt es sich schuldig oder schämt es sich? Was braucht dieses junge Wesen eigentlich – Liebe, Freundlichkeit, Verständnis, Vergebung, Akzeptanz?

Teilen Sie Ihrem jüngeren Ich jetzt mit freundlicher, ruhiger und sanfter Stimme mit, dass Sie wissen, was passiert ist, was es durchgemacht hat und wie sehr es leidet.

Sagen Sie Ihrem jüngeren Ich, dass es diese schwierige Zeit in seinem Leben überstanden hat und dass diese jetzt eine ferne Erinnerung ist.

Sagen Sie ihm, dass Sie da sind, dass Sie wissen, wie weh es tut, und dass Sie ihm so gut helfen wollen, wie Sie können.

Fragen Sie das Kind, ob es etwas gibt, was es von Ihnen braucht oder haben will – und geben Sie es ihm, egal, was es ist. Wenn es Sie bittet, es an einen besonderen Ort zu bringen, tun Sie das. Umarmen Sie es, geben Sie ihm einen Kuss, sagen Sie ihm etwas Freundliches, machen Sie ihm ein Geschenk. Dies ist eine Übung in der Imagination, daher können Sie ihm alles geben, was es will – selbst wenn das in der realen Welt unmöglich wäre. Wenn das jüngere Ich nicht weiß, was es haben will, oder wenn es Ihnen nicht vertraut, dann teilen Sie ihm mit, dass das völlig in Ordnung ist; es muss nichts sagen oder tun.

Sagen Sie dem Kind alles, was es hören muss, um zu verstehen, was geschehen ist; helfen Sie ihm dabei, sich nicht mehr selbst die Schuld zu geben.

Sagen Sie ihm, dass Sie für es da sind, dass es Ihnen wichtig ist und dass Sie alles tun werden, was Sie können, um ihm zu helfen, diese Zeit zu überstehen.

Schenken Sie Ihrem jüngeren Ich weiter Zuneigung und Freundlichkeit auf jede Weise, die Ihnen einfällt – durch Worte, Gesten oder indem Sie etwas für es tun, und wenn Ihnen das lieber ist, durch Magie oder Telepathie.

Sobald Sie das Gefühl haben, dass Ihr jüngeres Ich Ihre Zuneigung und Freundlichkeit angenommen hat, ist es Zeit, sich von ihm zu verabschieden. Überreichen Sie ihm ein Geschenk, das die Verbundenheit zwischen ihm und Ihnen ausdrückt. (Wenn der Person nichts einfällt, machen wir Vorschläge; bei einem jüngeren Kind kann das ein Spielzeug oder ein Teddybär sein, bei Jugendlichen und jungen Erwachsenen ein Kleidungsstück, ein Buch, ein magischer Gegenstand oder etwas anderes, was uns in den Sinn kommt.)

Verabschieden Sie sich jetzt und sagen Sie Ihrem jüngeren Ich, dass Sie wieder zu Besuch kommen werden.

Steigen Sie nun in Ihre Zeitmaschine und kehren Sie in die Gegenwart zurück. Und jetzt wollen wir erst einmal den Anker werfen ...

Die Übung nachbesprechen

Wenn wir die Übung anschließend besprechen, können wir unter anderem fragen:

- Wie war es? Was haben Sie dabei erfahren?
- Mit welchen Worten würden Sie die Art und Weise beschreiben, wie Sie mit Ihrem jüngeren Ich umgegangen sind?
- Wie können Sie das auf Ihr heutiges Leben anwenden?
- Was können Sie zu sich sagen und für sich tun, wenn Sie genauso leiden, wie dieses Kind es getan hat?

Bei solchen Fragen geht es darum, das vorhandene Selbstmitgefühl in Worte und Taten zu übertragen, das heißt, in etwas, was die Person im Alltag zu sich sagen oder für sich tun kann. Übrigens ist es oft hilfreich, die Übung als Hausaufgabe mit verschiedenen anderen Erinnerungen zu wiederholen.

➔ BEGLEITMATERIAL: In Kapitel 29 von *Trauma-Focused ACT: The Extra Bits* finden Sie Anweisungen für die Übung mit dem jüngeren Ich, von der aber auch viele andere Versionen existieren.

Kernpunkte

Übungen mit dem jüngeren Ich sind ein wichtiges Werkzeug in unserem Repertoire, was den Umgang mit Scham, Selbstvorwürfen und Wertlosigkeit angeht. Besonders nützlich sind sie für Menschen, die anfangs Widerstände gegen Selbstmitgefühl haben, weil es ihnen oft leichter fällt, es einer jüngeren Version von sich entgegenzubringen.

30
Exposition mit Erinnerungen

Wie erwähnt, warten wir mit der konkreten Exposition mit traumatischen Erinnerungen im Normalfall bis zu einem späteren Zeitpunkt in der Therapie, und zwar aus dem einfachen Grund, dass sie oft unnötig ist. In früheren Sitzungen findet bereits viel informelle Exposition mit Erinnerungen statt – diese werden wahrgenommen und benannt, sie werden beim Ankerwerfen anerkannt, durch die Arbeit mit dem inneren Kind findet eine Interaktion mit ihnen statt, und man reagiert mit Selbstmitgefühl darauf. In Kombination mit der intensiven Arbeit an Werten, Defusion, Akzeptanz, dem Selbst-als-Kontext und Selbstberuhigung reicht das vielen Menschen aus, um besser im Leben zurechtzukommen und flexibel zu reagieren, wenn schwierige Erinnerungen auftauchen.

Reagiert die Person jedoch weiterhin unflexibel auf solche Erinnerungen, indem sie sich in ihnen verstrickt und zu Wegbewegungen neigt, ist eine explizite Exposition angebracht. Bevor wir damit anfangen, muss jedoch unbedingt klargemacht werden, dass es auch hier nicht darum geht, Ängste zu reduzieren oder die Erinnerung zu beseitigen. Vielmehr soll sie eine Hilfe darstellen, präsent zu bleiben und effektiv zu handeln, wenn solche Erinnerungen an die Oberfläche kommen, damit die Person ihre Werte leben und ihre Ziele verfolgen kann. Die Horrorfilm-Metapher in Kapitel 7 vermittelt das gut. Sollte die Person dennoch darauf fixiert sein, Erinnerungen zu eliminieren, kehren wir zu kreativer Hoffnungslosigkeit zurück.

Überlegungen zur systematischen Exposition

Bevor wir mit einer expliziten Exposition beginnen, müssen wir einige praktische Punkte bedenken: Wie können wir für ein sicheres Erleben der Person sorgen, wie bereiten wir uns auf eine wahrscheinlich eintretende Fusion vor und wie verfolgen wir die während der Übung auftretenden Reaktionen? Werfen wir einen kurzen Blick auf diese Aspekte.

Für Sicherheit sorgen

Bevor wir mit der Exposition beginnen, vergewissern wir uns, dass jeder der folgenden Punkte zutrifft:

1. Wir haben ein klares nonverbales Stoppsignal vereinbart.
2. Die Person hat gute Fähigkeiten, den Anker zu werfen.
3. Die Person hat zumindest Grundfertigkeiten in Defusion, Akzeptanz und Selbstmitgefühl.
4. Die Person kann die Beobachterperspektive einnehmen (Selbst-als-Kontext).
5. Als Motivation für die Exposition dienen wertebasierte Ziele.
6. Die Person versteht den Zweck und das beabsichtigte Ergebnis der Übung.
7. Die Person hat eine spezifische Erinnerung ausgewählt, mit der sie arbeiten will.

Tipp für die Praxis

Wenn so viele schmerzhafte Erinnerungen vorhanden sind, dass die Person sich nicht für eine entscheiden kann, listen wir alle auf einem Blatt Papier auf, werfen darüber eine Münze und beschäftigen uns mit der Erinnerung, auf der die Münze landet. Alternativ können wir alle auf kleine Papierstreifen schreiben, in einen Beutel stecken, mischen und blind einen Streifen herausziehen.

Dem Kopf zuvorkommen und Gedanken notieren

Während der Übung wird es wahrscheinlich zu Fusion kommen, vor allem mit harscher Selbstverurteilung und Selbstvorwürfen, weshalb es oft sinnvoll ist, dem zuvorzukommen, indem die zu erwartenden Gedanken aufgeschrieben werden: »Was meinen Sie, welche unproduktiven Dinge Ihr Kopf wohl sagen wird, wenn wir so etwas tun?« und »Können wir diese Gedanken aufschreiben, damit Sie bereit dafür sind, wenn sie auftauchen?« Wenn es dann tatsächlich zur Fusion kommt, deuten wir auf die entsprechende Notiz: »Da steht es. Wir haben schon erwartet, dass Ihr Kopf das sagen würde. Müssen wir uns also damit beschäftigen – oder können wir weitermachen?« Im Allgemeinen löst die Person sich dann schnell von dem Gedanken und entscheidet sich, die Übung fortzuführen.

Reaktionen verfolgen und den Fokus verlagern

Wenn die obigen Punkte geklärt sind, können wir uns an die Exposition machen, wie in Kapitel 20 erläutert. Dabei sorgen wir dafür, dass die Person immer in ihrem Flexibilitätsfenster bleibt. Wir beginnen und beenden jede Sitzung mit mindestens einer oder zwei Minuten Ankerwerfen und nutzen drei Skalen für Präsenz, Bereitschaft und Kontrolle über das körperliche Handeln, um die Reaktionen der Person zu verfolgen. Während der Exposition bringen wir die Person wiederholt in Kontakt zu ihren Werten, indem wir alle paar Minuten Fragen stellen wie »Welchem Zweck dient diese Arbeit?«; »Welche Werte leben Sie jetzt im Moment, während wir diese Übung machen?«, »Nehmen Sie sich einen Moment Zeit, Verbindung dazu aufzunehmen, weshalb Sie sich dieser herausfordernden Aufgabe stellen.«

Außerdem verlagern wir den Fokus zwischen Gedanken, Bildern, Erinnerungen, Emotionen und Körperempfindungen, wie in Kapitel 20 dargestellt. Taucht also eine intensive, überwältigende Emotion auf, verlagern wir den Fokus von der Erinnerung auf die Emotion. Sobald die Person auf den Skalen für Präsenz, Bereitschaft und Kontrolle über das körperliche Handeln einen Wert von mindestens sieben erreicht, kehren wir zu der Erinnerung zurück. Ähnlich verfahren wir, wenn eine Fusion oder ein dissoziativer Zustand bevorzustehen scheint; dann unterstützen wir die Person dabei, den Anker zu werfen und sich aus der Fusion zu lösen, bevor wir uns wieder mit der Erinnerung beschäftigen.

Ein Fallbeispiel: Auszug aus einer Sitzung mit Beth

Beth ist 45 Jahre alt, arbeitet als Rettungssanitäterin und hat zwei kleine Töchter. Momentan geht sie nicht zur Arbeit, weil sie zu einem Autounfall gerufen wurde, bei dem ein Baby und ein Kleinkind zu Tode kamen, worauf sie PTBS entwickelt hat. Alle sieben Punkte auf der Checkliste sind geklärt.

Beths Motivationen für die Exposition sind »meine Töchter lieben, für sie sorgen und für sie da sein« und »wieder zur Arbeit gehen, damit ich anderen Menschen wieder helfen kann«. Beth erwartet, dass stark selbstkritische Gedanken auftauchen werden wie: Ich bin erbärmlich; Ich sollte längst darüber hinweg sein; Ich lasse alle im Stich; Ich sollte in der Lage sein, alleine damit fertigzuwerden. Das hat sie alles auf ein

Blatt Papier geschrieben, das jetzt neben ihr auf der Couch liegt. Vor dem folgenden Dialog hat sie zwei Minuten lang den Anker geworfen.

Therapeut: Nun, was taucht jetzt in Ihnen auf?

Klientin: Mir ist total bange. Ich habe furchtbare Angst, dass Sie mir nicht helfen können.

Therapeut: Hm. Also ... spüren Sie das an einer bestimmten Stelle im Körper?

Klientin: Ob ich das spüre ... tja ... ich fühle mich irgendwie betäubt und schwach.

Therapeut: Und wo spüren Sie das jetzt am stärksten im Körper?

Klientin: Irgendwas spüre ich auf jeden Fall. Ich weiß gar nicht, was es ist, aber ich hab das Gefühl, dass in meinem Körper keine Bewegung ist. Keine ... keine Kraft.

Therapeut: Okay. Darf ich Sie bitten, noch einmal den Anker zu werfen? Drücken Sie die Füße auf den Boden, richten Sie sich auf. (*Klientin tut es.*) Können Sie außerdem richtig fest die Fingerspitzen aneinander drücken? (*Klientin tut es.*) Und versuchen Sie, das in den ganzen Armen zu fühlen. Spüren Sie Ihre Ellenbogen?

Klientin: Ja.

(*Das Ankerwerfen wird eine weitere Minute fortgesetzt. Dann fragt der Therapeut nach den Werten für Präsenz und Kontrolle über das körperliche Handeln; Beth gibt acht beziehungsweise neun an.*)

Therapeut: Sind Sie bereit, diese Angstgefühle zu haben, um etwas zu tun, was wichtig für Sie ist?

Klientin: Ja, das bin ich.

Therapeut: Und wie bereit sind Sie, von null bis zehn?

Klientin: Da liege ich bei acht.

Therapeut: Prima. Während wir weitermachen, werden wir wieder so verfahren wie gerade eben, sobald Sie überfordert oder blockiert sind oder dichtmachen. In Ordnung?

Klientin: Klar.

Therapeut: Dann werde ich Sie jetzt bitten, mir von dem Einsatz zu erzählen – aber stürzen wir uns nicht gleich auf den schlimmsten Teil davon. Nähern wir uns dem langsam an. Vielleicht fangen Sie am besten damit an, wie Sie von dem Unfall erfahren haben. Erzählen Sie mir das bitte so, als würde es jetzt geschehen. Wer sitzt denn am Steuer vom Rettungswagen?

Klientin: Ich selbst. Ich fahre.

Therapeut: Gut, Sie sitzen also am Steuer, und wie hören Sie von dem Unfall?

Klientin: Na ja, wir haben die Durchsage der Zentrale gehört, und wir waren dem Unfallort am nächsten, ich glaube so etwa zehn Minuten entfernt, also haben wir die Sirene eingeschaltet.

(*Die Klientin ist in die Vergangenheitsform verfallen – »wir haben gehört« –, weshalb der Therapeut sie auffordert, im Präsens zu sprechen – »wir hören«. Das dient dazu, die Erinnerung so zu vergegenwärtigen, als würde das Ereignis im Hier und Jetzt stattfinden.*)

Therapeut: Gut, Sie sitzen also am Steuer und sind zehn Minuten vom Unfallort entfernt. Können Sie mir bitte sagen, wie die Durchsage lautet, so als würden Sie sie jetzt gerade hören?

Klientin: Äh, ja, die sagen, dass auf der Autobahn ein Unfall stattgefunden hat. Reine Routine. Hört sich nach nichts Besonderem an.

(*In den nächsten zwei Minuten lockt der Therapeut Einzelheiten über die Fahrt zum Unfallort hervor. Beth sagt, die Verkehrssituation sei gut. Sie beschreibt Dave, ihren Kollegen, als zuverlässig und humorvoll und sagt, sie würde gut mit ihm zusammenarbeiten. Beide würden sich ein bisschen ärgern, weil ihre Schicht bald zu Ende sei und sie eigentlich nach Hause wollten. Plötzlich wird Beth bleich und verkrampft sich.*)

Therapeut: Was ist gerade passiert?

Klientin: Blut.

Therapeut: Sie haben Blut gesehen? Okay, dann hat Ihr Kopf Sie ein Stück in die Zukunft gezogen. Können wir die Erinnerung wieder zu dem Moment zurückspulen, an dem Sie noch bei der Anfahrt sind? Geht das?

Klientin: Ja. Das ... geht.

Therapeut: Drücken Sie einfach die Füße auf den Boden. Und drücken Sie die Fingerspitzen aneinander. Sehen Sie sich im Zimmer um. Da sind wir beide, und wir arbeiten hier und jetzt zusammen. Ist es in Ordnung, wenn wir weitermachen?

Klientin: (*nickt*) Ja.

(*Beth ist ganz offensichtlich in der Lage, sich körperlich zu bewegen; sie ist bei der Sache, zugänglich und bereit weiterzumachen, weshalb der Therapeut sich nicht explizit nach den Werten für Präsenz, Bereitschaft und Körperkontrolle erkundigt. Innerhalb der nächsten Minuten bringt er die Erinnerung voran, indem er Beth auffordert zu beschreiben, wie sich alles Schritt für Schritt entwickelt hat, und dabei möglichst viele sensorische Details zu berichten, also was sie sehen, hören, berühren und riechen kann. Bald erreicht sie einen aufwühlenderen Teil der Erinnerung.*)

Klientin: Vor uns staut sich der Verkehr, daher wissen wir, dass es da vorne ist. Auf der Gegenfahrbahn fahren die Leute langsamer, um zu gaffen. Äh, und der Lastwagen ist irgendwie auch von da drüben gekommen, von der Gegenfahrbahn, ja?

(*Beth atmet jetzt sehr schnell, sie ist ganz verspannt und bleich. Der Therapeut unterstützt sie dabei, den Anker zu werfen, dann erkundigt er sich nach den Werten: Körperkontrolle acht, Präsenz acht, Bereitschaft sieben.*)

Therapeut: Also ... können wir wirklich weitermachen?

Klientin: Ja, ja ... ich hab nur ... Wissen Sie, ich denke daran, wie die beiden Kinder auf der Straße liegen, und dass sie nie ... Sie wissen schon ... (*bricht in Tränen aus, Stimme zittert*) ... und das machte es mir unheimlich schwer, mit meinen Töchtern zusammen zu sein.

Therapeut: Ja, das ist furchtbar. Es ist ... obwohl ich die Geschichte nur von Ihnen höre ... es ist einfach furchtbar.

Klientin: Ja, das ist es. Das ist es. Und ich kann nicht mal mit meinen Kindern zusammen sein, ohne daran zu denken. Ich meine ...

(Der Therapeut geht jetzt kurz zur Arbeit an Akzeptanz und Selbstmitgefühl über. Beth nimmt ihre Gefühle wahr, benennt sie und macht eine 90 Sekunden lange Version der Übung »Freundliche Hände«. Anschließend erkundigt der Therapeut sich nach weiteren Details. Beth sagt, es handle sich um einen großen weißen Lastwagen, der sich »wie ein Korkenzieher verdreht« habe. Etwa zwanzig Meter davor liege ein grüner Pkw auf dem Dach. Die Fensterscheiben seien zersplittert, eine Tür stehe offen ...)

Klientin: Und ich komme ihm immer näher. Ich fahre darauf zu.

Therapeut: Drücken Sie bitte wieder die Füße auf den Boden, spüren Sie Ihren Atem, nehmen Sie wahr, das Sie hier zusammen mit mir sitzen und dass wir über eine Erinnerung sprechen. Verwenden wir doch die Ausdrücke zum Wahrnehmen und Benennen. Können Sie bitte sagen: Ich nehme eine Erinnerung wahr an ...

Klientin: Ich nehme eine Erinnerung wahr an ... den Lastwagen und den Pkw ... da auf der Straße.

Therapeut: Gut. Spüren Sie bitte kurz in sich hinein. Was taucht da auf?

(Beth berichtet, ihr sei »flau im Magen«, sie spüre »Enge in der Kehle« und »die Ahnung eines drohenden Unheils«. Der Therapeut hilft ihr, den Emotionen einen Namen zu geben und den Anker zu werfen.)

Therapeut: Und ... wie gut haben Sie jetzt Ihre Arme und Beine unter Kontrolle?

Klientin: Gut. Da bin ich bei neun.

Therapeut: Und Sie sind hier bei mir, also präsent?

Klientin: Ja. Da bin ich auch bei neun.

Therapeut: Und die Erinnerung ist auch da?

Klientin: Ist sie.

Therapeut: Da sind also wir beide, Sie und ich, und wir arbeiten zusammen an dieser Erinnerung. Jetzt würde ich gern wissen, was Ihr Kopf über das Ganze sagt ... darüber, was wir gerade tun.

Klientin: Dasselbe alte Zeug wie immer: Warum bin ich nur so schwach? Für so was bin ich doch ausgebildet! Da sollte ich in der Lage sein, es runterzuschlucken und einfach vergessen.

Therapeut: Tja, mit dem Thema hört er lange nicht auf, nicht wahr? (*Deutet auf die Liste mit den selbstkritischen Gedanken, die Beth vorher aufgeschrieben hat.*) Müssen wir uns damit beschäftigen – oder können Sie Ihren Kopf einfach weiterplappern lassen?

Klientin: Ach, es ist nicht zu laut. Wir brauchen uns nicht drum zu kümmern.

Therapeut: Also ist es in Ordnung, wenn wir weitermachen?

Klientin: Ja.

In den folgenden zehn Minuten wiederholt sich dieser Prozess. Vom Therapeuten ermuntert, erzählt Beth die Erinnerung, Schritt für Schritt. Der Rettungswagen kommt mit kreischenden Bremsen zum Stehen. Beth schaltet den Motor aus. Die Sirene verstummt. Dave springt als Erster aus dem Wagen, schlägt die Tür zu, rennt los. Wenige Sekunden später steigt Beth aus der Fahrertür. Sie läuft zu dem auf dem Dach liegenden Wagen. David ist bereits dort. Es riecht nach Abgas und verbranntem Gummi. Auf der Straße sind Trümmer verteilt.

Der Therapeut unterbricht Beth häufig und bittet sie, eine Pause machen und in sich hineinzuspüren, um wahrzunehmen, welche Gedanken und Gefühle vorhanden sind. Außerdem berichtet sie, welchen Wert sie auf den Skalen für Präsenz, Bereitschaft und Körperkontrolle erreicht. Falls nötig, arbeitet sie an Defusion, Akzeptanz, Selbstmitgefühl oder wirft den Anker, und sobald die Werte wieder mindestens bei sieben liegen, geht es mit der Erinnerung weiter.

Als Beth den schlimmsten Teil erreicht, also den Zeitpunkt, an dem sie das tote Baby sieht, wird sie bleich, hyperventiliert und verstummt. Der Wert für Präsenz sinkt auf vier, der für Körperkontrolle auf drei, und sie muss drei Minuten den Anker werfen, bis sie wieder Werte von sieben erreicht hat. Danach legt der Therapeut eine kurze »Wertepause« ein.

Wertepausen machen

Eine Expositionssitzung dauert im Allgemeinen zwanzig bis vierzig Minuten, kann jedoch kürzer und länger sein, und wenn die Person irgendwann aufhören will, ist das völlig in Ordnung. Falls sie müde zu werden scheint, überfordert ist oder in einen dissoziativen Zustand gerät, unterstützen wir sie dabei, den Anker zu werfen und dann eine schnelle »Wertepause« zu machen. Dabei kann sie eine tiefere Verbindung zu den wertebasierten Zielen aufnehmen, die diese anstrengende Arbeit motivieren. Die Wertepause in der Sitzung mit Beth läuft so ab:

Therapeut: Erzählen Sie mir doch noch mal ein bisschen was von Ihren Kindern. Die sind zehn und sieben Jahre alt, nicht wahr?

Klientin: Ja, das stimmt. Dawn und Sarah heißen sie.

Therapeut: Ah ja. Was sind denn besonders liebe Dinge, die sie tun?

Klientin: Ach, wissen Sie ... ganz vieles, jeden Tag. Gerade in den letzten paar Wochen waren sie unheimlich hilfreich, haben oft gesagt »Ich hab dich lieb« und lauter liebe kleine Dinge getan. Und, wissen Sie, ich mach mir solche Sorgen, was das Ganze wohl mit ihnen macht, weil ich irgendwie ... ich bin nicht richtig da, und das wissen die beiden (*bricht wieder in Tränen aus*). Äh ... sie wissen, dass ...

Therapeut: Werden Sie jetzt wieder da reingezogen? (*Deutet auf das Blatt mit den selbstkritischen Gedanken.*)

Klientin: Ja. Ja. Ja.

Therapeut: Erzählen Sie mir doch noch was über die lieben Dinge, die Ihre Töchter tun.

Klientin: Also Sarah, die ältere, die backt unheimlich gerne. Törtchen und so Sachen.

Therapeut: Ach ja? Was hat sie denn zuletzt für Sie gebacken?

Klientin: Ach, sie backt die ganze Zeit so Zitronentörtchen. Sie ist einfach supertoll. Und unheimlich freundlich.

Therapeut: Was fühlen Sie denn gerade, während Sie mir das erzählen?

Klientin: Ach, ich will nur bei den beiden sein. Will sie ganz fest umarmen.

Therapeut: Das ist also ein wichtiger Grund, weshalb wir das machen, stimmt's? Sie und Ihre Kinder ... und dass Sie für die beiden da sind ... liebevoll und fürsorglich und ganz präsent ...

Klientin: Stimmt.

Therapeut: Sollen wir dann weitermachen? Oder haben Sie für heute genug?

Klientin: Wir können gerne weitermachen.

Sind Bewegungsimpulse vorhanden?

Während der Unterbrechungen, in denen wir nach den vorhandenen Gedanken und Gefühlen sowie den Werten für Präsenz, Bereitschaft und Körperkontrolle fragen, können wir uns außerdem erkundigen, ob Impulse vorhanden sind, sich zu bewegen, zu dehnen oder die Sitzhaltung zu ändern. Solche Impulse tauchen oft an verschiedenen Punkten auf, und wenn das der Fall ist, können wir die Person ermuntern, ihnen achtsam zu folgen. Das folgende Beispiel stammt wieder aus der Sitzung mit Beth, etwa zehn Minuten nach Beginn.

Therapeut: Ich frage mich gerade ... bei so einer Übung hat man manchmal das Bedürfnis, sich auf bestimmte Weise zu bewegen. Spüren Sie vielleicht gerade den Drang, sich irgendwie zu bewegen oder zu dehnen?

Klientin: Ja, also, haben Sie was dagegen, wenn ich mich ... ich will mich anders hinsetzen. (*Beth zieht die Beine an und geht auf der Couch in den Schneidersitz.*)

Therapeut: Ist es besser für Sie, die Beine zu kreuzen?

Klientin: Das ist mir lieber, ja, ich würde nur ...

Therapeut: Wollen Sie sich vielleicht auf bestimmte Weise dehnen und strecken? Sind Sie irgendwo verspannt?

Klientin: Ja, ich spüre da so was im Nacken.

Therapeut: Wollen Sie dann ein bisschen den Nacken dehnen?

Klientin: Ja, genau. (*Beth dehnt den Nacken.*)

Die Sitzung fortführen

Die Sitzung mit Beth geht noch fünfzehn Minuten weiter. Stück für Stück beschreibt sie die restliche Erinnerung – die schwerverletzte Mutter, das zweite tote Kind, die folgenden Prozeduren. Die ganze Zeit über unterstützt der Therapeut sie dabei, flexibel von allen drei Triflex-Ecken aus zu reagieren und die Kernprozesse anzuwenden, bis ihre Werte auf den Skalen mindestens bei sieben liegen. Anschließend schlägt der Therapeut vor, die Erinnerung zusammenzufassen:

Therapeut: Ist es dann jetzt in Ordnung, alles noch einmal durchzugehen, aber diesmal wesentlich schneller? Es geht darum, ob Sie die Erinnerung auf sechzig bis neunzig Sekunden verdichten, die Hauptpunkte aber beibehalten können – so ähnlich wie bei einer Zusammenfassung. Während Sie das tun, würden Sie versuchen, präsent zu bleiben, Ihre Gefühle zuzulassen und sich ab und zu dehnen oder anderswie bewegen – um sich zu vergewissern, dass Sie Kontrolle über Ihre Arme und Beine haben.

Beth befolgt die Anweisungen. Sie erzählt die Erinnerung von Anfang bis Ende, wozu sie etwa neunzig Sekunden braucht. Der Therapeut ist bereit, jederzeit einzugreifen, doch das ist nicht nötig. Beths Stimme zittert, aber das Sprechen fällt ihr leichter als beim ersten Mal, und sie ist dabei deutlich weniger angespannt. Am Ende liegen ihre Werte auf allen Skalen bei mindestens sieben.

Nun bittet der Therapeut sie, das noch einmal zu wiederholen. Diesmal beschreibt sie die Erinnerung mit ruhiger, flüssigerer Stimme und braucht dazu etwa fünfundsiebzig Sekunden. Am Ende liegen alle Werte bei acht oder darüber. Der Therapeut meint, das sei ein guter Punkt zum Aufhören, und Beth stimmt zu. Den Abschluss bildet eine zweiminütige Beschäftigung mit Ankerwerfen und Selbstmitgefühl.

Insgesamt hat die Expositionssitzung knapp unter dreißig Minuten gedauert, eingeschlossen je zwei Minuten Ankerwerfen am Anfang und am Ende. Damit bleiben zehn Minuten für die Nachbesprechung und die Erläuterung der Hausaufgabe. Als letztere empfehlen wir im Allgemeinen zweierlei:

- Wenn die betreffende Erinnerung oder eine ähnliche auftaucht, soll die Person so reagieren, wie in der Sitzung geübt. Sie nimmt die Erinnerung wahr und benennt sie, schafft Raum für ihre Gedanken und Gefühle, verbindet sich mit ihrem Körper, übernimmt die Kontrolle über ihr Handeln und stellt sich auf das ein, womit sie gerade beschäftigt ist.
- Wenn die Person wichtige wertebasierte Aktivitäten vermieden hat, um diese Erinnerung (oder ähnliche) nicht auszulösen, nimmt sie die betreffenden Aktivitäten jetzt wieder auf. Falls gewünscht, kann sie dabei einer Expositionshierarchie folgen.

Vielfältige Möglichkeiten zur Arbeit mit Erinnerungen

Wenn Sie zusätzlich oder alternativ zu den obigen TFACT-Verfahren EMDR oder Prolonged Exposure (PE) einsetzen wollen, ist das möglich. Sie müssen jedoch Anpassungen vornehmen, damit kein Konflikt zwischen den Modellen entsteht. Vor allem muss das Ziel der Exposition im Einklang mit der ACT stehen; es muss also darum gehen, als Reaktion auf schmerzhafte Erinnerungen ein flexibles, effektives, wertebasiertes Verhalten zu ermöglichen. Außerdem muss weniger Gewicht auf der Verminderung von Angst und Stress liegen. Besonders wichtig ist das hinsichtlich der SUDS-Skala (vgl. Kapitel 20). Wie Sie wissen, verwenden wir diese in der TFACT nicht, aber in EMDR und PE stellt sie ein zentrales Werkzeug dar. Wenn Sie also Techniken aus diesen beiden Modellen in den TFACT-Rahmen einbringen und weiterhin die SUDS-Skala nutzen wollen, sollten Sie wesentlich mehr Gewicht auf die Werte für Präsenz, Bereitschaft und Körperkontrolle legen, als es in dieser Skala der Fall ist. Und wenn der Wert auf der SUDS-Skala absinkt, können Sie zu der Person, mit der Sie arbeiten, sagen: »Genießen Sie das, wenn es geschieht; das tut es oft. Aber denken Sie immer daran, dass das eine Dreingabe ist, nicht das Hauptziel.« Sollte das die Person verwirren, hilft ein Verweis auf die wertebasierten Ziele, durch die die Exposition motiviert wird. Eine andere Möglichkeit ist es, ganz auf die SUDS-Skala zu verzichten und sich nur an die Werte für Präsenz, Bereitschaft und Körperkontrolle zu halten.

Auf der folgenden Abbildung sind kurz viele verschiedene Möglichkeiten dargestellt, wie wir in der TFACT mit Erinnerungen arbeiten können. In allen geht es auch um Exposition, und die meisten wurden in diesem Buch behandelt.

Den Anker werfen: Das innere Erleben anerkennen, Kontakt zum Körper herstellen, sich auf das einstellen, was man gerade tut.

Selbstmitgefühl: Die Erinnerung und die von ihr verursachten Schmerzen anerkennen, Raum für den Schmerz schaffen und freundlich mit sich umgehen.

Wahrnehmen und Benennen: *Ich nehme eine Erinnerung an ... wahr/habe eine Erinnerung an ...* Die Erinnerung in ein historisches Narrativ einbinden (z. B. *Ich habe eine Erinnerung daran, wie mein Vater mich schlägt*).

Werte: Was sagt die Erinnerung mir darüber, was mir wirklich etwas bedeutet? Was sagt sie mir darüber, wofür oder wogegen ich stehen will?

Selbst-als-Kontext: Erinnerungen aus der Perspektive des „wahrnehmenden Selbst" beobachten.

Akzeptanz: Die Erinnerung verdinglichen, sie sich also als Gegenstand vorstellen, ihre Form, Farbe, Größe, Temperatur, Bewegung, Schwere usw. Sie im Körper lokalisieren oder «in den Raum stellen«.

Akzeptanz: Mit der Erinnerung »gemeinsam dasitzen« und ihr – samt allen damit verbundenen Gedanken und Gefühlen – Raum geben.

Defusion: *Blätter auf einem Fluss* – visuelle Erinnerungen auf den Blättern platzieren.

Achtsame Körperbewegungen: Dehnen und Strecken, Gehen, Trinken, Sitzhaltung ändern, Kopf und Arme bewegen, mit den Füßen auf den Boden klopfen, Handflächen aneinanderdrücken usw.

Die Erinnerung »dekonstruieren«: Achtsam ihre verschiedenen Komponenten wahrnehmen und benennen. Dazu gehören Bilder, Geräusche, Gerüche, Geschmäcker und Körperempfindungen »in« der Erinnerung und sämtliche Gedanken, Bilder, Erinnerungen, Emotionen und Körperempfindungen, die im Zusammenhang mit ihr auftauchen. Jeder Komponente Akzeptanz entgegenbringen.

ERINNERUNGEN

Künstlerisches Arbeiten: Die Erinnerung zeichnen, malen, modellieren.

Exposition durch Schreiben: Eine detaillierte sensorische Schritt-für-Schritt-Darstellung der Erinnerung schreiben.

Umschreiben von Albträumen: Die im Albtraum wiederkehrende Erinnerung umschreiben, indem ein wichtiges Detail wie etwa das Ende verändert wird.

Werte und posttraumatisches Wachstum: Darüber schreiben, wie man durch die erinnerten Ereignisse gewachsen ist. In einem Brief an sich selbst aus der Zukunft schreiben, wie man sich davon erholt und dem Leben eine neue Richtung gegeben hat.

Mitfühlende Selbstberührung: Sich freundlich selbst berühren, während die Erinnerung präsent ist (z. B. sich umarmen, die Hand aufs Herz oder auf den Schmerz legen, die Schläfen massieren).

Systematische Exposition: Achtsam die Erinnerung beschreiben und flexibel darauf reagieren.

Arbeit mit dem »inneren Kind«: Sich vorstellen/visualisieren, wie das erwachsene Ich in die Vergangenheit reist, um dem jüngeren Ich zu helfen. Das erwachsene Ich kann trösten, beruhigen, unterstützen, beraten, intervenieren und dem jüngeren Ich verstehen helfen, was geschehen ist und warum.

Verbindung von Körper und Erinnerung: Achtsam erkunden, was in verschiedenen Körperteilen geschieht, wenn die Erinnerung präsent ist: Empfindungen, Haltungen, Handlungen, Bewegungen, Gefühle, Impulse. Neue Reaktionen auf diese Körperereignisse erkunden (z.B. Selbstberührung, Selbstmitgefühl, Körperbewegung, anders atmen).

Die Erinnerung erweitern: Positive oder neutrale Ereignisse einschließen, die sich direkt vorher oder nachher zugetragen haben, und die Erinnerung damit ablaufen lassen (dabei vor allem Stärken identifizieren).

Exposition mit einem imaginären Fernseh- oder Computerbildschirm: Sollte besser für später in der Therapie aufgehoben werden, wenn bereits andere Techniken verwendet wurden. Die Erinnerung auf einem Bildschirm visualisieren und damit herumspielen, indem man einzelne Teile heran- und wegzoomt, Kontrast, Farbe, Schärfe, Helligkeit, Lautstärke und Ton ändert, den Hintergrund wahrnimmt oder nicht wertende, rein deskriptive Untertitel hinzufügt. Oder das Bild betrachten wie ein Filmfan und Details wie Schatten, Beleuchtung, Farben und Strukturen wahrnehmen.

Kernpunkte

Eine explizite, strukturierte Exposition mit traumatischen Erinnerungen ist oft nicht erforderlich. Ist sie aber doch nötig, nutzen wir dieselben Kernprozesse wie bei allen anderen das Repertoire einschränkenden Reizen. Zuerst unterstützen wir die Person dabei, den Anker zu werfen. Dann helfen wir ihr dabei, sich im Triflex zu bewegen, also präsent zu sein, sich zu öffnen und zu tun, worauf es ankommt, um ihr Flexibilitätsfenster zu erweitern.

31 Trauern und vergeben

Trauma umfasst immer einen signifikanten Verlust. Die Person, mit der wir arbeiten, kann durch Tod oder Trennung einen geliebten Menschen verloren haben, ihre physische Gesundheit, ihre Freiheit oder Unabhängigkeit, ihr Gefühl von Sicherheit oder Vertrauen, ihre Rolle, ihr soziales Umfeld, ihre Kindheit, das Grundrecht, geliebt, geachtet und umsorgt zu werden, und vieles anderes. Angesichts solch schwerer Verluste kann es nicht überraschen, dass wir es oft mit Trauer zu tun haben.

Was ist Trauer?

Manchmal wird Trauer mit Traurigkeit gleichgesetzt, aber Trauer ist keine Emotion, sondern der psychische Prozess, mit dem wir auf einen bedeutsamen Verlust reagieren. Während eines Trauerprozesses kann eine große Bandbreite an Emotionen empfunden werden, von Traurigkeit und Beklommenheit bis zu Zorn und Schuldgefühlen. Dazu kommen somatische Reaktionen wie Schlafstörungen, Erschöpfung, Lethargie, Apathie und veränderter Appetit.

Phasen der Trauer

Die bekannten fünf Trauerphasen sind Leugnen oder Nicht-Wahrhaben-Wollen, Zorn, Verhandeln, Depression oder Leiden und Annahme oder Akzeptanz. Als Elisabeth Kübler-Ross sie beschrieb, bezog sie sich auf Tod und Sterben, aber man kann sie auf jeden größeren Verlust anwenden. Laut Kübler-Ross gibt es keine feste Reihenfolge für diese Phasen, und sie werden nicht in allen Fällen durchlaufen. Außerdem sind sie nicht deutlich voneinander getrennt und klar definiert; eher werden sie stärker und schwächer und gehen ineinander über. Oft scheinen sie zu enden, um dann wieder anzufangen.

Von heutigen Modellen der Trauertherapie wird das Schema von Kübler-Ross zwar nicht mehr verwendet, aber die beschriebenen Phasen treten sehr häufig auf, weshalb die Menschen, die zu uns kommen, wahrscheinlich wenigstens einige davon erleben werden. Und weil sie inzwischen so bekannt sind, ist es gut, darüber Bescheid zu wissen, falls der Wunsch geäußert wird, in der Sitzung darüber zu sprechen.

Leugnen bedeutet, sich zu weigern oder unfähig zu sein, die Realität der Situation anzuerkennen. Man ist nicht bereit, darüber zu sprechen oder nachzudenken, man tut so, als würde nichts Besonderes geschehen, man fühlt sich wie betäubt, man geht wie in einem Nebel durch die Gegend und hat den Eindruck, alles sei nicht wirklich, sondern nur ein schlechter Traum.

Zorn bezieht sich auf alle Zustände von Ärger und Aufgebrachtsein bis hin zu Wut und Empörung, aber auch auf das starke Gefühl, alles sei unfair oder ungerecht. Zornig werden kann man auf sich selbst, auf andere Menschen und auf das Leben selbst, was zu Schuldgefühlen und Vorwürfen führt.

Beim Verhandeln versucht man, gewissermaßen ein Abkommen zu schließen, um die Wirklichkeit zu ändern. Man bittet Gott um Gnade oder verlangt vom Chirurgen, eine erfolgreiche Operation zu garantieren. Oft ist das mit viel Wunschdenken und Fantasien über alternative

Realitäten verbunden: »Wenn nur dies oder das geschehen wäre«, »Wenn ich das nur nicht getan hätte«.

Depression hat nichts mit der klinischen Störung gleichen Namens zu tun. Dieser unglücklich gewählte Begriff bezieht sich auf Emotionen wie Traurigkeit, Kummer, Angst, Beklommenheit und Unsicherheit. Alle sind normale, natürliche menschliche Reaktionen auf einen Verlust.

Annahme bedeutet, Frieden mit der neuen Realität zu schließen, statt dagegen anzukämpfen oder sie zu leugnen. Das befreit uns, und wir können unsere Energie darin investieren, allmählich unser Leben wieder aufzubauen.

Trauern kann man auf vielerlei Arten

Mit zu den nützlichsten Dingen, die wir der Person vermitteln können, ist die Tatsache, dass es keine »richtige« Weise zu trauern gibt. Es gibt nichts »Richtiges« zu tun, keine »richtigen Gefühle«, keinen »richtigen Zeitraum« für die Trauer. Jeder Mensch trauert auf seine ureigene Weise, was stark von Faktoren wie der familiären Geschichte, dem kulturellen Hintergrund und religiösen oder spirituellen Überzeugungen beeinflusst wird.

Natürlich hat die jeweilige Umwelt allerhand Meinungen darüber parat, was man fühlen und nicht fühlen sollte oder dass man weinen oder nicht weinen sollte – und so weiter. In Wahrheit gibt es aber kein richtig oder falsch, was das Trauern angeht. Manche Leute sind wütend, andere traurig. Manche fühlen sich schuldig, andere betäubt. Manche empfinden sogar Erleichterung. Wie alle Emotionen verändern sich diese wie das Wetter; sie werden stärker und schwächer, sie kommen und gehen.

Das heißt, dass es uns allen freisteht, auf unsere eigene Weise zu trauern, zu fühlen, was wir fühlen, und so lange oder so kurz zu trauern, wie wir wollen. Zu den größten Mythen über eine Zeit der Trauer gehört, dass es pathologisch wäre, wenn sie zu lange dauern würde; sie sollte eine bestimmte Dauer haben, und wenn die überschritten würde, wäre etwas nicht in Ordnung. Wenn Eltern jedoch ein kleines Kind verloren haben, kommt es nicht selten vor, dass sie ihr restliches Leben lang Trauerperioden erleben, immer wieder, zu unterschiedlichen Zeiten und an verschiedenen Orten.

Der Akt des Trauerns

Die TFACT eignet sich gut für den Trauerprozess. Anfangs helfen wir der Person, den Anker zu werfen inmitten der gewaltigen Wellen aus emotionalem Schmerz, die wieder und wieder auf sie zurollen. Wir normalisieren diesen Schmerz als natürliche Reaktion auf solch einen Verlust, und wir fördern Akzeptanz und Selbstmitgefühl. Später beschäftigen wir uns mit den vorhandenen Werten: Wofür will die Person angesichts von so viel Schmerz, Tragödie und Leiden stehen? Wie will sie mit sich selbst und mit anderen Menschen umgehen, während sie das alles durchmacht?

Anschließend werden diese Werte in Handeln umgesetzt, wobei es darum geht, sich auf den erlittenen Verlust einzustellen und das Leben wieder in den Griff zu bekommen, alles in kleinen Schritten. Dabei gibt es gewaltige individuelle Unterschiede, weshalb wir erkunden müssen: Was ist für die betreffende Person zu diesem Zeitpunkt machbar? Muss sie es langsamer angehen und eine Auszeit von ihrer täglichen Routine nehmen, um sich auszuruhen und zu erholen? Oder muss sie das Gegenteil tun – wieder aktiv am Leben teilnehmen und mit anderen Menschen in Kontakt treten?

Von Nutzen ist oft die Frage, wofür die Person eintreten will:

Therapeutin: Hier ist eine tiefe Realitätskluft entstanden, ein riesiger Unterschied zwischen der Realität, die Sie gerne hätten, und jener, die vorhanden ist. Und die meisten von uns werden zumindest anfangs von einer solchen Realitätskluft gewissermaßen zerdrückt, oder wir laufen vor ihr davon, verstecken uns vor ihr mit den üblichen Mitteln:

> Drogen, Alkohol, Ablenkung und so weiter. Aber uns geht es jetzt darum, uns dieser gewaltigen Kluft bewusst zuzuwenden – und einen Standpunkt einzunehmen.
>
> Dabei bleibt es ganz Ihnen überlassen, wofür Sie stehen wollen, ob das nun Mut oder Ehrlichkeit ist, Mitgefühl oder Liebe oder … wissen Sie, da gibt es weder richtig noch falsch … es geht einfach darum, wer Sie angesichts dieser Lage sein wollen. Wenn ich also in fünf Jahren zufällig auf Sie treffe und Sie frage: »Wofür haben Sie damals vor fünf Jahren angesichts dieser gewaltigen Realitätskluft gestanden? Wie sind Sie mit sich und mit den Menschen, die Sie lieben, umgegangen?« Was würden Sie dann antworten wollen?

Wenn wir die Menschen, die zu uns kommen, dabei unterstützen, angesichts eines großen Verlusts im Einklang mit ihren Werten zu leben, gibt ihnen das Kraft. Sie entdecken, dass sie nicht am Leben verzweifeln müssen; trotz aller Verwerfungen können sie es annehmen. Und nachdem sie diesen Punkt erreicht haben, können wir ihnen helfen »den Schatz zu finden«, das heißt, ihre Achtsamkeitsfertigkeiten zu nutzen, um jene Momente und Aspekte des Lebens, die bedeutungsvoll, erfreulich oder inspirierend sind, wahrzunehmen, zu schätzen und zu genießen.

Dabei geht es nicht um »positives Denken« oder darum, »das Glas halb voll« und »den Silberstreifen am Horizont« zu sehen«. Ebenso geht es nicht darum, den Schmerz zu ignorieren oder sich vom ihm abzulenken. Vielmehr erkennt man, dass es inmitten von Schmerz und Leiden bestimmte Aspekte des Lebens gibt, die man wertschätzen kann. Man kann ein Glas kaltes Wasser schätzen, mit dem man den Durst löscht. Man kann Gesten von Freundlichkeit, Fürsorge und Unterstützung schätzen. Man kann vor die Tür treten und den Sonnenuntergang bewundern. Das ändert zwar nicht die Vergangenheit und beseitigt nicht den Schmerz, aber es hilft dabei, sich mit dem Reichtum und der Fülle des Lebens in diesem Augenblick zu verbinden.

Komplizierte Trauer

Trauer ist der normale psychische Prozess, mit einem Verlust zurechtzukommen, ihn zu akzeptieren sowie sich auf das Leben auszurichten und wieder an ihm teilzunehmen. Komplizierte Trauer hingegen ist ein pathologischer Prozess, bei dem das normale Trauern durch kognitive Fusion und Erlebensvermeidung unterbrochen wird.

Was den ersten Aspekt angeht, verschmilzt die Person mit Narrativen wie »Das Leben ist nicht lebenswert«, »Darüber komme ich nie hinweg«, »Es wäre unwürdig von mir, weiterzumachen wie gehabt« und »Ich verdiene es nicht, darüber wegzukommen, weil ich so ein schlechter Mensch bin«.

Der andere Aspekt von komplizierter Trauer ist Erlebensvermeidung. Bei einem typischen Trauerprozess sind schmerzhafte Emotionen zu erwarten, und in der TFACT haben wir das Ziel, uns zu öffnen und Raum dafür zu schaffen, also zuzulassen, dass diese Emotionen kommen, bleiben und gehen, wie sie wollen. Wenn wir jedoch stark zu Erlebensvermeidung neigen und nicht bereit sind, solche Gefühle zu empfinden, kommt es zu den üblichen Reaktionen: zum Konsum von Drogen oder Alkohol, zu sozialem Rückzug und zwischenmenschlichen Konflikten, das heißt zu allen Strategien, die wir als Menschen nutzen, um schmerzhafte Emotionen zu bekämpfen oder vor ihnen davonzulaufen.

Fusion und Vermeidung aber führen zu unpraktikablem Handeln. Gelegentlich kann das scheinbar widersprüchliche Verhaltensmuster zur Folge haben. Ein Beispiel: Nach dem Tod eines Kindes vermeidet die Mutter alles, was sie daran erinnert, wie etwa ihren Freundeskreis und Familien mit Kindern in einem ähnlichen Alter; zugleich erhält sie das Zimmer des Kindes jedoch exakt in dem bisherigen Zustand und verbringt dort viel Zeit damit, die Vergangenheit wiederaufleben zu lassen.

Je größer Fusion und Erlebensvermeidung sind, desto wahrscheinlicher ist es, dass es zu komplizierter Trauer kommt. Zur Anwendung kommen hier sämtliche Kernprozesse, also Defusion, Akzeptanz, der gegenwärtige Moment, Werte, engagiertes Handeln, das Selbst-als-Kontext und vor allem Selbstmitgefühl. Mehr zu diesem Thema finden Sie in meinem Selbsthilfebuch über ACT für Trauer und Verlust mit dem Titel *Wer vor dem Schmerz flieht, wird von ihm eingeholt* (Neuausgabe 2021).

Groll, Verbitterung und Vergeben

Viele Menschen, die zu uns kommen, haften mit Zorn und Bitterkeit an vergangenen Ereignissen. Illustrieren kann man das mit vielen eindrucksvollen Metaphern. Im Buddhismus heißt es, Groll sei so, wie ein glühendes Stück Kohle in die Hand zu nehmen, um es auf jemand anderen zu werfen. (Ein Freund von mir, der mit männlichen Jugendlichen arbeitet, hat das abgewandelt zu: »Groll ist so, als würde man ein Stück feuchte Hundescheiße aufheben, um sie jemand anderem an den Kopf zu werfen.«) Im Hinduismus sagt man, Groll sei so, wie das eigene Haus niederzubrennen, um eine Ratte loszuwerden. Und bei den Anonymen Alkoholikern sagt man, Groll sei so, wie Gift zu schlucken und zu hoffen, dass die andere Person stirbt.

Diese Metaphern vermitteln alle dieselbe Botschaft: Durch Groll und Verbitterung verletzen wir uns selbst am meisten. Wenn wir darin verstrickt sind, kommt es natürlich ab und zu vor, dass wir aggressiv werden und andere Menschen verletzen, aber wir selbst werden davon tagtäglich verletzt. Möglicherweise ist das, was uns zugestoßen ist, schon Jahre oder Jahrzehnte her, aber wir erleben es immer wieder und werden jedes Mal schmerzhaft daran erinnert, wie ungerecht die Welt doch ist. Dieser Prozess raubt uns Lebenskraft, ändert jedoch nichts an der Vergangenheit und hilft uns nicht zu heilen.

Vermitteln kann man das beispielsweise so:

Therapeutin: Wissen Sie, dass das Wort »Groll« eigentlich Zorn bedeutet?

Klient: Nein, wusste ich nicht.

Therapeutin: (*scherzhaft*) Na, sagen Sie nicht, Sie hätten hier nichts gelernt. (*Klient grinst.*) Jedenfalls nimmt Ihr Kopf Sie dabei sozusagen an den Haken und zerrt Sie in die Vergangenheit zurück, wodurch Sie die ganzen alten Verletzungen und Wunden wiedererleben. Während Sie das immer wieder spüren, werden Sie zornig auf alles, was damals passiert ist. Was natürlich völlig normal ist. Das tun wir alle. Aber das Problem ist, dass es Ihnen die Lebenskraft raubt.

Klient: (*traurig*) Ja, das tut es.

Das Gegenmittel gegen Groll und Verbitterung ist es, zu vergeben. (Ich verwende bewusst das Verb statt das Nomen »Vergebung«, weil es sich um eine fortlaufende Aktivität handelt. Manchmal sind wir bereit zu vergeben und manchmal nicht.) Leider meinen viele Menschen, zu vergeben würde bedeuten, die anderen ungestraft davonkommen zu lassen oder auszudrücken, dass das, was geschehen ist, nicht so wichtig sei. Daher erklären wir:

Therapeutin: »Vergeben« bedeutet zumindest in der TFACT, sich selbst das Leben so zurückzugeben, wie es war, bevor man von Groll und Verbitterung ergriffen wurde. Das heißt, Sie tun damit etwas für sich selbst, nicht für andere Leute, sondern nur für sich. Um inneren Frieden zu finden und ein besseres Leben zu leben, in dem Sie nach vorne blicken.

Egal, ob wir mit einer Person in unserer Praxis oder an uns selbst arbeiten, besteht der erste Schritt beim Vergeben darin, präsent zu werden. Unsere Psyche versucht, uns in die Vergangenheit zurückzuziehen, aber das Leben spielt sich hier in diesem Augenblick ab. Deshalb geht es darum, uns von allen vergangenheitsorientierten Kognitionen zu lösen und in die Gegenwart zurückzukehren. Von Nutzen sind dabei die Übungen Den Anker werfen (Kapitel 8) und Aus dem Fluss steigen (Kapitel 11).

Beim nächsten Schritt schaffen wir Raum für unseren Schmerz und praktizieren Selbstmitgefühl.

Und mit einem dritten Schritt kehren wir zu unseren Werten zurück und fragen uns: »Das war in der Vergangenheit, aber wofür will ich von nun an stehen? Was will ich mit der Zeit, die mir auf der Erde bleibt, anfangen? Welche Art Zukunft will ich mir aufbauen?«

(Haben Sie gerade ein Déjà-vu-Gefühl? Weil die TFACT eine transdiagnostische Methode ist, sind dieselben übergeordneten Strategien – präsent sein, sich öffnen und tun, worauf es ankommt – auf praktisch alle traumabezogenen Probleme anwendbar, auf die wir stoßen.)

Sich selbst vergeben

Haben Sie sich schon mal damit gequält, dass Sie etwas getan hatten, was Sie dann bereuten? Oder dass Sie etwas nicht getan hatten, was Sie hätten tun »sollen«? Haben Sie sich schon mal in Fragen verstrickt wie »Warum habe ich das nur getan?«, »Warum habe ich das eigentlich nicht getan?«, »Wie konnte ich nur so dumm sein?«, »Wie konnte ich das geschehen lassen?«

Bestimmt haben Sie das getan, schließlich geißeln wir uns alle gelegentlich mit solchen Fragen. Unsere Klientinnen und Klienten verfallen häufig in Extreme von Selbstvorwürfen, Selbstkritik und Selbsthass. Sie verurteilen sich für Gewaltakte wie das Erschießen einer unbeteiligten Person bei einem Kriegseinsatz, dafür, sich unter Einwirkung von Drogen und Alkohol destruktiv zu verhalten, ihre Kinder zu vernachlässigen oder »erstarrt« zu sein, statt sich zu gewehrt zu haben. Oder für zahllose andere Dinge.

Sich selbst zu vergeben kann auch als ein Aspekt von Selbstmitgefühl betrachtet werden. Wir lösen uns dabei von harschen Selbsturteilen, wir erkennen an, wie schmerzhaft das Geschehene ist, und wir behandeln uns mit Freundlichkeit und Verständnis. Zum Beispiel können wir uns fragen: »Was bedeutet es eigentlich, dass dein Kopf dich derart kritisiert und quält? Was sagt es dir darüber, was für eine Person du wirklich tief im Innern sein willst? Was sagt es dir über die Dinge, die dir wirklich etwas bedeuten?«

Wenn die Person, mit der wir arbeiten, sich etwa damit quält, dass sie ihre Familienmitglieder vernachlässigt oder verletzt, deutet das auf Werte wie Liebe und Fürsorglichkeit hin. Und wenn sie sich Vorwürfe macht, weil sie etwas nicht angezeigt, aufgehalten oder angesprochen hat, verweist das auf Werte wie Mut, Durchsetzungsvermögen und Gerechtigkeitssinn. Vermitteln können wir das so: »Wenn Sie diese Werte nicht hätten, würden Sie sich deshalb nicht derart heftige Vorwürfe machen.«

Anderen vergeben

In der TFACT gehen wir sehr befreiend mit diesem Thema um. Man muss nichts zu der anderen Person sagen oder etwas für sie tun – was gut ist, weil sie womöglich bereits tot ist, den betreffenden Vorfall vergessen hat oder ihn nicht wahrhaben will. Vielleicht weiß man noch nicht einmal, um wen es sich handelt. Auch ungestraft davonkommen lassen muss man die Person mit diesem Ansatz nicht; man kann ihr vergeben, sie jedoch trotzdem anzeigen oder verklagen.

In manchen Selbsthilfebüchern wird behauptet: »Um uns von der Vergangenheit zu befreien, müssen wir denen, die uns verletzt haben, vergeben.« Für diese Behauptung gibt es jedoch keine wissenschaftlichen Beweise. Was Trauma angeht, findet man es eventuell unmöglich, den Menschen zu vergeben, von denen man verletzt, beschädigt, betrogen oder missbraucht wurde. Wenn die Person, mit der wir arbeiten, also etwas äußert »Ich weiß, dass ich ihm/ihr vergeben sollte«, unterstützen wir sie dabei, sich davon zu lösen:

Therapeut: Merken Sie, wie Ihr Kopf Ihnen da Vorschriften macht? Aber es geht um Ihr Leben. Es geht darum, was Sie tun wollen, und nicht darum, was Sie nach Ansicht Ihres Kopfs tun sollten. Wenn es wichtig für Sie ist, dieser Person zu vergeben, wenn Ihnen das tief im Herzen etwas bedeutet, dann können wir daran arbeiten. Aber wenn Sie das nicht wollen oder nicht bereit dazu sind, ist das ebenfalls völlig in Ordnung. Auf jeden Fall müssen Sie es nicht tun.

Wie ich es sehe, besteht der Prozess, anderen Menschen zu vergeben, aus zwei Phasen, wobei die zweite wesentlich schwerer ist als die erste. Werfen wir einen Blick darauf.

ERSTE PHASE

Die erste Phase, anderen zu vergeben, wird in dem folgenden Arbeitsblatt dargestellt.

Wie man anderen vergibt

Wenn ich mich in Vorwürfen, Verurteilungen oder Groll gegenüber der Person verstricke, die mich verletzt hat, und dadurch wiedererlebe, was geschehen ist, hat das diese Wirkung auf mich:

____

Wenn ich mich in diese Gedanken, Gefühle und Erinnerungen verstricke, habe ich gelegentlich folgende Dinge getan, die mein Leben verschlechtert haben:

____

Das hat mich Folgendes gekostet: ______________________

Zugunsten meiner Gesundheit und meines Wohlbefindens entscheide ich mich daher zu üben, wie ich mich von Vorwürfen, Verurteilungen und Groll lösen kann. Dabei werde ich folgende Methoden nutzen:

____

Wenn schwierige Erinnerungen auftauchen, werde ich den damit verbundenen Schmerz anerkennen; ich werde freundlich mit mir umgehen, und zwar so:

____

Außerdem werde ich regelmäßig über diese Punkte nachdenken:

- Was man mir angetan hat, hat mich verletzt. Dadurch ist viel Schmerz und Leiden entstanden.
- Es war nicht in Ordnung, und ich werde es nicht vergessen.
- Wenn ich die Person, die mir das angetan hat, samt ihrer ganzen Lebensgeschichte kennen würde, so würde ich verstehen, warum sie sich so verhalten hat. Aber das werde ich nie mit Gewissheit erfahren, und das brauche ich auch nicht.
- Tatsache ist, dass wir alle Fehler machen und Dinge tun, die andere verletzen.
- Tatsache ist, dass wir uns alle gelegentlich in unsere Gedanken und Gefühle verstricken und in destruktive Verhaltensmuster hineingezogen werden.
- Die Person, die das getan hat, ist unvollkommen und fehlbar; sie neigt zu menschlicher Schwäche und zu Irrtum – genau wie ich.
- Die Person, die das getan hat, verstrickt sich in ihre Gedanken und Gefühlen und wird dadurch in destruktive Verhaltensmuster hineingezogen – genau wie ich.
- Diese Person hat getan, was sie getan hat, und das kann ich nicht ändern, aber ich kann mich von meinen Verurteilungen und Vorwürfen lösen und mich mit Mitgefühl behandeln; und um ein besseres Leben für mich aufzubauen, werde ich das weiterhin tun.

ZWEITE PHASE

In dieser Phase kommunizieren wir mit der Person (oder den Personen), die uns verletzt hat, allerdings in der Vorstellung und nicht im wirklichen Leben. Wir lassen sie wissen, dass wir ihr vergeben, und bringen ihr Freundlichkeit entgegen. Das geschieht im Allgemeinen durch Visualisierung, Meditation oder einen Brief (den man nicht abschickt). Eine sehr wirkungsvolle Methode ist die Metta-Meditation. Dabei denkt man im letzten Teil dieser Praxis an eine Person, die im eigenen Leben eine Quelle von Leiden ist. Man erkennt an, dass es sich um ein fehlbares menschliches Wesen handelt, das genauso leidet wie man selbst, und man sendet ihm Wärme und Freundlichkeit. Wenn Sie diese Praxis in der Therapie vermitteln wollen, würde ich empfehlen, dass die Person, mit der Sie arbeiten, mit etwas »weniger schwierigen« Leuten anfängt und im Lauf der Zeit ihre Fähigkeit zu Mitgefühl aufbaut, bis sie bereit ist, die Übung mit einer Person zu versuchen, von der sie schlimm verletzt wurde.

➔ BEGLEITMATERIAL: In Kapitel 31 von *Trauma-Focused ACT: The Extra Bits* finden Sie Anweisungen für die Metta-Meditation und ein Arbeitsblatt zu Vergebung.

Kernpunkte

Trauern und Vergeben sind wichtige Aspekte der Arbeit mit Trauma, für die wir sämtliche Kernprozesse der ACT nutzen. Trauern ist der normale psychische Prozess, einen Verlust zu bewältigen, wird jedoch kompliziert, wenn dabei Fusion und Erlebensvermeidung vorherrschen. Vergeben wiederum bedeutet in der TFACT, sich von der Last des Grolls und der Verbitterung zu befreien. Bei Trauern wie bei Vergeben spielt Selbstmitgefühl eine zentrale Rolle.

Nun haben wir die ersten beiden miteinander verflochtenen Stränge der TFACT kennengelernt – in der Gegenwart leben und die Vergangenheit heilen. Damit verfügen Sie über ein solides Fundament an Fertigkeiten, Strategien und Werkzeugen, um Personen mit traumatischen Störungen zu behandeln. Abschließend wenden wir uns dem dritten Strang der TFACT zu – die Zukunft aufbauen.

TEIL 5

Die Zukunft aufbauen

32
Der Weg nach vorne

Der Schwerpunkt der ACT liegt zwar hauptsächlich darauf, im Hier und Jetzt zu leben, indem wir nach unseren Werten handeln und uns achtsam auf das einlassen, was wir tun, aber im Verlauf der Therapie werfen wir immer wieder einen Blick in die Zukunft. Das beginnt schon in der allerersten Sitzung mit Fragen wie: »Was werden Sie anders tun, wenn unsere Arbeit hier erfolgreich ist?« Es setzt sich jedes Mal fort, wenn wir unser Gegenüber dabei unterstützen, Ziele zu setzen, Handlungspläne zu erstellen, Hindernisse vorherzusehen, Alternativpläne vorzubereiten, und wenn wir Fragen stellen wie: »Bringt Sie das dem Leben näher, das Sie führen wollen, oder entfernt es Sie davon?«

Obwohl ich den Blick in die Zukunft also als letzten Teil des Buchs genommen habe, handelt es sich keineswegs um die letzte Phase der Therapie. In jeder einzelnen Sitzung geht es auch darum, vorauszudenken und für die Zukunft zu planen, und wenn auch nur in dem Sinne, dass die Hausaufgaben für die folgende Woche besprochen werden. Während wir uns dem Ende der Therapie nähern, rückt der Aufbau der Zukunft in den Mittelpunkt. Dann konzentrieren wir uns in den Sitzungen zunehmend darauf, Ziele zu setzen, das Handeln zu planen, Probleme zu lösen, Hindernisse zu antizipieren und zu überwinden, die Motivation sowie neue Verhaltensweisen beizubehalten. Beschäftigen wir uns also kurz mit diesen Themen, und dann wird es noch um posttraumatisches Wachstum gehen.

Werte, Ziele, Handlungen und Hindernisse

Während der ganzen Therapie ermuntern wir die Person zu lernen, wie man sich Ziele setzt, eine Fertigkeit, die sie hoffentlich ihr Leben lang aktiv nutzen wird. Je herausfordernder ein Ziel jedoch ist, desto nötiger ist es, es in leichtere, kleinere Ziele zu zerlegen, die im Idealfall dem SMART-Standard entsprechen, also spezifisch, durch Werte motiviert, anpassungsfähig, realistisch und terminiert sind. Dem lassen wir die Handlungsplanung folgen: Was muss getan werden, um das betreffende Ziel zu erreichen? Und was ist Plan B, wenn Plan A scheitert?

Bei diesem Prozess werden wahrscheinlich wiederholt die »vier Hindernisse« aus Kapitel 16 auftauchen: Verstrickung, Vermeidung von Unangenehmem, fehlender Kontakt zu Werten, zweifelhafte Ziele. Daher unterstützen wir die Person dabei, sich darauf einzustellen und je nachdem bereit zu sein, sich aus der Verstrickung zu lösen, sich zu öffnen, Kontakt zu den eigenen Werten herzustellen und SMART-Ziele zu setzen. Zu diesem Zweck können wir unter anderem fragen:

- Wie wird Ihr Kopf wohl versuchen, Ihnen das auszureden? Und wie werden Sie sich davon lösen?
- Welche schwierigen Gedanken und Gefühle werden wahrscheinlich auftauchen? Wie werden Sie Raum dafür schaffen?
- Was kann Sie dazu motivieren durchzuhalten?

Der Plan für Bereitschaft und Handeln, den Sie im Begleitmaterial finden, führt alle genannten Elemente zusammen, weshalb er in späteren Sitzungen besonders nützlich ist.

Die Veränderung aufrechterhalten und mit Rückschlägen umgehen

»Eine Gewohnheit kann man nicht einfach aus dem Fenster werfen«, hat Mark Twain bemerkt, »man muss sie Stufe für Stufe die Treppe herunterlocken.« Wie wir alle wissen, ist es leicht, in alte Gewohnheiten zurückzufallen, weshalb wir unseren Klientinnen und Klienten nahelegen können, die sieben Tipps aus Kapitel 18 zu beherzigen: Gedächtnisstützen, Dokumentieren, Belohnungen, Routinen, Beziehungen, Reflexion und die Umgebung umstrukturieren.

Zusätzlich unterstützen wir die Person dabei, sich von perfektionistischen Vorstellungen und unrealistischen Erwartungen zu lösen. Wir geraten alle manchmal aus dem Tritt, egal, wie viel Therapie wir machen oder wie sehr wir an unserer Persönlichkeitsentwicklung arbeiten. Das gilt für uns in der therapeutischen Rolle ebenso wie für die Menschen, mit denen wir arbeiten – es ist ein Aspekt unserer gemeinsamen Menschlichkeit. Gelegentlich geben wir unsere Ziele auf, verlieren den Kontakt zu unseren Werten oder fallen in alte, kontraproduktive Verhaltensmuster zurück; und wenn das geschieht, werden wir verletzt und leiden. Anschließend sind wir geradezu dazu programmiert, uns heftige Selbstvorwürfe zu machen. Aber wenn das eine gute Methode wäre, unser Verhalten zu ändern, wären wir dann nicht schon längst perfekt?

Angesichts dessen helfen wir unserem Gegenüber, solche Rückschläge zu erwarten und sich darauf vorzubereiten: den Anker zu werfen, den eigenen Schmerz anzuerkennen und freundlich darauf zu reagieren, sich dann wieder an die eigenen Werte zu erinnern und von vorne anzufangen. Das müssen wir alle viele, viele Male tun, unser ganzes Leben lang. In diesem Sinne sage ich in der Sitzung gern: »Wir schaffen es zwar, unser Verhalten zu verbessern, aber perfekt werden wir nicht.«

Spezifische Pläne für Sicherheit, Rückfallprävention und Krisenbewältigung

Oft ist es sinnvoll, sich konkret auf ein Wiederauftreten von problematischem Verhalten vorzubereiten. Dabei bestimmt man, wodurch es ausgelöst werden könnte, und entwickelt ein Notfallkonzept, zum Beispiel einen Sicherheitsplan bei Suizidalität, einen Rückfall-Präventionsplan bei Suchtproblemen und einen Krisenbewältigungsplan für belastende Ereignisse. Bestens geeignet dafür ist der Punkt der Entscheidung, wie die folgende Abbildung demonstriert.

Professionelle Hilfe (Namen und Telefonnummern):

Hilfe durch den Freundes- und Familienkreis (Namen und Telefonnummern)

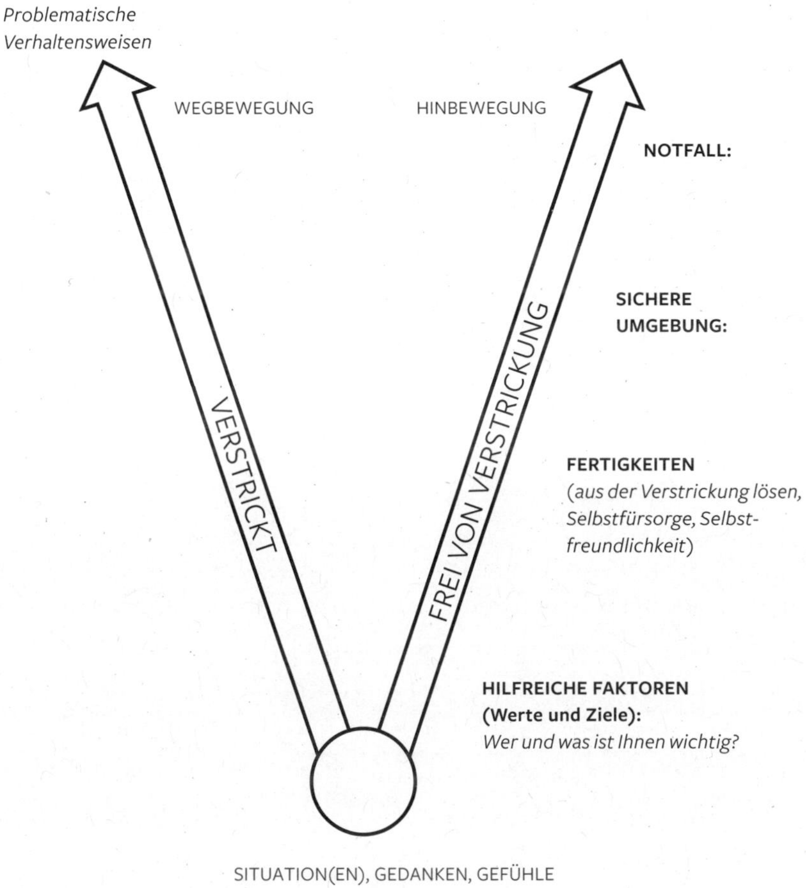

⟶ Plan für Sicherheit, Rückfallprävention und Krisenbewältigung

Ganz oben auf das Blatt kommen die Namen und Kontaktinformationen von professionellen Hilfsquellen (z. B. Ärztin, Therapeut, Krankenhaus, Telefonseelsorge, Unterstützungsstelle) sowie von Menschen aus dem Freundes- und Familienkreis und von anderen (wie einer Nachbarin oder einem AA-Sponsor), mit denen die Person sprechen oder die sie um Hilfe bitten kann.

Unter den Kreis für den Punkt der Entscheidung schreibt man wahrscheinliche Bedingungen für Suizidalität, Rückfall oder Krisen. Dazu gehören Situationen, Kognitionen, Emotionen, Erinnerungen, Körperempfindungen und Impulse.

Neben den Pfeil für Wegbewegungen kommen problematische Verhaltensweisen (offen und verdeckt), auf die geachtet werden muss. Zum Beispiel können das bei einem typischen Sicherheitsplan Wegbewegungen wie Suizidgedanken, Suizidandrohungen sowie entsprechende Pläne und Versuche sein. Bei einem Rückfallpräventionsplan wären die Wegbewegungen das betreffende Suchtverhalten (wie Drogen- oder Alkoholkonsum oder Glücksspiel) oder der Gedanke, darin zu verfallen.

Neben dem Pfeil für Hinbewegungen stehen vier Begriffe. Ganz unten stehen die HILFREICHEN FAKTOREN, die in Sicherheitsplänen oft als »Gründe zu leben« und bei der Rückfallprävention als »Gründe, nicht zu trinken/Drogen zu konsumieren« bezeichnet werden. Hier werden Werte und damit übereinstimmende Ziele notiert, wichtige Menschen, Aktivitäten und Lebensbereiche sowie wichtige Überzeugungen und Ideen, die zu Hinbewegungen motivieren.

In der Mitte stehen die FERTIGKEITEN. Notiert werden hier nützliche Fertigkeiten in den Bereichen Achtsamkeit (wie Defusion und Akzeptanz), Selbstmitgefühl (wie freundliche Selbstgespräche und freundliche Selbstberührung) und Selbstfürsorge (wie Selbstberuhigung, Durchsetzungsvermögen, Problemlösung). Während die Therapie fortschreitet, fügen wir neu erworbene Fertigkeiten hinzu.

Ein Stück weiter oben geht es um die SICHERE UMGEBUNG. Hier wird dokumentiert, was der Umgebung hinzugefügt oder aus ihr entfernt werden sollte, um sie sicherer zu machen. Zum Beispiel kann die Person Drogen, Alkohol, Schusswaffen oder Gifte entfernen beziehungsweise einen Freund/eine Freundin, ein Haustier und Selbsthilferessourcen wie Bücher und Audioaufnahmen hinzufügen. Manchmal wird sie ihre derzeitige Umgebung allerdings verlassen müssen; dann benennen wir infrage kommende Umgebungen, die mehr Sicherheit bieten.

Ganz oben rechts steht NOTFALL. Hier werden Notfallkontakte für den Fall notiert, dass alle anderen Methoden versagen: Namen, Telefonnummern und Adressen (z. B. Telefonseelsorge, Notaufnahme und Personen, die zuverlässig Unterstützung bieten können).

Weiteres Trauma antizipieren

Manche Personen sind in Gefahr, weiteren traumatischen Ereignissen ausgesetzt zu sein, entweder durch ihren Beruf (z. B. im Rettungsdienst), weil sie sich in einer schwierigen Situation befinden, die sie nicht verlassen können (z. B. im Gefängnis) oder wegen fortdauernden systemischen Problemen wie Rassismus. In solchen Fällen können wir auf die Herausforderungsformel zurückgreifen.

Die erste Option besteht darin, die Situation zu verlassen. Wenn die Person das theoretisch tun kann (z. B. indem sie einen anderen Beruf ergreift), unterstützen wir sie dabei, die Vor- und Nachteile zu erkunden, wonach sie sich eventuell zum Verlassen entscheidet.

Kann oder will sie die Situation jedoch nicht verlassen, helfen wir ihr dabei, die zweite Option umzusetzen – nach ihren Werten zu leben, das Mögliche zu tun, um die Lage zu verbessern, und Raum für den unvermeidlichen Schmerz zu schaffen. Dazu gehört, aktiv die Unterstützung durch andere zu suchen und alle erworbenen TFACT-Fertigkeiten zu nutzen, vor allem Selbstmitgefühl, um in derart schwierigen Umständen möglichst gut für sich zu sorgen.

Der Abschluss der Therapie

In der letzten Sitzung konzentrieren wir uns im Allgemeinen stark darauf, die Zukunft aufzubauen, wozu vieles von dem gehört, was in diesem Kapitel genannt wurde. Wir rekapitulieren die drei übergeordneten TFACT-Fertigkeiten (präsent sein, sich öffnen und tun, worauf es ankommt) und wir erkunden: Wie wird die Person diese Fertigkeiten in Zukunft anwenden? Welche Lebensbereiche möchte sie erforschen und erweitern? Welche langfristigen Ziele hat sie im Sinn?

Auch hier weisen wir wieder auf das unvermeidliche Auftreten der »vier Hindernisse« hin und versichern der Person, dass sie hinreichend darauf vorbereitet ist, damit umzugehen. Gefahr erkannt, Gefahr gebannt, heißt es bekanntlich.

Beschäftigen sollten wir uns außerdem damit, wie auf das Ende der Therapie reagiert wird. Erfahrungsgemäß ist das sehr unterschiedlich, weshalb sich die ganze Bandbreite an Emotionen zeigen kann, bei uns selbst wie bei der Person. Egal wie deren Reaktion aussieht, normalisieren und validieren wir sie (ebenso wie unsere eigene), wobei wir je nach Bedarf Akzeptanz, Selbstmitgefühl und Defusion hinzuziehen. Unglaublich häufig treten Selbstzweifel und Angstgefühle auf wie etwa »Womöglich werde ich rückfällig«, »Ich weiß nicht, ob ich das durchhalten kann«, »Ich fürchte mich davor, das alleine zu tun«. Dem begegnen wir mit der bekannten Umdeutung: »Da versuchen Ihr Kopf und Ihr Körper wieder, Sie zu beschützen.« Und natürlich lassen wir die Person wissen, dass sie jederzeit wiederkommen kann, wenn sie will.

Posttraumatisches Wachstum

Bekannt gemacht haben den Begriff posttraumatisches Wachstum unsere Kollegen Richard Tedeschi und Lawrence Calhoun (1996). Sie hatten Trauma-Überlebende nach dem langfristigen Ergebnis der überstandenen Krise befragt und zu ihrer Überraschung festgestellt, dass die meisten Betroffenen sich danach auf positive, das Leben bereichernde Weise entwickelt hatten.

Zum Beispiel waren viele anschließend wesentlich besser in der Lage, Wertschätzung für ihr Leben zu empfinden. Vor ihrem Trauma hatten sie es für selbstverständlich gehalten, aber nachher waren sie zutiefst dankbar für die Gelegenheiten, die das Leben ihnen bot. Oft berichtet wurde auch von einer Veränderung der vorhandenen Prioritäten. Nun wurde den Menschen, die man liebte, und auch erfüllenden Aktivitäten mehr Wert beigemessen anstelle von Dingen, mit denen wir alle so leicht unsere Zeit vergeuden.

Viele Betroffenen berichteten ferner, dass ihre Beziehungen an Wärme und Nähe gewannen. Es gelang ihnen besser, Empathie zu empfinden und tiefere, intimere Verbindungen aufzubauen. Genannt wurden oft auch ein größeres Gefühl von persönlicher Kraft, mehr Mut und Selbstvertrauen, eine neue Richtung im Leben und neue Wege für die spirituelle Entwicklung.

Posttraumatisches Wachstum ist etwas anderes als Resilienz, denn diese bedeutet, dass man in der Lage ist, wieder an den Punkt zurückzukehren, an dem man sich vor dem traumatischen Ereignis befunden hat. Posttraumatisches Wachstum geht wesentlich weiter. Es umfasst eine tiefe persönliche Entwicklung und eine bessere Fähigkeit, aktiv ein sinnvolles, erfüllendes Leben zu schaffen und zu schätzen. Manche der Menschen, mit denen wir arbeiten, berichten spontan von solchen Veränderungen, aber oft müssen wir das behutsam hervorlocken. Dazu dienen können Fragen wie:

- Was von dem, was wir hier gemacht haben, war besonders bedeutsam und wertvoll für Sie?
- Welche neuen Fertigkeiten waren am nützlichsten?
- Welche besonders positiven Veränderungen haben Sie in Ihrem Verhalten beobachtet?
- Auf welche Weise sind Sie persönlich gewachsen oder haben sich entwickelt?
- Welche Unterschiede sind Ihnen in Ihren Beziehungen aufgefallen?

Natürlich müssen wir ein solches Gespräch nicht bis zum Ende der Therapie aufsparen, aber wenn wir diese Punkte bisher noch nicht erkundet haben, sollten wir das unbedingt in der letzten Sitzung tun.

→ BEGLEITMATERIAL: In Kapitel 32 von *Trauma-Focused ACT: The Extra Bits* finden Sie einen Rückfallpräventionsplan und den Plan zu Bereitschaft und Handeln.

Kernpunkte

Wir haben keine Gewissheit darüber, was die Zukunft bringt, aber wir können sie bis zu einem gewissen Grad vorhersagen und sie durch das, was wir in der Gegenwart tun, beeinflussen beziehungsweise uns darauf vorbereiten. Daher regen wir die Person, mit der wir arbeiten, während der gesamten Therapie an, durch vielfältige Methoden »die Zukunft aufzubauen«. Das reicht von Zielsetzung und Handlungsplanung bis hin zur Vorbereitung auf Hindernisse und Rückschläge.

In der TFACT hoffen wir, dass unsere Klientinnen und Klienten nicht nur wiederhergestellt werden, sondern posttraumatisches Wachstum erleben. Offensichtlich wird das nicht bei allen der Fall sein; es wäre unrealistisch, das zu erwarten. Aber es ist ein Ergebnis, auf das es sich hinzuarbeiten lohnt.

33 TFACT als Kurzintervention

Die meisten Klientinnen und Klienten beenden ihre Therapie von sich aus sehr schnell. Laut einer aufschlussreichen Studie aus dem Jahr 2005, bei der Daten von 9600 Personen ausgewertet wurden, hatten 85 Prozent die Behandlung nach der fünften Sitzung beendet (Brown u. Jones 2005). Dieselbe Studie ergab, dass der Modalwert exakt eins betrug. Das heißt, die häufigste in der Stichprobe vorkommende Zahl an Sitzungen war … gerade mal eine einzige!

Das ist nur ein Beispiel aus einer großen Zahl an Forschungsarbeiten, die zeigen, dass etwa 30 bis 40 Prozent der Personen die Therapie schnell und ohne Rücksprache mit Therapeutin oder Therapeut beenden. Durchschnittlich finden nur vier bis sechs Sitzungen statt. (Natürlich möchten manche Leute gerne eine lange Therapie machen, aber die sind eine kleine Minderheit.) Abgesehen von dieser ernüchternden Statistik ist es eine Tatsache, dass die Menschen, die zu uns kommen, leiden und sich nach Erleichterung sehnen. Je schneller wir ihnen diese verschaffen können, desto besser. Daher besteht unsere Herausforderung in Fragen wie: Wie können wir das Therapieergebnis in einem möglichst kurzen Zeitrahmen optimieren? Und wie können wir die Person, mit der wir arbeiten, dabei unterstützen, ihr Leiden zu vermindern und ein sinnvolles Leben aufzubauen – bevor sie aus der Therapie aussteigt?

Für ausführliche Antworten auf diese Fragen empfehle ich die Beschäftigung mit der Fokussierten Akzeptanz- und Commitment-Therapie, kurz FACT, einer Methode zur Kurzintervention, die von Kirk Strosahl und Patricia Robinson entworfen wurde. Einen ausgezeichneten Überblick bietet deren gemeinsam mit Thomas Gustavsson verfasste Einführung Brief Interventions for Radical Change (Strosahl u. a. 2012). Die FACT ist nützlich für alle, die effizienter mit der ACT arbeiten wollen, vor allem wenn ihnen nur ein begrenzter Zeitrahmen zur Verfügung steht wie in der Primärversorgung, bei kurzen Klinikaufenthalten, in der schulischen und studentischen Beratung, in Gefängnissen, Programmen in Firmen und Kriseninterventionsdiensten. Ich werde nicht versuchen, das gesamte FACT-Modell in dieses Kapitel zu packen, mich aber daran orientieren, um Ihnen einige Ideen zu vermitteln.

Grundkonzept der Kurzintervention

Wenn wir die TFACT als Kurzintervention praktizieren, gehen wir von der Annahme aus, dass schnelle Veränderungen möglich sind, und zwar selbst für Personen mit seit Langem bestehenden Problemen. Das ist eine pragmatische Annahme; falls sie sich als falsch herausstellt, haben wir es zumindest versucht. Wenn wir jedoch von der gegenteiligen Annahme ausgehen, dass nämlich schnelle Veränderungen nicht möglich sind, und wenn wir deshalb wesentlich langsamer vorgehen als nötig, worauf die Person aus der Therapie aussteigt, bevor sie irgendwelche praktischen Fertigkeiten erworben hat – dann haben wir ihr eindeutig einen Bärendienst erwiesen.

Die erste Sitzung

Eine entscheidende Annahme lautet, dass die erste Sitzung die wichtigste ist – weil es für eine signifikante Zahl an Personen die einzige ist, die sie haben werden. Daher lautet das FACT-Mantra: »Geh von einer Sitzung aus und hoffe auf sechs.« Das heißt, wenn wir zum ersten Mal mit der Person sprechen, hoffen wir zwar, dass sie mindestens fünfmal wiederkommen wird, sind jedoch auf die Möglichkeit vorbereitet, dass das nicht der Fall ist.

Auf der Basis dieser Annahme nutzen wir nicht die gesamte erste Sitzung für die Anamnese, weil wir Zeit für die aktive Intervention brauchen. In jeder Sitzung, auch der ersten, wollen wir mindestens eine kurze Intervention von mindestens einem Punkt im Triflex aus unternehmen. Anders gesagt, wollen wir etwas tun, was der Person bei der Aneignung einer zentralen TFACT-Fertigkeit hilft, einer Fertigkeit, die sofort geübt und verwendet werden kann. Wenn die Person zu einer zweiten Sitzung wiederkommt, können wir die Anamnese vervollständigen, falls das wirklich nötig sein sollte. Dieses Vorgehen legen wir als Teil der informierten Einwilligung offen:

Therapeutin: Es geht hier darum, dass wir als Team zusammenarbeiten. Alles in allem stehen uns etwa dreißig Minuten zur Verfügung, und wir wollen diese Zeit effizient nützen, um etwas Praktisches zu tun – zum Beispiel, indem Sie sich eine neue Fertigkeit oder Strategie aneignen, die Sie im Alltag nutzen können.

Wir wissen, dass die Person uns aufgesucht hat, weil sie unsere Hilfe in Anspruch nehmen will, was einen gewaltigen Vertrauensakt darstellt. Daher wollen wir nicht mehrere Sitzungen damit verbringen, ein »gutes Verhältnis« aufzubauen, bevor wir mit der aktiven Intervention beginnen. Vielmehr nehmen wir an, dass ein solches Verhältnis bereits besteht und dass die Allianz stärker werden wird, während wir der Person helfen, TFACT-Fertigkeiten zu entwickeln.

Was können wir in zehn Minuten tun?

Gewöhnen Sie sich an, sich zu fragen: Welche praktische Fertigkeit kann die Person in dieser Sitzung erlernen, um sie sofort im Alltag einzusetzen? Dies sind einige von den Dingen, die wir in weniger als zehn Minuten tun können:

- Vermitteln, wie man den Anker wirft
- Einige Werte klären (z. B. mit Ein schöner Moment)
- Ein Ziel setzen und einen Handlungsplan aufstellen (z. B. mit der Zielscheibe)
- Eine Defusionsfertigkeit vermitteln (z. B. Ich habe den Gedanken, dass …)
- Eine Akzeptanzfertigkeit vermitteln (z. B. eine Emotion verdinglichen)
- Eine Fertigkeit zu Selbstmitgefühl vermitteln (z. B. mit Freundliche Hände)
- Eine Fertigkeit zum Selbst-als-Kontext vermitteln (z. B. Blätter auf einem Fluss)

Mit etwas Kreativität können Sie beinahe jede Übung, Fertigkeit und Technik in diesem Buch innerhalb von fünf bis zehn Minuten vermitteln. Bei einer dreißigminütigen Sitzung sollten Sie daher mindestens zehn Minuten für Erfahrungsübungen oder Skillstraining reservieren. Bei einer fünfzigminütigen Sitzung wiederum sollten darauf mindestens zwanzig Minuten verwendet werden.

Die Idee dahinter ist, der Person bei jeder Sitzung jeweils ein »Stück« des Modells zu vermitteln. Das würde etwa so aussehen: In der ersten Sitzung wird lediglich vermittelt, den Anker zu werfen, in der zweiten geht es um Defusion, in der dritten um einige Werte und so weiter. Denken

Sie an den Dominoeffekt: Eine kleine Veränderung in einer positiven Richtung kann starke Wirkungen auf andere Bereiche haben, und eine flexible Fertigkeit wie Ankerwerfen kann bei vielen unterschiedlichen Problemen angewendet werden.

Wie finden wir zehn Minuten?

Um dafür zu sorgen, dass wir mindestens zehn Minuten Zeit für die genannten Aufgaben haben, müssen wir uns zum einen auf ein bestimmtes Problem konzentrieren und zum zweiten Dinge verkürzen, die Zeit verschlingen.

Die Konzentration auf ein Problem kann so angeregt werden: »Können Sie für die heutige Sitzung bitte nur ein einziges wichtiges Problem oder Thema auswählen? Ich weiß, da gibt es vieles, aber wenn wir versuchen, uns mit allem zu beschäftigen, verstreicht die Zeit, ohne dass wir etwas Nützliches erreicht haben. Deshalb wollen wir uns auf ein einziges Thema konzentrieren, und sobald Sie über eine Strategie und eine Fertigkeit verfügen, besser damit umzugehen, können wir zu etwas anderem übergehen.«

Um Dinge zu verkürzen, die Therapiezeit verschlingen, bieten sich folgende Möglichkeiten an:

- Weniger Psychoedukation
- Metaphern kurz halten und sparsam einsetzen
- Weniger Zeit damit verbringen, »über die ACT zu sprechen« (also ACT-Prozesse und deren theoretischen Nutzen zu beschreiben), und stattdessen in der Sitzung aktiv neue Fertigkeiten üben
- Einen Werkzeugkoffer für Kurzintervention zusammenstellen, auf den Sie leicht zugreifen

- Kreative Hoffnungslosigkeit abkürzen
- Die Erstanamnese verkürzen. Überlegen Sie: Brauchen Sie wirklich alle Informationen?
- Weniger Vorgeschichte sammeln. Oft wird eine gewaltige Menge an Informationen zusammengetragen, die wenig oder keine Rolle bei Interventionen spielen.

Aber die Person will doch etwas erzählen!

Unsere Klientinnen und Klienten wollen – genau wie wir – gesehen, gehört, verstanden und validiert werden. Daher vertritt man in vielen Modellen die Idee, dass sie ausführlich und tiefgründig über ihr Trauma sprechen sollten, während wir mitfühlend zuhören und ihre Gefühle validieren. Oft heißt es, man würde damit »das Trauma verarbeiten«.

Auch bei einer Kurzintervention hören wir achtsam und mitfühlend zu, indem wir die Person als Regenbogen betrachten statt als Barriere, aber wir tun noch wesentlich mehr. Wenn wir wirklich präsent und mitfühlend sind, fühlen die meisten Menschen sich schnell gehört, verstanden und validiert; dazu bedarf es nicht einmal einer ganzen Sitzung. Und während wir dazu übergehen, Fertigkeiten zu vermitteln, behalten wir diese Einstellung bei.

Falls die Person also weitersprechen will, wir jedoch noch keine praktische Fertigkeit vermittelt haben, die sie im Alltag anwenden kann, und außerdem die Zeit knapp wird – dann müssen wir zum Wohle der Person die Zügel in die Hand nehmen und die Sitzung wieder auf Kurs bringen. Das mag zwar unangenehm sein, aber wenn wir es nicht tun, erweisen wir der Person einen schlechten Dienst. Ich habe mit verschiedenen Verfahren experimentiert und festgestellt, dass die folgenden fünf Schritte gut funktionieren, solange sie mit echtem Mitgefühl und Respekt ausgeführt werden:

1. Zuerst validieren wir das Leiden der Person.
2. Dann sagen wir: »Ich würde gerne mehr erfahren, aber wir haben nur eine begrenzte Zeit zur Verfügung …«
3. Dann entschuldigen wir uns: »Es tut mir leid, wenn das schroff rüberkommen sollte …«
4. Dann bitten wir um Erlaubnis: »Wäre es angesichts unserer begrenzten Zeit in Ordnung, wenn wir jetzt zu etwas Praktischem übergehen …
5. Wir nennen Gründe: »… weil ich unbedingt will, dass Sie heute mit etwas Nützlichem nach Hause gehen, mit einer Fertigkeit/Technik/Strategie, die Sie nach der Sitzung dazu nutzen können, mit diesem Problem umzugehen.«

Ein Beispiel:

Therapeut: Was Sie gerade durchmachen, ist wirklich hart und schwierig ... und ich unterbreche Sie nur äußerst ungern, aber ist es in Ordnung, wenn ich einen Moment auf Pause drücke? Mein Kopf sagt mir zwar, dass Sie mich für schroff oder gefühllos halten und sich über mich ärgern werden ... aber ich sehe, dass wir nur noch zehn Minuten haben ... und ich würde die verbleibende Zeit gerne dafür nutzen, etwas Praktisches zu tun, damit Sie besser mit diesen ganzen schmerzhaften Erinnerungen und Gefühlen umgehen können. Sind Sie damit einverstanden?

→ BEGLEITMATERIAL : In Kapitel 33 von *Trauma-Focused ACT: The Extra Bits* finden Sie Hinweise für eine Kurzfassung von kreativer Hoffnungslosigkeit und dafür, wie man einen Werkzeugkoffer für die Kurzintervention zusammenstellt.

Kernpunkte

Die TFACT ist gut für eine Kurztherapie bei Trauma geeignet. Entscheidend ist es, leichte und schnell zu erlernende Fertigkeiten zu wählen, die in zehn oder weniger Minuten vermittelt werden können. Wenn es uns gelingt, der Person pro Sitzung auch nur eine einzige TFACT-Fertigkeit zu vermitteln, die sie im Alltag anwenden kann, dann tun wir bereits etwas Nützliches.

34

Ein paar Worte zum Abschied

Damit sind wir beim letzten Kapitel angelangt. Was für eine weite und erlebnisreiche Reise es doch war – jedenfalls für mich, und ich hoffe, auch für Sie. Zum Abschluss kommen noch ein paar letzte Kommentare und ein inspirierendes Gedicht.

Manchmal zu scheitern, ist unvermeidlich

Eines kann ich Ihnen garantieren: Wenn Sie die TFACT anwenden, wird das gelegentlich danebengehen. Sie werden es mit Menschen zu tun haben, die nicht so reagieren, wie Sie erwartet oder gehofft haben. Manche Techniken, die Sie vermitteln, werden versagen oder das Gegenteil bewirken; es wird Sitzungen geben, in denen alles, was Sie versuchen, einfach nicht klappt. Natürlich gilt das nicht nur für die TFACT, sondern für jede Therapieform. Keine Methode ist für alle geeignet. Egal, welchen Ansatz wir verwenden, manche Klientinnen und Klientinnen werden ihn lieben, manche werde ihn hassen, und die meisten werden irgendwo dazwischen liegen.

Garantieren kann ich noch etwas: Sie werden eine Menge Fehler machen. Wenn hier die Protokolle mit sämtlichen Fehlern abgedruckt wären, die ich in der TFACT-Praxis gemacht habe, wäre dieses Buch mehrfach so dick, wie es jetzt ist. Fehler zu machen, ist natürlich schmerzhaft. Aber es tut noch wesentlich mehr weh, wenn unser überkritischer Kopf harsch das Thema »Ich hab meinen Beruf verfehlt« abspult: Das schaffe ich nicht, Das war eine Katastrophe, Ich bin total unfähig, Dieser verdammte TFACT-Kram funktioniert einfach nicht! und so weiter.

Wir können unseren Kopf zwar nicht davon abhalten, so etwas zu sagen, aber wir können das Thema vom »verfehlten Beruf« wahrnehmen, benennen und uns davon lösen, wir können Raum für unsere schmerzhaften Gefühle schaffen und freundlich mit uns umgehen. Und wir können anerkennen, dass unser Beruf herausfordernd ist, dass es unmöglich ist, bei allen Menschen, die zu uns kommen, ein gutes Ergebnis zu erzielen, dass es keine perfekten Therapierenden gibt und dass wir alle gelegentlich Fehler machen.

In solchen Fällen können wir über die Sitzung nachdenken und sie zur »Lernerfahrung« umdeuten. Denn egal, was passiert und wie schlecht es gelaufen ist, es gibt immer etwas daraus zu lernen. An welcher Stelle sind wir steckengeblieben? Sind wir irgendwann mit etwas verschmolzen oder haben wir etwas vermieden? Haben wir irgendwelche Teile der Methode ausgelassen? Haben wir uns so auf die Technik konzentriert, dass wir die therapeutische Beziehung vergessen haben? Sind wir zu langsam vorgegangen, wenn die Person bereit war, den nächsten Schritt zu tun? Haben unsere eigene Fusion oder unser Vermeidungsverhalten uns davon abgehalten, zu Exposition oder einer anderen herausfordernden Erfahrungsarbeit überzugehen, obwohl das nötig gewesen wäre? Oder sind wir womöglich zu schnell vorgegangen, während die Person noch nicht dazu bereit war?

Nachdenken müssen wir auch über Folgendes: Gab es irgendwelche Momente in der Sitzung, in denen die Person flexibel reagiert hat, auch wenn das nur ganz kurz der Fall war? Momente, in denen sie präsent und offen war und das getan hat, worauf es ankam? Falls ja, was war in diesen Momenten anders?

Einfacher ausgedrückt, stellen wir uns drei Fragen:

- Was hat funktioniert?
- Was hat nicht funktioniert?
- Was könnten wir beim nächsten Mal mehr, weniger oder anders tun?

Selbstfürsorge

Mit Trauma zu arbeiten, ist oft äußerst anstrengend, und viele Kolleginnen und Kollegen leiden phasenweise an stellvertretendem Trauma, Empathiemüdigkeit, moralischer Verletzung oder Burnout. Es ist daher wichtig, dass wir die ACT auch auf uns selbst anwenden: Wir lösen uns von unproduktiven Gedanken, schaffen Raum für schmerzhafte Emotionen und gehen freundlich mit uns um; wir leben sowohl in unserem Beruf wie auch sonst im Einklang mit unseren Werten; wir kümmern uns um unsere privaten Beziehungen; wir sorgen durch Bewegung, Ernährung, Freizeit und Schlaf für unsere körperliche Gesundheit.

Natürlich ist das alles leichter gesagt als getan. Aber ich habe einen praktischen Tipp parat, der wirklich hilfreich sein kann: Denken Sie sich ein ganz kurzes Ritual für Selbstmitgefühl aus, das Sie nach jeder Sitzung machen können, auch wenn es nur eine Minute dauert. Sobald Klientin oder Klient gegangen sind, könnten Sie sich zum Beispiel eine Minute Zeit dafür nehmen, den Anker zu werfen, die eigenen Gedanken und Gefühle anzuerkennen, freundlich die Hand aufs Herz zu legen und ein paar unterstützende Worte zu sich zu sagen. Probieren Sie am Ende Ihres Arbeitstages außerdem eine längere Version aus; Sie können das als »Übergangsritual« nutzen, um Ihre Arbeit hinter sich zu lassen und mit einem frischen Geist nach Hause zu fahren.

Freude und Leid

Manchmal ist unsere Arbeit erfüllend, anregend und aufbauend, und manchmal ist sie mühsam und entmutigend. Ohne Tiefen erleben wir keine Höhen. Wenn uns die Menschen, mit denen wir arbeiten, wirklich wichtig sind, erleben wir naturgemäß Freude, sobald wir ihnen helfen können, und wir leiden, wenn uns das nicht möglich ist. Deshalb lese ich am Ende meiner TFACT-Workshops immer ein Gedicht aus Der Prophet von Kahlil Gibran vor, und ich habe beschlossen, dieses Buch ebenso abzuschließen. Dieser Text wird oft bei Trauerfeiern vorgelesen, weil er direkt zum Kern des Menschseins vorstößt. Mit seinen klugen Worten verabschiede ich mich von Ihnen und wünsche Ihnen alles Gute für die weitere Reise mit der TFACT.

Freude und Leid

Deine Freude ist dein Leid ohne Maske.

Und derselbe Brunnen, aus dem dein Lachen steigt, war oft mit deinen Tränen gefüllt.

Wie könnte es wohl anders sein?

Je tiefer der Schmerz sich in dein Wesen schneidet, desto mehr Freude kannst du fassen.

Wurde nicht der Becher, den dein Wein füllt, im Töpferofen gebrannt?

Und wurde nicht das Holz der Laute, die deinen Geist besänftigt, mit Messern ausgehöhlt?

Wenn du fröhlich bist, blick tief in dein Herz, und du wirst entdecken, dass nur das, was dir Leid bereitet hat, dir Freude macht.

Wenn du betrübt bist, blick wieder in dein Herz, und du wirst entdecken, dass du in Wahrheit um das weinst, was dir Freude bereitet hat.

Manche von euch sagen: »Die Freude ist größer als das Leid«, während andere sagen: »Nein, das Leid ist größer.«

Aber ich sage euch, dass beides untrennbar ist.

Beides gehört zusammen, und wenn das eine mit dir am Tisch sitzt, so denk dran, dass das andere in deinem Bett schläft.

Dank

Zu allererst danke ich meiner geliebten Natasha für all ihre Liebe und Unterstützung, für Ratschläge und Ideen und dafür, dass sie mich so oft aufgebaut hat, wenn ich aufgeben wollte (von den lebensrettenden Portionen Schokolade mit Salz und Karamell genau zur richtigen Zeit ganz zu schweigen).

Wie üblich gebührt mein tiefster Dank außerdem Steve Hayes, dem Begründer der ACT, und seinen beiden Mitbegründern Kelly Wilson und Kirk Strosahl. Alle drei haben mir unglaublich viel Wissen und Anregung geliefert. In diesem Kontext zu nennen sind ferner Sonja Batten, Robyn Walser, Patricia Robinson und Victoria Follette, die Pionierarbeit in der ACT für Trauma geleistet haben, sowie John Forsyth, Georg Eifert und Mike Twohig, die sich mit ACT bei Angststörungen beschäftigt haben. Von ihnen allen habe ich sehr viel gelernt.

Dankbar bin ich auch der größeren ACT-Gemeinschaft. Viele Ideen auf diesen Seiten haben ihren Ursprung in Diskussionen der Facebook-Gruppe ACT Made Simple und den Foren meiner Online-Kurse. Besonders nennen möchte ich Patricia Zurita Ona, die mich angesichts meines Zögerns ermutigt hat, dieses Buch zu schreiben, und Claudette Foley, die mich an einige ungemein wichtige Aspekte unserer Arbeit erinnert hat.

Ganz herzlich danken möchte ich als Nächstes dem gesamten Team von New Harbinger – Catherine Meyer, Matt McKay, Clancy Drake, Erin Anderson, Analis Souza, Karen Hathaway, Lisa Gunther, Leyza Yardley,

Cassie Stossel, Michele Waters, Madison Davis, Vicraj Gill, Amy Shoup und Caleb Beckwith – für all die Arbeit, Sorgfalt und Aufmerksamkeit, die sie diesem Buch gewidmet haben.

Das Lektorat erhält bei erfolgreichen Büchern immer zu wenig Anerkennung, weshalb ich hier meine uneingeschränkte Hochachtung für die redaktionelle Arbeit von Rona Bernstein ausdrücken möchte. Es war schön, nach der zweiten Ausgabe von ACT leicht gemacht wieder mit ihr zusammenzuarbeiten.

Last not least gilt mein herzlicher Dank Michael Brekelmans für seine fortwährende Unterstützung, für seine Anregung, mich in neue Richtungen zu entwickeln, und für seine Hilfe beim Erstellen neuer und besserer Ausbildungsmaterialien.

ANHANG A

Quellen

Kostenlose Ressourcen

Zusätzlich zu den englischsprachigen Zusatzmaterialien zu diesem Buch gibt es einen umfangreichen Schatz kostenlosen Materials – Tonaufnahmen, E-Books, Handouts und Arbeitsblätter, YouTube-Videos, Buchkapitel, Artikel, Blogs und veröffentlichte Untersuchungen – zum Download in der Abteilung »Free Stuff« auf www.actmindfully.com.au. Da können Sie auch meinen vierteljährlichen Newsletter bestellen, in dem ich kostenlos neues Material veröffentliche.

Bücher von Russ Harris

Raus aus der Glücksfalle. München: Kösel Verlag, 2014 (orig. The Happiness Trap Wollombi, NSW, Australia: Exisle Publishing, 2007). Das meistgekaufte ACT-Selbsthilfebuch für alle. Über eine halbe Million verkaufte Exemplare, in 30 Sprachen veröffentlicht.

Wer vor dem Schmerz flieht, wird von ihm eingeholt. München: Kösel Verlag, 2013 (orig. The Reality Slap. Wollombi, NSW, Australia: Exisle Publishing, 2012). Ein ACT-Selbsthilfebuch für Trauer, Verlust, Krisen und Trauma, mit einer Betonung auf positiver Selbstzuwendung.

Der Weg zu echtem Selbstvertrauen. Freiburg: Arbor Verlag, 2014 (orig. The Confidence Gap (Sydney, NSW, Australia: Exisle Publishing, 2011). Ein Selbsthilfebuch, das Selbstvertrauen, Erfolg und Leistung aus einer ACT-Perspektive betrachtet.

Es ist besonders für Lebensberatung und Coaching von Führungskräften geeignet und für Beratung zum Thema Leistung im Sport und im Geschäftsleben.

ACT der Liebe. Freiburg: Arbor Verlag, 2015 (orig. ACT with Love. Oakland, CA: New Harbinger Press, 2009). Ein beliebtes Selbsthilfebuch über die Anwendung von ACT bei Beziehungsproblemen. (Vielleicht ist Ihnen aufgefallen, dass meine anderen drei Selbsthilfebücher im Original alle Titel haben, die sich reimen: The Happiness Trap, The Reality Slap, The Confidence Gap – aber nicht dieses. Ich wollte es The Relationship Crap (Der Beziehungs-Mist) nennen, aber der Verlag war dagegen.)

Schwierige Situationen in der Akzeptanz- und Commitmenttherapie (ACT). Weinheim: Beltz Verlag, 2014 (orig. Getting Unstuck in ACT (Oakland, CA: New Harbinger, 2013). Das erste Lehrbuch über ACT für Fortgeschrittene. Grundlagen werden darin nicht behandelt, es setzt ihre Kenntnis voraus. Vielmehr fokussiert es auf verbreitete Probleme bei Klientinnen wie Therapeutinnen.

ACT Questions & Answers. Oakland, CA: New Harbinger, 2018). Dies ist ein weiteres Lehrbuch für Fortgeschrittene, in einer Frage-und-Antwort-Form, die leicht zu lesen ist. Es behandelt alle schwierigen und heiklen Fragen, die andere Lehrbücher auslassen.

Russ Harris als Mitautor

The Illustrated Happiness Trap – von Russ Harris und Bev Aisbett. Boston, MA: Shambhala Publications, 2014. Eine lustige Comicbook-Version des Originals – besonders für Teenager und Erwachsene, die nicht gern lesen. (In Großbritannien und Australien erscheint es unter dem Titel The Happiness Trap Pocketbook.)

The Weight Escape – von Joe Ciarrochi, Ann Bailey und Russ Harris. Boston, MA: Shambhala Publications, 2014. Ein Selbsthilfebuch über den ACT-Ansatz zum Thema Fitness und Gewichtsabnahme.

Online-Kurse – für die breite Öffentlichkeit und für Profis

The Happiness Trap Online: 8-Wochen-Programm

Dies ist ein Programm für persönliches Wachstum an Wohlbefinden und Lebendigkeit auf der Grundlage des Buches The Happiness Trap. Es ist ein schön gefilmter und sehr unterhaltsamer Online-Kurs, der für die breite Öffentlichkeit und praktisch jede und jeden geeignet ist. Es gibt auch eine Version des Programms, die Therapeuten mit ihren Klientinnen als Ergänzung zu den Therapiesitzungen verwenden können. Mehr Informationen unter www.TheHappinessTrap.com.

Ich lerne ACT: Online-Kurse

Für den Fall, dass Sie es nicht bis zum Anhang B schaffen, möchte ich dies hier erwähnen: Ich biete ACT-Training in einer Reihe von (englischsprachigen) Online-Kursen an, für Anfänger wie für Fortgeschrittene, in denen alles, von Trauma bis zur Arbeit mit Heranwachsenden, behandelt wird. Informationen unter www.ImLearningACT.com.

MP3s

Ich habe drei Audio-Zusammenstellungen auf mp3-Basis produziert, die man (Stand 2023) auf www.actmindfully.com.au zum Download bestellen kann: Mindfulness Skills Volume 1, Mindfulness Skills Volume 2, und Exercises and Meditations from The Reality Slap (als Begleitung zum Buch mit demselben Titel). Als CDs sind sie leider nicht mehr erhältlich, weil heutzutage nicht mehr viele Leute sie benutzen – das ist die moderne Technik!

ACT Companion: die App für das Smartphone

Der Australische Psychologe Anthony Berrick hat diese englischsprachige App als Ergänzung zur Therapie kreiert. Sie enthält tolle ACT-Tools, darunter den Punkt der Entscheidung, und über zwei Stunden Tonaufnahmen (zum Teil mit meiner Stimme, zum Teil mit Anthonys).

Bildkarten für die Arbeit mit Werten

Ich habe einen Satz farbiger Wertekarten entworfen, die einfache Beschreibungen von Werten enthalten und von wunderbaren Cartoons begleitet sind. Genauer, es sind Karten von »Werten, Zielen und Barrieren«; das Set enthält Extrakarten für Zielsetzung, Handlungsplanung und Umgehen mit Barrieren sowie Wertekonflikten, Fusion und so weiter. Sie können sie (englischsprachig) bei www.actmindfully.com.au bestellen.

Facebook-Gruppe

Die ACT Made Simple Facebook-Gruppe ist eine Facebook-Gruppe, in der man Informationen über Quellen austauschen, Fragen stellen, über Probleme und Erfolge diskutieren, die neuesten Updates und kostenloses Material von mir bekommen kann und noch so viel mehr. Gehen Sie einfach zu Facebook und suchen Sie nach »ACT Made Simple«.

ANHANG B

Weiterbildung

Workshops

Ich biete ganzjährig Workshops in ganz Australien an. (Leider schaffe ich es aufgrund der langen Reisezeiten und des schrecklichen Jetlags selten bis nach Übersee, aber man kann an den unten beschriebenen Online-Trainings teilnehmen.)

Diese Kurse biete ich an: ACT for Beginners, ACT for Depression and Anxiety Disorders, ACT for Trauma und ACT for Relationships. Informationen finden Sie unter www.actmindfully.com.au.

Online-Kurse

Ich biete eine Reihe von (englischsprachigen) Online-Kursen in ACT an, in denen Sie mit mir über ein Forum interagieren, Videos von Therapiesitzungen sehen und Zugang zu einer Menge speziell kreierter Tonaufnahmen und visuellen und textbasierten Trainingsmaterials bekommen können. Das Themenspektrum wird ständig erweitert; aktuell umfasst es die folgenden Sechs-Wochen-Kurse:

- ACT for Beginners
- ACT for Depression and Anxiety Disorders
- ACT for Trauma
- ACT for Adolescents

Mehr Informationen auf www.ImLearningACT.com.

ACBS-Webseite

Die Mutterorganisation von ACT und RFT (Relational frame theory) heißt ACBS: The Association for Contextual Behavioral Science. Die Webseite ist wirklich riesig, und neben vielen kostenlosen Quellen findet man da Informationen über ACT-Ausbildungen, ACT-Workshops, -Kurse und -Tagungen weltweit. Man kann auch zahlreichen Foren und besonderen Interessengruppen beitreten, nach einer ACT-Supervisorin suchen, einen ACT-Therapeuten suchen und noch viel mehr. Gehen Sie zu www.contextualscience.org.

Verzeichnis der Übungen, Strategien und Metaphern

G

H

I

K

L

M

S

T

V

W

Z

Literatur

Arch, J. J. und M. G. Craske (2011), »Addressing relapse in cognitive behavioral therapy for panic disorder: Methods for optimizing long-term treatment outcomes.« Cognitive and Behavioral Practice 18 (3), 2011, S. 306–315.

Boals, A. und A. R. Murrell (2016), »I am trauma: Experimentally reducing event centrality and PTSD symptoms in a clinical trial.« Journal of Loss and Trauma 21 (6), 2015, S. 471–483.

Boals, A., J. M. Steward und D. Schuettler (2010), »Advancing our understanding of posttraumatic growth by considering event centrality.« Journal of Loss and Trauma 15 (6), 2010, S. 518–533.

Bowlby, John (2021), Bindung als sichere Basis: Grundlagen und Anwendung der Bindungstheorie. München: Reinhardt 2021.

Brown, G. S. und E. R. Jones (2005), »Implementation of a feedback system in a managed care environment: What are patients teaching us?« Journal of Clinical Psychology, 61, 2005, S. 187–198.

Chawla N. und B. Ostafin (2007), »Experiential avoidance as a functional dimensional approach to psychopathology: An empirical review.« Journal of Clinical Psychology 63 (9), 2007, S. 871–890.

Chiles, J. A., K. D. Strosahl und L. W. Roberts (2018), The suicidal patient: Principles of assessment, treatment, and case management (2. Ausg). American Psychiatric Association 2018.

Ciarrocchi, J., A. Bailey und R. Harris (2013), The weight escape: How to stop dieting and start living. Boston, MA: Shambala 2014.

Craske, M. G., M. Treanor, C. C. Conway, T. Zbozinek und B. Vervliet (2014), »Maximizing exposure therapy: An inhibitory learning approach.« Behaviour Research and Therapy 58, 2014, S. 10–23.

Georg H. Eifert und John P. Forsyth (2009), Akzeptanz- und Commitment-Therapie für Angststörungen: Ein praktischer Leitfaden zur Anwendung von Achtsamkeit, Akzeptanz und wertgeleiteten Verhaltensänderungsstrategien. Tübingen: dgvt-Verlag 2009.

Gloster, A. T., N. Walder, M. E. Levin, M. P. Twohig und M. Karekla, M. (2020), »The empirical status of acceptance and commitment therapy: A review of meta-analyses.« Journal of Contextual Behavioral Science 18, 2020, S. 181–192.

Harris, Russ (2011), ACT leicht gemacht: Ein grundlegender Leitfaden für die Praxis der Akzeptanz- und Commitment-Therapie. Freiburg: Arbor 2011.

Harris, Russ (2013), Wer dem Glück hinterherrennt, läuft daran vorbei: Ein Umdenkbuch. München: Goldmann 2013.

Harris, Russ (2014a), Schwierige Situationen in der Akzeptanz- und Commitmenttherapie (ACT). Weinheim: Beltz Verlag 2014.

Harris, Russ (2014b), Der Weg zu echtem Selbstvertrauen. Freiburg: Arbor Verlag 2014.

Harris, Russ (2015a), ACT der Liebe: Mit Hilfe der Akzeptanz- und Commitment-Therapie unnötige Kämpfe beenden, Differenzen klären und die Beziehung stärken. Freiburg: Arbor Verlag 2015.

Harris, Russ (2015b), ACT for Trauma (Online-Trainingsprogramm). www.ImLearningACT.com

Harris, Russ (2018), ACT questions and answers: A practitioner's guide to 150 common sticking points in acceptance and commitment therapy. Oakland, CA: New Harbinger Press 2018.

Harris, Russ (2020), ACT leicht gemacht: Der Leitfaden für die Praxis der Akzeptanz- und Commitment-Therapie. Neuausgabe, Freiburg: Arbor Verlag 2020.

Harris, Russ (2021), Wer vor dem Schmerz flieht, wird von ihm eingeholt: Unterstützung in schwierigen Zeiten. ACT in der Praxis. Neuausgabe, München: Kösel 2021.

Harris, Russ und Bev Aisbett, Bev (2014), Raus aus der Glücksfalle: Ein Umdenk-Buch in Bildern. München: Kösel 2014.

Hayes, Steven u. a. (2004), »The impact of acceptance and commitment training and multicultural training on the stigmatizing attitudes and professional burnout of substance abuse counselors.« Behavior Therapy 35 (4), 2004, S. 821–835 (doi: 10.1016/S0005–7894(04)80022–4).

Hayes, Steven u. a. (2013), Acceptance and mindfulness at work. New York, NY: The Haworth Press 2013.

Hayes, Steven u. a. (2004), »DBT, FAP, and ACT: How empirically oriented are the new behavior therapy technologies?« Behavior Therapy 35, 2004, S. 35–54 (doi: 10.1016/S0005–7894(04)80003–0).

Hayes, Steven C., Kelly G. Wilson und Kirk D. Strosahl (2014), Akzeptanz- & Commitment-Therapie: Achtsamkeitsbasierte Veränderungen in Theorie und Praxis. Paderborn: Junfermann 2014.

Joiner, T. E., Jr., R. L. Walker, M. D. Rudd und D. A. Jobes (1999), »Scientizing and routinizing the assessment of suicidality in outpatient practice.« Professional Psychology: Research and Practice 30 (5), 1999, S. 447–453.

Kabat-Zinn, J. (1982), »An outpatient program in behavioral medicine for chronic pain patients based on the practice of mindfulness meditation.« General Hospital Psychiatry 4, 1982, S. 33–47.

Kashdan, T., W. Breen und T. Julian (2010), »Everyday strivings in war veterans with post-traumatic stress disorder: Suffering from a hyper-focus on avoidance and emotion regulation.« Behavior Therapy 41, 2010, S. 350–63. https://doi.org/10.1016/j.beth.209.9.003

Kashdan, T. B. und J. Q. Kane (2011), »Post-traumatic distress and the presence of post-traumatic growth and meaning in life: Experiential avoidance as a moderator.« Personality and Individual Differences 50 (1), 2011, S. 84–89.

Lang, A. J., P. P. Schnurr, S. Jain, F. He, R. D. Walser, E. Bolton, D. M. Benedek, S. B. Norman, P. Sylvers, L. Flashman, J. Strauss, R. Raman und K. M. Chard, K. M. (2017), »Randomized controlled trial of acceptance and commitment therapy for distress and impairment in OEF/OIF/OND veterans.« Psychological Trauma: Theory, Research, Practice, and Policy, 9 (Suppl. 1), 2017, S. 74–84.

Lindahl, J., N, Fisher, D. Cooper, R. Rosen und W. Britton (2017), »The varieties of contemplative experience: A mixed-methods study of meditation-related challenges in Western Buddhists.« PLoS One 12 (5), 2017, e0176239.

Luoma, J. B., B. S. Kohlenberg, S. C. Hayes und L. Fletcher (2012), »Slow and steady wins the race: A randomized clinical trial of acceptance and commitment therapy targeting shame in substance use disorders.« Journal of Consulting and Clinical Psychology 80 (1), 2012, S. 43–53.

Luoma, J. B. und J. T. LeJeune (2020), »Incorporating affective science into ACT to treat highly selfcritical and shame prone clients.« In: M. E. Levin, M. P. Twohig und J. Kraft (Hrsg.), Innovations in ACT. Oakland, CA: New Harbinger 2020, S. 110–123.

Marlatt, A. und Gordon, J. (1985), Relapse prevention: Maintenance strategies in the treatment of addictive behaviors. New York, NY: Guilford Press 1985.

Masters, William H. und Johnson, Virginia E. (1967). Die sexuelle Reaktion. Frankfurt a. M.: Akademische Verlagsgesellschaft 1967.

Neff, Kristin (2003), »Self-compassion: An alternative conceptualization of a healthy attitude toward oneself.« Self and Identity 2 (2), 2003, S. 85–101.

Porges, S. W. (1995). »Orienting in a defensive world: Mammalian modifications of our evolutionary heritage. A polyvagal theory.« Psychophysiology 32, 1995, S. 301–318.

Prochaska, J. O. und C. C. DiClemente (1983), »Stages and processes of self-change of smoking: Toward an integrative model of change.« Journal of Consulting and Clinical Psychology 51 (3), 1983, S. 390–395.

Strosahl, K., P. Robinson und T. Gustavsson (2012), Brief interventions for radical change: Principles and practice of focused acceptance and commitment therapy. Oakland, CA: New Harbinger 2012.

Tedeschi, R. G. und L. G. Calhoun(1996), »The posttraumatic growth inventory: Measuring the positive legacy of trauma.« Journal of Traumatic Stress 9, 1996, S. 455–471.

Tirch, D., B. Schoendorff und L. R. Silberstein (2014), The ACT practitioner's guide to the science of compassion: Tools for fostering psychological flexibility. Oakland, CA: New Harbinger 2014.

Tol, A. W., M. R. Leku, D. P. Lakin, K. Carswell, J. Augustinavicius, A. Adaku, T. M. Au, F. L. Brown, R. L. Bryant, C. Garcia-Moreno, R. J. Musci, P. Ventevogel, R. G. White und M. van Ommeren (2020). »Guided self-help to reduce psychological distress in South Sudanese female refugees in Uganda: A cluster randomised trial.« The Lancet 8 (2), 1. Februar 2020, E254-E263.

Wells, Adrian (2009), Metacognitive therapy for anxiety and depression. New York, NY: Guilford Press 2009.

Wilson, Kelly G. und Troy Dufrene, Achtsamkeit für zwei: Die therapeutische Interaktion im Rahmen der Akzeptanz- und Commitment-Therapie ACT. Bern: Huber Hogrefe 2014.

Zurita Ona, Patricia (2019), Acceptance and commitment therapy for borderline personality disorder: A flexible treatment plan for clients with emotion dysregulation. Oakland, CA: New Harbinger 2019.

Zum Autor

Russ Harris ist ein international anerkannter Trainer für Akzeptanz- und Commitment-Therapie (ACT). Seine Bücher über ACT sind Bestseller und sind in dreißig Sprachen erschienen. Er ist weithin bekannt für seine Fähigkeit, ACT auf eine einfache, klare und unterhaltsame Art und Weise zu lehren, die dennoch äußerst praxisbezogen ist.

Weitere Literatur aus dem Arbor Verlag

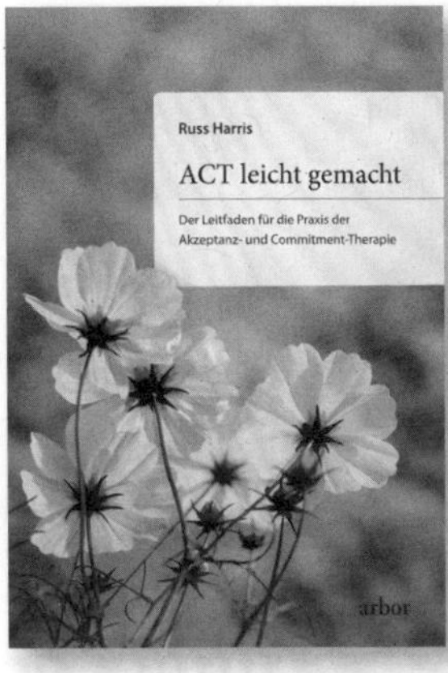

ISBN 978-3-86781-275-7

Russ Harris

ACT leicht gemacht

Der Leitfaden für die Praxis der Akzeptanz- und Commitment-Therapie.

Das herausragende Praxisbuch, um mit ACT zu beginnen

Die Akzeptanz- und Commitment-Therapie (ACT) ist eine einzigartige und kreative Methode für Therapie und Coaching, die auf dem innovativen Einsatz von Achtsamkeit und Werten beruht.
Dieses Buch ist ein umfassender Leitfaden für alle, die therapeutisch oder beratend mit ACT arbeiten. Russ Harris führt Sie auf fundierte und zugleich unterhaltsame Weise durch alle Schritte, die ACT ausmachen. Sie erhalten ein vertieftes Verständnis der Theorie sowie zahlreiche praktische Werkzeuge und Strategien, die Sie sofort anwenden können.

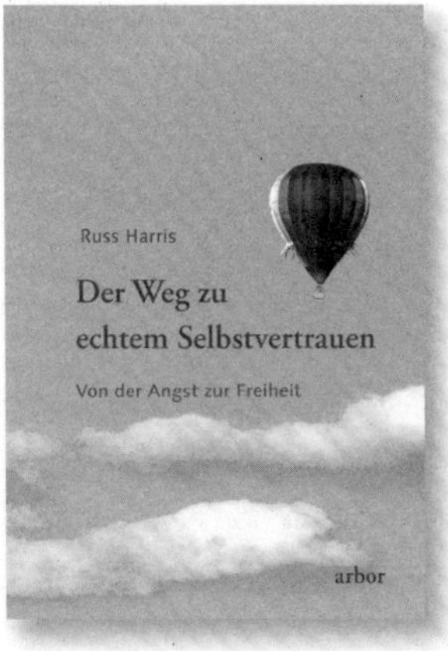

ISBN 978-3-86781-095-1

Russ Harris

Der Weg zu echtem Selbstvertrauen

Von der Angst zur Freiheit

Dieses mitfühlende, praxisnahe und inspirierende Buch wird Ihnen Wege zu echtem Selbstvertrauen zeigen. Echtes Selbstvertrauen ist nicht irgendein angenehmes Gefühl, das kommt und geht, sondern eine persönliche Qualität. Es ist die Fähigkeit, sich auf sich selbst zu verlassen, sich zu vertrauen, sich selbst treu zu bleiben und entsprechend seinen Kernwerten zu handeln – ungeachtet dessen, wie man sich fühlt.

Der Weg zu echtem Selbstvertrauen wird Sie dabei unterstützen, Herausforderungen erfolgreich zu bewältigen und ein Leben zu führen, das wahrhaft erfüllend ist.

Arbor Verlagsprogramm

Umfangreiche Informationen zu unseren Themen, ausführliche Leseproben aller unserer Bücher, einen versandkostenfreien Bestellservice und unseren kostenlosen Newsletter. All das und mehr finden Sie auf unserer Website.

www.arbor-verlag.de

Mehr von Russ Harris:

www.arbor-verlag.de/russ-harris

Arbor Seminare

Die gemeinnützige *Arbor-Seminare gGmbH* organisiert regelmäßig Seminare und Weiterbildungen mit führenden Vertreter*innen achtsamkeitsbasierter Verfahren. Zudem informiert sie über aktuelle Entwicklungen in diesem Bereich und trägt Achtsamkeit auf diese Weise nachhaltig in die Gesellschaft. Nähere Informationen finden Sie unter:

www.arbor-seminare.de

Arbor Online-Center

Mit dieser Plattform hat Arbor einen virtuellen Ort der Inspiration und des Lernens rund um das Thema Achtsamkeit geschaffen. Lernen Sie die Autor*innen unserer Bücher und die Referent*innen unserer Veranstaltungen kennen: in Interviews, Vorträgen, Meditationsübungen, Webinaren, Podcasts sowie Online-Kursen und zahlreichen weiteren Ressourcen.

www.arbor-online-center.de